AF577869

Matthias Elzer, Alf Gerlach (Hg.)
Analytische und tiefenpsychologisch fundierte Psychotherapie

Psychodynamische Therapie

Matthias Elzer, Alf Gerlach (Hg.)

Analytische und tiefenpsychologisch fundierte Psychotherapie

Theorie und Praxis der psychoanalytisch begründeten Verfahren

Mit Beiträgen von Matthias Elzer, Ulrich Ertel, Alf Gerlach, Stephan Hau, Klaus Kocher, Reinhard Otte, Hanni Scheid-Gerlach und Timo Storck

Psychosozial-Verlag

Bibliografische Information der Deutschen Nationalbibliothek
Die Deutsche Nationalbibliothek verzeichnet diese Publikation
in der Deutschen Nationalbibliografie; detaillierte bibliografische Daten
sind im Internet über http://dnb.d-nb.de abrufbar.

Originalausgabe

E-Mail: info@psychosozial-verlag.de
www.psychosozial-verlag.de

Umschlagabbildung: Paul Klee, *Pyramide*, 1930
Umschlaggestaltung und Innenlayout nach Entwürfen von Hanspeter Ludwig, Wetzlar
ISBN 978-3-8379-2566-1 (Print)
ISBN 978-3-8379-7404-1 (E-Book-PDF)

Inhalt

Krankheitslehre, Klinik und Therapie spezieller Störungen

Rahmenbedingungen der Psychotherapie

Vorwort der Herausgeber

Der vorliegende Band ist ein kompaktes Lehrbuch für Studierende und Lehrende der Psychotherapie und Psychoanalyse, Ausbildungskandidaten[1] der unterschiedlichen Psychotherapierichtungen, Psychologen, Ärzte und Pädagogen. Wie der Titel *Analytische und tiefenpsychologisch fundierte Psychotherapie. Theorie und Praxis der psychoanalytisch begründeten Verfahren* deutlich macht, verstehen die Herausgeber die verschiedenen Formen psychoanalytischer Therapie als Anwendungen der psychoanalytischen Methode. Damit grenzen sie sich von einem Sprachgebrauch ab, der die psychoanalytische Therapie als psychodynamische Therapie bezeichnet: Zwar hat sich der Begriff der *psychodynamic psychotherapy* inzwischen im Englischen als ein unscharfer Oberbegriff für die Therapieformen etabliert, die in Deutschland als tiefenpsychologisch fundierte und analytische Psychotherapie bezeichnet werden; wir halten aber am Begriff der psychoanalytischen Therapie fest, um nicht die Entwicklung dieser Therapieformen aus der von Freud entwickelten Psychoanalyse zu unterschlagen und auch ihre aktuelle Rückbindung zu den verschiedenen Strömungen der Psychoanalyse zu unterstreichen.

Das Buch möchte aus psychoanalytischer Sicht die ganze Breite der psychoanalytischen Theorien und ihre klinischen Anwendungen vermitteln. Die Inhalte sind folgende:

- Zunächst werden theoretische Grundlagen thematisiert: psychoanalytische Modelle der Seele, psychische Entwicklung über die gesamte Lebensspanne, ätiologische Konzepte, Konflikt und Trauma, die psychischen Phänomene Regression, Abwehrmechanismus und Symptombildung, Traum und Traumdeutung.
- Es folgen Kapitel mit methodisch-technischen Schwerpunkten: die therapeutische Beziehung, Setting, Diagnose und Indikationsstellung, Technik der psychoanalytischen Therapie und der therapeutische Prozess.
- Der dritte Teil behandelt die Krankheitslehre hinsichtlich Klinik und Therapie von Patienten mit Neurosen, Persönlichkeitsstörungen, psychosomatischen Störungen und Psychosen sowie den Umgang mit Psychopharmaka, Suchterkrankungen und selbstverletzendem und suizidalem Verhalten.
- In einem vierten Teil finden sich folgende Themen: Falldarstellung und Supervision, Ethik in der Psychotherapie, psychotherapeutische Versorgung in den deutschsprachigen Ländern, Aus- und Weiterbildung, Therapieforschung und interkulturelle Psychotherapie.

1 Der Einfachheit halber verwenden wir die männliche Form, gemeint sind Personen beiderlei Geschlechts.

Die Autoren legen besonderen Wert auf das Niveau der theoretischen und praxisnahen Vermittlung; in vielen Kapiteln finden sich klinische Beispiele. Die jeweiligen Schwerpunkte der Autoren in der täglichen klinischen Praxis und in Forschung und Lehre an Hochschulen oder Ausbildungsinstituten schlagen sich in unterschiedlichen Akzenten und Gewichtungen der Beiträge nieder. Wir sind Ulrich Ertel, Stephan Hau, Klaus Kocher, Reinhard Otte, Hanni Scheid-Gerlach und Timo Storck dankbar, dass sie uns ihre Beiträge zur Verfügung gestellt und damit wesentlich zum Gesamtwerk beigetragen haben. Dies machte es möglich, dass viele Themen in mehreren Kapiteln aus unterschiedlichen Perspektiven behandelt werden konnten. Dadurch entstehen zwar Redundanzen, die den Lern- und Erkenntnisprozess aber bereichern.

Wenn nicht eine Therapieform explizit ausgewiesen ist, beziehen sich Inhalte der Beiträge auf die tiefenpsychologische und analytische Psychotherapie sowie die klassische Psychoanalyse. Dabei werden die Begriffe Psychotherapeut und Psychoanalytiker synonym verstanden.

Dieses Lehrbuch hat eine Vorgeschichte: Ursprünglich bereitete eine Gruppe von Psychoanalytikerinnen und Psychoanalytikern, die seit 20 Jahren chinesische Psychiater und Psychologen am Shanghai Mental Health Center in analytisch orientierter Psychotherapie ausbilden, die Herausgabe eines bilingualen Lehrbuchs (chinesisch/englisch) vor, das im Oktober 2018 in China erschien und dessen Auflage schnell vergriffen war. Auf dem Weg dahin wurde der englische Text 2014 bei Karnac Books in London in einer Publikationsreihe der European Federation for Psychoanalytic Psychotherapy (EFPP) unter dem Titel *Psychoanalytic Psychotherapy. A Handbook* (Elzer & Gerlach, 2015) veröffentlicht. Prof. Dr. Hans-Jürgen Wirth vom Psychosozial-Verlag in Gießen regte an, eine deutschsprachige Ausgabe herauszugeben. Eine verkleinerte Autorengruppe schrieb das vorliegende Lehrbuch neu und erweiterte es um relevante Themen.

Die Herausgeber danken den Mitautoren und dem Psychosozial-Verlag, insbesondere der Lektorin, Frau Jana Motzet, für die geduldige und gute Zusammenarbeit. Unser Dank gilt auch Frau Lara Wagner, die wesentliche Teile der Manuskriptdurchsicht und der Literaturbearbeitung übernommen hat.

Matthias Elzer (Hofheim am Taunus)
Alf Gerlach (Saarbrücken)

Theoretische Grundlagen

1 Psychoanalytische Theorie des Seelenlebens

Alf Gerlach

Basierend auf Freuds zentralen Ideen haben sich in der Geschichte der Psychoanalyse Konzeptualisierungen entwickelt, um innerpsychische Prozesse zu beschreiben und zu verstehen und damit auch Haltung und Technik des analytischen Psychotherapeuten zu verbessern. Der analytische Psychotherapeut sollte diese Konzepte kennen und auf eine seiner Individualität angepasste Weise in seine therapeutische Arbeit integrieren, immer unter Berücksichtigung der spezifischen Psychodynamik seines Patienten und der aktuellen klinischen Situation, in der sich das analytische Paar begegnet. Auf der theoretischen Ebene benutzen diese Modelle unterschiedliche Begriffe, um ähnliche innerpsychische Prozesse zu beschreiben. Dadurch kennt die Psychoanalyse heute keine einheitliche Theorie mehr, sondern beschreibt mit den unterschiedlichen Modellen verschiedene Sichtweisen, die sich manchmal ergänzen, auf jeden Fall aber vom individuellen Blickwinkel des Beobachters auf das innerpsychische und interaktionelle Geschehen bei den Beteiligten abhängen. Die Modelle verhalten sich komplementär zueinander, lassen sich aber nicht in jedem Fall wechselseitig ineinander übersetzen oder gar auflösen. Der einzelne Therapeut wird sich zunächst entsprechend seiner Persönlichkeitsstruktur, Vorerfahrungen und Affinität zu bestimmten Modellvorstellungen in der therapeutischen Situation zu orientieren versuchen. Er sollte jedoch offen dafür bleiben, entsprechend der Psychodynamik seines Patienten weitere Modelle hinzuzuziehen, wenn diese seine Verstehensarbeit erleichtern und im aktuellen Moment des analytischen Prozesses einen besseren Zugang zum Patienten erlauben. Dies erfordert eine selbstkritische Reflexivität des Therapeuten, sich nicht vorschnell zur Wahl eines anderen Modells verführen zu lassen und andererseits offen zu bleiben für die Denk- und Verstehensmöglichkeiten weiterer Modelle, wenn dies erforderlich ist.

1.1 Psychoanalytische Modelle der Seele

Aktuell lassen sich vier verschiedene psychoanalytische Psychologien voneinander unterscheiden:

Triebtheorie: In der Triebtheorie gehen wir von somatisch verankerten sexuellen und aggressiven Triebregungen aus, die unbewusste Konflikte anstoßen und unterhalten. Diese äußern sich in affektiven Beeinträchtigungen, psychischen Symptomen wie Ängsten, Depressionen und Zwängen sowie in impulsiven Handlungen und in körperlichen Funktionsstörungen. Hier richtet sich der Blick vor allem auf die spezifischen Fähigkeiten, aber auch Einschränkungen des Patienten, seine Emotionen zu erleben, sie in ihrer konflikthaften Dynamik wahrzunehmen und zu verarbeiten.

Strukturtheorie: Die Strukturtheorie beschäftigt sich mit einem Modell des seelischen Funktionierens, das an den Instanzen Ich, Es und Über-Ich ausgerichtet ist. Diese Instanzen beinhalten unterschiedliche Aspekte psychischen Geschehens und stehen in einem spannungshaften Verhältnis zueinander, sodass die seelischen Konflikte sich den Widersprüchen zwischen diesen drei Instanzen zuordnen lassen. Hier richtet sich der Blick auf die Fähigkeit des Ichs, mit Anpassung und Abwehr umzugehen, sich an der Realität zu orientieren und die Einflüsse von Es und Über-Ich zu regulieren.

Objektbeziehungstheorie: Dieses Modell beschäftigt sich mit der Entstehung und Bedeutung innerpsychischer Repräsentanzen entscheidender Bezugsfiguren der Kindheit und des späteren Lebens, die als innere Objekte in einem spannungshaften Verhältnis zur innerpsychischen Repräsentanz des Selbst stehen. Besondere Bedeutung wird dabei der inneren Struktur von Selbst- und Objektrepräsentanzen zugesprochen, zum Beispiel der Frage, ob sie in sich eher integriert oder gespalten sind. Der therapeutische Blick richtet sich hier vor allem darauf, wie Aspekte des Selbst und der Objekte innerpsychisch verarbeitet und zu externalisieren versucht werden. In der therapeutischen Beziehung wird dabei besonders auf Prozesse projektiver Identifizierung geachtet.

Selbstpsychologie: In der Selbstpsychologie liegt der Fokus auf der Entwicklung und Funktionsweise des Selbst, auf der Regulierung des Selbstwertgefühls, seiner Abhängigkeit von wichtigen Objekten der Kindheit und des aktuellen Lebens wie von der Beziehung zum Therapeuten. Dabei werden neben gesunden auch pathologische Aspekte des Narzissmus im Vordergrund gesehen. Hier ist der Therapeut vor allem daran interessiert, narzisstische Regulationsweisen wahrzunehmen und in ihrer Genese und aktuellen Bedeutung zu verstehen.

1.2 Das Unbewusste: Freuds Topografisches Modell (1900)

Dass das Seelenleben des Menschen im Wesentlichen unbewusst ist, ist Freuds zentrale Entdeckung und eine der Grundannahmen der Psychoanalyse: Freud schrieb hierzu in seiner *Traumdeutung*: »Das Unbewußte ist das eigentlich reale Psychische, uns nach seiner inneren Natur so unbekannt wie das Reale der Außenwelt und uns durch die Daten des Bewußtseins ebenso unvollständig gegeben wie die Außenwelt durch die Angaben unserer Sinnesorgane« (Freud, 1900a, S. 617f.). Damit ist zugleich umschrieben, dass Unbewusstes nie direkt beobachtet, mitgeteilt oder dargestellt, sondern nur durch einen Prozess der Aufdeckung, der Entschlüsselung zugänglich gemacht werden kann. Insofern versteht Freud die Psychoanalyse als eine Methode, die darauf abzielt, Unbewusstes in Bewusstes zu übersetzen, wobei allerdings die »fundamentalen Eigenschaften des Unbewussten selbst immer und ausschließlich nur erschlossen werden können« (Solms, 2014, S. 1022). Aus der klinischen Arbeit mit seinen Patienten und aus der Auseinandersetzung mit den Mechanismen der Traumbildung, des Witzes und der alltäglichen Fehlleistungen kam Freud zu der Annahme eines »dynamischen Unbewussten«, das aus der Auseinandersetzung zwischen innerem Konflikterleben und

Abwehrprozessen resultiert. Dabei finden sich aus dem Bewusstsein verdrängte Vorstellungen an einem bestimmten Ort (griech. *topos*) wieder, von wo aus sie weiter Wirkungen entfalten können, ohne dass diese auf ihren Ursprung zurückverfolgt werden könnten. An diesem Ort, im Unbewussten, ist nun die Arbeitsweise der Primärvorgänge vorherrschend, die sich durch Verdichtung, Verschiebung, Regulierung nach dem Lustprinzip und schnelle Beweglichkeit der Besetzungsvorgänge auszeichnen. Letztlich unterschied Freud drei verschiedene Systeme, indem er zwischen Unbewusstem und Bewusstem noch eine vorbewusste Region annahm. Dabei handelt es sich um psychische Inhalte und Vorgänge, die prinzipiell bewusstseinsfähig sind, aber momentan nicht erinnert werden, also nicht bewusst sind. Zwischen Vorbewusstem und Unbewusstem nahm er eine deutliche Grenze an, eine psychische Kraft vergleichbar einer Zensur oder Gegenbesetzung, die sich den aus dem Unbewussten andrängenden Regungen entgegenstellt. Verdrängte infantile Regungen, sexuelle und aggressive Triebwünsche und Fantasien seien wesentlicher Inhalt dieses Unbewussten.

Bei der Untersuchung des Problems, wie Unbewusstes bewusst werden könne, hat Freud sich an der Unterscheidung von Sach- und Wortvorstellungen orientiert, die er in unterschiedlicher Weise im Unbewussten bzw. Bewussten repräsentiert sieht:

> »Was wir die bewußte Objektvorstellung heißen durften, zerlegt sich uns jetzt in die *Wortvorstellung* und in die *Sachvorstellung*, die in der Besetzung, wenn nicht der direkten Sacherinnerungsbilder, doch entfernterer und von ihnen abgeleiteter Erinnerungsspuren besteht. Mit einem Male glauben wir nun zu wissen, wodurch sich eine bewußte Vorstellung von einer unbewußten unterscheidet. Die beiden sind nicht, wie wir gemeint haben, verschiedene Niederschriften desselben Inhaltes an verschiedenen psychischen Orten, auch nicht verschiedene funktionelle Besetzungszustände an demselben Orte, sondern die bewußte Vorstellung umfaßt die Sachvorstellung plus der zugehörigen Wortvorstellung, die unbewußte ist die Sachvorstellung allein. Das System *Ubw* enthält die Sachbesetzungen der Objekte, die ersten und eigentlichen Objektbesetzungen; das Sytem *Vbw* entsteht, indem diese Sachvorstellung durch die Verknüpfung mit den ihr entsprechenden Wortvorstellungen überbesetzt wird. Solche Überbesetzungen, können wir vermuten, sind es, welche eine höhere psychische Organisation herbeiführen und die Ablösung des Primärvorganges durch den im *Vbw* herrschenden Sekundärvorgang ermöglichen« (Freud, 1915e, S. 300; Hervorh. i. O.).

Die Verknüpfung von Wortvorstellung und Sachvorstellung ermöglicht also das Bewusstwerden eines psychischen Inhaltes; allerdings bedarf es eines zusätzlichen Schrittes, um den Inhalt nun wirklich im System Bewusstsein *(Bw)* zugänglich zu machen (Zepf, 2000).

Eine klinisch wichtige Unterscheidung haben Sandler und Sandler 1985 mit den Konzepten des Vergangenheits-Unbewussten und des Gegenwarts-Unbewussten eingeführt. Sie verstehen unter dem Vergangenheits-Unbewussten Inhalte, die in den ersten Kindheitsphasen verdrängt worden sind und »die ganze Stufenleiter unmittelbarer, drängender Wünsche, Impulse und Reaktionen des Individuums, die früh in seinem Leben entstanden sind« (Sandler & Sandler, 1985, S. 802), umfassen. Diese Wünsche und Fantasien sind immer auch mit Objektbeziehungsvorstellungen verknüpft, bewahren also die psychische Innenwelt der Kindheit mit ihren primitiven Denk- und Affektvorgängen. Dagegen sehen sie das Gegenwarts-Unbewusste zwar wesentlich beeinflusst vom Vergangenheits-Unbewussten, aber erst in der aktuellen Konfrontation mit einem innerpsychischen Konflikt entstehend, zum Beispiel in der analytischen Situation. Dabei wird der aus dem Vergangenheits-Unbewussten stammende Konflikt oder Impuls mit der Gegenwart in Einklang gebracht, wirkt daher wie eine Wiederholung der Vergangenheit in der Gegenwart. In der therapeutischen Situation wird er sich als Übertragungsimpuls bemerkbar machen, in dem eine Reinszenierung einer affektiv hochbesetzten Selbst-Objekt-Relation versucht wird.

1.3 Primärprozess und Sekundärprozess, Lustprinzip und Realitätsprinzip

Freud hat schon in seiner *Traumdeutung* zwei unterschiedliche Funktionsweisen des psychischen Apparates beschrieben und an den Vorgängen der Traumbildung und der Symptomentstehung bei Neurosen beispielhaft dargestellt:

> »Den psychischen Vorgang, welchen das erste System allein zuläßt, werde ich jetzt Primärvorgang nennen; den, der sich unter der Hemmung des zweiten ergibt, Sekundärvorgang. Ich kann noch an einem anderen Punkte zeigen, zu welchem Zwecke das zweite System den Primärvorgang korrigieren muß. Der Primärvorgang strebt nach Abfuhr der Erregung, um mit der so gesammelten Erregungsgröße eine Wahrnehmungsidentität herzustellen; der Sekundärvorgang hat diese Absicht verlassen und an ihrer Statt die andere aufgenommen, eine Denkidentität zu erzielen. Das ganze Denken ist nur ein Umweg von der als Zielvorstellung genommenen Befriedigungserinnerung bis zur identischen Besetzung derselben Erinnerung, die auf dem Wege über die motorischen Erfahrungen wieder erreicht werden soll. [...] Ein psychischer Apparat, der nur den Primärvorgang besäße, existiert zwar unseres Wissens nicht und ist insofern eine theoretische Fiktion; aber so viel ist tatsächlich, daß die Primärvorgänge in ihm von Anfang an gegeben sind, während die sekundären erst allmählich im Laufe des Lebens sich ausbilden, die primären hemmen und überlagern und ihre volle Herrschaft über sie vielleicht erst mit der Lebenshöhe erreichen. Infolge dieses verspäteten Eintreffens der sekundären Vorgänge bleibt der Kern unseres Wesens, aus unbewußten Wunschregungen bestehend, unfassbar und unhemmbar für das Vorbewußte, dessen Rolle ein für allemal darauf beschränkt wird, den aus dem Unbewußten stammenden Wunschregungen die zweckmäßigsten Wege anzuweisen« (Freud, 1900a, S. 607f.).

Kennt der Primärprozess also nur eine Tendenz zur unmittelbaren Triebbefriedigung und kann seine Energie beliebig von einem Objekt auf ein nächstes verschieben (Lustprinzip), so ist der Sekundärprozess an die Anerkennung der Realität gebunden und verwendet stabile Objektbesetzungen. Sekundärprozesshaftes Denken ist nach Freud an Logik und Sprache gebunden, während sich im primärprozesshaften Denken Gegensätze nicht ausschließen:

> »Für die Vorgänge im Es gelten die logischen Denkgesetze nicht, vor allem nicht der Satz des Widerspruchs. Gegensätzliche Regungen bestehen nebeneinander, ohne einander aufzuheben oder sich voneinander abzuziehen, höchstens dass sie unter dem herrschenden ökonomischen Zwang

zur Abfuhr der Energie zu Kompromißbildungen zusammentreten. Es gibt im Es nichts, was man der Negation gleichstellen könnte, auch nimmt man mit Überraschung die Ausnahme von dem Satz der Philosophen wahr, daß Raum und Zeit notwendige Formen unserer seelischen Akte seien. Im Es findet sich nichts, was der Zeitvorstellung entspricht [...]« (Freud, 1933a, S. 80).

1.4 Der psychische Apparat (Freuds Strukturmodell von 1923)

Unterscheidet das topografische Modell verschiedene Systeme des Psychischen nach der jeweiligen Zugangsmöglichkeit zum Bewusstsein, entwickelte Freud in *Das Ich und das Es* (Freud, 1923b) eine Theorie, die den psychischen Apparat als in Strukturen gegliedert entwirft, die unterschiedliche Funktionen wahrnehmen. So weist er dem Ich vor allem die Aufgabe zu, zwischen Ansprüchen der Realität, aus dem Es stammenden Triebwünschen und den Einsprüchen oder Forderungen des Über-Ichs zu vermitteln. Realitätsprüfung, Sprache und Gedächtnis, Wahrnehmung, Fantasietätigkeit und Denken sind weitere Funktionen. Das Ich ist Sitz des Bewusstseins und Agent aller willentlichen Handlungen. Der Bereich des Es dagegen ist weitgehend mit dem Unbewussten des topischen Modells identisch, umfasst also alles Verdrängte und nicht oder niemals Bewusstseinsfähige. Sein beherrschendes Prinzip ist das Lustprinzip, es kennt keine Orientierung an der Realität und Verschiebung und Verdichtung sind wesentliche Kennzeichen. Freud sieht das Es auch als Reservoir der ursprünglich körperlich verankerten Triebenergie, die sich in archaischen sexuellen und aggressiven Triebregungen äußert: »Von den Trieben her erfüllt es sich mit Energie, aber es hat keine Organisation, bringt keinen Gesamtwillen auf, nur das Bestreben, den Triebbedürfnissen unter Einhaltung des Lustprinzips Befriedigung zu verschaffen« (Freud, 1933a, S. 80).

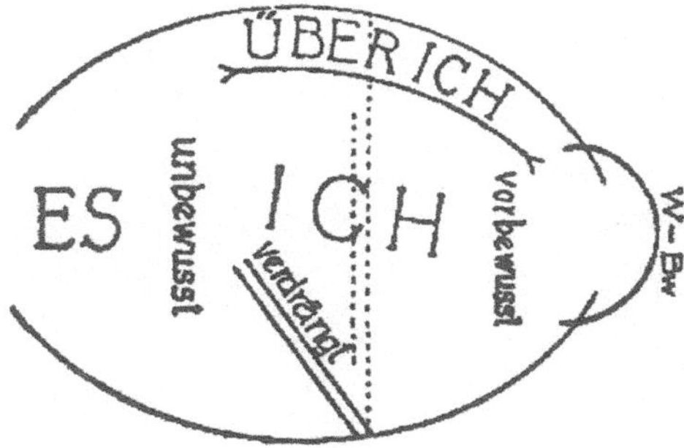

Abb. 1: Der psychische Apparat. Die Strukturverhältnisse der seelischen Persönlichkeit (Freud, 1933a, S. 85)

Das Über-Ich schließlich, zu dem auch das Ich-Ideal gehört, erwächst aus dem Untergang des Ödipuskomplexes, speist sich aus zahlreichen unterschiedlichen Identifizierungsprozessen mit Forderungen und Verboten wichtiger Beziehungspersonen. Es wird zum Sitz derjenigen Werte, Normen und Gewissensaspekte, die im Laufe der kindlichen, aber auch der späteren Entwicklung übernommen werden, und umfasst zudem die Funktionen der

Selbstbeobachtung und der Idealbildung. Sie werden zu einem gewissen Teil unbewusst und entfalten gerade unter dieser Bedingung eine erheblich einschränkende Wirkung auf die Autonomie des Ich.

Nach dem Strukturmodell des Psychischen leben wir Menschen ständig in zwei Welten, die miteinander in einer tiefen Beziehung stehen: einerseits in der inneren Welt internalisierter Objektbeziehungen, die sich aus Identifikationen mit wichtigen Bezugspersonen speisen, andererseits in der Welt realer Beziehungen zu anderen Menschen. Zum einen ist unsere innere Welt geprägt und ständig modifiziert durch unsere Begegnungen mit uns wichtigen Menschen in der Realität, zum anderen sind deren Wahrnehmung und unsere Erlebensmöglichkeiten mit ihnen wesentlich beeinflusst von unserer Welt innerer Beziehungsvorstellungen. Dabei ist nur ein Teil dieser wechselseitigen Vorgänge bewusst, der größte Teil läuft unbewusst ab.

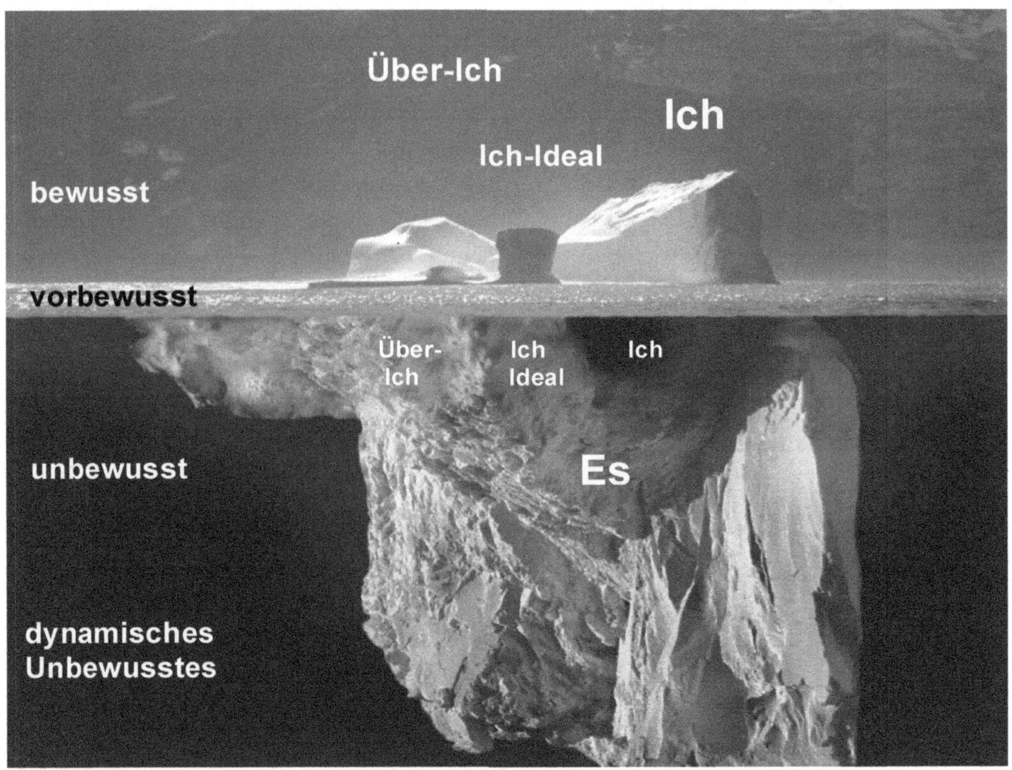

Abb. 2: Freuds topografisches Modell (1900a) und sein Strukturmodell (1923b) in Form eines Eisbergs dargestellt (Bildmontage: M. Elzer; basierend auf einer Grafik von Uwe Kils und Bodo Wiska. CC BY-SA 3.0, Quelle: https://commons.wikimedia.org/wiki/File:Iceberg)

Freuds topografisches Modell (1900a) und sein Strukturmodell (1923b) sind in Abbildung 2 gemeinsam in Form eines Eisbergs dargestellt; Freud selbst hat dieses Bild nicht benutzt. Ein kleiner Teil der Psyche ist »über Wasser« sichtbar, das heißt bewusst – mit den Instanzen Ich, Über-Ich und Ich-Ideal –, wobei Anteile dieser Strukturen ins

Unbewusste hineinreichen. Das Es nimmt den größten Teil ein und ist im Unbewussten lokalisiert.

1.5 Triebe und Psychosexualität

Als Ursprung jeder seelischen Aktivität fasst Freud die Triebe auf, die er als psychische Repräsentanzen der aus dem Körperinnern in das Seelische gelangenden Reize versteht. Drang, Quelle, Ziel und Objekt sind für ihn wichtige Größen, die einen Trieb charakterisieren. Gemeinsam ist den Trieben in seiner Konzeptbildung der Drang nach Aufhebung des Organreizes, unterscheiden lassen sie sich nach ihrer Beziehung zu ihren somatischen Quellen und nach ihren Zielen: »Das Ziel kann am eigenen Körper erreicht werden, in der Regel ist ein äußeres Objekt eingeschoben, an dem der Trieb sein äußeres Ziel erreicht; sein inneres bleibt jedes Mal die als Befriedigung empfundene Körperveränderung« (Freud, 1933a, S. 103). Damit ist der Drang, das Ziel der Triebbefriedigung zu erreichen, als wesentliches Merkmal des Triebes festgehalten; das Objekt, an dem die Befriedigung erreicht werden kann, tritt demgegenüber zurück. Freud formulierte in der Entwicklung seines Denkens verschiedene Triebtheorien, überwiegend dualistischer Natur. Zunächst unterschied er Sexual- von Ich- oder Selbsterhaltungstrieben. Später differenzierte er nach Sexual- und Aggressionstrieben, bis er schließlich ab 1920 die Begriffe Eros und Thanatos, Lebens- und Liebestrieb versus Todestrieb, Libido versus Destrudo, verwandte.

Problematisch an Freuds Triebverständnis ist vor allem sein Konzept einer »ahistorisch hypostasierten inneren Triebnatur« (Zepf, 2000, S. 30). Zepf (ebd.) hat ausgeführt, dass erst über die Begegnung des Kindes mit seinen Objekten aus den Trieben subjektiv wirksame Triebwünsche werden und dass über die Bedeutung der Objekte in diesem Prozess die Triebe als in der Sozialisation des Menschen vermittelte konkrete Bedürfnisse gedacht werden können.

Anders als Freud hat Laplanche (1988) die Quelle der Triebe nicht im Körperlichen verortet, sondern sie als Wirkung einer Urverdrängung verstanden, die im frühen Kontakt des Kindes mit der Mutter, insbesondere mit den durch sie bei der Körperpflege hervorgerufenen Lustempfindungen, entsteht:

> »[S]ie sind die Wirkung der verdrängten Quell-Objekte auf den Körper, und zwar über und durch das Ich, welches zuallererst ein Körper-Ich ist und in welchem, auf ganz natürliche Weise, die erogenen Zonen zu Orten der Ballung und Organisation der Phantasien werden« (Laplanche, 1988, S. 143).

Diese Situation bezeichnet er als »Urverführung«, die er im Gegensatz zu Freuds Vorstellung von der infantilen Verführung, die traumatischen Charakter hat, als unumgänglich versteht. Er bezeichnet sie als »notwendige Verführung«, in Anlehnung an Freuds Überlegung: »Hier aber berührt die Phantasie den Boden der Wirklichkeit, denn es war wirklich die Mutter, die bei den Verrichtungen der Körperpflege Lustempfindungen am Genitale hervorrufen, vielleicht sogar zuerst erwecken mußte« (Freud, 1933a, S. 129).

1.5.1 Die Vermittlung von Trieb und Interaktionsfomen (Lorenzer, Zepf)

Auch Zepf (2000) ist aus einer Kritik am Triebbegriff Freuds und dessen Widersprüchen und Beschränkungen heraus zu der Auffassung gelangt, dass die Mutter durch ihre Interaktionsangebote, die auf Entspannung beim Kind zielen,

> »den kindlichen, abstrakten Trieb*bedarf* in spezifische sexuelle Trieb- und imperative Körper*bedürfnisse*, in triebbestimmte Wünsche des Säuglings nach den sensorischen Kontakten, die sich im Zusammenspiel mit der Mutter ergaben und ergeben, und in Wünsche nach den Objekten, über die sich die sensorischen Kontakte herstellten [, qualifiziert]« (Zepf, 2000, S. 39; Hervorh. i. O.)

Er bettet damit die psychoanalytische Triebtheorie in die Theorie der Interaktionsformen ein, die von Lorenzer (1972) entwickelt wurde. Auch dieser begreift den Triebbegriff »geschichtlich«, indem er Trieb als Niederschlag verinnerlichter Interaktionserfahrungen in der Mutter-Kind-Dyade versteht. Dabei weist er der Triebregulation im Wechselspiel von Trieberfüllung und Triebversagung eine besondere Bedeutung zu, da sie zum Motor von Entwicklung wird und Ansatz für die Entwicklung von Objektbeziehungen bietet.

1.5.2 Zweizeitige psychosexuelle Entwicklung

Freud postulierte für die Entwicklung der psychischen Struktur einen zweizeitigen Ansatz. Er formulierte für die Triebentwicklung der ersten Jahre eine Anlehnung an die sogenannten erogenen Zonen des Körpers und unterschied eine orale, anale und phallische Phase. Diese findet ihren Höhepunkt im ödipalen Konflikt. Als Folge der Auflösung des Ödipuskomplexes komme es zu einer Latenz der Triebentwicklung, gekennzeichnet durch Verdrängung und Sublimierung der infantilen Sexualfantasien und Triebregungen. Erst dieser hormonell und biologisch angestoßene Entwicklungsprozess bringe einen erneuten Reifungsschub, der schließlich eine erwachsene Genitalität ermögliche. Erst dann übernähmen die Genitalien bei beiden Geschlechtern eine führende Rolle bei sexuellen und erotischen Fantasien, Handlungsimpulsen und Erlebnisweisen. Die sexuellen Partialtriebe mündeten dann in einem Primat der Genitalien.

1.5.3 Triebe, Partialtriebe und erogene Körperzonen

Orale Phase
Als erste Stufe der Triebentwicklung kennzeichnet Freud die orale Phase, in der die Mundhöhle, die Zunge und die Lippen des Kindes seine hauptsächlichen Sexualorgane darstellen. In dieser Phase wird die Beziehung zum primären Objekt vor allem durch die Tätigkeiten des Saugens, In-den-Mund-Nehmens und Beißens ausgedrückt, die mit sexueller Lust verknüpft sind und sich auch in perversen oder als Teil der Vorlust auftretenden

Aktivitäten Erwachsener wiederfinden. Der Begriff Oralität steht also für diejenige der drei Hauptmodalitäten kindlicher Sexualität, die vor allem im ersten Lebensjahr vorherrscht und zugleich für eine bestimmte Ausrichtung des Sexualtriebes überhaupt. In den *Drei Abhandlungen zur Sexualtheorie* nahm Freud das Ludeln oder Wonnesaugen als Muster infantiler Sexualbetätigung und leitete es vom Saugen an der Mutterbrust ab, von dem es sich verselbstständige; die ursprüngliche Anlehnung an das Nahrungsbedürfnis wandele sich in eine autoerotische Befriedigung am eigenen Körper. In einem Zusatz von 1915 spricht Freud erstmals von der oralen Stufe der Sexualität:

> »Eine erste solche prägenitale Sexualorganisation ist die orale oder, wenn wir wollen, kannibalische. Die Sexualtätigkeit ist hier von der Nahrungsaufnahme noch nicht gesondert, Gegensätze innerhalb derselben nicht differenziert. Das Objekt der einen Tätigkeit ist auch das der anderen, das Sexualziel besteht in der Einverleibung des Objektes, dem Vorbild dessen, was späterhin als Identifizierung eine so bedeutsame psychische Rolle spielen wird« (Freud, 1905d, S. 98).

In einer Bedingungsreihe von konstitutionellen und Entwicklungsfaktoren leitet Freud von der Oralität bestimmte Perversionen sowie Störungen der Nahrungsaufnahme ab, schreibt ihr aber zugleich eine Bedeutung für die erwachsene Vorlust und über ihre Umwandlung mittels Verdrängung und Reaktionsbildung einen Wert für die Herausbildung sozialer Gefühle zu. Da »im oralen Organisationsstadium der Libido die Liebesbemächtigung noch mit der Vernichtung des Objekts zusammenfällt« (Freud, 1920g, S. 58), prägt diese grundlegende Ambivalenz des oralen Stadiums auch alle Identifizierungsprozesse, die Freud als früheste Äußerungen der Gefühlsbindung an eine andere Person ansieht:

> »Die Identifizierung ist eben von Anfang an ambivalent, sie kann sich ebenso zum Ausdruck der Zärtlichkeit wie zum Wunsch der Beseitigung wenden. Sie benimmt sich wie ein Abkömmling der ersten oralen Phase der Libidoorganisation, in welcher man sich das begehrte und geschätzte Objekt durch Essen einverleibte und es dabei als solches vernichtete. Der Kannibale bleibt bekanntlich auf diesem Standpunkt stehen; er hat seine Feinde zum Fressen lieb, und er frißt die nicht, die er nicht irgendwie liebhaben kann« (Freud, 1921c, S. 116).

In der Freud'schen Konzeption der Oralität spielt die unbewusste Erotisierung der Mundschleimhaut eine wichtige Rolle bei der Symptombildung der Psychoneurosen, insbesondere der Hysterie, indem zum Beispiel Fellatiofantasien mit nervösen Atembeschwerden oder Essstörungen verknüpft sind. In der Krankengeschichte des Wolfsmanns bezieht er die Angst vor dem Verschlungenwerden auf eine Fixierung in der oralen Phase und auf die Projektion eigener aggressiver oraler Wünsche.

Abraham (1916) hat eine Unterscheidung zwischen früherer oraler Saugestufe und späterer oral-sadistischer oder kannibalischer Stufe vorgeschlagen, die zugleich einen Übergang von vorambivalenten zu auf Zerstörung ausgerichteten Objektbeziehungen markiert. Er und Freud untersuchten die von der Oralität herstammenden Internalisierungsprozesse wie Inkorporation, Introjektion und Identifizierung. Eine überragende Bedeutung hat die Oralität bei Melanie Klein (1972b) und ihren Schülern gewonnen, die ausgehend von der Projektion oral-sadistischer Wünsche des Kindes auf das primäre Objekt projektive und introjektive Vorgänge zum Grundmodell aller psychischen Aktivität nahmen. Während in der Freud'schen und kleinianischen Auffassung die oralen Triebbedürfnisse des Kindes die innerpsychische Strukturbildung und die Objektbeziehungen vorantreiben und der Begriff der Oralität an Sexualität und Triebentwicklung geknüpft bleibt, bezeichnet die orale Phase in anderen psychoanalytischen Konzepten nur noch einen zeitlichen Rahmen (v. a. das erste Lebensjahr), in dem bestimmte Entwicklungsvorgänge ablaufen; diese Konzepte stellen zum Beispiel die Entwicklung von der Symbiose zur Separation und Individuation oder von Triebspannungen unabhängige, angeborene Möglichkeiten des Säuglings zu kognitiven und affektiven Bindungen in den Mittelpunkt.

Anale Phase

Auf die orale Phase folgt eine zweite Stufe der Triebentwicklung, in der analerotische und anal-sadistische Partialtriebe wirksam werden. Hier ist es vor allem die Afterzone, deren Reizung prägenital-sexuelle Lust ermöglicht. Freud (1905d) stellte dar, wie das Zurückhalten, aber auch das Ausstoßen der Kotmassen Lustempfindungen hervorrufen kann. Psychische Entsprechungen hierzu sind zum Beispiel Bemächtigen, Kontrollieren, Manipulieren und Loslassen, neben Wertschätzung und Geringschätzung bzw. Verachtung. Freud hob auch den Gegensatz von aktiv und passiv als Vorläufer der späteren Gegensätzlichkeit von männlich und weiblich hervor, die er in seinen Überlegungen mit Anal-Sadismus und Analerotik verband:

> »Wenn wir von unserer Aufstellung aus den Anschluß an biologische Zusammenhänge suchen, dürfen wir nicht vergessen, daß der Gegensatz von männlich und weiblich, welcher von der Fortpflanzungsfunktion eingeführt wird, auf der Stufe der prägenitalen Objektwahl noch nicht vorhanden sein kann. An seiner Statt finden wir den Gegensatz von Strebungen mit aktivem und passivem Ziel, der sich späterhin mit dem Gegensatz der Geschlechter verlöten wird. Die Aktivität wird vom gemeinen Bemächtigungstrieb beigestellt, den wir eben Sadismus heißen, wenn wir ihn im Dienste der Sexualfunktion finden; er hat auch im vollentwickelten normalen Sexualleben wichtige Helferdienste zu verrichten. Die passive Strömung wird von der Analerotik gespeist, deren erogene Zone der alten, undifferenzierten Kloake entspricht. Die Betonung dieser Analerotik auf der prägenitalen Organisationsstufe wird beim Manne eine bedeutsame Prädisposition zur Homosexualität hinterlassen, wenn die nächste Stufe der Sexualfunktion, die des Primats der Genitalien, erreicht wird. Der Aufbau dieser letzten Phase über der vorigen und die dabei erfolgende Umarbeitung der Libidobesetzungen bietet der analytischen Forschung die interessantesten Aufgaben« (Freud, 1913i, S. 448).

Typische Abwehrmechanismen dieser Phase sind Verneinung, Isolierung, Reaktionsbildung und Ungeschehenmachen, mögliche sich daraus ergebende bleibende Charakterzüge sind Ordnungs- und Sauberkeitsliebe, Sparsamkeit und Eigensinn. Ein entscheidender Faktor dabei ist der Kampf des Kindes um Autonomie, um die Möglichkeit eines »Nein« gegenüber der Umwelt, die in dieser Phase Sphinkterkontrolle fordert. Heftiger Druck, Strafen oder Liebesentzug vonseiten der Erziehungspersonen können in dieser Phase zu heftigen Wutreaktionen oder Verweigerungshaltungen führen, die allerdings mit liebevollen Regungen gemischt bleiben und sich in einer deutlichen Ambivalenz äußern können.

Infantil-genitale, phallische, ödipale Phase

Auf die orale und anale Phase der Triebentwicklung folgt zwischen drittem und fünftem Lebensjahr als dritte Organisationsstufe die phallische Phase, bei der für den Jungen der Penis, für das Mädchen die Klitoris zum Organ wird, an dem sinnlich-körperliche Lust erzeugt und erlebt wird. Freud nahm allerdings an, dass es im unbewussten Fantasieleben von Jungen wie Mädchen nur ein Sexualorgan, nämlich den Penis gebe. Deshalb sprach er von der »phallischen Phase« (Freud, 1924d), bei der die Partialtriebe zwar noch »polymorph-pervers« organisiert seien, aber langsam unter dem Primat des Phallus zusammenfinden. Die Vagina bleibe für beide Geschlechter in der Regel bis zur Pubertät unentdeckt. Kindliche Masturbationsfantasien und die Entdeckung des Geschlechtsunterschiedes resultieren dann in Fantasien über das negative wie das positive ödipale Dreieck, also in einem Begehren, das auf den gegen- wie auf den gleichgeschlechtlichen Elternteil gerichtet sein kann und gleichzeitig von Hass und Todeswünschen gegenüber dem jeweils anderen Elternteil begleitet wird. Die Gesamtheit dieser Fantasien mit allen libidinösen und aggressiven Regungen lässt sich mit dem Begriff des Ödipuskomplexes fassen. Die Konfrontation mit der Wahrnehmung des Geschlechtsunterschiedes sowie das ödipale Verlangen nach einem der elterlichen Partner ist in der Regel mit Bestrafungsfantasien verknüpft, beim Jungen als Kastrationsangst, beim Mädchen als Kastrationskomplex, da es sich das Fehlen eines Penis nur als schon vollzogene Strafe vorstellen könne. Die Angst vor der Kastration führe beim Jungen zur Aufgabe seiner ödipalen Triebwünsche und münde in der Regel in eine Identifikation mit dem Vater als gleichgeschlechtlichem Elternteil, da nur so – verschoben auf die Zukunft und auf ein nicht inzestuöses Objekt – dann doch noch Trieberfüllung möglich werden könne. Beim Mädchen dagegen bedeute die Entdeckung der Penislosigkeit eine schwere Enttäuschung an der Mutter, der es diese Tatsache zuschreibt; dies treibe das Mädchen in den positiven Ödipuskomplex in Form einer Zuwendung zum Vater mit der fantasierten Hoffnung, in Form eines Kindes doch noch einen Ersatz für den nichtvorhandenen Penis zu erhalten. Nach Freud ist es also beim Jungen wie beim Mädchen ein narzisstisches Interesse am Erhalt des Phallus oder an dessen Ersatz durch ein Kind, das in dieser phallischen Phase die Objektlibido übersteigt.

Aktuelle psychoanalytische Konzepte, zum Beispiel von Reiche (1990), gehen weiterhin davon aus, dass für beide Geschlechter die Auseinandersetzung mit der anatomischen Unterschiedlichkeit entwicklungspsychologisch eine bedeutende Rolle spielt. Allerdings hat vor allem Freuds Annahme der phallischen Phase beim Mädchen viel Kritik auf sich gezogen, da er den potenten und prokreativen Aspekten der Weiblichkeit, des weiblichen Körpers und seiner Möglichkeiten zu wenig Beachtung schenkte. Nach neueren psychoanalytischen Theorien besetzen beide Geschlechter ihr Genitale in narzisstischer Weise und erleben zugleich Konflikte aus dem Umstand heraus, dass sie nicht gleichzeitig über die Möglichkeiten des je anderen Geschlechts verfügen können (vgl. Fast, 1991; Gerlach, 1995). Diese neueren Konzepte messen der Überwindung von Verleugnung und Neid bei beiden Geschlechtern einen besonderer Wert bei: Verleugnung würde zu einem Entwicklungsstillstand und zu perversen oder psychotischen Lösungsversuchen führen, anhaltender Neid in Neurose und Beziehungskonflikten enden. Nur eine realitätsgerechte Anerkennung der eigenen wie der fremden Anatomie kann dazu beitragen, dass zum Beispiel eine idealisierende Aufwertung des einen und die damit einhergehende Abwertung des anderen Geschlechts mit den im Unbewussten typischen Umkehrungen der Wertigkeit aufgegeben werden können. Sonst bliebe unbewusster Neid ein ständiges starkes Hindernis, die in der eigenen Geschlechtlichkeit liegenden Möglichkeiten wahrzunehmen und sich daran zu erfreuen und zugleich das Potenzial des anderen Geschlechts als Ergänzung und Bereicherung zu erleben.

Latenzphase

Mit dem Zurücktreten der ödipal-inzestuösen Wünsche und dem Aufgeben des Ödipuskomplexes tritt das Kind in die Latenzphase ein, eine Zeit relativer Ruhe vor dem Beginn der wiederum stürmischen Pubertät und Adoleszenz. Nun steht die Entwicklung von Kenntnissen und Fähigkeiten an; nicht umsonst beginnt in dieser Zeit in den meisten Gesellschaften die Beschulung als institutionalisierter Lernprozess außerhalb der Kernfamilie:

> »Das Kind entwickelt Interesse an sachlichen Dingen, an Zahlen und Größenverhältnissen, an Entdeckungen und Abenteuern; kurz, es entwickelt Fähigkeiten der Beschäftigung und Auseinandersetzung mit konkreten Dingen im Gegensatz zum Interesse an phantastischen Vorgängen der Kindheit, den kindlichen Phantasiegebilden und Tagträumen, wie sie in der Welt des Märchens fixiert sind« (Rotmann, 1973, S. 87).

Dieses deutlichere Interesse an der Außenwelt, die Beschäftigung mit den in der Schule vermittelten Lerninhalten und die Begegnung mit einer größer werdenden Gruppe von Gleichaltrigen erlauben dem Kind eine Erweiterung und Erstarkung seines Ichs. Die familiären Einflüsse verlieren an Gewicht, Identifizierungen mit Menschen außerhalb der Familie treten zu den früheren Identifizierungen mit den Elternfiguren hinzu. Die Forderungen der Eltern, aber auch der außerfamiliären Welt haben nun einen deutlichen Niederschlag als Inhalte des Über-Ichs gefunden, das sich mit dem Ich zur Triebabwehr verbündet. Dadurch wächst das Gewicht sozialer Gefühle wie Empathie, Selbstlosigkeit und Hilfsbereitschaft.

Genitale Phase

Nachdem die phallische Phase in den meisten Kulturen von der Latenz abgelöst wurde, erfolgt mit dem Triebschub der Adoleszenz der Eintritt in die endgültige genitale Phase, in der die sexuellen Partialtriebe unter dem Primat der nun geschlechtsspezifischen Genitalien gebündelt werden. Die Adoleszenz (von lat. *adolescere*: »heranwachsen«) bezeichnet dabei das Übergangsstadium in der Entwicklung eines Menschen von der Kindheit bis zum vollen Erwachsensein (Blos, 1963). Biologisch gesehen werden Menschen in dieser Zeit zeugungsfähig, sind emotional jedoch noch nicht vollständig gereift. Die Adoleszenz hat für die psychosexuelle Entwicklung und Geschlechtsidentität einen hohen Stellenwert. Der Adoleszente verliert den bisher kindlichen Körper und wird mit dem Wachstum der sekundären Geschlechtsmerkmale konfrontiert. Es handelt sich um die Phase der körperlichen Reifungsvorgänge (Pubertät). Merkmale für diese Vorgänge sind die Samenbildung beim Jungen und die Menstruation beim Mädchen. Der unwillkürliche oder heimlich herbeigeführte erste Samenerguss ist beim Jungen oft verbunden mit Scham, Heimlichkeit und Schuldgefühle, die die stolzen Gefühle, nun auch ein Mann zu sein, überlagern. Die körperliche Veränderung und das Wachstum der inneren Organe und der Schamhaare führen zu erneuten Ängsten, sich in eine Frau umzuwandeln

(Kastrationsangst). Beide Geschlechter erleben bei der Onanie die Befriedigung starker genitaler Spannungen und parallel die Notwendigkeit eines anderen Körpers. Onaniefantasien können sich zunächst noch um die ödipal-inzestuösen Objekte drehen, wenden sich dann aber außerfamiliären Fantasien zu. Diese Onaniefantasien sind wesentliche Indikatoren für die Triebwünsche und die damit verknüpften Selbst- und Objektvorstellungen.

Psychisch geht es um einen Abschiedsprozess vom kindlichen Körper und die Integration des »neuen« Körpers ins Körperbild. Zugleich ist die Adoleszenz auch Phase des Abschiedes von den konkreten Elternfiguren und der Loslösung und Individuation von den Elternrepräsentanzen, also ein Trauerprozess. Unter der Wirkung des Inzesttabus werden Beziehungen außerhalb der Primärfamilie gesucht. Dabei können Enttäuschungen in neuen Beziehungsversuchen ältere Verlustängste aktivieren. Die aufregende und turbulente Zeit der Adoleszenz bringt zahlreiche neue Identifizierungsprozesse und neue Ich-Ideale mit sich. Dabei sind multiple und widersprüchliche Identifizierungen möglich. Auch Bedeutungs- und Existenzfragen rücken durch den intensiven Gefühlseindruck während dieser Phase in den Vordergrund. Heute wird die Adoleszenz als zweite Chance der Individuation angesehen, keineswegs als bloße Wiederholung oder Verlängerung der frühen Kindheit (Erdheim, 1982; Bohleber, 1999).

Beim Jungen werden sowohl der positive wie der negative Ödipuskomplex, die mit dem Ende der ödipalen Phase und dem Eintritt in die Latenz eine erste Lösung erfahren hatten, in der Adoleszenz neu zur Bearbeitung gebracht. Dabei zeigen männliche Jugendliche oft eine erhöhte Sehnsucht nach dem Vater und befinden sich in einem Konflikt hinsichtlich der Abwehr gegen Unterwerfung. Zugleich spüren sie das Verlangen, dass ihre Männlichkeit erkannt und anerkannt wird. Entwicklungsaufgabe für den adoleszenten Jungen ist also das Auflösen der zweiten Phase des vollständigen Ödipuskomplexes über eine Entidealisierung des Vaters und den Zugang zu einer eigenen, reifen Ich-Ideal-Bindung. Für das Mädchen ist die Menarche Zeichen des Abschiedes von der Kindheit und des Eintritts in die Adoleszenz, ein oft tief bewegendes Ereignis. Die inzestuösen Wünsche in Bezug auf den Vater müssen nun aufgegeben werden, damit sich die junge Frau stärker mit der Weiblichkeit der Mutter identifizieren kann. Dabei sucht die Tochter bei der Mutter nach Bestätigung ihrer Weiblichkeit und Erotik. Als Folge einer unerledigten ödipalen Rivalität mit der Mutter kann es zu Essstörungen kommen. Oft wird auch die Menstruation als schambesetzter, unerfreulicher Vorgang erlebt, während das Weiblichwerden des Körpers positive Aufmerksamkeit bringt.

1.6 Objektbeziehungen

Freud hatte in seiner Ideenentwicklung die Objekte und das Ziel des Triebes als diesem gegenüber sekundär und von ihm abhängig betrachtet: »Das Objekt des Triebes ist dasjenige, an welchem oder durch welches der Trieb sein Ziel erreichen kann« (Freud, 1915c, S. 215). Aber spätestens in seiner Arbeit »Trauer und Melancholie« (1916–1917g) entwickelte er die Vorstellung, dass das Über-Ich eine innere Instanz repräsentiert, die auf die Identifikation mit einem verloren gegangenen Objekt zurückgeht und nun ein inneres Objekt darstellt. Er betrachtet die Reaktion auf eine reale Kränkung oder Enttäuschung an einer geliebten Person, die zur Erschütterung der bisherigen Bindung an dieses Objekt führte:

> »Die Objektbesetzung erwies sich als wenig resistent, sie wurde aufgehoben, aber die freie Libido nicht auf ein anderes Objekt verschoben, sondern ins Ich zurückgezogen. Dort fand sie aber nicht eine beliebige Verwendung, sondern diente dazu, eine Identifizierung des Ichs mit dem aufgegebenen Objekt herzustellen. Der Schatten des Objekts fiel so auf das Ich, welches nun von einer besonderen Instanz wie ein Objekt, wie das verlassene Objekt, beurteilt werden konnte. Auf diese Weise hatte sich der Objektverlust in einen Ichverlust verwandelt, der Konflikt zwischen dem Ich und der geliebten Person in einen Zwiespalt zwischen der Ichkritik und dem durch Identifizierung veränderten Ich« (Freud, 1916–1917g, S. 435).

Obwohl Freud in seiner Sprache nicht den Begriff des »inneren Objekts« benutzt, lassen sich viele seiner Ideen ähnlich wie das Über-Ich als innere Objekte konzeptualisieren (Ogden, 2007), zum Beispiel die befriedigende oder auch nicht erreichbare Brust. Letztlich wurde Freuds Strukturtheorie somit zum Ausgangspunkt der verschiedenen Objektbeziehungstheorien.

1.6.1 Objektbeziehungstheorien

Die verschiedenen psychoanalytischen Objektbeziehungstheorien stimmen darin überein, dass das Ich und das Selbst nur in Beziehung zu äußeren und inneren Objekten gedacht werden können. Innere Objekte sind hier in der Regel internalisierte und dabei veränderte Versionen äußerer Objekte, die wie die Elternfiguren eine besondere Bedeutung für die Gestaltung früher Beziehungen hatten. Mit dieser Grundannahme ist die Psychoanalyse nicht mehr eine Ein-Personen-Psychologie, sondern wird zu einer Zwei- oder Mehr-Personen-Psychologie, in der innerpsychische Entwicklungsvorgänge immer in einer Relation zu äußeren und dann verinnerlichten Objekten gesehen werden. Projektive und introjektive Vorgänge gehören dann von Beginn des Lebens an zur Herausbildung innerseelischer Strukturen wie des Ichs oder des Selbst. Aus der klinischen Perspektive heraus förderte die Entdeckung und Beachtung der in Übertragung und Gegenübertragung aktualisierten Objektbeziehungsmuster die weitere Entwicklung psychoanalytischer Objektbeziehungstheorien. Melanie Klein wurde zur Vordenkerin einer Erforschung der inneren Objektwelt (Klein, 1972b). Sie richtete den Blick auf die komplexen infantilen Fantasien über das Innere der Mutter und die entsprechenden Vorstellungen über das eigene Innere, wobei sie annahm, dass von Anfang an körperliche Zustände und Impulse als Objekt erlebt werden, das positiv-nährende oder destruktiv-feindselige Qualitäten haben kann. Diese Aspekte können internalisiert sowie projektiv externalisiert werden und verknüpfen sich mit Wünschen, Ängsten und Körperbefindlichkeiten.

In der kleinianischen Theorie werden die Objekte durch die Triebe »selbst geschaffen, unabhängig von realen anderen in der äußeren Welt. Die Wahrnehmung des anderen ist bloßes Gerüst für die Projektionen der angeborenen Objekt-Imagines«. Klein »geht von einem Bündel von Phantasien über Brust, Penis, Vagina, Bauch, Babys, Vollkommenheit, Explosion, Brennen, Zerbeißen u. a. aus – welche als universelle psychische Mechanismen funktionieren« (Hinz, 2014, S. 646). Von dieser einseitigen Betonung der gleichsam konstitutionell vorgegebenen Objekte grenzen sich andere Entwürfe der Objektbeziehung ab, die

die tatsächliche Natur der äußeren Objekte und deren Wirkung auf das Kind in den Mittelpunkt stellen. So vertrat Fairbairn die These, dass die »Libido nicht primär nach Lust strebt, sondern das Objekt sucht« (Fairbairn, 1952, S. 137), und betonte den Einfluss der realen Objekte auf die Gestaltung der inneren Objektwelt. Balint (1969) und Winnicott (1971) vertraten einen mittleren Weg, indem sie die Wechselseitigkeit zwischen Triebimpulsen und Objektangeboten hervorhoben. Ihrer Auffassung nach entwickeln sich aus einer anfänglichen Ungetrenntheit von Selbst und Objekt bei ausreichend guten Entwicklungsbedingungen langsam voneinander getrennte Selbst- und Objektstrukturen. Winnicott (1971) hat mit seinem Begriff des Übergangsobjektes die Fähigkeit des Säuglings betont, seiner inneren wie äußeren Wahrnehmungswelt einen Übergangsraum zu schaffen, der diese innere Welt zu strukturieren ermöglicht. Später hat Kernberg verschiedene Strömungen der Objektbeziehungstheorie neu zu konzeptualisieren versucht und insbesondere auf die Verschränkung von Affektzuständen, Selbst- und Objektkomponenten hingewiesen: »Affektzustände determinieren zunächst die Integration sowohl der internalisierten Objektbeziehungen als auch der gesamten Triebsysteme; später signalisieren Affektzustände die Aktivierung des Triebes und repräsentieren ihn im Kontext der Aktivierung spezifischer internalisierter Objektbeziehungen« (Kernberg, 1985, S. 107).

1.6.2 Teilobjekte und ganze Objekte

Klein (1972a) hat für die von ihr vertretene Objektbeziehungstheorie zwischen Partialobjekten und ganzen Objekten unterschieden. Als Partialobjekte bezeichnet sie die inneren Objekte der paranoid-schizoiden Position, die in der Entwicklung des Kindes für dieses nur eine bestimmte Funktion erfüllen, zum Beispiel als hungerstillende Brust oder erregender Penis, aber nicht die Mutter oder den Vater als ganzes Objekt umfassen. Zugleich können kleine Kinder ihrer Auffassung nach ein Objekt noch nicht als zugleich »gut« und »böse« erfahren, erfassen somit nur einen Teil des Objekts, anstatt es in seiner Gesamtheit mit guten und schlechten, zum Beispiel versagenden Eigenschaften, zu begreifen. So erleben sie die Abwesenheit eines bedürfnisbefriedigenden Objekts zunächst subjektiv nur als Anwesenheit eines ausschließlich bösen Partialobjekts. Erst im Laufe der weiteren Entwicklung werden die Partialobjekte dann zu einem ganzen Objekt verschmolzen. Diese Möglichkeit zur Vereinigung bisher getrennt gehaltener Aspekte ist für Klein das Hauptmerkmal der depressiven Position, in der das Objekt zur gleichen Zeit als befriedigend und versagend erlebt werden kann.

In der weiteren Entwicklung der Klein'schen Theorie werden paranoid-schizoide und depressive Position als zwei unterschiedliche psychische Zustände konzeptualisiert, die sich immer wieder abwechseln können, wobei die depressive Position nur über ein erneutes Durcharbeiten der paranoid-schizoiden Position erreicht werden könne. Partialobjekte mit den damit verknüpften körperlichen Befindlichkeiten und Impulsen können dabei leicht introjiziert oder projiziert werden. Die Gesamtheit internalisierter Objektbeziehungen und die damit verknüpften Wünsche und Ängste »sind nach Klein die Basis für das Verhalten, die Stimmungen und das Existenz- und Selbstgefühl« (Hinz, 2014, S. 646).

1.7 Narzissmus und Selbst

In seiner Schrift »Zur Einführung des Narzißmus« hatte Freud (1914c) Letzteren als Entwicklungszustand verstanden, der zwischen einem ursprünglichen Autoerotismus und der späteren Objektliebe zu verorten sei. In Anlehnung an den Mythos von Narzissos, der sich in das eigene Spiegelbild verliebt, konzeptualisiert er Narzissmus als Liebe, die man, nach dem Vorbild der mütterlichen Liebe, auf das Bild von sich selbst richtet. Narzissmus wird so zur »libidinösen Ergänzung zum Egoismus des Selbsterhaltungstriebes« (Freud, 1914c, S. 139). Narzissmus ist dann einerseits »ursprüngliche Libidobesetzung des Ichs, von der später an die Objekte abgegeben wird« (ebd., S. 141), andererseits Teil der gesamten Libido, die entweder auf das Ich oder auf die Objekte gerichtet sein kann. Insgesamt bleibt Freuds Theorie des Narzissmus in sich widersprüchlich (Zepf, 2000, S. 87ff.) und wurde von ihm auch nicht in die spätere Strukturtheorie integriert. Insbesondere die Annahme eines objektlosen Primärnarzissmus wurde mehr und mehr infrage gestellt. Balint (1969) entwickelte zum Beispiel seine Idee einer primären Liebe des Säuglings, die auf bedingungsloses Angenommensein zielt und sich später zu aktiver, wechselseitiger Objektliebe weiterentwickeln kann. Sandler (1961) entwickelte die Idee eines Sicherheitsgefühls als Grundlage des Selbstgefühls: Danach können Menschen in einen Konflikt zwischen dem Lustprinzip und ihren Sicherheitsbedürfnissen geraten. Die Verwirklichung eigener Werte und Ideale, die Umsetzung kreativer Wünsche nach Gestaltung der Umwelt können dann wichtiger werden als die Unlustvermeidung. Das damit verbundene Wohlgefühl, ein Gespür für den eigenen Wert und die eigene Identität werden in diesem Fall entscheidend.

Während Freud die Begriffe »Ich« und »Selbst« nicht deutlich voneinander trennte, entwickelte Edith Jacobson (1973) die Idee, dass sich das Selbst ebenso wie die Objektrepräsentanzen aus einer undifferenzierten Matrix heraus entwickelt und die unbewussten wie bewussten Vorstellungen des körperlichen wie psychischen Selbst im Ich umfasst. Mit dieser Vorstellung lässt sich die Herausbildung innerer Repräsentanzen von Selbst und Objekten als Entwicklungsprozess verstehen, der mit einer Nicht-Unterscheidbarkeit von Selbst und Objekt beginnt und über Unterscheidungsvorstufen verläuft, in denen Bereiche von Selbst und Objekt noch nicht getrennt sind, bis schließlich deutlich getrennte Repräsentanzen erkennbar werden.

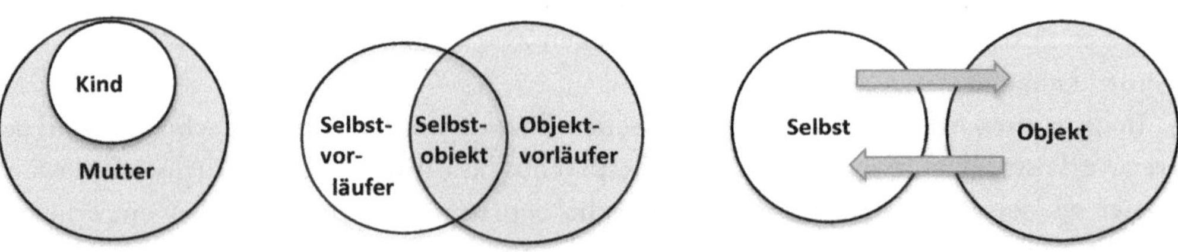

Abb. 3: Von der Symbiose zu den Selbst-Objekt-Repräsentanzen

1.7.1 Selbstpsychologie

Als eine Weiterentwicklung psychoanalytischer Konzepte des Selbst versteht sich die Selbstpsychologie:

> »Das zentrale Anliegen der Selbstpsychologie ist die Bedeutung der Schicksale des Selbst und der damit verbundenen subjektiven, bewussten und unbewussten Kindheitserfahrungen. Danach ist die strukturierende Kraft der menschlichen Psyche das Bedürfnis, sich in einer kohäsiven Konfiguration, dem Selbst, zu organisieren und Beziehungen mit der Umgebung herzustellen, die die Kohärenz, Vitalität und Harmonie des Selbst fördern und die als Selbstobjekte konzeptualisiert werden« (Milch & Hartmann, 2004, S. 868).

Als wichtigster Vertreter gilt Kohut (1976), der eine von den Trieben unabhängige Entwicklung des Narzissmus annimmt. Dabei entsteht das Selbst in einem ständigen Prozess interaktionellen Austausches, der für die Stabilität der Selbststruktur als wichtiger angesehen wird als die Triebkonflikte. Die Aufrechterhaltung eines narzisstischen Gleichgewichtes und eines ausreichend guten Selbstwertgefühls sind entscheidende Größen, da der Selbstwert ständig durch narzisstische Kränkungen, Rücknahme gewohnter narzisstischer Zufuhr durch andere, eigene Fehler und eigenes Versagen gefährdet ist.

Heute können wir Triebentwicklung und narzisstische Entwicklung als parallel ablaufende Prozesse verstehen, wobei die Entwicklung des Selbst und der inneren Objektbeziehungen zwischen den beiden Strängen vermittelt und zugleich in ihnen begründet ist.

Alter	0–1	2–3	4–6	
Triebentwicklung	orale Phase	anale Phase	phallisch-narzisstische Phase	infantil-genitale Phase
Objektbeziehungen	»Symbiose« oder Zweieinheit	Separation/ Individuation	Selbst-Bezogenheit	Triangulierung
Selbstsystem, Selbst- und Objektrepräsentanzen	auftauchende Differenzierung, Partialobjekte, grandioses Selbst	Partialobjekte	Ideal-Selbst, ganze Objekte, idealisierte Objekte	Real-Selbst, Real-Objekte, Über-Ich, Ich-Ideal
Prozessmodus	Primärprozess	Sekundärprozess, Realitätsprinzip		

Tab. 1: Psychische Entwicklung: Triebe, Objektbeziehungen, Selbst, Prozessmodus

1.7.2 Die Entwicklung und Regulierung des Selbstwertgefühls

Bedrohungen oder schon eingetretene Störungen des Selbstwertgefühls können durch verschiedene Mechanismen aufgefangen werden (Wolf & Schultz, 2014, S. 22):

1. *Regressiver Rückzug und Verschmelzungsfantasien mit Primärbeziehungselementen:* Es kann zum Beispiel die »Mutter Natur« (Naturlandschaften, Berge, Meer, Himmel) in ihrer Großartigkeit, Schönheit, Unberührtheit und Unverrückbarkeit als primäres Objekt erlebt werden, mit dem eine Verschmelzung herbeigesehnt wird, um Beziehungserleben mit der Gefahr narzisstischer Verletzung abzuwehren.
2. *Verleugnung schmerzhafter Aspekte der äußeren Realität durch Größenfantasien:* Kohut (1976) hat die Herausbildung des Größenselbst als wichtigen Aspekt der innerpsychischen Entwicklung des Kindes beschrieben, vor allem zur Bewältigung von Störungen des narzisstischen Gelichgewichts. Eltern unterstützen dessen Entwicklung durch Bestätigung und Bekräftigung der positiven Eigenschaften des Kleinkindes, zum Beispiel dass es liebenswert, wunderschön, großartig sei. Diese Spiegelfunktion der Eltern, der »Glanz in Mutters Auge«, ist eine wichtige Vorbedingung für die Bestätigung der narzisstischen Bedürfnisse des Kindes und die Herausbildung eines stabilen Selbstwertgefühls. Im erwachsenen Leben spielen fantasierte narzisstische Wunscherfüllungen und Größenfantasien eine bedeutende Rolle beim Tagträumen.
3. *Kompensation narzisstischer Verletzung durch Idealisierung anderer:* Je mehr das Kind die Begrenztheit seiner fantasierten Allmacht und seiner Möglichkeiten erlebt und realisiert, umso mehr muss es sein idealisiertes Größenselbst infrage stellen. Eine Möglichkeit der Bearbeitung der damit verknüpften Enttäuschung am eigenen Selbst ist die Idealisierung von und Identifizierung mit anscheinend allmächtigen Objekten seiner Umgebung. Diese Idealisierung, zum Beispiel der Eltern, gehört zur normalen Selbstentwicklung und wird später von einer realistischeren Einschätzung und Anerkennung der Realität der anderen abgelöst.

In der kindlichen Entwicklung sind die Objekte und die zu ihnen möglichen Beziehungen also nicht nur entscheidend für die Triebentwicklung, sondern auch für die Herausbildung und Modifizierung des Selbst. Kohut verwendet für diese Funktion der Objekte den Begriff »Selbst-Objekte«, um deutlich zu machen, dass das Kind sie zunächst in ihrer Spiegelfunktion, später für seine Idealisierungen und Identifizierungen benötigt, um zu einem stabilen Selbst und ausreichend guten Selbstwertgefühl zu gelangen. Erst am Ende dieses Prozesses steht die Anerkennung der Objekte als unabhängige, vom Kind getrennte Einheiten.

1.7.3 Das Drei-Säulen-Modell der Selbstregulation nach Mentzos

Mentzos (2009) hat einen interessanten Versuch unternommen, in einem »Drei-Säulen-Modell« Über-Ich, Ideal-Objekt und Ideal-Selbst voneinander abzugrenzen und die Dynamik der affektiven Selbstwertregulation und des narzisstischen Gleichgewichts mithilfe dieses Modells deutlicher werden zu lassen.

Mentzos symbolisiert mit den drei Säulen und der auf ihnen ruhenden Plattform die Möglichkeit einer ausgeglichenen Selbstwertgefühlsregulation, also eines narzisstischen Gleichgewichtes. Dabei repräsentieren die unteren Stufen die jeweils früheste Form des entsprechenden Entwicklungsweges und stellen zugleich Fixierungspunkte wie auch Endpunkte einer möglichen Regression bei einer psychischen Erkrankung dar.

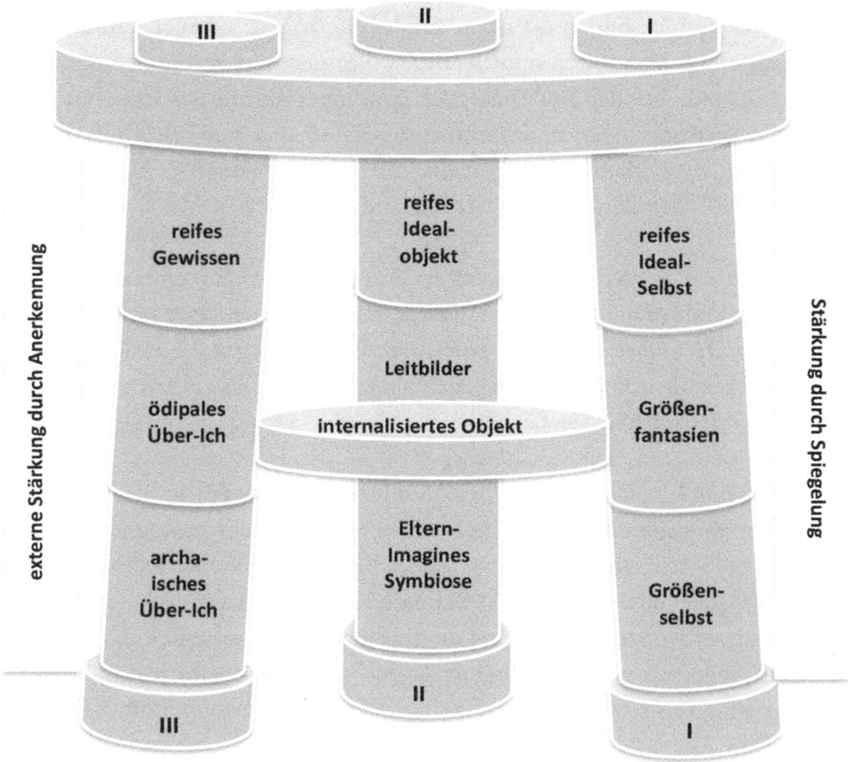

Abb. 4: Das Drei-Säulen-Modell des Ich-Ideals (nach Mentzos, 2009)

Die rechte Säule beginnt in ihrer Basis mit dem infantilen Größenselbst, also der bei Kindern üblichen grandiosen Vorstellung vom eigenen Selbst, die in der Entwicklung in der Regel überwunden wird, die aber auch den nächsten Abschnitt der Säule, »die bei allen Menschen mehr oder weniger lebenslang vorhandenen halbbewussten Größenfantasien« (Mentzos, 2009, S. 67) speist. An der Spitze der Säule steht das »reife Ideal-Selbst«, also die realitätsangemessene, in kritischer Selbsteinschätzung überprüfte positive Vorstellung von sich selbst. Sie kann Fehler als unvermeidlich anerkennen, auch negative Kritik verkraften und garantiert dennoch durchgehend ein Selbstvertrauen und einen Schutz gegen die Macht von Kränkungen und Scheitern. Voraussetzung für ihre Entwicklung ist eine »ausreichende positive Spiegelung und Bewunderung« durch das Primärobjekt, später auch durch andere Bezugsfiguren. Selbstverständliche Akzeptanz und Wertschätzung durch andere, nicht nur bei Wohlverhalten und Gehorsam, lassen ein gesundes und nicht leicht erschütterbares Ideal-Selbst reifen.

Der zweite, mittlere Pfeiler stellt in der Basis die symbiotische Bindung an das primäre Objekt dar, dann aber auch die Vorläufer von Identifikationen mit idealisierten Eltern-Imagines. Diese Idealisierungen werden erweitert durch andere Leitfiguren und Leitbilder, an denen sich das Kind orientiert. Das obere Stück der Säule repräsentiert schließlich die reifen Ideal-Objekte, mit denen reflektierte und partielle Identifizierungen möglich sind, die also nicht in Gänze introjiziert werden.

Die dritte Säule stellt schließlich die Über-Ich-Entwicklung im engeren Sinne dar. Archaische Über-Ich-Inhalte bilden die Basis, auf der das ödipale Über-Ich aufbaut, das die aus den ödipal-triadischen Konflikten resultierenden Normen und Verbote beinhaltet. Das reife Gewissen, der oberste Teil der Säule, umfasst zwar auch die aus der früheren Entwicklung übernommenen Werthaltungen und Verbote, diese sind aber nun reflexionsfähig geworden und einer Revision zugänglich. Es können aber auch eigene, neue Aspekte integriert werden, die einer kritischen Überprüfung unterziehbar sind.

> »Die Stabilität dieser Säule beruht auf der Anerkennung durch erbrachte Leistungen. Die Funktion der Säule ist somit handlungs- und leistungsorientiert, sie garantiert die Erfüllung von Pflichten und die Einhaltung von Verboten und Verpflichtungen, die die Rechte und das Wohl der anderen betreffen, aber dadurch gleichzeitig auch der zusätzlichen Stärkung der eigenen Selbstwertigkeit dienen« (Mentzos, 2009, S. 69).

Mentzos weist darauf hin, dass die mit dieser Säule verbundene Funktion der Selbstkontrolle und Selbstregulierung eine entscheidende Voraussetzung für das soziale Zusammenleben darstellt. Nur internalisierte, also in der Psyche des Einzelnen verankerte Normen und Werte könnten zum Beispiel Gerechtigkeit und Solidarität in einer menschlichen Gruppe sichern.

Der Vorteil dieser Konzeptualisierung des Ich-Ideals liegt sicherlich darin, dass hier normative, objektbezogene und selbstbezogene Anteile zusammengeführt sind, was eine deutliche Differenzierung von Über-Ich- und Ich-Ideal-Konflikten ermöglicht.

1.8 Mentalisierung

Zum Prozess der Selbst-Objekt-Differenzierung gehört auch die Entwicklung der Fähigkeit zum Mentalisieren. Damit ist die innere Möglichkeit gemeint, den mentalen Zustand des Gegenübers zu erfassen und mentale Zustände im Allgemeinen, sei es bei sich selbst oder bei anderen, zu verstehen. Die Entwicklung der Mentalsierungstheorie verdankt sich vor allem entwicklungspsychologischen Studien, die zeigen konnten, wie kleine Kinder langsam die universelle Fähigkeit entwickeln, »sowohl das eigene Verhalten als auch das Verhalten anderer Personen im Hinblick auf mutmaßliche mentale Zustände zu deuten« (Fonagy, 2003, S. 175). Diese reflexive Funktion erlaubt es dem Kind und später dem Erwachsenen, sich innere Zustände bei anderen Personen vorzustellen und danach Selbst-Objekt-Repräsentationen zu aktivieren, die sich für die aktuelle Beziehungsregulierung am besten eignen. Affektregulierung, Triebkontrolle und Selbstbeobachtung sind entscheidend von dieser Fähigkeit abhängig:

> »Die Fähigkeit zu mentalisieren, die als zentraler Mechanismus der ›sozialen (oder mentalen) Realitätstestung‹ betrachtet werden kann, ist daher eine Entwicklungserrungenschaft, die sich durch eine graduelle Sensibilisierung und das Erlernen der mentalen Bedeutung relevanter expressiver, handlungsbezogener, verbaler und situativer Zeichen herausbildet, die auf das Vorhandensein mentaler Zustände bei Menschen hinweist« (Gergely et al., 2003, S. 220).

Gergely et al. (ebd.) weisen darauf hin, dass ursprüngliche mentale Zustände vor allem prozedural repräsentiert und der bewussten Introspektion noch nicht zugänglich sind. Für ihre Erschließung muss zunächst eine erlernte Sensibilität entwickelt werden, die über die Internalisierung von Spiegelungen der Bezugsperson möglich wird. Nur so würden unbewusste primäre Selbstzustände sekundär repräsentiert. Die bei Erwachsenen mögliche Kenntnis des Zusammenhangs von innerer und äußerer Realität wird also als Entwicklungsleistung verstanden.

Fonagy (2003) sieht im Konzept der Mentalisierung Ähnlichkeiten zu Freuds Begriff der Bindung, zu Kleins Beschreibung der depressiven Position, zu Bions Konzept des Containments, vor allem aber zu Winnicotts Idee der Entfaltung des »wahren Selbst«: »Das psychische Selbst entwickelt sich, indem eine Person sich selbst im mentalen System einer anderen als denkend und fühlend wahrnimmt« (Winnicott, 1971, S. 177).

2 Psychoanalytische Theorie der Entwicklung

Matthias Elzer

Die Psychoanalyse bietet eine umfassende Theorie der psychischen Entwicklung des Menschen von der Geburt bis zum Lebensende an; sie benennt eine »normale« und gesunde Entwicklung und auch Probleme und Konflikte, die Ursachen für eine psychopathologische Manifestierung von Neurosen, Persönlichkeitsstörungen, psychosomatischen und psychotischen Störungen sein können. Weit über die Psychoanalyse hinaus besteht Konsens, dass eine »gute Kindheit« mit liebevollen, verlässlichen und konfliktfähigen Beziehungen in der Familie oder Einrichtungen eine Grundvoraussetzung für die seelische und auch körperliche Gesundheit in einem sozialen, gesellschaftlichen Umfeld ist (vgl. Konzepte wie Resilienz und Salutogenese).

Psychodynamisches Arbeiten bedeutet, das aktuelle Krankheitsgeschehen des Patienten vor dem Hintergrund seiner individuellen Lebensgeschichte mit den möglichen Erlebnissen, Herausforderungen und Konflikten zu verstehen. Dazu ist die Kenntnis und vertiefende Erarbeitung der Biografie des Patienten sowohl in der diagnostischen Phase als auch in der laufenden Therapie eine Grundvoraussetzung psychodynamischen Arbeitens. Neben der entwicklungspsychologischen Ebene ist der zweite Aspekt der Psychodynamik, wie sich diese biografischen Erfahrungen in der Übertragung und Gegenübertragung abbilden.

2.1 Zur Methodik der analytischen Entwicklungspsychologie

Die psychoanalytische Theorie der menschlichen Entwicklung gründet sich auf verschiedene wissenschaftliche Methoden wie Rekonstruktion, Beobachtung und Experiment.

2.1.1 Konstruktion, Rekonstruktion

Gemeint ist die Konstruktion oder Rekonstruktion der Kindheit eines erwachsenen Patienten durch die psychoanalytische Therapie. Erschwert wird diese Rekonstruktion durch die infantile Amnesie, die die ersten vier bis fünf Lebensjahre betrifft und eine spätere Umarbeitung von zurückliegenden Erinnerungen insbesondere der Kindheit durch eine nachträgliche Bedeutungszuschreibung begünstigt. So kann zum Beispiel ein sexueller Übergriff in der Kindheit erst nachträglich durch die weitere Entwicklung und Reifung (Pubertät,

Erwachsenenleben) die Bedeutung des Missbrauchs bekommen und Symptome von Angst, Schuld und Scham auslösen.

Freud hat 1905 in den *Drei Abhandlungen zur Sexualtheorie* durch die Methode der Rekonstruktion und vereinzelte Beobachtungen oder Mitteilungen (z.B. beim »Kleinen Hans«) den Grundstein der psychoanalytischen Entwicklungstheorie gelegt, weitere Psychoanalytiker und Psychoanalytikerinnen haben diese Theorie fortentwickelt. Die Methode der Rekonstruktion zur Theoriegewinnung steht in der Kritik, da es einen Unterschied zwischen dem realen und dem konstruierten Kind gibt (Dornes, 1997, S. 19). Es wurde notwendig, diese Hypothesen durch empirische Methoden wissenschaftlich zu verifizieren oder zu falsifizieren. Eine davon ist die Beobachtung von Säuglingen, Kindern und Jugendlichen.

2.1.2 Beobachtung

Anna Freud beobachtete in ihrer Zeit als Lehrerin Adoleszente und verband diese Untersuchungen mit ihren psychoanalytischen Überlegungen. In Wien hatte sie Möglichkeiten, die kindliche Entwicklung im täglichen Leben zu beobachten und legte ihre Erfahrungen in ihren Schriften nieder.

In London gründete sie zusammen mit Burlingham die Hampstead War Nurseries, aus denen 1951 die Hamstead Clinic hervorging. Spitz ist der erste Forscher der frühkindlichen Entwicklung. Er führte während des Zweiten Weltkriegs in den USA Beobachtungen in verschiedenen Kinderheimen und Waisenhäusern durch und stellte Theorien zur gesunden und pathologischen Entwicklung von Säuglingen und Kleinkindern (Hospitalismus, Deprivation) auf. In New York untersuchte das Forscherteam um Mahler (Mahler et al., 1978) in den 1950er und 1960er Jahren die Ablösungsprozesse des Babys und Kleinkindes von seiner Mutter (Symbiose und Individuation).

Die Methode der Beobachtung wurde später durch neue Untersuchungsmethoden, zum Beispiel durch Videotechnik, verfeinert. Im Zentrum stand die Kommunikation und Interaktion zwischen Mutter und Kind. Zu den »Babywatchers« sind Brazelton, Emde, Stern und viele andere zu zählen. Diese Ergebnisse hatten einen signifikanten Einfluss auf die Weiterentwicklung der psychoanalytischen Theorien. Das Baby wurde nicht mehr als Tabula rasa verstanden, das nur auf die Mutter oder eine andere Pflegeperson reagiert. Im Gegenteil sucht das Baby aktiv nach Kontakt und sozialer Interaktion. Dieser emotionale Dialog zwischen Mutter und Kind ist für die Entwicklung seelischer Strukturen von größter Wichtigkeit. Die verfeinerten Untersuchungsmethoden der »Babywatchers« revidierten psychoanalytische Theorien über die ersten Lebensmonate (autistische, objektlose Stufe nach Spitz und Mahler). Dornes prägte den Begriff des »kompetenten Säuglings« (Dornes, 1993).

2.1.3 Experiment, Versuchsanordnung

Neben den Beobachtungen von Babys und Kleinkindern in ihrer natürlichen Umgebung kamen zunehmend Experimente in einer laborähnlichen Situation zur Anwendung, um bestimmte Hypothesen zu messen und zu überprüfen. Bereits Spitz' Untersuchungen hatten experimentelle Anteile. Gleiches gilt für die Experimente der Säuglingsforschung der 1980er Jahre, zum Beispiel zur kreuzmodalen Wahrnehmung von Neugeborenen (Schnuller-Bild-Versuche). Das »Still-face-Experiment« oder »die fremde Situation« nach Ainsworth sind klassische reproduzierbare Versuchsanordnungen; dazu später mehr.

2.2 Die psychische Entwicklung des Menschen über die gesamte Lebensspanne

Freud richtete sein Verständnis der Entwicklung der Psyche in erster Linie auf die ödipale Entwicklungsphase (viertes bis sechstes Lebensjahr) als »Kernkomplex« der Neurose; die frühe, präödipale Kindheit wurde erst später von einer Reihe anderer Forscher theoretisch und empirisch erschlossen. Die psychoanalytische Theorie bezog sich lange Zeit überwiegend auf die Kindheit. Eine Ausnahme stellt Erikson dar, der bereits 1950 ein Phasenmodell der gesamten Lebensspanne vorstellte (vgl. Kap. 2.3). 1962 veröffentlichte Blos eine detaillierte Theorie der Adoleszenz. Etwas später wurden das Erwachsenenalter (z. B. bei Radebold, 1973; Lidz, 1974) und das Lebensende Gegenstand der analytischen Theorie der Entwicklung.

In dieser Beschränkung auf die Kindheit und Jugendzeit scheint sich die Vorstellung widerzuspiegeln, dass sich die psychische Entwicklung bis zum jungen Erwachsenenalter progressiv entwickelt und der Rest des Lebens eine Art allmähliche Rückbildung darstellt; das Leben sei wie eine geometrische Parabel (wie ein Wurf, ein Bogen) mit dem Zenit im jungen Erwachsenenalter, danach gehe es nach einem langen Plateau des Erwachsenenalters wieder bergab. Das hohe Alter ist in der Tat dadurch gekennzeichnet, dass Erleben und Verhalten aus Entwicklungsphasen der Kindheit durch regressive Prozesse der körperlichen Einschränkungen und sozialen Abhängigkeiten wieder lebendig werden können; bereits im Ödipus-Mythos tauchte im Rätsel der Sphinx das Menschenleben im Sinne einer Parabel auf.

Erst in den letzten Jahrzehnten entdeckte die psychoanalytische Theoriebildung das Erwachsenenalter mit seinen spezifischen Herausforderungen, Konflikten und Traumen für die seelische und körperliche Gesundheit. Eine gesunde Kindheit ist eine wichtige Grundausstattung, um mit den individuellen Lebensereignissen, *facts of life* (Money-Kyrle, 1978, S. 421), gesellschaftlichen Krisen und Katastrophen im Erwachsenenalter angemessen umgehen zu können. Das Leben eines Menschen ist als kontinuierlicher und zugleich zyklischer Entwicklungsprozess zu verstehen.

Der Prozess und die Phasen der Kindheit, Jugendzeit und des Erwachsenenalters können entlang verschiedener Linien beschrieben werden: körperliche Reifung, soziales Verhalten und psychische Entwicklung der Triebe, der Objektbeziehung, des Selbst (Narzissmus), des psychischen Apparats, der Affekte, der Kognition, aber auch der Sprache. Das Lehrbuch von Tyson und Tyson (1997) präsentiert die Entwicklungspsychologie entlang psychoanalytischer Begriffe. Die Aufzählung zeigt, dass es sich dabei um individuelle und interpersonale Prozesse handelt, die sich gegenseitig bedingen. Sogar die körperliche Reifung ist durch soziale und psychische Aspekte qualitativ beeinflussbar, wie Spitz bereits 1946 bei den Phänomenen des Hospitalismus und der anaklitischen Depression gezeigt hatte (Spitz, 1946).

Aus psychoanalytischer Sicht möchten wir den Entwicklungsprozess auf die psychosexuelle Entwicklung beschränken, in der es um die Entwicklung der Triebe, der Objektbeziehungen und des Narzissmus geht. Diese analytischen Termini sind in Kapitel 1 ausführlich beschrieben worden; um Redundanzen zu vermeiden, werden in diesem Kapitel ausgewählte Aspekte im Kontext der Entwicklungsphasen unter Aspekten der Trieb- und Objektbeziehungstheorie erörtert.

2.2.1 Die psychosexuellen Entwicklungsphasen der Kindheit

Die Kindheit ist die Zeit von der Geburt bis zur Präadoleszenz; sie erstreckt sich über die erste Lebensdekade. Im Zentrum der einzelnen Entwicklungsphasen steht das Baby, Kleinkind, Kind oder der Jugendliche, aber bei dieser Entwicklung handelt es sich nicht nur um einen intrapsychischen Prozess, sondern um einen interpersonellen. Es werden daher im Folgenden jeweils zwei Aspekte jeder Phase diskutiert, die unmittelbar miteinander verwoben sind: der des Triebes und der der Objektbeziehung. Wie andernorts dargelegt brauchen Triebe Objekte zur Befriedigung. So müssten die orale, anale und ödipale Phase auch aus der Perspektive der Eltern beschrieben werden; sie sind ein Teil des Ganzen und sie haben als Kinder diese Phasen selbst durchlebt; durch ihre Kinder wird die eigene Kindheit wieder belebt – mit allen gelungen oder misslungen Lösungen.

2.2.1.1 Pränatale Zeit und Geburt

Die letzten Wochen der intrauterinen Zeit müssten noch einbezogen werden, da der Fötus kontinuierlich herangereift ist und über sich entwickelnde Sinnesorgane verfügt, wodurch er mit der Mutter und der Außenwelt in Kontakt steht. Heute sind Frühgeburten durch die Intensivmedizin auch ab der 21. Schwangerschaftswoche überlebensfähig. In diesem Fall ist der sensorische Kontakt im Brutkasten zwischen »Frühchen« und Mutter für die Reifung und Entwicklung besonders wichtig; so wirkt ein Unterhemd mit dem Körpergeruch der Mutter auf das Frühchen beruhigend, genauso fördert das regelmäßige Streicheln der Haut die Produktion des Wachstumshormons Somatotropin. Olfaktorische, taktile und akustische Stimulationen können die verfrühte Trennung der intrauterinen Einheit teilweise kompensieren.

Das Kind entsteht oft noch vor der genetischen Konzeption und zwar im Kopf der Mutter, die bei bewusstem Kinderwunsch bereits Vorstellungen von ihrem Kind entwickelt; beim Vater kann dies ähnlich sein, wenn zum Beispiel narzisstische und materielle Erwartungen an das Kind gerichtet werden. Trotz moderner Methoden der Familienplanung ist ein großer Teil der Kinder weder geplant noch erwünscht gezeugt worden. Diese Einstellung der Eltern zum werdenden Kind kann sich über die Monate der Schwangerschaft verändern; sie ist eine wichtige Zeit, in der die Mutter eine Beziehung zu ihrem Kind entwickelt, die anfangs vielleicht noch sehr ambivalent war. Die Kindsbewegungen ab dem dritten Trimenon können je nach psychischer Struktur der Mutter als beglückend oder auch bedrohlich erlebt werden.

Nach dem Zoologen und Anthropologen Portmann ist der Mensch eine »physiologische Frühgeburt«, ein unreifes, extrem abhängiges Wesen, das alleine nicht lebensfähig ist und den sozialen Uterus der Familie über die Dauer der Säuglingszeit hinaus benötigt. Dieser scheinbare Mangel bedeutet aber einen Entwicklungsvorteil, da das Baby im »sozialen Uterus« familiärer Beziehungen körperlich weiterreift und wertvolle psychosoziale Erfahrungen von Vertrauen und Bindung machen kann.

Die Geburt stellt jedenfalls eine erste, körperlich strapaziöse und manchmal gefährliche Zäsur und Trennung für Mutter und Baby dar. Hebammen, Geburtshelfer und Säuglingsschwestern achten nicht nur auf den physischen Zustand des Neugeborenen, sondern auch auf den der Mutter, ob sie ihr Kind annehmen, an ihre Brust anlegen kann. Andersfalls sind spezifische Interventionen erforderlich. Die Monade der Schwangerschaft wird durch die Dyade der Säuglingszeit abgelöst.

2.2.1.2 Das erste Lebensjahr: Die orale Phase – Abhängigkeit

Die Phase unmittelbar nach der Geburt ist für die Mutter und ihr Baby eine anstrengende Zeit der Umstellung, wegen hormoneller und psychischer Veränderungen insbesondere für die Mutter (z. B. »Baby-Blues« am dritten Tag). Sollte sich bei der Mutter eine postpartale psychische Störung (Depression, Psychose) oder beim Baby eine Gedeihstörung oder eine andere Stoffwechselstörungen einstellen, müssen Gesundheitsfachleute und Familienangehörige zum Wohle beider und der sich entwickelnden Mutter-Kind-Beziehung intervenieren. Green (2011) hat die psychischen Auswirkungen einer depressiven Mutter auf ihr Baby aus psychoanalytischer Sicht beschrieben und den Vergleich mit einer »toten Mutter« angestellt. Genauso ergreifend sind Videos zum »Still-face-Experimente« (z. B. von Tronick, 2009), wenn das Baby mit dem emotional nicht schwingungsfähigen, leblosen Gesicht der Mutter konfrontiert wird und es versucht, einen lebendigen Kontakt zur Mutter herzustellen, die Mutter solange zu beleben, bis es letztlich aufgibt.

Triebtheoretischer Aspekt: Der Mund und die Mundschleimhaut sind die zentrale erogene Zone des Säuglings, das Saugen befriedigt triebhaft das Bedürfnis nach Flüssigkeit und Nahrung. Das Wort »Stillen« beschreibt die befriedigende Funktion. Anfangs ist das Saugen ein lebensnotwendiger Suchreflex nach der milchgebenden Brustwarze, allmählich erhält das Saugen auch eine lustvolle Komponente und wird zu einer Form der Kommunikation mit der Brust (oder Flasche) und der Mutter.

Neben dem Mund kommt der Stimulierung der gesamten Haut als Kontaktorgan, des vestibulären Systems (achter Hirnnerv: Hören, Gleichgewicht, Rhythmik) sowie des visuellen Systems (Bewegung, Raumerleben, daher Mobile über dem Bett) eine wichtige Bedeutung zu. Eine weitere wichtige Rolle spielt die Hand-Mund-Koordination, das Greifen und orale Abtasten (be-greifen).

Nehmen, Saugen, Inkorporieren und Beißen sind, wenn nach etwa sechs Monaten die ersten Schneidezähne vorhanden sind, die Hauptmodalitäten des Säuglings. Abraham (1916) bezeichnet die zweite Hälfte der Säuglingszeit als oral-sadistisch. Auffällig ist, dass jede psychosexuelle Phase (oral, anal, infantil-genital) am Ende mit einer Zunahme von aggressiven Triebregungen verbunden ist.

Objektbeziehungstheoretischer Aspekt: Die Befriedigung der oralen und kommunikativen Bedürfnisse und die Beseitigung von Unlust erfolgt durch die Mutter oder Pflegeperson. Das

Baby befindet sich in einer absoluten Abhängigkeitsbeziehung, aus der es sich erst langsam herauszulösen beginnt. Durch die Körperpflege (Windeln, Baden, Hautpflege) entsteht eine enge, lustvolle Beziehung und Kommunikation – genauso wie durch das Tragen, rhythmische Wiegen, Sprechen und Singen. Füttern, Körperpflege und Bewegung gehen einher mit verbaler sowie nonverbal-paralinguistischer Kommunikation und Interaktion, die durch die Expressivität (Ammensprache) starke Stimuli für das Baby darstellen. Im dritten und vierten Monat hat der zweite Wachstumsschub des Gehirns, der kurz vor der Geburt einsetzte, mit der Ausbildung von Dendriten, Synapsen und Gliazellen einen Höhepunkt erreicht. Gefördert wird er durch die oben genannte intensive Mutter-Kind-Interaktion; bleibt diese durch eine depressive Erkrankung der Mutter oder emotionale Vernachlässigung aus, können sich das Gehirn und seine Funktionen nicht optimal entwickeln; gleiches gilt für das Immunsystem, das in den ersten Monaten schwach ausgebildet ist und durch die Muttermilch unterstützt wird. Spitz (1945, 1946) hat durch seine Beobachtungen der Mutter-Kind-Interaktion bzw. der fehlenden, unzureichenden Bemutterung des Babys durch Ersatzpersonen die psychischen und somatischen Entwicklungsdefizite und Störungen der Babys und Kleinkinder beschrieben (Deprivation, Hospitalismus).

Spitz, der zunächst ganz im Zeichen der Freud'schen Trieblehre stand, bereitete durch seine Beobachtungen die Objektbeziehungstheorie vor, er führte eine Zwei-Personen-Psychologie ein und betrachtete die Kommunikation zwischen Mutter und Baby als reziprok, also wechselseitig; beide profitieren voneinander. Er betonte die Bedeutung des Urvertrauens und der Objektkonstanz. Er konzeptualisierte bekannte Phänomene des ersten Lebensjahres, die er als »Organisatoren der Psyche« bezeichnete. Wie Freud und später Mahler ging er von einer »objektlosen Stufe« mit überwiegend coenästhetischer, das heißt körperbezogenen Wahrnehmung von Lust und Unlust in den ersten drei Monaten aus. Ab dem dritten Monat kann ein Lächeln des Babys beim nahen Blickkontakt mit einem freundlichen Gesicht beobachtet werden; das »Dreimonatslächeln« als lustvolles Reagieren auf ein Gesicht ist nach Spitz eine Art »Objektvorläufer«. Mit ca. acht Monaten zeigt das Baby eine Angst vor fremden Gesichtern; es ist ein Reifungszeichen, dass es offenbar die Abwesenheit der Mutter wahrnimmt und fühlt. Spitz (1965) wertet das Weinen oder »Fremdeln« als Hinweis auf eine Objektdifferenzierung und Objektkonstanz zum libidinösen Objekt (Mutter). Der dritte Organisator ist nach Spitz das Wort »nein« oder das »verneinende Kopfschütteln«, das um den zwölften Lebensmonat herum erstmals auftritt und die anale Phase einläutet.

Zum Objektbeziehungsaspekt des ersten Lebensjahres ist die Bindungstheorie von Bowlby und seiner Schülerin Ainsworth zu nennen. Die Bindungstheorie besagt, dass es beim Säugling ein biologisch angelegtes Bindungssystem gibt, das durch äußere wie innere Gefahrensituationen angeregt wird und ein Bindungsverhalten aktiviert, damit Sicherheit und Nähe erfahren werden können. Bowlby (1958, 1969) nennt fünf Prototypen des Bindungsverhaltens, das von einer biologischen Ausstattung und einem Bindungsbedürfnis des Säuglings und Kleinkindes ausgeht: 1. Suchen bzw. Rufen, 2. Weinen, 3. Nachfolgen, 4. Anklammern, 5. Protest bei Trennung von der vertrauten Person.

Nach Bowlby wird die Grundlage der Bindung bereits in der ersten Hälfte des ersten Lebensjahres gelegt: In den ersten zwei Lebensmonaten erfolgt eine »Einstimmung der Grundregulation« im Sinne eines biologischen Grundrhythmus für Ernährung, Schlaf, Körperpflege und Kommunikation. Bis zum sechsten Monat erfolgt eine »Einstimmung von Angesicht zu Angesicht«. Das Baby und die Mutter (oder Pflegeperson) synchronisieren sich für die Bedürfnisbefriedigung des Kindes.

Die Bedeutung der Bindungstheorie wurde von der psychoanalytischen Community lange vernachlässigt und vermutlich wegen ihrer Bezüge zur Verhaltensbiologie kritisiert; interessant ist, dass Vertreter der Lerntheorie und Verhaltensforschung die Bindungstheorie für sich vereinnahmten.

Bowlby fokussierte seine Forschungen nicht nur auf die Bindung *(attachment)*, sondern auch auf die Phänomene Trennung und Verlust. Sein Mitarbeiter Robertson untersuchte zusammen mit seiner Frau Reaktionen kleiner Kinder auf kurzfristige Trennungen anhand der Methode der teilnehmenden Beobachtung und Dokumentation durch Schmalfilmaufnahmen. Ainsworth betonte die »mütterliche Einfühlsamkeit« als Voraussetzung für eine gelungene Bindung. Durch die Versuchsanordnung »fremde Situation« hat sie eine Methode gefunden, eine sichere oder unsichere Bindung eines Kleinkindes zu erkennen.

Gemäß der Bindungstheorie entscheidet sich bereits im ersten Lebensjahr, ob ein Erwachsener später beziehungsfähig ist und mit Belastungssituationen (Konflikte, Stress, Traumen) angemessen umgehen kann.

Die Arbeitsgruppe um Mahler untersuchte den Prozess der Separation des Babys und Kleinkindes aus der symbiotischen Beziehung zur Mutter. Mahler hat die ersten drei Lebensjahre unter diesem Aspekt auch empirisch beforscht. Letztlich durchzieht der Prozess der Autonomie nicht nur die Kindheit und Adoleszenz, sondern erstreckt sich bis ins Erwachsenenalter hinein und wird zum Lebensende durch Abhängigkeit und den Autonomieverlust des hochaltrigen Menschen wieder aktuell.

2.2.1.3 Das zweite und dritte Lebensjahr: Die anale Phase – Kontrolle und Autonomie

Nach dem Säuglingsjahr ist das zweite Lebensjahr gekennzeichnet durch eine zunehmende Autonomie des Kleinkindes mit entsprechenden Willensbekundungen. Das Kind kann in der Regel erste Schritte gehen, nachdem es im Säuglingsalter nach und nach motorische Fähigkeiten (Umdrehen, Vierfüßlerstand, Krabbeln, Hochziehen, Stand) erworben hat.

Triebtheoretischer Aspekt: In Kapitel 1.4.3 sind die Triebaspekte der analen Phase bereits beschrieben. Die Analregion und die Schließmuskelfunktion des Enddarmes stellen die neue erogene Zone dar und verlangen die Aufmerksamkeit des Kindes im Sinne einer Prädilektionsstelle; das Zurückhalten des Kots erhält eine autoerotische Bedeutung. Freud sprach vom Bemächtigungstrieb über die eigene Körperfunktion, aber auch über andere Menschen (1905d, S. 95). Die Ausübung der Kontrolle des Schließmuskels über die Darmfunktion gelingt aufgrund physiologische Reifungsvorgänge im dritten Lebensjahr; erst dann kann das Kind beginnen, »sauber« zu sein. Mit den Einmalwindeln hat sich die frühere durch Dressur bestimmte Reinlichkeitserziehung des Kleinkindes entspannt. Das Interesse des Kindes richtet sich auf seine Ausscheidungen, den Kot und Urin. Damit Kinder nicht mit ihrem Kot spielen und herumschmieren, wird ihr Bedürfnis auf sozial verträglichere Stoffe wie Knete, Matsch, nassen Sand, Fingerfarben etc. gelenkt. Im kreativen Spiel ist die anale Lust erkennbar, die zunehmend aggressiv gefärbt in Erscheinung tritt (analer Sadismus). Zur Durchsetzung von Zielen, zum Beispiel um ein Spielzeug zu erreichen, werden Formen der Aggression wie Beißen, Kratzen und Schlagen eingesetzt.

Objektbeziehungstheoretischer Aspekt: Mit dem verbalen oder gestischen »Nein«, dem dritten Organisator nach Spitz, drückt das Kleinkind seine Unlust und später seinen Willen in Form von Trotz aus, der sich bis zu aggressiv hoch aufgeladenen Machtkämpfen – meist mit der Mutter – entwickeln kann. Das Nein des Kindes evoziert häufig ein Nein der Mutter, eine Grenzziehung, eine Frustration oder schmerzhafte Körperreaktion, die beim Kind Wut und aggressive Reaktionen auslöst. Während im Säuglingsalter eine orale Belohnung und Einverleiben von Nahrung dominieren, wandeln sich diese in der analen Phase in Frustration durch Verbote und Strafe:

> »Die intensive Wut und Feindseligkeit, die das Kind in dieser Phase zu empfinden vermag, stellt eine große Herausforderung für sein noch unreifes Ich dar. Wenn sich aggressive Durchbrüche und sexuelle Erregung vermischen, kann dies zu schnell zu einer Überwältigung der schwachen Ich-Kontrolle führen und der affektiven Last noch das Gefühl intensiver Angst hinzufügen« (Tyson & Tyson, 1997, S. 67).

Diese Trotzphase kann etwa zwei Jahre andauern und zu einer Quelle von Störungen der Mutter-Kind-Beziehung führen, wenn extreme Beziehungsmuster zur Anwendung kommen: 1. Permissivität oder Laissez-faire, das anal wütende Kind gewähren lassen, sich als Objekt entziehen, wegschauen, bis das Kind vor Erschöpfung aufgibt, oder 2. durch autoritäre Intervention den Willen des trotzenden Kindes mit Gewalt oder Liebesentzug brechen. Beide extremen Umgangsformen sind für spätere psychosoziale Entwicklungen pathogen, weil sie eine wohlwollende Auseinandersetzung mit dem Kind vermeiden und verweigern und dieses in seinen kindlichen Größenideen alleinlassen und den Wunsch nach sicheren Grenzen nicht erkennen; im anderen Fall wird der Wille zur Autonomie gebrochen, im Keim erstickt und unterwürfiges Verhalten wird erzwungen – um den Preis, dass im Erwachsenenalter der unterdrückte anale Sadismus ausgelebt wird.

Die anale Phase wird zur dyadischen Phase der Mutter-Kind-Beziehung gerechnet; der Vater als drittes Objekt ist im Idealfall bereits seit der Geburt präsent, spielt aber zunächst eine sekundäre Rolle. In Alltagssituationen (Ernährung, Körperpflege, Kommunikation, Spiel, Einschlafrituale) und in Konfliktsituationen sind seine Anwesenheit und Interventionen zur Entlastung der Mutter umso wichtiger, wofür die typischen Konflikte der analen Phase reichlich Gelegenheit bieten. Abelin (1980) sprach von früher Triangulierung.

Mahler et al. (1978) fokussierten die Entwicklung des Kleinkindes nach der Ablösung aus der Dyade zur Mutter, die sich durch die gesamte anale Phase und darüber hinaus erstreckt. Sie beschreiben eine vulnerable Phase des Kleinkindes um den 18. Lebensmonat herum: Die Wiederannäherungsphase (Rapprochement). In dieser Zeit hat das Kind die Fähigkeit entwickelt, sich räumlich und psychisch von der Mutter oder der Pflegeperson zu entfernen; mit dem Getrenntsein treten Trennungsängste auf, die ein Wiederannähern und emotionales Auftanken erforderlich machen, um sich wieder autonom entfernen zu können. Werden die Trennungsängste nicht erkannt, abgewiesen und nicht befriedigt, können Störungen des Vertrauens in andere Menschen, des Selbst und eine Angst vor dem Verlassenwerden bzw. Verlassensein entstehen. In dieser Lebensphase hat das Kind gegenüber anderen Menschen noch keine stabile ambivalente Objektkonstanz, die Beziehungen werden noch präambivalent im Sinne von gut oder böse erlebt. Das Kind braucht die wiederkehrende sichere Erfahrung, dass die sicherheitsspende Objektbeziehung auch dann weiterbesteht und in ihm repräsentiert werden kann, wenn das Objekt nicht sofort verfügbar ist. Die Fähigkeit zur Tolerierung von Frustration und Triebaufschub braucht eine gewisse Zeit. Die Entstehung einer Borderline-Persönlichkeitsstörung wird psychodynamisch als eine Fixierung in der Wiederannäherungsphase angesehen.

Einen anderen Akzent auf die Mutter-Kind-Beziehung legt Winnicott (1976) durch den »Übergangsraum« oder »intermediären Raum«, in dem das Kind in seinen Fantasien beim Spiel und Erkunden seiner Umwelt nachgehen kann. Er betont die *holding function* der Mutter, ihr Kind auch in schwierigen Situationen zu halten und auszuhalten, das Kind zu spiegeln; sie sollte dabei eine »ausreichend gute Mutter« sein. In Momenten des Getrenntseins von der Mutter sucht sich das Kind in der Regel ein Übergangsobjekt (ein Plüschtier wie den Teddy oder eine Schmusedecke), es kann über das Objekt mit libidinösen und aggressiven Gefühlen verfügen und sich damit trösten.

2.2.1.4 Das vierte bis fünfte/sechste Lebensjahr: Die infantil-genitale, phallische oder ödipale Phase – die Triangulierung

Bereits in der analen Phase realisieren Kleinkinder einen Unterschied zwischen einem weiblichen und männlichen Geschlecht und versuchen sich entsprechend zuzuordnen. Mama, Papa und andere Menschen fühlen sich im Körperkontakt (Berührung, Kuss), in der Kommunikation (Stimme, Geruch) und im Verhalten signifikant anders an; nicht nur, wenn der Vater sein Kind hoch in die Luft wirft und wieder auffängt und die Lust und Angstlust nach Wiederholung verlangen.

Die Wahrnehmung des genitalen Unterschieds wird mit dem phänotypischen Geschlechtsunterschied in Verbindung gebracht: Penis oder kein Penis – das ist hier die Frage. Freud ging von einem »Primat des Phallus« aus, daher wird die Phase auch phallische oder nach dem Ödipus-Mythos »ödipale Phase« genannt. Freud hat diese sehr aus der Perspektive des Jungen beschrieben; er merkte selbstkritisch an, dass ihm die Einsicht fehle, die Vorgänge analog beim Mädchen zu beschreiben (Freud, 1923e, S. 239). Ursprünglich hat Freud sogar von der »infantil-genitalen« Phase oder »infantilen Genitalorganisation« gesprochen, was beiden Geschlechtern besser gerecht wird. Der Terminus »infantil-genitale Phase« grenzt sich zur »genitalen« Phase der Pubertät klarer ab (Tyson & Tyson, 1997, S. 69).

Triebtheoretischer Aspekt: Das Kleinkind richtet sein Interesse weg von der analen hin zur Körperzone seiner Urogenitalregion und vergleicht diese zudem mit der des anderen Geschlechts. Bekannt sind die in diesem Alter auftretenden »Doktorspiele« der Kinder beiderlei Geschlechts, die der Erkundung des Geschlechtsunterschiedes dienen. Autoerotische Stimulierungen der erogenen Zone durch Reiben, Druck, das Klemmen von Gegenständen zwischen die Beine (Steckenpferd, Bobbycar, Reiten etc.), Motorik und Rhythmik haben eine autoerotische Funktion und führen zu masturbatorischen Handlungen. Die Kleinkinder entdecken ihren Körper und die Genitalregion sinnlich-erotisch, Mädchen bereits am Anfang der infantil-genitalen Phase, Jungen erst später. Exhibitionistische und voyeuristische Partialtriebe und Neugierde sind bei beiden Geschlechtern unübersehbar. Die kindliche Sexualforschung (Geschlechtsunterschied, »Wo kommen die Kinder her?«) nimmt einen großen Raum der psychischen und sozialen Kapazitäten ein. Während die Gefühlswelt der analen Phase durch die aggressive Note noch überschaubar war, durchlebt das ödipale Kind eine breite Palette von kindlichen Liebes-, Hass-, Neid-, Minderwertigkeits-, Angst-, Schuld- und Schamgefühlen.

Objektbeziehungstheoretischer Aspekt: In der infantil-genitalen oder ödipalen Phase hat das Kind sich aus der dyadischen Zweierbeziehung (Nähe-Distanz-Beziehung) zur Mutter oder zu anderen relevanten Bezugsperson herausgelöst und kann durch die Beziehungskonstellation Kind-Mutter-Vater einen triangulären Raum mit wechselnden Beziehungen betreten, die allerdings nicht frei von Konflikten sind, da heftige, inzestähnliche Liebeswünsche an ein Elternteil und rivalisierende, eifersüchtige bis feinselige Gefühle an einen Elternteil gerichtet werden.

Das Mädchen wendet sich aus einer Enttäuschung von der Mutter ab, konkurriert mit ihr um die Beachtung und Zuneigung des Vaters. Nach Freud spielt die Wahrnehmung des Geschlechtsunterschieds, ihre Penislosigkeit und die der Mutter dabei eine Rolle; das männliche Attribut Penis wird unbewusst mit der Wahrnehmung einer körperlichen Stärke und sozialen Macht innerhalb und außerhalb der Familie verbunden. Häufig ist der Neid auf einen jüngeren Bruder, der in der Fantasie von der Mutter mehr geliebt wird, ein Motor zur Hinwendung zum Vater oder zu anderen männlichen Personen. Die vermeintliche körperliche Minderwertigkeit wird kompensiert durch einen unbewussten Inzest- und Kinderwunsch, dabei ist die Mutter als Rivalin im Wege. Die Frustration dieser kindlichen Gefühle führt schließlich zur Anerkennung der Generationsschranken und zur Identifikation mit der Mutter.

Für den Jungen beschrieb Freud einen negativen und positiven Ödipuskomplex, der zeitlich nacheinander oder auch mehrfach wechselnd zu beobachten ist: Der Junge wendet sich von der Mutter ab und mit zärtlichen, manchmal feminin anmutenden Liebesgefühlen dem Vater zu. Die Nichterfüllung dieser Wünsche mobilisiert beim Jungen aggressive Gefühle dem Vater gegenüber und eine erneute Hinwendung zur Mutter, was den positiven Ödipuskomplex beschreibt. Er beginnt, mit dem Vater zu rivalisieren und möchte sich mit ihm körperlich messen, zum Beispiel raufen, er möchte Gegenstände, Attribute des Vaters besitzen. Durch seine latente oder offene Feindseligkeit werden Verbote und Strafen ausgesprochen, die unbewusst als Kastrationsdrohung erlebt werden. Im Gegensatz zu Mädchen brauchen Jungen in diesem Alter jede Menge Waffen wie Schwerter und Pistolen sowie Heldenfiguren, Vorbilder im Sinne einer »Egoprothese«, um unbewusst ihre Kastrations- oder Todesängste abzuwehren. Am Ende dieses längeren Prozesses, bei dem weder der Vater stirbt noch der Junge kastriert wird, steht die Identifikation mit dem Vater. Für Mädchen und Jungen ist die Realisierung des elterlichen Paares, von dessen Intimität sie ausgeschlossen sind, und die Anerkennung der Generationsschranken ein schmerzlicher, aber für die psychische Entwicklung wichtiger Schritt. Mit dem Ende der ödipalen Phase wird das Über-Ich aufgerichtet – bis es in der Pubertät erneut labilisiert wird.

Die Hypothese oder das Konstrukt des Penisneides beim Mädchen ist gesellschaftlich und teilweise auch psychoanalytisch sehr umstritten und einer Political Correctness geopfert worden. Der Penisneid als Missverständnis kindlicher Wahrnehmung und Interpretation ist in vielen psychoanalytischen Therapien von Erwachsenen Thema und in der Kinderbeobachtung nach wie vor erfahrbar. Der damit verbundene narzisstische Konflikt stellt in der analen und ödipalen Phase des Mädchens ein wichtiges Motiv dar, die vermeintliche Minderwertigkeit kreativ zu überwinden. Das Konstrukt der Kastrations- oder Bestrafungsangst beim Jungen scheint dagegen weniger kritisch und anrüchig zu sein. Nach der spezifisch ödipalen Angstbewältigung bildet sich ein Schuldgefühl heraus, das verdrängt wird und einer kindlichen Amnesie anheimfällt; es entstehen zudem körper- und verhaltensbezogene Schamgefühle.

Unter psychopathologischen Gesichtspunkten dürfte deutlich werden, wie die oben genannten psychodynamischen Konflikte und Herausforderungen durch Mangelerfahrungen, Traumen (z. B. Trennung, Tod eines Elternteils) oder Unzulänglichkeiten der Eltern (ständig wechselnde Erziehungs- und Bezugspersonen, körperlich oder seelisch kranke Eltern oder auch nur ein psychisch schwacher Vater) beeinflusst werden. Weitere pathogene Faktoren stellen materielle Not und Armut dar, die oft mit labilen oder gewaltsamen familiären Beziehungen einhergehen.

2.2.1.5 Sechstes bis zehntes Lebensjahr: Die Latenzzeit

Nach den turbulenten Phasen der Kleinkindzeit, die im Dienste der infantilen Sexualforschung standen, tritt nun im Idealfall eine gewisse Beruhigung ein. Die psychosexuelle Entwicklung ist latent im Hintergrund aktiv; die kindliche Masturbation und sexuelle Fantasien finden zwar weiter statt, aber nicht mehr mit dem Triebdruck der ödipalen Phase. Die Einflüsse der außerfamilialen Sozialisation sind unübersehbar. Das Grundschulkind wendet sich anderen interessanten Themen außerhalb der Familie zu, es interessiert sich für soziale Themen, Sport, Musik, Tiere, Natur, Technik, Medien und geht Freundschaften mit anderen Kindern ein. Ein Teil der Libido wird sublimiert, was wiederum dem Selbstwertgefühl des Kindes zugutekommt. Spürbar ist eine emotionale Distanz zu den Eltern. Ein moralisches Empfinden zum Beispiel gegen ungerechte Behandlung oder Verstöße gegen (Spiel-)Regeln ist zu spüren. Das Es ist weniger drängend, das Über-Ich erstarkt und die Ich-Funktionen wachsen.

Psychosexuelle Phasen über die Lebensspanne						
Kindheit				Prä-	Adoleszenz/Pubertät	Erwachsenenalter
orale	anale	infantil-genitale, ödipale	Latenz-		genitale Phase	
1.	2.–3.	4.–5./6.	6.–10.	11./12.	12.– 18./19.	20. Lj. bis zum Tod

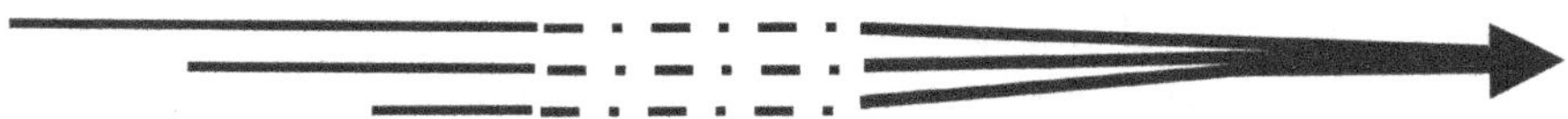

Abb. 5: Bündelung der Partialtriebe zur Sexualität (modifiziert nach Henseler, 1973, S. 73)

2.2.2 Das 10. bis ca. 20. Lebensjahr: Die Adoleszenz, die Pubertät

Freud spricht in den *Drei Abhandlungen zur Sexualtheorie* die »Umgestaltung der Pubertät« unter dem »Primat der Genitalzone« an. »Es ist wie der Durchschlag eines Tunnels von beiden Seiten her« (Freud, 1905d, S. 207).

Blos (1963) hat die Bedeutung der Pubertät für die psychische Entwicklung des Menschen anhand von klinischem Material herausgearbeitet. Er bezieht in seine Theorie die Latenzzeit ein, an die sich die zweite Lebensdekade mit Präadoleszenz, Adoleszenz und Postadoleszenz anschließt. Sie steht unter dem Einfluss der biologischen Reifung und ihren psychosozialen Folgen. Mit den Begriffen Pubertät (lat. *pubertas*: »Geschlechtsreife«) ist die biologische Reifung des Jugendlichen und mit Adoleszenz (lat. *adolescere*: »heranwachsen«) seine psychosoziale Entwicklung gemeint. In diesem Lebensabschnitt hat der Jugendliche fünf Herausforderungen zu meistern:

1. die körperliche Reifung (Sexualfunktion, Ende des Körperwachstums)
2. die Festlegung einer Geschlechtsidentität und Bildung einer persönlichen Identität
3. die psychosoziale Loslösung (Autonomie) von den primären Objekten der Familie und Herstellung intimer Objektbeziehungen außerhalb der Familie
4. die weitere Ausbildung der kognitiven Funktionen (Abschluss mit ca. 15/16 Jahren)
5. Enkulturation des Individuums in das kulturelle und gesellschaftliche Wertesystem.

Diese Herausforderungen bringen für den Jugendlichen, die Eltern und sein soziales Umfeld in der Regel Konflikte, manchmal typische Adoleszenzkrisen, aber auch Erstmanifestationen von seelischen – neurotischen, psychosomatischen oder psychotischen – Störungen oder sozial deviantem Verhalten mit sich. Die meisten seelischen Störungen zeigen sich in der Adoleszenz und im jungen Erwachsenenalter. Die Pubertät ist eine Art »Prädilektions- oder Sollbruchstelle« für eine in der ersten Lebensdekade verursachte Psychopathologie. Eissler (1966) spricht von einer »Verflüssigung« der in der Kindheit gebildeten seelischen Strukturen. Diese Labilisierung muss nicht nur negative Auswirkungen haben, sondern sie kann auch als eine neue Chance verstanden werden, unbewältigte Konflikte der Kindheit nachzubessern.

Die biologischen Prozesse der Pubertät beziehen sich nicht nur auf die hormonellen Reifungsvorgänge des Heranwachsenden, sondern auch auf die zerebrale und neuroendokrinologische Ausstattung. Jugendliche »ticken« hinsichtlich Denken und Fühlen offenbar anders. In dieser Phase findet eine allmähliche Umstrukturierung und Erweiterung des neuronalen Netzes durch innere und äußere Prozesse statt.

Erdheim (1982) betont aus einer sozialpsychologischen, ethnopsychoanalytischen Perspektive das kritische, kreative und innovative Potenzial der Jugend für die Gesellschaft und Kultur. Totalitäre, »kalte« Gesellschaften binden die Jugend für ihre Ziele fest ein, kontrollieren sie und unterdrücken dieses kritische Potenzial durch physische und strukturelle Gewalt um den Preis einer gesellschaftlichen Erstarrung. Neu ist sicher eine Befriedung und Kommerzialisierung der Jugend durch Konsum und mediale Manipulation, die aber auch an ihre Grenzen stoßen werden.

2.2.2.1 Zehntes bis zwölftes Lebensjahr: Die Präpubertät oder Präadoleszenz

Die Präadoleszenz folgt auf die Latenzphase, wobei die Altersangaben fließend sind. Sie erstreckt sich über ca. zwei Jahre. In dieser Phase gibt es zwei Besonderheiten: Erstens ist die biologische Reifung und psychosoziale Entwicklung der Mädchen deutlich weiter fortgeschritten als die der Jungen; zweitens gibt es auch innerhalb des jeweiligen Geschlechts ein breites Spektrum einer frühen oder späten körperlichen Reife, die dem oder der betroffenen Jugendlichen subjektive Konflikte bereiten kann. Körperliche Reife und psychosoziale Entwicklung klaffen ohnedies auseinander. So kann die körperliche Frühreife eines zwölfjährigen Mädchens mit einer sexuellen Attraktivität für ältere Männer verbunden sein, die sie psychosozial irritiert, überfordert und zu intrapsychischen Konflikten oder traumatischen Erfahrungen führen kann.

Triebtheoretischer, biologischer Aspekt: In der Präadoleszenz oder frühen Pubertät (12. bis 14. Lebensjahr) ereignet sich bei den meisten Mädchen die Menarche (erste Monatsblutung) als sichtbares Zeichen für das Ende der Kindheit. Viele Mädchen sind auf diesen biologischen Fortschritt nicht vorbereitet und erleben ihn mit Schamgefühlen. Gleiches gilt für die erste Pollution (unfreiwilligen Samenerguss meist im Schlaf) des Jungen, die selten in der Präpubertät und in der Regel erst in der frühen, manchmal erst mittleren Pubertät zwischen 12 und 16 Jahren stattfindet. Die Beschäftigung mit dem Körper, den Veränderungen der sekundären Geschlechtsmerkmale (Brustentwicklung, weibliche Körperformen, Körperbehaarung, Stimmbruch) und den Reaktionen zum Beispiel durch autoerotische Stimulation und Masturbation lösen Scham- und Schuldgefühle aus; häufig zeigt sich ein sozialer und narzisstischer Rückzug des bzw. der Jugendlichen. Die körperlichen Veränderungen und das körperliche Erleben (bis hin zu Depersonalisationsphänomenen) können Angst machen und das Selbstwertgefühl zum Beispiel durch Komplikationen der Haut (Akne) labilisieren.

Bereits in der Präadoleszenz ist parallel zur somatischen Progression eine psychische Regression auf ein anales und orales Entwicklungsniveau festzustellen, die als eine Abwehr gegen die Reifungs- und Entwicklungsprozesse zu sehen ist. Die Ausbildung einer Magersucht beim Mädchen stellt eine extreme Abwehr gegen diese Prozesse dar, wobei sogar biologische Reifungsvorgänge rückgängig gemacht werden können, was sich etwa im Ausbleiben der Monatsblutung oder in der für Säuglinge typischen Lanugobehaarung zeigt.

Objektbeziehungstheoretischer Aspekt: In der deutschen Sprache wird die Präadoleszenz auch treffend als »Flegelalter« bezeichnet. Insbesondere die anale Trotzphase feiert ihr Comeback; dies trifft besonders für die Jungen zu, was sich in Körperpflege, Verhalten (Verweigerung) und verbaler Kommunikation (anale Kraftausdrücke) äußert. Die Beziehung zu den Eltern ist häufig wegen der regressiven analen Verhaltensweisen und pseudoautonomen Selbstüberschätzung aggressiv gereizt und angespannt. In diese Zeit fallen auch neue schulische und damit existenzielle Herausforderungen und eine Neuorientierung in einer veränderten Peergroup, was wiederum Konfliktpotenzial bereithält.

Beide Geschlechter intensivieren Kontakte zu gleichgeschlechtlichen Freunden (»beste Freundin«, »bester Kumpel«), erleben homophile Neigungen, grenzen sich vom anderen Geschlecht teilweise mit rüden und entwertenden Sprüchen ab, was einer Reaktionsbildung entspricht und der Abwehr eigener Kastrationsängste und des heterosexuellen Interesses dient. Mädchen können wegen des Entwicklungsunterschieds und des rüden regressiven Verhaltens mit gleichaltrigen Jungen oft wenig anfangen. Medien, Konsumartikel und äußerliche Attribute (Mode) nehmen bei ihnen großen Raum ein, bei Jungen sind es Technik (z. B. Computer) und Sport.

2.2.2.2 Das 12. bis 18. Lebensjahr: Die Adoleszenz oder Pubertät

Blos (1963) unterteilt die Adoleszenz in mehrere Abschnitte (früh, eigentlich, spät und post), die im Idealfall jeweils ca. zwei Jahre dauern, worauf der Übergang ins frühe Erwachsenenalter folgt. Wie in der Präadoleszenz können in der frühen (ab dem zwölften Lebensjahr) und »eigentlichen« (etwa bis zum 16. Lebensjahr) Adoleszenz die Reifungs- und Entwicklungsunterschiede zwischen den Geschlechtern und auch innerhalb eines Geschlechts noch sehr variieren.

Zur *frühen Adoleszenz (12. bis 14. Lebensjahr):* In der frühen und auch späteren »eigentlichen« Adoleszenz findet ein narzisstischer Rückzug von den primären, infantilen Objekten der Familie auf das Selbst und den sich mit Triebdruck entwickelnden Körper statt. Sich aufdrängende inzestuöse ödipale Fantasien werden heftig abgewehrt. Insbesondere bei Jungen bestehen Unsicherheiten und Ängste um den eigen Körper, nicht männlich, unattraktiv oder gar homosexuell zu sein. Es kommt zu Tagträumen und Masturbation, die meist noch autoerotisch ist und ein Probehandeln darstellt. Oft bestehen zentrale Onaniefantasien, die Hinweise auf die sexuelle Orientierung geben (Laufer & Laufer, 1989). Blos schreibt über den heterosexuellen Jungen: »Von nun an wird die Vagina als eine Zuflucht für den Penis bewertet, und tritt so die Erbschaft des Mutterschoßes an« (Blos, 1963, S. 89). Anders als während der Regression der Präadoleszenz geht es jetzt um die Frage »Wer bin ich?« und um die Suche nach einem Liebesobjekt außerhalb der Familie. Vorbilder und Idole (z. B. Musiker, Künstler, Sportler, Helden) werden gesucht, um von ihrer narzisstischen Ausstrahlung zu profitieren. Kleidung, Frisuren, Musik, Sprache (Jargon) und Subkulturen dienen als Mittel der kollektiven Identifikation, wobei das Anderssein und Abgrenzung von der Elterngeneration eine wichtige Rolle spielen. Hier treten – bei weiterhin bestehender materieller Abhängigkeit von den Eltern – das Autonomiebedürfnis und die Ablösung von den primären familialen Objekten in den Vordergrund.

In der *mittleren, »eigentlichen« Adoleszenz (14. bis 16. Lebensjahr)* setzt sich dieser Prozess weiter fort. In dem Ablösungsprozess suchen Jugendliche Gruppen und Ziele, mit denen sie sich identifizieren können. Die Peergroup ist eine Art Übergangsobjekt oder Warteraum, bevor der bzw. die Jugendliche eine tiefer gehende Liebesbeziehung eingehen kann. Mit dem Eintreten einer sexuellen Beziehung verliert die Peergroup an Bedeutung. Einige Jugendliche beginnen Liebesbeziehungen zum anderen Geschlecht und machen mehr oder minder befriedigende sexuelle Erfahrungen. Dies stellt eine deutliche Ablösung von den elterlichen Objekten dar. In der Pubertät können unbewusste inzestuöse Fantasien an ein Elternteil virulent werden, die auch auf andere erwachsene Personen (Lehrer, Trainer etc.) verschoben werden können. Verliebtheiten und Liebesbeziehungen sind aber nicht selten mit Kränkungen, Zurückweisungen oder unglücklicher Liebe verbunden, was narzisstische Krisen mit suizidalen Gefühlen auslösen kann. Andere Jugendliche vermeiden intime Liebesbeziehungen, entwickeln dagegen eine Abwehr durch Askese, Intellektualisierung (A. Freud, 2006 [1936]) und die Beschäftigung mit sozialen, gesellschaftlichen, ethischen, aber auch religiösen Fragen; sie entwickeln berechtigte kritische Positionen gegenüber der Gesellschaft und Kultur der Erwachsenenwelt und wollen diese verändern.

Bei der Suche nach Idolen und Idealen sind Adoleszente aber auch besonders empfänglich und verführbar für totalitäre Ideologien. Aus der Massenpsychologie und Gruppendynamik ist bekannt, dass das schwache Ego des Adoleszenten durch den Narzissmus und die Größenideen dieser Ideologien aufgewertet wird: Es erhält einen Lebenssinn, während ein strenges Über-Ich und ein Ich-Ideal angeboten werden; zugleich dürfen aggressiv-destruktive Triebimpulse auf Feindbilder außerhalb der Gruppe gerichtet und ausgelebt werden. Libidinöse Anteile des Es werden auf den Führer, das Idol oder die Ideologie gelenkt.

Die mittlere Adoleszenz ist eine kritische Phase, in der sich typische Adoleszenzkrisen im Sinne von narzisstischen Krisen von tiefen Zweifeln am Lebenssinn bis hin zu Suizidgedanken ereignen können. Jugendliche sind narzisstisch leicht kränkbar, lehnen Hilfen durch die Eltern- und Erwachsenengeneration ab. Nicht wenige ziehen sich sozial in ihre Subkultur und Peergroup zurück und zeigen süchtige Verhaltensweisen (Alkohol, Drogen, Computerspiele, Konsum), aus denen die meisten Jugendlichen sich wieder herausarbeiten. Präsente, verständnisvolle, strukturierende und konfliktfähige Eltern oder Ersatzpersonen sind dabei besonders wichtig und hilfreich. Viele Jugendliche arbeiten sich in Ermangelung präsenter Eltern, insbesondere Väter, an anderen Autoritäten wie Lehrern und Polizisten ab.

Nach Piaget ist die Entwicklung der kognitiven Fähigkeiten mit 15 oder 16 Jahren abgeschlossen, sie steht aber vielen Jugendlichen in diesem Alter nicht zur Verfügung, weil sie durch emotionale und psychische Konflikte absorbiert sind.

In der *Spätadoleszenz (16. bis 18. Lebensjahr) und Postadoleszenz (bis 21. Lebensjahr)* kommt es zu einer weiteren Konsolidierung der für die Adoleszenz typischen Herausforderungen, Konflikte oder Krisen. Erikson beschreibt die Phase der Adoleszenz mit der Polarität »Identität gegen Rollenkonfusion« (Erikson, 1968, S. 258). Nicht selten sind die Ablösungsprozesse von der Familie oder der aktuellen Lebensform (Beispiel Patchwork-Familie) mit einer heftigen Trennungsaggressivität und Beziehungsabbrüchen von der Familie sowie mit Umwegen in der schulischen und beruflichen Qualifizierung verbunden. Insgesamt ist das Spektrum gelungener Autonomieentwicklungen der Jugendlichen von relativ konfliktarm bis turbulent zu beschreiben. Kritisch sind daher konfliktfreie Entwicklungen mit unabgelösten familiären Bindungen und psychische, soziale und materielle Abhängigkeiten von der Familie, die eine Selbstständigkeit des jungen Menschen verhindern. Es treten nicht nur misslungene Ablösungen und Entwicklungsstillstand durch eine materielle und psychische Abhängigkeit von den Eltern und der Herkunftsfamilie auf, sondern auch eine prolongierte Adoleszenz, die sich durch pseudounabhängiges, pubertäres Verhalten bis weit ins Erwachsenenalter hinein darstellt; beides, oknophiles und philobatisches Verhalten und Erleben nach Balint (1999 [1960]), können als Entwicklungsstillstand oder -konflikt verstanden werden, nicht erwachsen werden zu wollen.

Trennungen sind bilateral: Nicht nur der Jugendliche muss sich innerlich und äußerlich von seinen Eltern ablösen, für die Eltern, insbesondere die Mutter, steht ebenfalls die Ablösung an; die in der Adoleszenz vorausgegangen Konflikte können diese Trennung auch für die Eltern erleichtern. Für den männlichen Postadoleszenten kam früher das Thema Trennung vom Elternhaus zwangsläufig durch den Zugriff des Staates über den Militär- oder Zivildienst hinzu. In bürgerlichen Schichten ist es üblich geworden, dass Jugendliche nach der Schule für viele Monate ins Ausland gehen (z. B. Work and Travel in Australien oder als Aupair); eine berufliche und gesellschaftliche Orientierung kann auch ein »Freiwilliges Soziales Jahr« sein.

2.2.3 Das Erwachsenenalter

Das Ideal nach zwei Jahrzehnten Kindheit und Adoleszenz sollte die Fähigkeit sein, eine stabile intime Beziehung einzugehen und eine von der Herkunftsfamilie unabhängige materielle berufliche Existenz aufzubauen. Das Erwachsenenalter nimmt den allergrößten Teil der Lebensspanne ein, etwa 50 bis 70 Jahre. Sein Beginn erstreckt sich fließend ab dem 18. Lebensjahr. Der sozioökonomische Status und die Abhängigkeit des jungen Menschen zum Beispiel von der Familie spielen dabei eine wichtige Rolle (Ausbildung, Studium, Berufstätigkeit, Arbeitslosigkeit). Es besteht Konsens darüber, dass eine gute Kindheit und eine gemeisterte Adoleszenz die Grundlage für ein gesundes Erwachsenenleben darstellen – gemessen an den bürgerlichen Werten westlicher Industriegesellschaften. Gesellschaftliche und politische Einflüsse können durch Wirtschaftskrisen, politische Repressionen und Kriege für den Erwachsenen erhebliche Konflikte und traumatische Erfahrungen mit sich bringen, die zu meistern ihm leichter fallen, wenn er auf eine Kindheit mit sicheren Beziehungserfahrungen zurückgreifen kann. Im Erwachsenenalter hat der Mensch in der Regel mit den asynchronen Lebenspannen mehrerer Generation in verschiedenen Rollen zu tun: der eigenen sich ständig verändernden Identität, der Rolle als Kind den Eltern gegenüber, der Rolle als Mutter bzw. Vater für die eigenen Kinder und der Rolle als Großeltern für die Enkelgeneration.

Die folgende Einteilung des Erwachsenenalters in verschiedene Phasen hat Vor- und Nachteile: Nachteilig ist, dass die Lebensverläufe individuell verschieden, vielfältiger und die Einteilung an einem bürgerlichen Ideal orientiert ist, das es so nicht mehr gibt. Der Vorteil ist, dass das Wesen und die typischen Herausforderungen der ca. 50 bis 70 Lebensjahre des Erwachsenenalters deutlich werden. Die Ausführungen ergänzen die psychoanalytische Theorie um eine sozialpsychologische Perspektive; einige Themen wirken dabei allerdings etwas stereotyp.

Die Entwicklungspsychologie teilt folgende zeitliche Abschnitte ein: Das frühe (20. bis 35. Lebensjahr), das mittlere (35. bis 65.), das hohe Erwachsenenalter (65. bis 80.) und das hohe Alter (über 80. Lebensjahr)

2.2.3.1 Das frühe Erwachsenenalter (20. bis 35. Lebensjahr)

Das frühe Erwachsenenalter erstreckt sich überwiegend auf die dritte Lebensdekade. In dieser Phase stehen beim jungen Menschen das Ideal im Vordergrund, eine befriedigende intime Beziehung zu einem Menschen herzustellen, zu lieben und geliebt zu werden, sowie durch einen zufriedenstellenden Beruf und Arbeit materiell gut leben zu können; Arbeitszufriedenheit, von Wertschätzung geprägte Arbeitsbeziehungen und berufliche Entwicklungsmöglichkeiten sind neben den Wünschen an das Privatleben (Beziehung, Freizeit, ggf. gesellschaftliches Engagement) wichtige Ziele für die Identitätsentwicklung, das Selbstwertgefühl und damit für die Lebensqualität. Die Berufswahl hängt von der individuellen Qualifizierung durch Schule, Ausbildung bzw. Hochschule und von den gesellschaftlich-ökonomischen Bedingungen ab. Dabei kollidiert das Realitätsprinzip mit dem Lustprinzip sowie dem Ich-Ideal. Nicht selten kommen Konflikte durch Erwartungen der Eltern an die Kinder – zum Beispiel das elterliche Geschäft fortzusetzen oder deren unerreichte Lebensziele zu erfüllen – hinzu. Oft werden Frauen in bildungsfernen Familien nicht unterstützt und daran gehindert, sich schulisch und beruflich zu qualifizieren.

Eine weitere Quelle von Konflikten besteht, wenn junge Erwachsene der Herkunftsfamilie durch frühe Elternschaft oder Heirat entfliehen wollen oder wenn Frauen sich durch ungewollte frühe Mutterschaft beruflich nicht qualifizieren können und in Zukunft vom Partner oder von Institutionen materiell abhängig bleiben.

Erikson beschreibt die Phase des frühen Erwachsenenalters mit der Formulierung »Intimität gegen Isolation« (Erikson, 1968, S. 258). Die Heranwachsenden möchten intime und berufliche Beziehungen eingehen; die Frage ist dabei, ob diese einem gesunden, realistischen Ich-Ideal entsprechen und die sexuellen und narzisstischen Bedürfnisse befriedigen. Ungelöste und im Unbewussten abgewehrte neurotische Konflikte und frühe traumatische Erfahrungen werden in der Adoleszenz und im frühen Erwachsenenalter durch aktuell ähnliche Konflikte wiederbelebt und führen zu Störungen mit Symptombildung. Es besteht eine Tendenz zum Wiederholungszwang des psychischen Konfliktes, der sich manchmal durch ein gegenteiliges Verhalten und Abwehrmechanismen (z. B. Vermeidung, Reaktionsbildung) äußert. Die meisten seelischen Störungen manifestieren sich am Ende der Adoleszenz und im frühen Erwachsenenalter und führen, außer in den akuten schweren Fällen, erst nach vielen Jahren der Wiederholungen zu einem Leidensdruck und der Erkenntnis, diesbezüglich psychotherapeutische Hilfe in Anspruch nehmen zu können. Die Patienten in der psychoanalytischen Psychotherapie sind überwiegend im frühen oder mittleren Erwachsenenalter und zu zwei Dritteln weiblich.

Erikson schrieb dem Erwachsenenalter die Polarität »zeugende Fähigkeit gegen Stagnation« zu:

> »Die zeugende Fähigkeit ist somit eine wesentliche Phase des psychosexuellen wie des psychosozialen Entwicklungsplans. Wo diese völlig entfällt, tritt eine Regression zu einem zwanghaften Bedürfnis nach Pseudointimität ein, oft verbunden mit einem übermächtigen Gefühl der Stagnation und Persönlichkeitsverarmung. Die Individuen beginnen dann oft sich selbst zu verwöhnen, als wären sie ihr eigenes – oder eines anderen – einziges und eines Kind« (Erikson, 1968, S. 261f.).

Karstens (1973, S. 123ff.) beschreibt ebenso wie Lidz (1974) die Unterschiede zwischen Frauen und Männern in dieser Lebensphase. Der Wunsch nach Familiengründung (Heirat und Kinder) ist bei Frauen stärker ausgeprägt als bei Männern. Der Partner sollte dem Ideal eines materiell potenten, biologisch attraktiven und beziehungsfähigen Mannes entsprechen. In diesem Lebensabschnitt sind Männer überwiegend noch auf dem Wege, sich beruflich und sozial zu etablieren; Möglichkeiten des Scheiterns bestehen vielfältig – heute mehr als früher.

War früher das Ideal und die berufliche Identität des Mannes zwar enger, aber sicher zu erreichen und zu halten, so sind sie heute dagegen durchlässiger, unsicherer und instabiler. Für Frauen ist die »Doppelkarriere« Beruf und Mutter heute zwar eher möglich, aber immer noch um den Preis, eine dieser Karrieren zu vernachlässigen, was eine Quelle von Schuldgefühlen dem Kind gegenüber oder Frustration wegen des Verzichts auf berufliche Entwicklung und Anerkennung darstellen kann. Entscheidend ist hier die soziale Unterstützung durch die Partnerschaft, Familie und soziale Einrichtungen. Alleinerziehende Mütter erfahren in der Regel neben der sozialen Isolation auch einen materiellen Abstieg bis hin ins Prekariat, gleich ob die Lebenssituation Folge einer gescheiterten Ehe oder einer bewusst getroffenen biografischen Entscheidung ist.

Die Familiengründung durch gleichgeschlechtliche Paare ist ein gesellschaftliches Novum; welche psychosexuellen Auswirkungen dies auf die Entwicklung der Kinder hat, ist noch offen.

2.2.3.2 Das mittlere Erwachsenenalter (35. bis 65. Lebensjahr)

Die Frage der Generativität (Familiengründung) ist bereits im frühen Erwachsenenalter ein wichtiges Thema. Die Tendenz geht, insbesondere bei akademisch gebildeten Erwachsenen, zu einer späten Mutterschaft zwischen dem 35. und 45. Lebensjahr, nachdem die Frau sich beruflich entwickeln konnte. Für viele Paare kommt dieser Entschluss zum Kind zu spät, weil biologische und psychische Ursachen dem Kinderwunsch entgegenwirken.

Mit dem ersten Kind beginnt die Frage der Integration und Vereinbarkeit von Familie und Beruf. Es besteht die verständliche gesellschaftliche Tendenz, die Elternzeit der Frauen kurz zu halten und auch den Männern Elternzeit zu ermöglichen; dies geschieht aber um den Preis einer zu frühen außerfamiliären Betreuung von Babys und Kleinkindern in Krippen, die in der Regel personell unzureichend ausgestattet sind. In den Kapiteln 13.2.1.7 und 2.2.1.2 wird auf die negativen Auswirkungen auf das Kind hingewiesen.

Die erste Elternschaft, gleich in welcher Erwachsenenphase sie abläuft, verändert das Leben des Paares grundlegend; das Baby wird zum Mittelpunkt der Familie, die den »sozialen Uterus« bildet. Die sexuelle Beziehung ist durch die Geburt unterbrochen oder stagniert über viele Monate, manchmal Jahre. Meist definieren sich die Mütter primär über die mütterliche Rolle. Männer können sich vernachlässigt fühlen und regredieren selbst auf eine orale Erwartungshaltung wie das Baby oder holen sich die narzisstische Bestätigung bei einer anderen Frau oder sublimierend in Beruf oder Freizeit. Die eigene Kindheit wird wieder lebendig – mit allen schönen und konfliktbeladenen Erfahrungen. Die psychosexuellen Entwicklungsphasen des Kindes erleben die Eltern jetzt in der komplementären Rolle von Mutter bzw. Vater zum Beispiel in der ödipalen/infantil-genitalen Phase.

Dieser Lebensabschnitt bietet eine Fülle von Möglichkeiten, Konflikten und Krisen, die hier nur exemplarisch diskutiert werden können. Männer und Frauen sind in diesem Lebensabschnitt auf dem Zenit des beruflichen Erfolgs, der meist mit einem materiellen Wohlstand und Verpflichtungen (z. B. Hausfinanzierung) einhergeht. Für viele Männer und Frauen bedeutet der berufliche Erfolg sowohl durch das Ich-Ideal als auch angesichts der materiellen Erwartungen des Partners und der Familie einen großen Druck und psychophysischen Stress. Der drohende oder reale Verlust der Arbeitsstelle ist ein krankmachender Faktor. Angst vor Versagen, vor dem Verlust von Macht und Einfluss, strukturelle Erfordernisse, Kränkungen durch Vorgesetzte und Mitarbeiter etc. können dazu führen, dass die Betroffenen beruflich in eine chronische Überforderung geraten, die letztlich in einem sogenannten Burn-out-Syndrom (Erschöpfungsdepression) mit multiplen psychosomatischen Symptomen mündet und oft eine berufliche Auszeit mit stationärer und ambulanter Psychotherapie erforderlich macht. Der Psychoanalytiker Freudenberger (*1926 in Frankfurt, † 1999 in New York) veröffentlichte 1974 in den USA eine Studie mit dem Titel »Staff Burn-Out«, in der er die Belastungen von Klinikpersonal, insbesondere Pflegenden, untersuchte (Freudenberger, 1974). Heute ist das »Burn-out-Syndrom« nicht mehr auf die Gesundheits- und Sozialberufe beschränkt, sondern ein Phänomen, das alle Bereiche des Arbeits- und Privatlebens erfasst. »Erschöpfungsdepression« ist die korrekte medizinische Diagnose. Ein »Burn-out« hat im Gegensatz zur Diagnose Depression etwas Ehrenvolles: Jemand hat sich im Beruf bis zur Erschöpfung kaputtgeschafft und ist ausgebrannt. Durch Faktoren wie Management, Profitinteressen, Strukturprobleme, Fachkräftemangel, Arbeitsverdichtung, Digitalisierung etc. erhöht sich der physische und psychische Druck auf die Mitarbeiter stetig. Neben diesen äußeren Faktoren kommen innere hinzu: wie die Person mit diesen Anforderungen umgehen kann, ob sie nicht Nein sagen und sich abgrenzen kann und ob sie einem unerreichbaren Ich-Ideal hinterherläuft.

Diese Krise kann auch als eine Chance zur grundlegenden Veränderung des Lebensentwurfs aufgefasst werden. Die Stabilität der ehelichen und familiären Beziehungen ist ein wichtiger Faktor der sozialen Unterstützung. Besteht diese nicht oder ist sie nicht belastbar, verschärft sich diese Krise erheblich und wird zum narzisstischen Konflikt mit autodestruktiven Reaktionen (sozialer Rückzug, Süchte, Suizid).

Um das 50. Lebensjahr herum müssen sich Frauen mit dem Beginn des Klimakteriums auseinandersetzen, das sie viele Jahre begleiten wird. Die körperlichen und psychischen Symptome werden unterschiedlich erlebt ebenso wie die Tatsache, keine Kinder mehr bekommen zu können, was als Verlust an Weiblichkeit empfunden werden kann. Andererseits kann eine frühere Angst, durch unzureichende Verhütung schwanger zu werden, überflüssig und eine unbeschwerte Sexualität erlebt werden. Das Klimakterium ist in der Regel verbunden mit körperlichen Veränderungen, die mit Alterungsprozess und dem Verlust sexueller Attraktivität (z. B. Hautveränderung, Übergewicht) einhergehen. Das Klimakterium stellt eine narzisstische Kränkung für die Frau dar und möglicherweise ein Problem für den Mann; das Krankheitsbild der Depression erfährt in diesem Alter einen zweiten Manifestationsgipfel nach der Adoleszenz und dem frühen Erwachsenenalter. Der Medizinbetrieb pathologisiert die Menopause als Krankheit und bietet eine medizinisch nicht ungefährliche Östrogensubstitution an, auf die viele Frauen wegen positiver Effekte gerne zurückgreifen.

Für Männer wird ein Klimakterium virile (Andropause) propagiert, um fragliche Medikamente und Substanzen an den Mann zu bringen. Beim Mann findet eine physiologische Absenkung des Testosteronspiegels statt, was mit der Abnahme des sexuellen Verlangens und der Potenz verglichen mit jungen Jahren einhergeht. Die biologischen Gründe sind weniger gravierend als die psychischen und sozialen. Der Terminus »Midlife-Crisis« beschreibt die narzisstische Krise von Männern zwischen dem 40. und 60. Lebensjahr, ihre Selbstwertprobleme jüngeren Männern gegenüber und ihre Angst vor dem sich abzeichnenden Altern mit Verlust an Dynamik, Attraktivität und Einfluss. Viele prüfen ihre Attraktivität und Potenz in einer Beziehung zu jüngeren Frauen oder werten sich durch Konsumartikel und altersentsprechendes Spielzeug wie Sportwagen oder Motorräder auf.

Die Qualität ehelicher Beziehungen kann sehr unterschiedlich sein: Von einer lebendigen, sexuellen Beziehung mit gegenseitiger Unterstützung bei der Bewältigung der Lebensaufgaben bis hin zu einem emotional erkalteten Nebeneinanderleben mit Rückzug bis hin zur Entwertung und Hass auf den Partner und auf sich selbst für die Unfähigkeit, sich aus der Abhängigkeitsbeziehung zu befreien.

Das mittlere Lebensalter ist gekennzeichnet durch Trennungen und Verluste. Familien und Ehen brechen auseinander; die Scheidungsquote liegt in Deutschland bei über 50 Prozent. Kinder verlassen die Familie, eigene Eltern sterben, manchmal nach langer Krankheit und Pflegephase für die betagten Eltern, wobei diese Aufgabe meist an den Frauen hängen bleibt (der größte Pflegedienst in Deutschland sind die weiblichen Angehörigen). Schwierige Mutter-Tochter-Beziehungen können in der Pflege, insbesondere bei einer demenziellen Entwicklung, virulent werden und die Beziehung belasten. Die pflegebedürftige Mutter oder seltener der Vater sind auf das Niveau eines abhängigen Kleinkindes regrediert. Wut, Ohnmacht und Todeswünsche sowie konsekutive Scham- und Schuldgefühle können auftreten und belasten die Beziehung in umgekehrten Rollen, da die Eltern scheinbar wieder zu abhängigen, hilflosen Kindern werden.

2.2.3.3 Das hohe Erwachsenenalter (65. bis 80. Lebensjahr)

Freud sagte 1915 in einem Vortrag mit dem Titel »Wir und der Tod«:

> »Wir benehmen uns im ganzen so, als wollten wir den Tod aus dem Leben eliminieren; wir wollen ihn sozusagen totschweigen; wir denken an ihn wie – an den Tod! Diese Tendenz kann sich natürlich nicht ungestört durchsetzen. Der Tod macht sich uns doch gelegentlich bemerkbar. Dann sind wir tief erschüttert und wie durch etwas Ungewöhnliches aus unserer Sicherheit gerissen« (Freud, 1991, S. 132).

Er schrieb 1915 in »Zeitgemäßes über Krieg und Tod«:

> »Der eigene Tod ist ja auch unvorstellbar, und sooft wir den Versuch dazu machen, können wir bemerken, daß wir eigentlich als Zuschauer weiter dabeibleiben. So konnte in der psychoanalytischen Schule der Ausspruch gewagt werden: im Grunde glaube niemand an seinen eigenen Tod oder, was dasselbe ist: im Unbewußten sei jeder von uns von seiner Unsterblichkeit überzeugt« (Freud, 1915b, S. 340).

Er zitiert weiter unten eine Anekdote:

»›Wenn einer von uns beiden stirbt, übersiedle ich nach Paris.‹ Solche zynische Witze wären nicht möglich, wenn sie nicht eine verleugnete Wahrheit mitzuteilen hätten, zu der man sich nicht bekennen darf, wenn sie ernsthaft und unverhüllt ausgesprochen wird. Im Scherz darf man bekanntlich sogar die Wahrheit sagen« (ebd., S. 351f.).

Die Verdrängung und Verleugnung des Todes und der Endlichkeit gelingt in dieser Lebensphase immer weniger; es häufen sich die Todesfälle in der Familie, im Freundes-, Bekannten- und Kollegenkreis. In diesen Lebensabschnitt fällt insbesondere für Männer das Ende der Berufstätigkeit und damit Berentung und Pensionierung. Dieser Prozess kann sich nach krankheitsbedingter Arbeitsunfähigkeit oder Arbeitslosigkeit verbunden mit einem sozialen Absturz und schweren Kränkungen über Jahre erstrecken, bestenfalls durch einen Vorruhestand oder die reguläre Erreichung des Rentenalters. Viele rüstige Rentner und Selbstständige verlängern sogar ihre Arbeitszeit.

Das Ausscheiden aus dem Berufsleben kann mit dem Auftreten schwerer somatischer Krankheiten einhergehen, zum Beispiel Angina pectoris, Herzinfarkt, Hypertonie – insbesondere bei Männern, die sich überwiegend über den Beruf definieren – oder einer Depression. Man sprach früher vom »Pensionierungstod« (Radebold, 1973, S. 156). Aus psychosomatischer Perspektive handelt es sich dabei um ein psychovegetatives Weiterlaufen im Sinne einer Bereitstellung des Organismus für Aktivität, ohne dass eine Abfuhr und Befriedigung sympathischer und parasympathischer Funktionen stattfinden (vgl. Kap. 13).

Das hohe Erwachsenenalter beschert weitere Verluste und Kränkungen durch Krankheiten und degenerative Veränderungen zum Beispiel des Herz-Kreislauf-Systems, des endokrinen, muskuloskelettalen und anderer Systeme mit Hypertonie, Diabetes, Wirbelsäulenbeschwerden, urogenitalen Störungen, Visusproblemen, Schlafstörungen etc., die medikamentöse und operative Behandlungen nach sich ziehen. Neben körperlichen Krankheiten treten häufig depressive Störungen, teils reaktiv, teils organisch mitbedingt auf, die sich in prolongierten Trauerprozessen über eine Vielzahl von Verlusten und in einer negativen Zukunftsperspektive äußern. Auf das Rentenalter vertagte Wünsche in Hinblick auf Reisen, Hobbies und andere Interessen können oft nicht mehr realisiert werden. Die Lebenserwartung von Männern ist deutlich geringer als die von Frauen. Das bedeutet, dass viele Frauen in diesem letzten Lebensabschnitt alleine, ohne Ehemann und Partner leben müssen, was mit Entbehrungen von alltäglicher Kommunikation, Auseinandersetzung, Wertschätzung, intimer Nähe und gegebenenfalls Sexualität verbunden ist. Das Gefühl, von niemandem mehr gebraucht zu werden, wertlos und überflüssig zu sein, verschärft den narzisstischen Konflikt. Gelegentlich stellt der Tod des Partners auch eine Befreiung aus einer chronischen Entwertung, Unterdrückung und Abhängigkeit dar. Das Alter kann zur Last werden und Vereinsamung bedeuten, die durch die Familie oder einen immer kleiner werdenden Freundeskreis kompensiert werden kann.

Das hier Zusammengetragene zeichnet ein überwiegend negatives und deprimierendes Bild des hohen Erwachsenenalters. Dem widerspricht ein Bild von frohen und aktiven Menschen im höheren Lebensalter, die Reisen unternehmen, Sport treiben, sich engagieren, in Beziehungen und Gemeinschaft leben. Beide Bilder sind offenbar Realität, meist in einer kombinierten und dynamischen Form. Die Lebenszufriedenheit im hohen Erwachsenenalter war noch nie so hoch, wenn man den gerontologischen Studien zum Beispiel von Baltes

(1990) folgt. Es finden sich bezogen auf biologische, psychische und soziale Faktoren unterschiedlichste objektive und subjektive Lebensqualitäten.

Die Biografie mit den psychischen Konflikten und Traumata spielt bei der heutigen Generation der Hochaltrigen in Deutschland und Europa nach den Schrecken des Zweiten Weltkriegs mit Zerstörung und Verfolgung eine wichtige Rolle. So zeigten sich bei Bewohnern von Altenheimen und im häuslichen Umfeld die Traumata, die sie als Opfer der Nazizeit und des Kriegs erlitten, aber auch als Täter verübt hatten, zum Beispiel durch Angstattacken, Halluzinationen, Somatisierung und Schlafstörungen.

> *Beispiel:* Eine 80-jährige Hausfrau entwickelte nach dem Tod ihres geliebten Ehemanns eine schwere Depression mit psychotischen Geruchshalluzinationen, die mit Psychopharmaka kaum zu beeinflussen waren: Überall befürchtete sie einen Brand und Explosionen. Erst die wiederholte verbale und bildliche Auseinandersetzung mit den Kriegserlebnissen von Zerstörung, Flucht und Todesangst um sich als Jugendliche und andere löste die Wahninhalte und die schwere Depression allmählich auf. Es wurde eine analytische Kurzzeittherapie von 25 Stunden über neun Monate kombiniert mit einer vorübergehenden Medikation mit einem Antidepressivum und Neuroleptikum durchgeführt. Erst allmählich konnte sie sich ihren Interessen und Fähigkeiten und damit anderen Menschen wieder zuwenden und am gesellschaftlichen Leben ohne ihren Mann teilhaben. Sie hatte bis ins hohe Alter mit ihrem Mann gesellschaftliche Kontakte gepflegt, Tennis und Bridge gespielt; nun lebte sie alleine in einem sozialen Rückzug. Ihr Sohn, der 400 Kilometer entfernt wohnte, schenkte ihr ein Notebook mit einem interaktiven Bridge-Spiel, das ihr half ihre Isolation zu überwinden und an alte Kontakte anzuknüpfen.

2.2.4 Das hohe Alter (über 80. Lebensjahr), Sterben und Tod

Sterben und Tod sind objektiv Teil des Lebens und beschließen die Lebensspanne; subjektiv wird der eigene Tod im Erwachsenenalter lange verdrängt, bis er im hohen Alter sogar herbeigesehnt werden kann. Eine Abwehr der Endlichkeit ist die Vorstellung vom Leben nach dem Tode, die nahezu jede Religion als Tröstung und Belohnung für ein frommes Leben anbietet, vom Ende der irdischen Existenz, aber einem Weiterleben und Wiedersehen vertrauter Seelen im Jenseits.

Viele Hochaltrige erleben das Alter mit allen körperlichen, sozialen und psychischen Beeinträchtigungen als Bürde und sich selbst als überflüssige Last für andere; bei sehr vielen bestehen Lebensüberdruss und Todessehnsucht. Der Verlust an Eigenständigkeit, die Abhängigkeit von anderen Menschen und das Alleinsein, auch in Gemeinschaft der Familie oder eines Altenheims, werden als größte Kränkungen erfahren. Die meisten Suizide finden ab dem 65. Lebensjahr statt, bei Männern dreimal so häufig wie bei Frauen (vgl. Kap. 17).

Von den 85-Jährigen leidet nur ca. die Hälfte an einer Demenz, die eine organisch bedingte Störung der Wahrnehmung, des Gedächtnisses, des Denkens und des Fühlens ist. In der Demenz erleben die Menschen eine angstmachende Desorientierung (zeitlich, örtlich und zur Person) und damit eine tiefe Vereinsamung, was wiederum feindselige Halluzinationen oder eine halluzinatorische Wunscherfüllung nach vertrauten Personen mit Verkennung der Realität zur Folge haben kann. Die fremde Umgebung und Menschen wirken ängstigend, machen hilflos und häufig aggressiv. Die Biografie »schmilzt« geradezu retrograd dahin; das letzte, was bleibt, ist die frühe Kindheit, die selbst in einer Amnesie lange nicht zugänglich war. Gespräche mit Dementen sind schwierig, sie leben in einer anderen Welt. Möglich ist ein Kontakt in diese Welt über die Themen Familie, Heimat und Arbeit, die verbal, nonverbal, affektiv und sensorisch über Bilder, Musik und Körperkontakt kommuniziert werden können.

Im hohen Alter findet die oben mehrfach erwähnte Regression auf kindliche Entwicklungsphasen statt, was sich etwa in schamlos anmutendem genitalen Exhibitionismus, analer Verweigerung, Trotz oder Sadismus und letztlich in oralen Bedürfnissen nach (süßem) Essen äußern kann.

Hinzu kommen die Störungen der Ausscheidungsfunktionen wegen Inkontinenz, die das Tragen von Windeln und Körperpflege durch Pflegepersonen erforderlich machen. Die Kommunikation ist durch die Seh- und Hörschwäche erschwert, die Motorik eingeschränkt bis unmöglich. Das Schlafverhalten ähnelt wieder dem von Kleinkindern: Es ist polyphasisch und von zunehmendem Schlafbedürfnis geprägt. Dieser regressive Zustand ist für die Menschen, die ihn aufgrund ihrer kognitiven Fähigkeiten noch wahrnehmen können, eine schwere Kränkung für den Narzissmus und die Identität, die Todeswünsche zur Folge haben kann. Erikson beschreibt diese Phase des hohen Erwachsenenalters durch die Polarität »Ich-Integration versus Verzweiflung« (Erikson, 1968, S. 262).

Der Prozess des Sterbens ist individuell unterschiedlich hinsichtlich des Erlebens und der Dauer. Wie Kübler-Ross (1971) empirisch aufgezeigt hat, können hierbei charakteristische Phasen ablaufen, die häufig, aber nicht zwangsläufig als Verleugnung, Auflehnung, Trauer/Depression und Akzeptanz beschreibbar sind. Die allermeisten Menschen möchten im Prozess des Sterbens nicht allein sein; es gibt aber auch Ausnahmen. Das Leben des einzelnen Menschen endet sehr unterschiedlich, wünschenswert wäre ein friedliches Einschlafen.

3 Konflikt und Trauma

Alf Gerlach

3.1 Bewusste und unbewusste Konflikte

Konflikte sind ein Grundstoff menschlichen Lebens und Erlebens. Dies trifft sowohl auf äußere Konflikte mit den Zumutungen der Realität als auch mit anderen Menschen zu, umfasst aber auch innerseelische Spannungen. Nur in seltenen Fällen finden wir eine Realität der uns umgebenden Natur vor, die unsere Bedürfnisse ohne weitere Anspannungen zufriedenstellt; in der Regel kostet es Anstrengung und Mühe, die Realität den eigenen Notwendigkeiten und Vorstellungen gemäß umzugestalten. Ähnliches gilt von Geburt an für das menschliche Angewiesensein auf Unterstützung, Pflege und Förderung durch wichtige Andere, zunächst die Mutter und andere Pflegepersonen, später unsere Mitmenschen, die unser Beziehungsleben ausmachen. Konflikte zwischen Menschen und ihren unterschiedlichen Neigungen, Bedürfnissen und Ansprüchen sind also alltäglich und prägen die psychosoziale Welt unseres Erlebens.

Zusätzlich leben wir mit intrapsychischen Widersprüchen, mit gegensätzlichen inneren Tendenzen, die als innere Konflikte unser Leben und Erleben beeinflussen. Diese existieren zwischen unterschiedlichen Bedürfnissen und Wünschen, zwischen Triebregungen und inneren Verboten, Idealen und Normen, aber auch zwischen den verschiedenen Repräsentationen äußerer Objekte und dem eigenen Selbst. Hier geht es um widersprüchliche Motive, Wünsche, Werthaltungen und Fantasien, die eine ständige innere Auseinandersetzung in Gang halten, die auch mehr oder weniger vorläufige Konfliktlösungen herbeiführt. Scheitert ein solcher Versuch der Konfliktlösung oder die Anstrengung, den Konflikt zumindest auszuhalten, kommt es zum neurotischen Scheitern und zu neurotischen, psychosomatischen oder psychotischen Symptombildungen. Dabei können die Konflikte selbst bewusst, vorbewusst oder unbewusst sein, wobei aber vor allem letztere besonders pathogen wirken, weil sie dann einer bewussten Bearbeitung entzogen sind. In der Regel hängen diese unbewussten Konflikte mit früheren schwierigen oder gar gescheiterten Beziehungserfahrungen zusammen, deren unterschiedliche Aspekte als innerseelische Widersprüche verinnerlicht worden sind. Konflikte sind also zunächst einmal selbstverständliche, unvermeidliche Aspekte unseres inneren Lebens, die uns antreiben, eine immer wieder neue Balance und damit neue Differenzierungen früherer Lösungen zu finden. Sie stellen somit eine progressionsfördernde Kraft dar und werden erst dann gefährlich, wenn sie nicht mehr in den Prozess einer bewussten inneren Auseinandersetzung eingebunden sind.

Freud bezog sich in seinem ersten Konfliktmodell auf die Vorstellung, dass eine dramatische Situation mit einem so heftigen Affekt einhergehen kann, dass dem Individuum keine Wahl bleibt, als diesen Affekt mit allen damit einhergehenden Vorstellungen und Gefühlsanteilen zu verdrängen. Die Verdrängung selbst sei dann die pathologische Reaktion, da sie die Möglichkeit einer bewussten Auseinandersetzung mit den unerträglichen Vorstellungen einschränke oder sogar ganz behindere. Da Freud seine Theorie in der ständigen Auseinandersetzung mit seinen Erfahrungen in der Patientenbehandlung weiterentwickelte, änderte er im Lauf der Zeit seine Vorstellung über die wesentlichen zugrunde liegenden Konflikte. Nahm er in seiner ersten Triebtheorie noch einen Konflikt zwischen Sexual- und Ich-Trieben an, so ordnete er in seiner Arbeit »Triebe und Triebschicksale« (1915c) die Aggression den Ich-Trieben zu, bevor er schließlich in der letzten Triebtheorie einen Gegensatz zwischen Lebenstrieben, dem Eros, und Todestrieben konstruierte. Letztlich blieb er auch mit der Entwicklung seines Modells der psychischen Instanzen Es, Ich und Über-Ich bei einem Modell psychischer Konflikte, nun allerdings akzentuiert zwischen diesen verschiedenen Aspekten der psychischen Struktur, und betonte die Rolle der Versagung von Triebansprüchen durch äußere oder innere Faktoren:

> »[D]iese Versagung ist im letzten Grunde immer eine äußere; im einzelnen Fall kann sie von jener inneren Instanz (im Über-Ich) ausgehen, welche die Vertretung der Realitätsforderung übernommen hat. Der pathogene Effekt hängt nun davon ab, ob das Ich in solcher Konfliktspannung seiner Abhängigkeit von der Außenwelt treu bleibt und das Es zu knebeln versucht, oder es sich vom Es überwältigen und damit von der Realität losreißen lässt« (Freud, 1924b, S. 390).

Das von Freud entwickelte Konfliktmodell, insbesondere seine Vorstellung von der pathogenen Wirkung unbewusster Konflikte, hat bis heute Gültigkeit behalten. Andere Psychoanalytiker haben seine Ideen hierzu weiterentwickelt – mit einem klaren Fokus auf unterschiedlichen Konzepten pathogener Konflikte. Insbesondere Mentzos (2009) hat sich mit den Variationen von Konflikten beschäftigt: Er sieht eine grundlegende Bipolarität zwischen selbstbezogenen und objektbezogenen Tendenzen und hat darauf aufbauend die in Tabelle 2 dargestellte Liste der in der psychischen Entwicklung auftauchenden Konflikte vorgelegt, die er als Variationen des Grundkonfliktes versteht.

Wesentlich bleibt allen psychoanalytischen Konzeptionen des Konflikts, dass sie, bei unterschiedlicher Schwerpunktsetzung, innere Konflikte als universelle Momente des psychischen Lebens ansehen und besonders den unbewussten Anteilen die entscheidende Rolle als pathogenes Moment zuschreiben. Kann ein Konflikt bewusst in Balance gehalten oder einer Lösung zugeführt werden, wird es nicht zu einer krankhaften Störung des Verhaltens oder Erlebens kommen. Der Konflikt mag dann zwar mit Belastungen verknüpft sein, aber deren Bewältigung kann auch einen narzisstischen Gewinn darstellen, eine Bestätigung der Ich-Stärke des Einzelnen. Krankheitswertig wird ein Konflikt erst dann, wenn die Realisierung einer der mit dem Konflikt verbundenen entgegengesetzten Tendenzen als zu große Gefahr erlebt wird, die in einem nicht mehr zu ertragenden Ausmaß Angst auslöst. Dann ist die intrapsychische Spannung unerträglich und ein Teil des Konflikts wird mithilfe verschiedener Abwehrmechanismen unbewusst gemacht. Dies hat zwar zunächst eine Entlastung zufolge, da die Konfliktspannung nicht mehr bewusst ertragen werden muss, zugleich zieht die Abwehr aber eine bedeutende Einschränkung der Ich-Fähigkeiten nach sich, bedeutet also letztlich ein Schwinden schon erreichter Bewältigungsmöglichkeiten. In diesen Fällen wirkt die Angst im Sinne einer Signalangst, wie Freud sie in seiner Arbeit *Hemmung, Symptom und Angst* (1926d) beschrieben hat. Während er die Angst in seinem ersten Triebmodell noch als ein Produkt aufgestauter und dann verdrängter Triebregungen verstanden hatte, konzeptualisierte er sie hier nun als eine in der Regel sinnvolle Reaktion des Ich, die eine innere Gefahr signalisiert. Wenn diese Angst nicht zu stark ist, kann sie angemessene Reaktionen mobilisieren. Wird sie allerdings zu intensiv, lähmt sie die Fähigkeiten des Ich, adäquat zu reagieren. Dabei ist die Angst in der Regel mit bewussten wie unbewussten Fantasien verknüpft, die sich auf die menschlichen Grundkonflikte beziehen. Viele dieser Fantasien kreisen um die Auseinandersetzung mit äußeren oder verinnerlichten Objekten und stehen vor allem mit Affekten der Scham oder Schuld in Verbindung.

	Konflikt	Angst vor
I	autistischer Rückzug versus Fusion mit dem Objekt	Selbstverlust durch Objektlosigkeit oder durch Fusion mit dem Objekt
II	absolut autonome Selbstwertigkeit versus vom Objekt absolut abhängige Selbstwertigkeit	Selbstwertverlust durch Selbstentwertung oder durch Entwertung des idealisierten Objekts
III	Separation – Individuation versus Bindung – Abhängigkeit	Selbstgefährdung durch Objektverlust oder durch Umklammerung seitens des Objekts
IV	Autarkie versus Unterwerfung und Unselbstständigkeit	abgelehnt, nicht geliebt werden, Trennung oder demütigender Abhängigkeit
V	Identifikation mit dem Männlichen versus Identifikation mit dem Weiblichen	totalem Aufgeben des Weiblichen versus endgültigem Aufgeben des Männlichen (bzw. Geschlechtsdiffusion)
VI	Loyalitätskonflikte	Aufgeben oder Verratenmüssen des einen oder des anderen Objekts
VII	triadische »ödipale« Konflikte	Ausschluss durch das Elternpaar; Bedrohung der eigenen Integrität und Sicherheit; »Kastrationsangst«

Tab. 2: Konfliktart und die korrespondierenden Ängste (nach Mentzos, 2009, S. 31)

3.2 Trauma und Konflikt

Schon das erste Konfliktmodell Freuds beinhaltete die Vorstellung, dass eine dramatische Situation einen überwältigenden Affekt freisetze, der nicht aufgefangen werden könne. Wir können hier durchaus von einem Trauma sprechen in dem Sinne, dass eine angemessene Reaktion, ein Umgang mit der spezifischen Situation und mit dem mit ihr verknüpften heftigen Affekt, nicht möglich ist. Zum pathogenen Moment wird also die nicht mögliche Abreaktion. Freud sah bei seinen ersten Patienten vor allem sexuellen Missbrauch durch

Erwachsene als traumatische Situation, in der das Ich der unerträglichen Erregung gegenüber hilflos bleibt. In vielen Fällen kam hinzu, dass bei der weiteren Verarbeitung des Traumas eine emphatische Begleitung durch Eltern oder andere Vertrauenspersonen ausblieb. Diese Traumatheorie der Neurose wurde in der weiteren Entwicklung der Psychoanalyse nicht aufgegeben, sondern ergänzt und modifiziert. Schon Freud kam zu der Erkenntnis, dass Traumatisierung auch aus inneren Quellen stammen kann und nicht unbedingt auf eine Überwältigung durch äußere Faktoren zurückgehen muss. Neben die äußere Realität tritt die psychische Realität, zum Beispiel kindliche Triebäußerungen, Konflikte und Ängste, die einem Erleben erst traumatische Wirkung verleihen können (Bohleber, 2000). Dabei muss ein Trauma nicht auf ein einmaliges Ereignis zurückgehen; häufiger findet sich die Wiederholung einer traumatischen Situation im Sinne einer chronischen Traumatisierung. Nicht nur übermäßige sexuelle Erregung, vor allem in der Kindheit, auch Situationen existenzieller Verunsicherung oder andauernder Zurückweisung und Frustration wesentlicher Grundbedürfnisse können eine chronische Traumatisierung bewirken. Die Häufung angstvoller Erfahrungen bedingt eine erhöhte Angstreaktionsbereitschaft und ruft Abwehrreaktionen und Kompensationsmodi hervor, die sich verhärten und verselbstständigen. Die Auswirkung des Traumas liegt im Wesentlichen darin, dass basale menschliche Konflikte nicht mehr ertragen oder gelöst werden können, sondern schnell verdrängt und abgeblockt werden. Dadurch werden dann infolge neue, möglicherweise positive Erfahrungen vermieden.

Die Verkehrung der vom Erwachsenen erwarteten empathischen Begleitung in ihr Gegenteil während einer traumatischen Erfahrung, insbesondere in der Kindheit, hat schon Ferenczi in seiner Arbeit *Sprachverwirrung zwischen dem Erwachsenen und dem Kind* (1933) als Faktor benannt, der die Reaktion auf das traumatische Geschehen verfestigt:

> »Für Ferenczi ist es infolgedessen nicht nur die Beziehung zum Objekt, die traumatogen wirkt, sondern im besonderen auch die darin eingebettete Kommunikation: Enttäuschung, Vertrauensbruch und Ableugnung oder Bagatellisierung des Geschehenen erzeugen im Kind eine Unsicherheit gegenüber den eigenen Wahrnehmungen« (Bohleber, 2000, S. 802f.).

Diese Erkenntnis öffnete den Weg zu weiteren Untersuchungen anderer Psychoanalytiker über traumatische Wirkungen von Schwierigkeiten in der frühen Mutter-Kind Beziehung, die zur Folge haben, dass nicht nur die innere Objektbeziehung beschädigt wird und zerstört bleiben kann, sondern auch der »innere, schützende, sicherheitsgebende Dialog zwischen Selbst- und Objektrepräsentanzen« (ebd., S. 805) darunter leidet. Damit kommt also der Objektbeziehung eine besondere Bedeutung zu, wobei die Abhängigkeit des Kindes vom Erwachsenen mit der Erfahrung zusammentrifft, dass von diesem eine Schädigung ausgeht, die danach aber oft geleugnet wird. Dem Kind bleibt häufig nur die Unterwerfung unter die Aggression des Erwachsenen und die Introjektion des Angreifers zusammen mit dessen Schuldgefühlen. Während der Erwachsene also in der Regel seine Schuldgefühle wegen der von ihm ausgehenden Schädigung verleugnet, übernimmt das Kind sie unbewusst in sein Seelenleben, introjiziert sie auf eine Weise, die in der Regel eine Möglichkeit der bewussten Auseinandersetzung damit ausschließt.

Die Psychoanalyse hat sich, neben der Erforschung kindlicher Traumata, in besonderer Weise auch mit Extremtraumatisierungen Erwachsener beschäftigt. Insbesondere die Beschäftigung mit den Folgen des Holocaust führte zur Erkenntnis, dass extreme Dauerbelastungen in Konzentrationslagern nicht zu einem einmaligen Durchbrechen der Reizschranke führen, sondern das für die Psyche Erträgliche über einen längeren Zeitraum überschreiten. Die Folge ist ein völliger Verlust der narzisstischen Besetzung des eigenen Selbst. Stattdessen wird auch hier der Machthaber oder Folterer introjiziert, was zu einer Zerstörung des Ich beitragen kann, sich zumindest als permanente Gefährdung für die Ich-Struktur auswirkt und oft zu den quälenden Schuldgefühlen der Überlebenden beiträgt. Das Ich kann die traumatischen Introjekte nicht assimilieren, was Niederland (1980) als »Überlebenden-Syndrom« beschrieben hat, das von einem chronischen Zustand ängstlicher Depression gekennzeichnet ist. Symptomatisch finden sich multiple somatoforme Beschwerden, schwere Schlafstörungen und Albträume, sozialer Rückzug und chronische Apathie (Bohleber, 2000, S. 812).

Festzuhalten bleibt, dass Trauma und Konflikt heute in einer wechselseitigen Ergänzung gedacht werden können. Traumatisierungen beeinflussen die Triebentwicklung und die Fähigkeit des Ich, Konflikte zu bewältigen. Andererseits ist die Fähigkeit des Ich, mit inneren und äußeren Konflikten umzugehen, immer die Grundlage, auf der ein neues traumatisches Erlebnis erlebt und interpretiert wird. Ehlert-Balzer (1996) hat darauf aufmerksam gemacht, dass das Trauma immer einen Konflikt konstituiert, da das traumatische Objekt trotz seiner Destruktivität nicht aufgegeben werden kann, sondern als Introjekt mit einer ambivalenten Besetzung von Liebe und Hass erhalten bleibt.

4 Regression, Abwehrmechanismen und Symptombildung

Alf Gerlach

Im Alltag kommt es zu einem beständigen Wechsel der Ebenen des psychischen Funktionierens. Wir sprechen von reiferen und weniger reifen Modi der Konfliktverarbeitung (vgl. Mentzos, 2009) wenn wir zum Beispiel Humor mit seiner Mischung von libidinösen und aggressiven Triebregungen oder Sarkasmus mit dem Überwiegen aggressiv-destruktiver Tendenzen beobachten und vergleichen. Bei der Arbeit, im Gespräch, in Erotik und Sexualität, im Spiel, in Gruppensituationen können wir so auf frühere Ebenen der Konfliktverarbeitung regredieren, manchmal auf frühere Fixierungsstellen zurückfallen. Bei einer Verhärtung und Persistenz regressiver Konfliktlösungsmodi kommt es zur Neurose mit spezifischen Symptombildungen. Das Ich des Patienten greift dabei auch auf Abwehrmechanismen zur Angstbewältigung zurück, die sich im therapeutischen Prozess als Widerstand manifestieren.

4.1 Regression und Fixierung

In Reaktion auf äußere oder innere Konfliktsituationen beobachten wir oft einen psychischen Vorgang, bei dem auf lebensgeschichtlich frühere oder auch weniger strukturierte Ebenen des Fühlens, Denkens und Handelns zurückgegriffen wird. Gerade die Neurose zeichnet sich dadurch aus, dass das psychische Funktionsniveau durch eine solche Regression beeinträchtigt wird. Schon erreichte reifere Konfliktlösungsmodi werden dann aufgegeben zugunsten eines Zurückweichens auf eigentlich schon verlassene Stufen der Ich-Entwicklung. Die Ich-Funktionen werden dabei manchmal partiell, manchmal in ihrer Gesamtheit verändert. Regressionen können allerdings zeitgleich den Weg zu vorbewussten und unbewussten Fantasien erschließen und dabei einen inneren Prozess anregen, der kreatives Denken oder künstlerische Aktivität ermöglicht.

In allen psychotherapeutischen Begegnungen kommt es bei einer ausreichend abstinenten Haltung des Therapeuten regelmäßig zu einer Regression, da der Patient die Übertragungssituation mit seinen infantilen unbewussten Beziehungsfantasien auflädt. Dabei kehrt der Patient regressiv zu dem Beziehungserleben oder zu der Beziehungsfantasie zurück, an die er sich in seiner Entwicklung fixiert hatte. In diesem Sinne hatte auch Freud dem Begriff der Fixierung eingeführt:

> »Die erste Phase besteht in der Fixierung, dem Vorläufer und der Bedingung einer jeden »Verdrängung«. Die Tatsache der Fixierung kann dahin ausgesprochen werden, daß ein Trieb oder

> Triebanteil die als normal vorhergesehene Entwicklung nicht mitmacht und infolge dieser Entwicklungshemmung in einem infantileren Stadium verbleibt. Die betreffende libidinöse Strömung verhält sich zu den späteren psychischen Bildungen wie eine dem System des Unbewußten angehörige, wie eine verdrängte. Wir sagten schon, daß in solchen Fixierungen der Triebe die Disposition für die spätere Erkrankung liege […]« (Freud, 1911c).

Die Aufhebung von Regression und Fixierung sind bis heute wichtige Ziele der therapeutischen Arbeit.

4.2 Abwehrmechanismen

Innere Konflikte zwischen Triebimpulsen und dem Ich sind der Ausgangspunkt unseres Verständnisses neurotischer und psychosomatischer Störungen. Innere Konflikte sind nicht in sich selbst neurotisch, sondern Elemente des psychischen Lebens jedes Einzelnen. Es gibt fließende Übergänge zwischen als angemessen geltenden Bewältigungsversuchen für diese inneren Konflikte und Abwehrmechanismen, die die Ich-Möglichkeiten des Individuums entscheidend einschränken. Bei einer neurotischen oder psychosomatischen Erkrankung konnten die Konflikte nicht zugunsten der Triebimpulse oder zugunsten des Ichs gelöst werden. Wenn die Konflikte in ihrer Intensität zunehmen und zu heftig werden oder wenn das Ich in seiner Fähigkeit zur Konfliktbewältigung versagt, kommt es zu einem Unbewusstwerden der Konflikte durch den Vorgang der Verdrängung. Obwohl die Verdrängung die Triebimpulse vom Bewusstsein ausschließt, sind sie damit nicht unschädlich geworden. Verdrängte Triebimpulse finden in veränderter Form einen Weg zurück ins Bewusstsein, indem sie zu neurotischen und psychosomatischen Symptomen beitragen.

Alle neurotischen Symptome wie Irritabilität, innere Spannung, Ängste, als fremd erlebte Gedanken, Handlungsimpulse und impulshafte Handlungen sind Wege, mit denen das Ich versucht, unerträgliche Spannungen zu vermeiden oder zumindest zu minimieren. Auf der einen Seite leiden die betroffenen Patienten an ihren Symptomen, die als ichfremd erlebt werden, andererseits schützt die Neurose sie vor als noch einschränkender erlebten Gefühlen der Unlust in Form von unerträglichen Ängsten, depressiven Zuständen oder Gefühlen von Schuld und Scham. Alle neurotischen Symptome können also als das Ergebnis eines dialektischen Prozesses zwischen Impulsen, die zu erhöhter Angst führen würden, und Abwehrmechanismen gegen diese Impulse verstanden werden.

Die erste Ahnung, dass Triebimpulse als gefährlich erlebt werden können, taucht in der frühen Kindheit auf, da sich Kinder nicht aus eigener Kraft Befriedigung verschaffen können. Sie sind auf die Hilfe Erwachsener angewiesen, um Spannungen wie Hunger und Durst zu bewältigen und ihre Wünsche nach Nähe, Wärme und Zuneigung zu befriedigen. Deshalb ist die Gefahr für sie hoch, dass sie in traumatische Zustände unbewältigter Spannung geraten. Immer wenn ihr Organismus von einer noch ungerichteten Spannung überflutet wird, erleben sie eine sogenannte primäre oder automatische Angst. Später nutzt der Einzelne diese Angst im Falle drohender Gefahr, allerdings in niedrigerer Intensität. Wir sprechen dann von einer Signalangst, mit der Abwehroperationen gegen sonst unerträgliche Spannungen in Gang gesetzt werden können.

Wir unterscheiden vier wesentliche Ängste des Kleinkindes:

1. Die Angst vor Objektverlust und Überwältigung durch Triebspannungen: Hier geht es um basale Ängste des Kleinkindes, das Objekt zu verlieren, von dem sein psychophysisches Überleben abhängt. Inhalt der Angst ist auch, mit Bedürfnis- und Triebspannungen alleine zu bleiben, die es selbst noch nicht bewältigen kann, für die es auf Hilfe von außen angewiesen ist.
2. Die Angst vor Liebesverlust: Wenn eine stabile Repräsentanz des Objektes errichtet ist, tritt die Angst vor Objektverlust in den Hintergrund, auch wenn das Objekt nicht jederzeit und unmittelbar zur Verfügung steht. Die wesentliche Angst ist nun mehr darauf gerichtet, Zuneigung, Wertschätzung und Liebe des Objektes zu verlieren, von dem das Kind weiterhin abhängig ist.
3. Kastrationsangst: Bei Jungen ist diese Angst auf Verlust oder Beschädigung des männlichen Geschlechtsteils gerichtet oder auf Überwältigung durch stärkere Männer; bei Mädchen geht es oft um Beschädigung ihres weiblichen Körpers oder Verlust ihrer Attraktivität als Frau.
4. Nach der Errichtung des Über-Ichs, etwa um das fünfte Lebensjahr, ersetzt in der Regel ein Schuldgefühl die direkte Angst vor dem strafenden Objekt. Dabei ist es zu einer Internalisierung des Objekts gekommen, der Konflikt wird nun als eine Spannung zwischen Ich und Über-Ich erlebt, die sich in Schuld- und Schamgefühlen ausdrücken kann. Dem Gewissen kommt dabei eine Warnfunktion zu, um den Schmerz heftiger Schuldgefühle zu vermeiden. Schuldgefühle sind dabei oft verknüpft mit einem Gefühl des Selbstwertverlusts.

4.2.1 Funktionen der Abwehrmechanismen

Alle beschriebenen Ängste finden sich sowohl in der Kindheit als auch im späteren Leben als wiederkehrende basale Angstsituationen. Alle spielen eine Rolle bei der Genese neurotischer Störungen. Der Unterschied zwischen neurotischen Ängsten und realistischer Furcht liegt dabei in der Gefahrenquelle. Reale Gefahren drohen dem Menschen in der Regel von der Außenwelt und bedingen eine Realangst, während neurotische Ängste in der Regel auf intrapsychische Regungen, Wünsche, Fantasien und Impulse zurückgehen. Die enge Beziehung zwischen Angst und Neurose ist in der Tatsache begründet, dass das Ich sich selbst gegen eine intrapsychische Gefahr auf ähnliche Weise wie gegen eine äußere Bedrohung zu schützen versucht, nämlich durch Flucht mithilfe von Abwehrmechanismen, wodurch der neurotische Prozess in Gang kommt. Anna Freud (2006 [1936]) hat allerdings darauf aufmerksam gemacht, dass innerpsychische Abwehr nicht nur gegen Triebforderungen mobilisiert wird, sondern gegen alles, was Angst hervorrufen kann: innere Gefühle, Über-Ich-Ansprüche, zwischenmenschliche Situationen usw. Als Mechanismen, die das Ich in seinen Kämpfen mit Triebrepräsentanzen und Affekten vor allem verwendet, zählt sie auf: Verdrängung, Regression, Reaktionsbildung, Isolierung, Ungeschehenmachen, Projektion, Introjektion, Wendung gegen die eigene Person, Verkehrung ins Gegenteil und Sublimierung. Grundsätzlich kann das Ich aber alle seine Fähigkeiten in den Dienst der Abwehr stellen.

Obwohl wir viele verschiedene Abwehrmechanismen voneinander unterscheiden können, nutzt der Einzelne in der Regel nur eine bestimmte Auswahl, die er in inneren Gefahrensituationen gleichsam automatisch einsetzt. Wenn ein spezifischer Abwehrmechanismus in einer umschriebenen Situation zur Abwehr einer bestimmten Gefahr verwandt wird, können wir davon ausgehen, dass die einzelne Person ihn auch in vielen anderen Situationen benutzt. Diese Tatsache hat wichtige Konsequenzen für den therapeutischen Dialog mit einem bestimmten Patienten. Wenn ein Widerstand als dynamischer Ausdruck innerer Abwehr gegen den freien Fluss von Assoziationen und Themen im therapeutischen Dialog auftaucht, erhalten wir zugleich eine Information über die von diesem spezifischen Patienten benutzten Abwehrmechanismen. Wenn wir als Therapeuten darauf aufmerksam geworden sind, können wir diese Abwehrmechanismen auch in anderen Aktivitäten des Patienten nachweisen und ihn darauf hinweisen. Wir können ihn damit konfrontieren, dass er unbewusst und gleichsam automatisch diese Abwehrformen einsetzt und sie charakteristisch für ihn sind. Sie können dann im Verlaufe der Therapie bis zu ihren Ursprüngen in der Kindheit zurückverfolgt werden. Wenn die Abwehrmechanismen und ihre frühen Vorstadien einmal bewusst gemacht worden sind, treffen sie auf das Realitätsurteil des Patienten und können möglicherweise auch verändert werden.

Spezifische psychische Störungen sind in der Regel mit einer Auswahl von Abwehrmechanismen verknüpft, die bei ihnen besonders häufig oder in besonders prägnanter Form gefunden werden können (Tab. 3).

Abwehrmechnismus	**Erkrankung**
Projektion	Paranoia, Schizophrenie
Spaltung	Borderline-Störung
projektive Identifizierung	Schizophrenie, Borderline-Störung
Wendung gegen das eigenen Selbst	Depression
Identifikation mit dem Angreifer	Depression
Somatisierung	psychosomatische Erkrankung
Ungeschehenmachen	Zwangserkrankung
Rationalisierung	Zwangserkrankung
Affektisolierung	Zwangserkrankung
Intellektualisierung	Zwangserkrankung
Reaktionsbildung	Zwangserkrankung
Verschiebung	Phobie
Identifikation	Hysterie
Verdrängung	Hysterie
Dissoziation	Hysterie
Emotionalisierung	Hysterie

Tab. 3: Abwehrmechanismen und neurotische Krankheitsbilder

4.2.2 Klassifikation von Abwehrmechanismen

Die entwicklungspsychologische Forschung hat gezeigt, dass man die Abwehrmechanismen nach ihrem zeitlichen Auftreten in der innerpsychischen Entwicklung des Kindes klassifizieren kann; Vaillant (1971) hat eine Unterteilung in narzisstische, unreife, neurotische und reife Abwehrvorgänge vorgeschlagen (Tab. 4).

Ebene der Reife	Abwehrmechanismus
1. Ebene (narzisstische)	psychotische Verleugnung
	psychotische Projektion
	Spaltung
	Introjektion
2. Ebene (unreife)	nicht-psychotische Projektion projektive Identifizierung
	Identifizierung als Abwehr (z. B. mit dem Aggressor)
3. Ebene (neurotische)	Intellektualisierung
	Affektisolierung
	Emotionalsisierung
	Rationalisierung
	Ungeschehenmachen
	Reaktionsbildung
	Verschiebung
	Wendung gegen das eigene Selbst
	Regression
	Verdrängung
4. Ebene (reife)	Sublimierung

Tab. 4: Hierarchie der Abwehrmechanismen

4.2.2.1 Narzisstische Abwehr

Narzisstische Abwehrmechanismen lassen sich bei allen Kindern bis zum Alter von fünf Jahren beobachten, ebenso finden sie sich in Träumen und Fantasiebildungen Erwachsener. Sie zeichnen sich durch den Versuch aus, die äußere Realität zu verleugnen oder massiv zu verdrehen, sodass sie für den Beobachter »verrückt« erscheinen. Patienten, die überwiegend auf diese Abwehrformen angewiesen sind, profitieren in der Regel wenig von einer aufdeckenden Psychotherapie. Antipsychotische Medikamente können einen mildernden Effekt haben, ebenso die Entlastung von äußerem Stress. Im therapeutischen Kontakt können Patienten vorübergehend auf den Einsatz dieser Abwehrmechanismen verzichten, wenn der Therapeut ihnen direkte zwischenmenschliche Unterstützung in Verbindung mit direkter Konfrontation mit der verleugneten Realität anbietet.

Wahnhafte Projektion, psychotische Verleugnung, Realitätsverzerrung und Spaltung gehören zur Gruppe der narzisstischen Abwehrmechanismen. Wahnhafte Projektion beinhaltet offensichtliche Wahnbildungen in Bezug auf die äußere Realität, oft im Sinne einer Verfolgungsidee. Dann finden wir beim Patienten, dass er seine verleugneten Gefühle bei seinem Gegenüber wiederzufinden glaubt und in Antwort auf diese Fehlwahrnehmung handelt (»Der andere wird mir Schaden zufügen, also muss ich mich schützen«). Es lässt sich auch die Fehlwahrnehmung beobachten, dass der Patient annimmt, Gefühle oder Gedanken anderer hätten in ihm selbst Platz gefunden (»Der andere hat mich verhext«). Wahnhafte Projektion lässt sich von Realitätsverzerrung dadurch unterscheiden, dass bei ihr das Element der Wunscherfüllung fehlt. Realitätsverzerrung beinhaltet dagegen in der Regel unrealistische Größenfantasien über das eigene Selbst, Halluzinationen und fantasierte Wunscherfüllung in Gefühlen wahnhafter Überlegenheit anderen gegenüber.

Als Folge kann es zu einer beständigen Verleugnung persönlicher Verantwortung für das eigene Verhalten kommen. Die äußere Realität wird hierbei nur insoweit wahrgenommen und akzeptiert, als sie der eigenen Wunscherfüllung dient. Unangenehme Gefühle werden durch ihr Gegenteil ersetzt, während sie bei der wahnhaften Projektion insoweit verändert werden, dass die Verantwortung für diese Gefühle anderen zugeschrieben wird.

Mit Psychotischer Verleugnung ist die Verleugnung von Tatsachen der äußeren Realität gemeint (z. B. »Ich hatte niemals Eltern«). Dabei wird oft eine Fantasiebildung an die Stelle äußerer Objekte gesetzt, insbesondere, wenn diese zuvor verleugnet worden sind (»Ich erschaffe mir neue Eltern in meiner eigenen Vorstellung«). Spaltung schließlich bezeichnet einen Abwehrmechanismus, der dem Einzelnen hilft, das Zusammentreffen von zwei oder mehr antagonistischen Inhalten in seiner Vorstellung zu vermeiden. Grundsätzlich sind die betreffenden Inhalte dabei bewusstseinsfähig, aber von Zeit zu Zeit muss der eine oder andere Teil verleugnet werden (z. B. wenn jemand sagt: »Du bist mein bester Freund«, zwei Minuten später aber betont: »Ich hasse dich«).

4.2.2.2 Unreife Abwehr

Diese Gruppe von Abwehrmechanismen herrscht bei Kindern im Alter ab drei Jahren vor und sie lassen sich häufig bei Persönlichkeitsstörungen und affektiven Erkrankungen beobachten. Dem Einzelnen ersparen sie in der Regel die unangenehmen Gefühle, die bei Bedrohtheit durch zwischenmenschliche Intimität und Nähe oder bei drohendem Verlust auftreten können. Auf den Beobachter wirken sie oft wie sozial unerwünschtes Fehlverhalten auch sind sie in der Psychotherapie schwer zu verändern, obwohl sie auf wiederholte und stringente Interpretation während länger dauernder Psychotherapie oder bei verbesserten zwischenmenschlichen Beziehungen (z. B. im Rahmen der Bindung an einen reiferen Partner oder bei der Begegnung mit einem einfühlsamen Arzt) eine Veränderung zeigen können.

Zur Gruppe der unreifen Abwehrmechanismen zählen nicht-psychotische Projektion, Identifikation als Abwehr, schizoide Fantasiebildung, Hypochondrie, passiv-aggressives Verhalten und Ausagieren.

Nicht-psychotische Projektion meint, dass eigene nicht erkannte Gefühlsregungen und Einstellungen bei anderen vermutet und diesen zugeschrieben werden. Darin eingeschlossen sind schwere Vorurteile, die Zurückweisung intimer Nähe durch eine Haltung des Zweifels und Verdachts dem Anderen gegenüber sowie eine Überbesetzung von außen drohender Gefahren (z. B. »Nicht ich oder wir sind schlecht, sondern die anderen, die uns bedrohen«).

Die projektive Identifizierung beginnt mit einem Vorgang der Projektion unerwünschter Selbstanteile auf einen anderen Menschen, schließt aber auch eine spezifische Wirkung auf den anderen ein: Dieser fühlt sich unter Druck, die Projektion auch anzunehmen, sich mit dem abgewehrten Anteil zu identifizieren. Diese Identifikation kann zu einer verbesserten Einfühlung in die innere Lage des Projizierenden führen, kann sich aber im Empfänger der Projektion auch wie ein Fremdkörper anfühlen, der zum Beispiel wachsendes Unbehagen hervorruft, wie es Melanie Klein schon 1946 beschrieben hat: »Ein anderer Aspekt projektiver Vorgänge besteht […] in dem gewaltsamen Eintritt von Teilen des Selbst in das Objekt und in dessen Kontrolle« (Klein, 1972b, S. 101). Projektive Identifizierung wird als ein bedeutender Mechanismus der primären Kommunikation zwischen Baby, Kleinkind und Mutter verstanden, der es der Mutter ermöglicht, eine sich im Kind ausbreitende Missempfindung, die dieses noch nicht verstehen und symbolisieren kann, wahrzunehmen.

Gelingt es der Mutter, diesen psychischen Inhalt zu ertragen und umzuwandeln, kann wiederum das Kind sich mit diesem veränderten, besser zuträglichen Inhalt neu identifizieren. Projektive Identifizierung kann deshalb als ein Mechanismus unbewusster Kommunikation angesehen werden, der auch in therapeutischen Prozessen zwischen Patient und Behandler wirksam wird und zum Verstehen der inneren Welt des Patienten nutzbar gemacht werden kann (Ogden, 1988).

Identifikation kann als Abwehr benutzt werden, einerseits als Identifikation mit dem Angreifer (z. B. »Ich schütze mich gegen meine Angst durch Identifikation mit dem Angreifer«), andererseits bei der hysterischen Symptombildung: Einige Patienten leiden an Symptomen, die den Symptomen ihrer jüngst verstorbenen Eltern oder denen anderer ihnen nahestehender Personen gleichen. Mithilfe der Identifizierung schützen sie sich gegen Gefühle der Trennung und gegen den psychischen Schmerz des Verlustes.

Schizoide Fantasiebildung nutzt den Rückzug in eine autistische Welt mit dem Ziel illusionärer Konfliktlösung und Selbstberuhigung. Oft tritt sie zusammen mit einem generellen Vermeiden zwischenmenschlicher Intimität auf und mit dem Einsatz exzentrischer Verhaltensweisen, um andere abzuschrecken. Anders als bei der psychotischen Verleugnung ist der Einzelne dabei nicht vollständig von der Realität der eigenen Fantasien überzeugt, sondern behält einen Rest an Realitätsbezug, wenn er seine Fantasien ausagiert.

Hypochondrie erwächst aus dem Rückzug von anderen wegen deren Nicht-Akzeptanz und Zurückweisung oder wegen Gefühlen des Alleinseins und wandelt diese um in einen überhöhten Selbstbezug und Klagen über körperliche Schmerzen oder Funktionsstörungen. Im Unterschied zur Identifizierung geht Hypochondrie mit einer Missstimmung einher und anders als bei der hysterischen Konversion lässt sich keine Indifferenz beobachten, sondern eher eine erhöhte Aufmerksamkeitsspannung gegenüber den angenommenen Symptomen. Dieser Abwehrmechanismus erlaubt es dem Einzelnen, andere mit seiner Missstimmung oder seinen Schmerzen zu beschäftigen, ohne ihnen gegenüber direkte Wünsche ausdrücken zu müssen oder sie anzuklagen, dass sie seine Wünsche missachtet haben.

Passiv-aggressives Verhalten ist der indirekte Ausdruck aggressiver Gefühle gegenüber anderen durch Passivität, Masochismus oder Wendung der aggressiven Regungen gegen das eigene Selbst. Es schließt Fehlleistungen, Verzögerungen und Erkrankungen ein, die andere mehr unter Druck setzen als einen selbst. Auch ungebührliches oder provokatives Verhalten kann diesen Zweck erfüllen, die Aufmerksamkeit anderer auf sich zu lenken.

Unter Ausagieren verstehen wir den direkten Ausdruck eines unbewussten Wunsches durch eine Handlung, wodurch der begleitende Affekt unbewusst bleiben kann.

4.2.2.3 Neurotische Abwehr

Neurotische Abwehrmechanismen finden sich bei Patienten mit neurotischen Störungen sowie generell bei Erwachsenen, die unter akutem Stress stehen. Dem Beobachter erscheinen sie als individuelle Auffälligkeiten, Eigentümlichkeiten des Fühlens, Denkens oder Verhaltens. Sie können in psychotherapeutischen Verläufen verändert werden und zu einer Besserung oder gar dem Verschwinden der neurotischen Symptomatik führen. Zu den neurotischen Abwehrmechanismen zählen Verdrängung, Verschiebung, Reaktionsbildung, Intellektualisierung, Isolierung, Rationalisierung, Ungeschehenmachen sowie magisches Denken.

Verdrängung besteht aus einem unbewussten Vorgang des Vergessens oder des Nicht-Gewahrwerdens innerer Impulse, sensorischer Wahrnehmungen oder äußerer Ereignisse, die in der Regel mögliche Versuchungen oder Bestrafungen libidinöser Impulse repräsentieren.

Der erfolgreiche Ausschluss dieser Wahrnehmungen vom Bewusstsein dient dazu, sowohl die möglichen Folgen in der Realität zu vermeiden als auch den möglichen psychischen Schmerz, der mit einer bewussten Wahrnehmung verknüpft wäre. Obwohl der verdrängte Inhalt nicht bewusst wahrgenommen werden kann, hinterlässt er Spuren im Unbewussten. Ein gutes Beispiel für eine Verdrängung ist das Vergessen eines Namens oder eines Handlungsvorsatzes. In der Regel erweist sich beim analytischen Durcharbeiten der Verdrängung, dass ein Name oder ein Handlungsimpuls deshalb vergessen wird, weil ein unterdrücktes Motiv ihm entgegensteht, oft weil es mit einem libidinösen Wunsch verknüpft ist. Im Falle eines solchen »zufälligen« Vergessens wird der Umstand, dass der verdrängte Inhalt immer noch eine Wirkung im Unbewussten entfaltet, subjektiv so gefühlt, dass man eigentlich wissen müsste oder dass man sogar irgendwie weiß, was vergessen worden ist. Vergessen ist oft von einem hochgradig symbolischen Verhalten begleitet, das anzeigt, dass das Verdrängte nicht wirklich vergessen ist. Manchmal können bestimmte Bestandteile weiter erinnert werden, aber ihre Bedeutung, ihre Verknüpfungen oder ihr emotionaler Wert bleiben verdrängt.

Im Unterschied zur bewussten Unterdrückung oder zum Aufschub eines Impulses oder eines Wunsches geht bei der Verdrängung das gewünschte Ziel verloren. Im Unterschied zur Verleugnung betrifft Verdrängung eher den Ausdruck und die Wahrnehmung libidinöser Wünsche und Gefühle als die Wahrnehmung von Tatsachen in der Außenwelt: Wenn jemand weint, aber vergessen hat, weswegen er weint, oder gar abstreitet, dass er traurig ist, handelt es sich um Verdrängung; wenn er die Tatsache seiner Tränen abstreiten würde oder darauf bestände, dass ein zu Betrauernder noch am Leben sei, handelt es sich um Verleugnung.

Beim Abwehrmechanismus der Verschiebung geht es darum, dass Gefühle oder Vorstellungsinhalte von einer Person oder Situation abgezogen und an einer anderen Stelle erlebt werden, weil sie am ursprünglichen Platz zu stark libidinös oder aggressiv aufgeladen sind. Die ursprüngliche Person oder Situation wird also durch eine neue ersetzt. Wir finden diesen Mechanismus bei vielen Witzen mit latent aggressiven Inhalten. Klassisches klinisches Beispiel ist die Phobie, bei der die neurotische Angst an weniger bedeutsamen äußeren Objekten festgemacht wird, zum Beispiel an Tieren oder Situationen wie geschlossenen Räumen oder Aufzügen, die dann zur Angstquelle werden.

Viele rigide wirkende neurotische Verhaltensweisen sind offensichtliche Versuche, libidinöse oder aggressive Impulse zu verleugnen oder zu unterdrücken. Sie drücken dann den gerade entgegengesetzten Impuls oder Wunsch aus und lassen den ursprünglichen Inhalt nicht sichtbar werden, der sich aber oft dennoch auf verschiedene Weise Ausdruck verschafft. Auch hier sehen wir, wie der ursprüngliche Impuls weiterhin im Unbewussten existiert, jedoch nur in verstellter Form an die Oberfläche gelangen darf. Es handelt sich bei diesem Vorgang um den Abwehrmechanismus der Reaktionsbildung, der die betreffende Person davor schützen soll, überhaupt in Kontakt mit der drohenden Gefahrensituation zu kommen. Solche Reaktionsbildungen zeigen sich zum Beispiel in übertriebener Fürsorge für andere bei einem unbewussten Wunsch, selbst umsorgt zu werden, oder bei einer verborgenen Feindseligkeit dem anderen gegenüber. Hass kann eine Reaktionsbildung gegen Gefühle der Zuneigung und Liebe sein, Liebe eine Reaktionsbildung gegen unbewussten Hass einem Rivalen gegenüber. Ein klinisches Beispiel ist die übertriebene Reinlichkeit oder Ordnungsliebe der zwanghaften Persönlichkeit, die mithilfe dieser Charakterzüge gegen die unbewussten Wünsche nach Schmutz und Unordnung ankämpft. In der Rigidität der Sauberkeits- und Ordnungswünsche sowie im gelegentlichen Durchbruch der ursprünglichen Impulse offenbart sich dann die reaktive Qualität dieser Charakterzüge.

Die neurotischen Abwehrmechanismen Intellektualisierung, Isolierung, Rationalisierung, Ungeschehenmachen und magisches Denken finden wir in der Regel als Syndrom, also miteinander auftretend, obwohl sie unterschiedlich funktionieren. Intellektualisierung zeigt sich in formalem, affektlosem Denken über emotional bedeutsame Zusammenhänge und beinhaltet aber auch das besondere Interesse an unbelebten Objekten und die Lenkung der Aufmerksamkeit auf irrelevante Details. Isolierung besteht in der künstlichen Trennung von Vorgängen, die eigentlich zusammengehören. Häufig findet sich die Isolierung einer Vorstellung von den Gefühlen, die ursprünglich mit der Vorstellung verknüpft waren. Wir sprechen dann von Gefühlsisolierung als Abwehr. Auch das logische Denken benutzt Gefühlsisolierung, indem ständig affektgeladene Assoziationen im Interesse der anzustrebenden Objektivität beiseitegeschoben werden. Die Abwehrmechanismen des Ungeschehenmachens und des magischen Denkens sind miteinander verwandt. Sie lassen sich dann beobachten, wenn etwas in der Realität oder auf magische Weise getan oder gedacht wird, was das Gegenteil davon darstellt oder beinhaltet, was zuvor gedacht oder getan wurde. Diese Abwehrmechanismen können zu bestimmten zwanghaften Symptomen führen, die aus zwei Handlungen zusammengesetzt sind: Die zweite Handlung ist eine direkte Umkehrung der ersten. Einige bei Zwangsstörungen häufige Phänomene lassen sich erklären durch das wiederholte Fehlschlagen solche Abwehrversuche, wenn der abgewehrte Inhalt sich immer wieder erneut durchzusetzen versucht: zum Beispiel das Anwachsen der Anzahl an Wiederholungen von Zwangshandlungen, die Ausbreitung von Zwangsriten in immer weitere Gebiete hinein oder auch die zwanghaften Zweifel, ob der Versuch des Ungeschehenmachens tatsächlich gelungen ist (zum Beispiel die wiederholte Kontrolle, ob das Licht wirklich gelöscht oder der Gashahn tatsächlich abgedreht ist).

4.2.2.4 Reife Abwehr

Sogenannte reife Abwehrprozesse finden sich bei gesunden Individuen. Sie entwickeln sich während Pubertät und Adoleszenz im Zusammenhang mit erfolgreichen Identifizierungen und dem Ersatz eines primitiven Über-Ichs durch entwickelte und reflektierte Idealbildungen. Zu diesen Mechanismen zählen Sublimierung, Unterdrückung, Vorwegnahme, Altruismus und Humor. Sie integrieren Aspekte des Gewissens, der Realität, der zwischenmenschlichen Beziehungen und individueller Gefühle. Sie können als Tugenden verstanden werden, die sich allerdings von Gesellschaft zu Gesellschaft und von sozialer Klasse zu sozialer Klasse unterscheiden. Unter Konfliktbelastung werden sie in der Regel durch weniger reife Abwehrmechanismen ersetzt.

Sublimierung ist der indirekte oder modifizierte Ausdruck libidinöser und aggressiver Wünsche und Impulse. Sie beinhaltet die Abfuhr von Aggression durch lustvolles Spiel, Sport oder Hobbys sowie die zärtliche Modifizierung sexueller Regungen und entspricht eher einer Kanalisierung als einer Abweisung oder Umleitung der ursprünglichen Regungen. Die damit einhergehenden Gefühle werden anerkannt, modifiziert und auf eine bedeutsame andere Person oder ein Ziel gelenkt, woraus eine gewisse libidinöse Befriedigung resultiert.

Unterdrückung meint die bewusste oder vorbewusste Entscheidung, einen Impuls oder Konflikt aufzuschieben. Sie beinhaltet also ein freiwilliges und bewusstes Beiseitelegen bei Anerkennung des damit einhergehenden Triebaufschubs, der weder vermieden noch verleugnet wird. Diesem Mechanismus ähnlich ist die Vorwegnahme oder sogar Planung des damit einhergehenden Unbehagens in der Zukunft.

Vorwegnahme beinhaltet zudem zielgerichtete und sorgfältige Planung kommender unangenehmer Ereignisse wie Trennungen, operative Eingriffe oder der eigene Tod.

Als reifer Abwehrmechanismus kann auch Humor verstanden werden. Während Witz, Ironie und Sarkasmus in steigendem Maße aggressive Beimengungen enthalten und Verschiebung beinhalten, können im Humor Gefühle ohne persönliches Unbehagen ohne unangenehme Begleiteffekte für andere direkt ausgedrückt werden.

4.2.2.5 Psychosoziale Abwehr

Die entwicklungspsychologische Perspektive zeigt, dass sich die innerpsychischen Strukturen und Mechanismen nicht nur in den Einzelbeziehungen zu Mutter, Vater, Geschwistern und anderen wichtigen Personen entwickeln; es geht auch um eine Gruppensituation, die das Kind auf verschiedenen Ebenen wahrnimmt und in seine seelische Struktur einbaut. Innerpsychische Entwicklung vollzieht sich somit in einer steten Wechselwirkung mit psychosozialer Dynamik auf der Ebene der Familie als Primärgruppe. Von Beginn an ist das Kind in ein Gruppensystem unbewusster Fantasien und wechselseitig abhängiger Verhaltensweisen eingebettet. Das Kind internalisiert dabei nicht nur die wichtigen Bezugspersonen der frühen Kindheit als Einzelobjekte, sondern auch die Gesamtheit der Bezugsgruppe mit ihren typischen Konflikten. Ohlmeier (1976) hat für diese Gruppenstruktur innerer Objekte den Begriff »Gruppenintrojekt« vorgeschlagen. Damit wird deutlich, dass Verhalten, Erleben und Abwehrstruktur des einzelnen Menschen sich nach der Gesamtheit der in ihrer Gruppenstruktur internalisierten frühen Objekte richten. Für die Entwicklung innerpsychischer Abwehrmechanismen bedeutet diese Erkenntnis, dass sie nicht ohne Bezug zu den in der Primärgruppe herrschenden, interpersonell verankerten Abwehrstrukturen gedacht werden können.

Als Beispiel sei hier auf eine erweiterte Sicht des Ödipuskomplexes verwiesen, mit dem entscheidende Schritte bei der Herausbildung bzw. Festigung der für den Einzelnen typischen Abwehrmechanismen verbunden sind. Wir können den Ödipuskomplex als eine für die familiäre Gruppensituation typische Konstellation sehen, an der neben dem betroffenen Kind mit seinen libidinösen und aggressiven Triebregungen auch die Eltern sowie Geschwister und weitere Bezugspersonen beteiligt sind, und zwar sowohl auf der Ebene des manifesten Verhaltens als auch auf der Ebene unbewusster Fantasien. Devereux (1967, S. 119) hat gezeigt, dass der Ödipuskomplex des Kindes auch eine Antwort auf präexistierende inzestuöse und/oder mörderische Triebanteile der Eltern sein kann; wenn man beim Lesen des Ödipusdramas vor allem auf Einstellungen und Verhalten von Laios und Iokaste, den Eltern des Ödipus, achte, müsse man von einem Gegen-Laios- oder Gegen-Iokaste-Komplex sprechen. Die Theorie des Ödipuskomplexes kann also erst dann als vollständig betrachtet werden, wenn die wechselseitigen Bedingungen von Gefühlen und Verhaltensäußerungen der beteiligten Personen voll in ihr integriert sind. Auch Ohlmeier hat diesen Aspekt bei seiner Beschreibung der Gruppeneigenschaften des psychischen Apparats unterstrichen:

> »Es handelt sich um die Beziehung des Kindes zu Mutter und Vater und den Geschwistern als einer Gruppen-Einheit, wobei die ödipale Situation als ein Grundmodell der Gruppe gewertet werden kann, bei der es um ein Mehr als um die Einzelauseinandersetzungen zwischen mehreren Menschen, nämlich um eine Miteinander-Auseinandersetzung auf dem Boden gemeinsamer Phantasien geht, an der verschiedene Partner gleichermaßen beteiligt sind« (Ohlmeier, 1976, S. 1139).

Bezieht man diese Gruppenperspektive auf Entstehung und Wirkung innerpsychischer Abwehrmechanismen, so wird deutlich, dass reale Verhaltensweisen, Eigenschaften, Handlungen und Reaktionen des einen Partners oder einer Untergruppe für die neurotische Konfliktabwehr oder die neurotische kompromisshafte Bedürfnisbefriedigung des anderen Partners genutzt werden können. Solche interaktional organisierten Formen der Abwehr hat Mentzos (1976) als interpersonale Abwehrkonstellationen bezeichnet. Er stellt den Interaktionspartner in einen realen, beobachtbaren Zusammenhang mit intrapsychischen Vorgängen: »Die Partner, die ›Objekte‹, gehen als reale, faktisch wirksame Komponenten und nicht nur als im Ich des Betreffenden lokalisierte Repräsentanzen in die Abwehrkonstellation ein« (Mentzos, 1976, S. 23). Neben anderen kommunikationstheoretisch sowie familien- und gruppentherapeutisch orientierten Autoren haben Richter (1969, 1972) sowie Heigl-Evers und Heigl (1975) ähnliche Ansätze vertreten – Ersterer mit seinem Konzept von »elterlichen Übertragungen und narzisstischen Projektionen« in der Familie und Letztere mit dem Konzept der psychosozialen Kompromissbildung in Gruppen.

Im Gegensatz zu Heigl-Evers und Heigl sollten wir allerdings am Begriff »psychosoziale Abwehr« festhalten, um so die notwendige Verbindung mit intrapsychischer Abwehr zu betonen; der Begriff »psychosoziale Kompromissbildung« zielt mehr auf die interpersonelle Funktion der Abwehrbewegung, nämlich »Konfliktspannungen in der Beziehung zu wichtigen Bezugspersonen so weit zu mindern, dass die Beziehungen erhalten werden können« (Heigl-Evers & Heigl, 1979, S. 311). Psychosoziale Abwehr soll aber nicht nur interpersonelle Konfliktspannung mindern sowie libidinöse und aggressive Triebregungen und narzisstische Bedürfnisse in kaschierter Form befriedigen, sondern jeweils auch das einzelne Individuum vor der Wahrnehmung von Angst, Schmerz sowie Schuld- und Schamgefühle bewahren, die aus Konflikten resultieren. Letztere Funktionen haben die psychosozialen Abwehrformen mit den klassischen innerpsychischen Abwehrmechanismen gemein.

4.3 Symptombildung

Freud hatte schon 1896 in seinem Aufsatz »Weitere Bemerkungen über die Abwehr-Neuropsychosen« Symptome als Kompromissbildungen verstanden. Am Beispiel der Zwangsneurose beschreibt er die Zwänge als Symptome:

> »Die nächste Periode, die der Krankheit, ist ausgezeichnet durch die Wiederkehr der verdrängten Erinnerungen, also durch das Mißglücken der Abwehr, wobei es unentschieden bleibt, ob die Erweckung derselben häufiger zufällig spontan oder infolge aktueller sexueller Störungen gleichsam als Nebenwirkung derselben erfolgt. Die wiederbelebten Erinnerungen und die aus ihnen gebildeten Vorwürfe treten aber niemals unverändert ins Bewußtsein ein, sondern was als Zwangsvorstellung und Zwangsaffekt bewußt wird, die pathogene Erinnerung für das bewußte Leben substituiert, sind Kompromißbildungen zwischen den verdrängten und den verdrängenden Vorstellungen« (Freud, 1896b, S. 387).

Sind es in dieser frühen Formulierung noch verdrängte traumatische Erlebnisse, so sieht Freud später den Anlass zur Symptombildung mehr in verdrängten Triebregungen und in der Regression auf infantile Fixierungspunkte. In *Hemmung, Symptom und Angst* (Freud, 1926d) beschäftigt er sich mit Hemmungen im Alltagsleben, die er als Ausdruck von Funktionseinschränkungen des Ichs versteht: »Das Ich verzichtet auf diese ihm zustehenden Funktionen, um einem Konflikt mit dem Es auszuweichen« (ebd., S. 116). Das Symptom ist demzufolge »Anzeichen und Ersatz einer unterbliebenen Triebbefriedigung, ein Erfolg des Verdrängungsvorganges« (ebd., S. 118).

Das Verständnis von Symptomen als Kompromiss zwischen andrängenden Triebregungen und dagegen gerichteter Abwehr ist bis heute hilfreich, um ein bestimmtes Krankheitsbild und das Leiden des Patienten daran zu verstehen. Dabei sind die Psychoneurosen in der Regel nicht monosymptomatisch, sondern zeigen oft eine Vielzahl unterschiedlicher Symptome. Häufig sind die am ursprünglichen Konflikt beteiligten widersprüchlichen Tendenzen noch am Symptom erkennbar, wobei, gerade weil es sich um eine Kompromissbildung handelt, entweder die ursprüngliche, abgewehrte Vorstellung als unbewusste Wunschregung oder ihre versteckte Befriedigung im Vordergrund stehen oder mehr der Abwehrvorgang das manifeste Bild auszeichnet. Insofern kann man das Symptom als eine besondere, Sinn beinhaltende Leistung des Ichs verstehen, wenn auch um den Preis eines Leidens. Daneben können zudem strukturelle Defizite bei der Symptombildung mitwirken.

5 Traum und Traumdeutung

Stephan Hau

Die von Freud (1900a) entwickelte psychoanalytische Traumtheorie, mit der das Fundament für eine wissenschaftliche Erforschung der Träume gelegt wurde, kann als die einflussreichste Theorie über Träume der letzten 100 Jahre angesehen werden. Sie war Teil des Fundaments der klinisch-psychoanalytischen Praxis, hat aber auch die Traumforschung der letzten Jahrzehnte und viele systematisch-experimentelle Studien zum Traum beeinflusst. Heute haben wir es mit zwei Forschungstraditionen zum Thema Traum zu tun, die unterschiedliche Methoden bei der Erforschung der mentalen Phänomene des Schlafzustandes anwenden: zum einen der klinisch-psychoanalytische Ansatz, der mithilfe der psychoanalytischen Methode Erkenntnisse über unbewusste Prozesse zutage fördert, wobei die von Freud entwickelte Traumtheorie bis heute wesentlich erweitert wurde; zum anderen wurde der Traum seit den 1950er Jahren als psychisches Phänomen in systematischen und experimentellen Studien im Labor untersucht. Die Erkenntnisse dieser Forschungstradition haben das Wissen über Träume revolutioniert. Zwar waren Psychoanalytiker auch an experimentellen Forschungen zum Traum beteiligt, doch die beiden Ansätze existieren bis heute relativ unverbunden nebeneinander. Deshalb werden in diesem Kapitel zunächst die Ergebnisse beider Forschungsrichtungen zusammengefasst. Dies bedeutet aber auch, dass nur eine Auswahl der Studien und Befunde dargestellt werden kann.

5.1 Psychoanalytische Traumtheorien

Mithilfe der von Freud entwickelten Methode der Traumdeutung in psychoanalytischen und psychotherapeutischen Behandlungen wurde es möglich, den individuellen Sinn der Träume besser zu verstehen. Freud (1900a) beschrieb als erster systematisch, auf welche Weise es in Träumen zur Erfüllung unbewusster Wünsche kommt, und entwarf einen Vorschlag für eine Theorie des psychischen Apparates, der Überlegungen zu unbewussten Dimensionen von Wahrnehmungs-, Erinnerungs- und Konfliktbearbeitungsprozessen enthielt. Freud verband den Traum in seiner Theorie mit unbewussten Prozessen sowie mit der psychischen Realität des Wachzustandes. Eine weitere wichtige Neuerung war, den Traum als Prozessgeschehen zu beschreiben, was im Begriff der Traumarbeit zum Ausdruck kommt, die sich aus verschiedenen Komponenten zusammensetzt. Konzeptuell unterscheiden sich diese Prozesse nicht von denen bei neurotischen Erkrankungen – verdrängte infantile Wünsche und Triebimpulse können sowohl im Rahmen der neurotischen Symptombildung als auch im Traum wirksam werden. In der klinischen Behandlungssituation wird versucht, diesen Arbeitsprozess der Traumproduktion rückwirkend zu erschließen und die ursprünglichen Traumquellen und Motive, den latenten Trauminhalt, freizulegen. Dabei wird zwischen dem manifesten und dem latenten Trauminhalt unterschieden. Der manifeste Trauminhalt wird geträumt und kann erinnert werden, der latente Trauminhalt hingegen wird über die sogenannten freien Assoziationen, die ein Träumer zum eigenen Traum äußert, nachträglich indirekt erschlossen.

5.2 Der Prozess der Traumarbeit

Die latenten Traumgedanken können die mit ihnen zusammenhängenden Triebimpulse nicht direkt in Traumbildern zur Darstellung bringen. Sie werden vielmehr an andere, sekundäre Traumquellen gekoppelt, wie zum Beispiel an die sogenannten Tagesreste. Diese können unerledigte Konflikte, emotional relevante Erinnerungen oder unverstandene Wahrnehmungen enthalten.

Die Tagesreste werden dabei mit »psychischer Energie« versehen, die aus den libidinösen oder aggressiven Triebimpulsen stammt. Die Tagesreste ermöglichen somit die Darstellung der unbewussten latenten Traumgedanken und der damit zusammenhängenden Triebimpulse im manifesten Traum. Allerdings wird die direkte Darstellung dieser unbewussten Inhalte durch eine Zensurinstanz verhindert, weshalb der ursprüngliche Traum umgearbeitet werden muss, bis eine »harmlosere« Version der Inhalte entsteht, die relevanten Normen und Wertvorstellungen und anderen (moralischen) Ansprüchen genügt und zur Darstellung im Traum gelangen kann. Dies ist der Kern der von Freud beschriebenen Traumarbeit und deren Mechanismen *Verdichtung*, *Verschiebung*, *Rücksicht auf Darstellbarkeit* und *sekundäre Bearbeitung*.

Mit dem Schlafzustand geht eine grundlegend veränderte Art und Weise der kognitiven Verarbeitungsmöglichkeiten einher. Sind für den Wachzustand logische, an die zeitliche Entwicklung gebundene Denkstile kennzeichnend, erscheint das Denken im Schlafzustand mehr assoziativ und an keine zeitlichen oder logischen Vorgaben gebunden zu sein. Freud unterscheidet entsprechend zwischen einem primärprozesshaften Denkstil, der dem Bereich des Unbewussten zugeordnet ist, und einem sekundärprozesshaften Denkstil, der dem logischen und zeitlich geordneten Denken im Wachzustand entspricht. Im Schlafzustand werden regressive Prozesse im Denken sichtbar, die Freud als zeitliche, als inhaltliche und als formale Regression in ihren unterschiedlichen Ausprägungen beschrieb (Freud, 1900a).

Mithilfe der von Freud definierten Mechanismen der Traumarbeit wird das Traummaterial zusammengestellt und dann weiterbearbeitet. Bei der *Verdichtung* werden unterschiedliche Inhalte in einer bildlichen Vorstellung zusammengefasst. Es können aber auch verschiedene Aspekte eines Vorstellungsbildes durch Auslassung der übrigen, weniger wichtigen Anteile, hervorgehoben werden. Was zur Darstellung im manifesten Traum gelangt, ist somit eine verkürzte Version der ursprünglichen latenten Trauminhalte.

Durch die Zusammenziehung der wesentlichen Inhalte der bearbeiteten Sach- und Wortvorstellungen können die Trauminhalte an Intensität gewinnen. Wird diese psychische Relevanz auf ursprünglich weniger bedeutsame Trauminhalte oder Details verlagert, spricht man vom Traummechanismus der *Verschiebung*. Gefühle werden dabei mit neuen Inhalten verknüpft oder gleich ganz verändert. Trauminhalte können umstrukturiert werden und der zeitliche Zusammenhang ist möglicherweise ein anderer. All dies führt zur Veränderung der Bedeutung der Trauminhalte, wodurch der manifeste Traum schließlich als eigentümlich oder fremdartig erscheinen kann.

Ein leitendes Prinzip bei der Traumarbeit ist die Bevorzugung solcher Inhalte, die sich leichter bildlich darstellen lassen. Freud spricht von der *Rücksicht auf Darstellbarkeit*. Dieser Mechanismus der Traumarbeit ist vor allem für die weitere Bearbeitung des Traummaterials relevant, zusammen mit dessen *sekundärer Bearbeitung*. Der letztgenannte Mechanismus sorgt dafür, dass die oft bruchstückhaften und inkohärenten Traumfragmente überarbeitet und geglättet werden. Der Traum erhält dadurch eine kohärente Form, es entsteht eine mehr oder weniger logische Abfolge oder Geschichte. Insgesamt erscheint der erinnerte Traum als kohärenter, widerspruchsfreier, weniger fragmentarisch als der ursprünglich geträumte Traum.

Durch die meist im Aufwachvorgang wirksame sekundäre Bearbeitung wird der Traum also nochmals umgearbeitet und verändert, bevor er schließlich erinnert wird. Doch es finden noch weitere Veränderungen am Traum statt, bis dieser schließlich berichtet werden kann. Es gibt mindestens drei Versionen eines Traumes, und zwar den geträumten Traum, den erinnerten Traum und den berichteten Traum (Hau, 2004, 2009; Moser & von Zeppelin, 1996).

Hiermit sind auch unterschiedliche Zeiten impliziert, zu denen die einzelnen Traumversionen produziert werden: Der geträumte Traum ereignet sich in der Nacht als Erlebnis während des Schlafes, der erinnerte Traum entsteht nach dem Aufwachen, entweder direkt beim Aufwachen oder später im Wachzustand, und der erzählte Traum wird in einer Interaktionssituation einer anderen Person übermittelt, was ebenfalls im Wachzustand geschieht.

Freud (1900a) beschreibt in seinem umfassenden Werk eine Reihe weiterer Darstellungsprinzipien der Traumarbeit, etwa wie logische Verknüpfungen von Traumgedanken im Traum formal dargestellt werden, oder wie andere kausale Zusammenhänge, Simultanität, Reihenfolgen, Gegensätze, Entweder-oder-Bedingungen sowie syntaktische Verbindungen im Traum umgesetzt werden und zur Darstellung gelangen.

Freud nahm außerdem an, dass es allgemeinere Traumsymbole gebe, die gewissermaßen konstante Faktoren darstellten, ein Übersetzungsprodukt von verschobenen oder verdichteten Traumgedanken und typischen Wünschen in bestimmte Trauminhalte, wodurch sich eine gewisse Allgemeingültigkeit ableiten lasse. Zu einer begrenzten Anzahl wichtiger Lebensthemen, die für alle Menschen relevant seien, werden Traumsymbole beschrieben. Sie werden von Freud als in Relation zum Körper, zur Sexualität, zu den Beziehungen zu engsten Familienmitgliedern oder zu Geburt oder Tod stehend gesehen.

Der von Freud verwendete Symbolbegriff bzw. die Annahme, dass die manifesten Trauminhalte für etwas gleichzeitig Abwesendes stehen und dieses symbolisierten, ist kritisiert worden. Langer (1954) geht davon aus, dass alle psychischen Aktivitäten, Träume inklusive, Ausdruck eines Symbolgeschehens sind und es sich dabei immer um Verweise auf stattgefundene Erlebnisse handelt, die symbolisch repräsentiert und ausgedrückt werden. Deshalb sei alle psychische Aktivität symbolhaft, egal ob manifest oder latent unbewusst.

5.3 Angstträume

Angst- und Albträume stellten für Freud eine konzeptuelle Herausforderung dar, denn sie ließen sich nicht mit der Annahme der Wunscherfüllung als einziger Traumfunktion in Einklang bringen. War es Freud noch möglich, die Angstträume in das Wunscherfüllungskonzept zu integrieren, misslang dies jedoch bei den posttraumatischen Albträumen. Angstträume erklärte Freud mit dem Versagen der Zensur, wodurch bestehende destruktive Tendenzen und Wünsche nicht neutralisiert würden, sondern im Traum direkt zur Darstellung gelangten, was dann als bedrohlich oder angstauslösend empfunden würde.

Bei posttraumatischen Albträumen kommt es zum Wiedererleben der traumatischen Situation im Traum, wobei keine Traumarbeit im Sinne einer Umarbeitung stattzufinden scheint. Das traumatische Erleben wird wiederholt und im Traum immer wieder neu durchlebt, ohne gelungene Veränderungen im Sinne einer Bearbeitung. Freud war deshalb in seinen Formulierungen über die Funktion der Träume letztlich zurückhaltender geworden. Er beschrieb seine Grundidee schließlich vorsichtig mit der Formulierung, der Traum sei der *Versuch* einer Wunscherfüllung (Freud, 1923a, 1933a).

5.4 Psychoanalytische Traumdeutung

Die Deutung eines Traums gelingt nicht durch die Anwendung definierter, für allgemeingültig gehaltener Traumsymbole. Alle Versuche, generelle Übersetzungsregeln für »Traumsymbole« zu formulieren, sind unwissenschaftlich. Vielmehr ist jeder einzelne Traum ein hochspezifisches Produkt eines Individuums und an eine bestimmte Lebenssituation geknüpft. Dies bedeutet, dass für jeden einzelnen Traum ein gesonderter Deutungsprozess durchgeführt werden muss, in dem die Lebenssituation des Träumers Berücksichtigung findet.

Dabei gibt es verschiedene Regeln, die für eine psychoanalytische Traumdeutung empfohlen wurden. Freud selbst schlug vor, den Traum zunächst in einzelne Komponenten zu zerlegen und in einem zweiten Schritt zu diesen die freien Assoziationen des Träumers zu sammeln. Dabei spielt es keine große Rolle, ob dieses Sammeln mit dem ersten Element eines Traumes beginnt und danach die anderen Elemente chronologisch abgefragt werden oder ob mit den Assoziationen zu dem emotional stärksten oder auffälligsten Traumelement begonnen wird. Wichtig ist das umfassende Zusammentragen von Einfällen zu allen Traumelementen. Freud beschrieb unterschiedliche Vorgehensweisen bei der Traumdeutungsarbeit. Neben den beiden soeben genannten finden sich auch die Vorschläge, ganz allgemein nach freien Einfällen zum Traum zu fragen oder es dem Träumer selbst zu überlassen, die Elemente auszuwählen, zu denen zu Beginn der Traumdeutungsarbeit Assoziationen geäußert werden (Freud, 1900a, 1923a).

Die so gesammelten Einfälle sind aber alles andere als »frei«, sondern die Annahme ist, dass sie mit den latenten Traumgedanken in Verbindung stehen. Auf diese Weise lasse sich, mithilfe der freien Assoziationen, der latente Trauminhalt rekonstruieren. In der Freud'schen Traumtheorie und vor allem in der klinischen Praxis der Traumdeutung liegt der Fokus also auf der Rückgängigmachung der Traumarbeit, um an den latenten Trauminhalt zu gelangen. Im Gegensatz zum manifesten Traum erscheinen die latenten Trauminhalte als bedeutungsvoll; sie werden als Auslöser der Traumaktivität angesehen. Der manifeste Traum ist nur als Ausgangspunkt für die Rekonstruktionsarbeit von Bedeutung.

5.5 Weiterentwicklungen

Erikson (1954) hingegen verwies auf die Bedeutung des manifesten Traumes und zeigte, wie weit man in der Arbeit der Erschließung der Traumbedeutungen kommen kann, wenn man sich zunächst ausschließlich auf den erzählten Traum beschränkt und die manifesten Konfigurationen im Traum systematisch untersucht: Welche sensorischen Kanäle kommen zur Anwendung? Wie sehen die räumlichen und zeitlichen Dimensionen aus, die im Traum vorhanden sind? Finden sich verbale Trauminhalte? Die Beziehungen zu anderen Menschen im Traum werden ebenso untersucht wie die vorkommenden Affekte und somatischen Leibreize. Erst nach einer umfassenden Beschreibung der manifesten Eigenschaften des Traumes werden Verbindungen zu den latenten Trauminhalten untersucht. Dies geschieht auch im Hinblick auf eventuelle Ereignisse vom Vortag, die als Tagesreste in den Traum gelangt sind, für aktuelle, den Traum störende Ereignisse während der Nacht, für momentan relevante Lebenskonflikte sowie für die vorherrschenden Übertragungskonflikte, die als traumbeeinflussend angesehen werden. Erweitert wird nach Zusammenhängen mit sich wiederholenden Konflikten im Leben des Träumers gefragt, nach Kindheitskonflikten sowie vorherrschenden Abwehrmechanismen. Der Traum wird schließlich in den Lebenszusammenhang des Träumers gerückt, wobei die soziale Situation, der Lebenszyklus, die Ideale und Lebensziele sowie die Ich-Identität des Träumers Berücksichtigung finden. Aufgrund der systematischen Untersuchung der manifesten Trauminhalte gelingt eine recht umfassende Einschätzung, wie sich die träumende Person in Beziehungen und im Traum erlebt (vgl. die entsprechenden Trauminhaltsanalysen von Domhoff und seinen Mitarbeitern: Domhoff, 1995). Schließlich werden in Eriksons Modell auch die aktuelle psychoanalytische Therapiesituation und die sich darin manifestierenden Übertragungskonflikte als Ausgangspunkte für die Traumanalysen berücksichtigt.

Mit der Untersuchung der manifesten Trauminhalte, der Hervorhebung der subjektiven Lebenswelt, die im Traum zur Darstellung gelangt, sowie der Art und Weise der ausgestalteten Objektbeziehungen sind die drei Merkmale umschrieben, welche die Grundlage für die weitere Entwicklung der psychoanalytischen Traumtheorie darstellen. Hinzu kommen Ansätze über die Art des Denkens im Traumzustand sowie über die grundsätzlichen psychischen Bedingungen, die gegeben sein müssen, um überhaupt träumen zu können. Die Weiterentwicklung der Traumtheorien ist an die unterschiedlichen psychoanalytischen Schulen gebunden und man kann heute nicht mehr von einer einheitlichen psychoanalytischen Traumtheorie ausgehen (Greenson, 1970; Pontalis, 1974, 1999; Deserno, 2002, 2007).

Lief die Traumdeutung nach Freud auf eine Dekodierung, eine Rekonstruktion hinaus, sind die in der Folge entwickelten Traumdeutungsmodelle weniger mechanisch und legen mehr Gewicht auf die manifesten Trauminhalte und die Verankerung der Trauminhalte in der persönlichen Welt des Träumers. Dabei geht es vor allem um die Erfassung der Kontexte, in die Selbst- und Objektvorstellungen integriert sind und welche die Traumnarrative strukturieren (Stolorow, 1978; Stolorow & Atwood, 1993). Mithilfe der im Traum enthaltenen »Themen« lassen sich unbewusste Denkstrukturen und Erfahrungen deutlich machen, welche die individuellen Erlebnisse und Beziehungserfahrungen beeinflussen. Der Traum ist hier als subjektives Universum konzipiert und die Deutung geht über das Auffinden eventueller Wunscherfüllungen weit hinaus. Im Grunde handelt es sich nicht mehr um eine Rekonstruktion, sondern um eine Interpretation, eine aktuelle Lesart, mit der verdeutlicht werden kann, wie im Traum versucht wird, emotional bedeutsame Lebensthemen zu bearbeiten. Der Vorgang der Bearbeitung aktueller emotional bedeutsamer Erlebnisse und Situationen im Traum wird besonders bei Angstträumen beziehungsweise Albträumen erkennbar, wenn Zusammenhänge und Kontexte aus dem Lebensalltag gesucht werden, die dabei helfen sollen, die angstvollen Erfahrungen zu integrieren, damit sich deren emotionelle Brisanz reduziert.

Diese erweiterte Perspektive bei der Deutungsarbeit von Träumen wurde schon bei Erikson (1954) betont und zum Beispiel von Greenson (1970), Deserno (1992) oder Stewart (1993) weiterentwickelt: Sie umfasst auch den Zusammenhang von Traum und Übertragung. Da die Therapie ein Teil des aktuellen Lebenszusammenhanges des Patienten ist, gelten die eben aufgeführten Deutungsansätze bei der Arbeit mit Träumen auch für das Erleben des Träumers innerhalb der therapeutischen Beziehung. Aus den in der Therapie erzählten Träumen lassen sich somit Hinweise auf aktuelle Übertragungskonflikte gewinnen. Die Träume selbst können Auswege aus verfahrenen Konfliktsituationen liefern, auch in der Therapie, und es ist daher von Vorteil, wenn eine positive Einstellung des Therapeuten gegenüber dem Traummaterial des Patienten erkennbar ist.

Die therapeutische Übersetzungsarbeit der Trauminhalte ist heute nicht mehr nur die schlichte Rückübersetzung manifester Trauminhalte in latente Traumgedanken. Vielmehr ist sie ein gemeinsam durchgeführter dynamischer Prozess und das Verständnis der Bedeutung eines Traumes wird von Patient und Therapeut zusammen produziert (Ferro, 1999; Morgenthaler, 1986; Stewart, 1993; Deserno, 1992, 2007). Die Deutungsaufgabe umfasst die Erzeugung von Kontexten, die im Traum angesprochen werden, und weniger die Herausarbeitung von spezifischen subjektiven Bedeutungen. Der Fokus liegt dabei darauf, gemeinsam herauszufinden, wie die persönliche, subjektive Welt des Träumers und Aspekte seiner jeweiligen Lebensgeschichte in den Träumen auftauchen (Stolorow, 1978; Stolorow & Atwood, 1993). Über das Sammeln von Assoziationen zu den verschiedenen Trauminhalten hinaus wird untersucht, welche thematischen Konfigurationen sich im Traum finden lassen und wie das Selbst und die Objekte in das Traumnarrativ eingebunden sind. Bei dieser Deutungsarbeit lassen sich gleichzeitig präreflektive, beziehungsweise unbewusste Denkstrukturen erkennen sowie Rückschlüsse auf Erfahrungen ziehen, welche die subjektive Sicht des Patienten und das individuelle Verständnis seiner Beziehungserlebnisse beeinflussen. Der Traum offenbart sich dabei als Sichtfenster in das innere Universum des Träumers und die Deutung der Träume muss dabei die emotional bedeutsamen Themen aus seinem Leben berücksichtigen.

Der Bearbeitungsversuch von intensiven emotionalen Erlebnissen im Traum lässt sich besonders gut am Beispiel der Angst- oder Albträume aufzeigen. Die angstauslösende, belastende Situation wird durch die Kontextualisierung, das heißt durch die Verbindung mit anderen, weniger emotional aufgeladenen Alltagssituationen zu bearbeiten versucht. Allmählich werden die zunächst überwältigenden, oft traumatischen Erlebnisse in ihrer emotionalen Intensität gemindert und so verlieren sie nach und nach ihre emotionale Brisanz. Hartmann (2011) nimmt an, dass diese Traumfunktion für alle Träume gilt; immer gehe es im Traum um die Verarbeitung und die »Beruhigung« von Affekten und belastenden Szenarien. Die Verknüpfungen, die in diesen assoziativen Netzwerken im Traum entstehen, werden von den Affekten beeinflusst. Hartmann unterscheidet auch das Denken im Wachzustand, das zielgerichtet ist und den Gesetzen der Logik und der zeitlichen Zusammenhänge folgt, von einem netzwerkartigen, freieren assoziativen Denken im Traum, bei dem vor allem visuelle Metaphern angewendet werden und zur Darstellung gelangen, um psychische Inhalte auszudrücken und zu symbolisieren. Dies ist eine andere Beschreibung und Akzentuierung dessen, was Freud in seinem Konzept von Primär- und Sekundärprozess bereits beschrieben hatte. Bei diesen adaptiven Prozessen werden neue Kontexte erzeugt, in welche die Affekte integrierbar werden. Auf diese Weise wird konflikthaftes oder belastendes Material entschärft.

Das Verständnis der Traumprozesse erweiterte sich auch mit der Verbreitung der Objektbeziehungstheorie. Wie Objektbeziehungen in Träumen gestaltet und wie Nähe und Distanz reguliert werden, geriet mehr und mehr in den Fokus der Traumanalysen. Auch die Übertragungsaspekte, die sich in den Träumen von Patienten finden, ließen sich mit dem objektbeziehungstheoretischen Ansatz besser konzeptualisieren.

Aufbauend auf Melanie Kleins Theorie über »unbewusste Phantasien« im Kontext von Beziehungserfahrungen wurden Träume als kontinuierlicher unbewusster Gedankenprozess verstanden (Bion, 1962). Die konkreten Beziehungserlebnisse werden in psychische Beziehungserfahrungen überführt und erhalten dadurch psychische Bedeutung. Dies entspricht den von Bion beschriebenen Transformationsvorgängen von konkretem Erleben (Beta-Elemente) in psychisch bedeutungsvolle Erfahrungen (Alpha-Elemente). Für die Traumkonzeption wichtig ist hier, dass dieser Umarbeitungsprozess permanent und kontinuierlich verläuft und die einzelnen Elemente dabei die Grundlage für die Traumgedanken bilden. Dass der Traumprozess kontinuierlich abläuft, nimmt auch Meltzer (1984) an; er konzipiert die Grundlagen für die Traumbildung auf einer objektbeziehungstheoretischen Grundlage. Die für die Traumbildung wichtigen Symbolisierungsvorgänge entstehen im Kontext von Beziehungserfahrungen von Lebensbeginn an. Werden zunächst hauptsächlich emotionale Zustände bearbeitet, weitet sich das Spektrum im Laufe der Zeit und umfasst schließlich mehr und mehr die externe Welt und letztlich auch die Sprache. Hier bestehen Anknüpfungen zu Mentalisierungsprozessen (Fonagy et al., 2002) beziehungsweise zu Befunden der Säuglingsforschung (Stern, 1985b). Wichtig im Zusammenhang mit der Weiterentwicklung der psychoanalytischen Traumtheorie ist, dass der Traum nicht mehr nur als verschlüsselte Botschaft latenter Traumgedanken angesehen wird, die es, entsprechend der von Freud beschrieben Vorgehensweise, zu entschlüsseln gilt, sondern dass der Traum als eigenständiger, permanent ablaufender Symbolisierungsprozess verstanden wird. Dies hat zur Folge, dass Träume nicht eine verschlüsselte Botschaft unbewusster, latenter Traumgedanken enthalten, sondern eine kontinuierliche Umarbeitung innerer Erlebniszustände darstellen. Diese unbewussten Denkprozesse des Traumlebens können transformiert werden, wie die Umwandlung von visuell-symbolischen Darstellungen in eine verbal-symbolische Erzählung zeigt. Folgt man Meltzer, findet Träumen somit kontinuierlich statt, auch im Wachleben setzt sich das unbewusste Denken (»Traumerleben«) fort. Dieser Ansicht ist auch Ogden (2005), der die Fähigkeit zu Träumen als Ausdruck einer entwickelten und intakten Alpha-Funktion sieht (Bion, 1962). Nur dann ist es für das Individuum auch möglich, einerseits schlafen und andererseits wach sein zu können. Auch für Ogden ist Träumen ein permanent ablaufender, unbewusster Prozess, der allerdings nicht von Geburt an gegeben ist, sondern erst entwickelt werden muss, ähnlich wie Bion die Entwicklung der Alpha-Funktion als interpersonellen Prozess konzeptualisiert.

Die Hinwendung zum manifesten Traum und die Abkehr von Freuds kausal-mechanistischem Modell des Traumes führte dazu, dass nunmehr davon ausgegangen wird, dass Träume nicht etwa bestimmtes inneres Erleben verbergen und kodiert ausdrücken, sondern vielmehr wichtige Erfahrungen und Erlebnisse direkt zur Darstellung kommen, gewissermaßen hervorgehoben werden. Die sogenannten Selbstzustandsträume *(self-state dreams)* (Kohut, 1977) legen dies nahe. In diesen Träumen werden Selbstzustände dargestellt, die wichtige Hinweise auf die inneren Erlebniszustände und (Entwicklungs-)Möglichkeiten des Träumers beinhalten. Die Idee, dass Träume mehr offenbaren als verbergen, wurde von Gabel (1991) und Fiss (1999) aufgegriffen und verallgemeinert. Alle Träume geben Auskunft über den Selbstzustand des Träumers sowie Hinweise über mögliche Störungen und Konflikte. Fiss (1999) beschrieb darüber hinaus ein vorbewusstes »Signal-Entdeckungssystem«, das in den Träumen Ausdruck finde.

Die psychoanalytische Traumtheorie hat somit durch Objektbeziehungstheorie und Selbstpsychologie wesentliche Erweiterungen erfahren und Träume werden heute als wichtige Voraussetzung für das Aufrechterhalten psychischer Strukturen verstanden (Stolorow & Atwood, 1993).

Neben der Untersuchung der Trauminhalte haben Psychoanalytiker auch Vorstellungen und Theorien über die Bedingungen entwickelt, die gegeben sein müssen, damit es überhaupt zu Traumaktivität kommen kann. Einer der wichtigsten Theoretiker ist in diesem Zusammenhang Bertram Lewin, der das Konzept der »Traumleinwand« entwickelte (Lewin, 1948, 1953, 1999). Diese Projektionsfläche wurde von ihm mit der Stillsituation in Zusammenhang gebracht, wobei die Mutterbrust gewissermaßen eine Grundfläche bildet, auf die halluzinierte Erlebnisse projiziert werden und auf der sie erlebt werden können. Für Lewin sind die bei der Traumbildung wirksamen Vorgänge analog zu denen in der psychoanalytischen Situation. Anzieu (1985) kommt in seinen Arbeiten zum »Haut-Ich« zu ähnlichen Schlüssen wie Lewin beziehungsweise Khan (1962, 1976), der das Konzept der »Traumleinwand« in das eines dreidimensionalen »Traum-Raumes« weiterentwickelt hat.

Der Zusammenhang oder die Parallelisierung von Traumprozessen und therapeutischer Situation findet sich immer wieder in den auf klinischen Erfahrungen aufbauenden Traumkonzepten, in denen der funktionelle Zusammenhang von Traum- und Übertragungsprozessen hervorgehoben wird (Kern, 1987; Morgenthaler, 1986; Deserno, 1999, 2007). Hartmann (1999, 2011) beschreibt die Verknüpfung von aktuellen mit vergangenen Erfahrungen innerhalb eines geschützten Rahmens als gemeinsame Eigenschaft von Traum und psychotherapeutischer Situation.

Der Traum hat seit Mitte der 1950er Jahre seine Sonderstellung als Königsweg zum Unbewussten verloren. Das zeigt sich allein schon an der deutlichen Abnahme der Veröffentlichungen zum Traum in den psychoanalytischen Fachzeitschriften. Einsicht in innere psychodynamisch relevante Konflikte lässt sich auch auf andere Weise gewinnen, etwa durch die Untersuchung und Analyse der Übertragungs- und Gegenübertragungsprozesse in einer Behandlung. Auch die Entwicklung neuerer Therapieverfahren hat zur Relativierung des Stellenwert des Traumes beigetragen, sodass der Traum heute als eine Kommunikationsmöglichkeit neben anderen angesehen wird.

Konzeptuell bedeutsam erscheint vor allem der Zusammenhang zwischen Traum und Übertragung. Da Träume nicht losgelöst von der Erlebenswelt des Individuums entstehen, sondern die aktuellen Beziehungserfahrungen und das Sich-in-der-Welt-Erlebens des Träumers widerspiegeln, umfasst dies auch die aktuellen Übertragungsdynamiken und -konflikte in der Therapie. Dies bedeutet umgekehrt, dass die Untersuchung dieser Konstellationen und Konflikte, wie sie sich in der Übertragung abspielen, deutliche Hinweise auf das innere Erleben und die Bearbeitungsmöglichkeiten, die einem Patienten zur Verfügung stehen, ergibt. Dieselbe Grundidee findet sich bei Moser und von Zeppelin (1996), die den Traum als einen Versuch beschreiben, Beziehungserfahrungen und -erlebnisse darzustellen und zu bearbeiten. Ziel der Traumanalyse ist hier ebenfalls nicht die Herausarbeitung latenter Traumgedanken und dem Traum zugrunde liegender Triebimpulse, sondern das Aufzeigen der im Traum realisierten Objektbeziehungen und Interaktionssequenzen. Daraus lassen sich Rückschlüsse auf die aktuellen Selbst- und Objektrepräsentanzen des Träumers ziehen. Die im Traum auftauchenden Beziehungserlebnisse mit den darin enthaltenen Selbst- und Objektrepräsentanzen strukturieren die Traumerzählung und beeinflussen deren Verlauf. Stolorow vermutet, dass darin eine weitere Möglichkeit besteht, »präreflektive unbewusste Erfahrungsstrukturen besser verstehen zu können, welche das subjektive, individuelle innere Universum eines jeden Träumers strukturieren« (Stolorow, 1978, S. 216; Übers. S. H.).

5.6 Der Traum – die Simulation einer »Mikrowelt«

Die Schweizer Psychoanalytiker Ulrich Moser und Ilka von Zeppelin (1996) haben das bisher komplexeste Modell zur Traumentstehung entwickelt. Mit der von ihnen vorgeschlagenen Methode lassen sich Träume systematisch in ihrem Verlauf untersuchen. Kerngedanke ist, den Traum als Prozessgeschehen zu begreifen und zu versuchen, den geträumten Traum in seinem Ablauf zu rekonstruieren. Anders als bei Freud wird der Fokus aber auf den zeitlichen Verlauf der Traumentstehung und Traumentwicklung gelegt und es werden die Bedingungen für die komplexen kognitiven Steuerungsprozesse aufgezeigt, die bei der Traumgenerierung und Traumüberwachung ablaufen beziehungsweise das Traumgeschehen beeinflussen. Im Traum zeigen sich die individuellen Möglichkeiten und Kapazitäten des Träumers, Beziehungssituationen einzugehen und zu gestalten. Dabei werden aber auch die Grenzen der Möglichkeiten der Beziehungsgestaltung des Träumers offenbart (Moser, 1991, 2003a, 2003b).

In den Träumen werden sogenannte Mikrowelten geschaffen und simuliert, also Ausschnitte aus der Lebenswirklichkeit des Subjekts, wobei aktuelle Konflikte, Wünsche, Affekte oder andere Tagesreste traumauslösend wirken können. Dieser Ansatz ist kompatibel mit der

Konzeption fokaler Konflikte (French, 1954), für die der Traum eine Lösung zu finden versucht. Hierbei werden, vergleichbar mit einem Labor, verschiedene Beziehungskonstellationen simuliert und auf ihre Konsequenzen hin überprüft (zu gefährlich? undurchführbar? etc.).

Der Traumverlauf gleicht einer Pendelbewegung aufgrund zweier Prinzipien: die Interaktionstendenz und das Sicherheitsprinzip. Mit Interaktionstendenz ist gemeint, dass der Traum darauf abzielt, Beziehungen einzugehen und zu gestalten, somit Interaktionen stattfinden zu lassen. Werden diese für den Träumer zu bedrohlich, tritt ein zweites Prinzip in Kraft, das sogenannte Sicherheitsprinzip, durch das ein Rückzug aus der aktuellen Beziehung im Traum eingeleitet wird, wobei es zu einer Veränderung der Traumszene kommt. Gelingt dieser Rückzug nicht, kann die aktuelle Traumszene auch unterbrochen werden und der Traum setzt mit einer anderen Szene fort. Im schlimmsten Fall wird der gesamte Traum abgebrochen und es kommt zum Aufwachen *(interrupt)*. Der im Traum auftauchende aktualisierte fokale Konflikt erscheint in einem Traumkomplex integriert. Unterschiedliche Affekte sowie Objekt- und Selbstrepräsentanzen, die aus verschiedenen Netzwerken stammen können, kommen in Form von generalisierten Repräsentationen von Interaktionen (»RIGs«, *representations of interactions that have been generalized*) (Stern, 1985b) zur Anwendung.

Moser und von Zeppelin erheben mit dem von ihnen entwickelten Modell den Anspruch, den Ablauf des ursprünglich geträumten Traumes rekonstruieren zu können. Dieser zeitliche Verlauf ermöglicht, vor allem mithilfe der Untersuchung der Unterbrechungen des Traumverlaufes, Schlussfolgerungen über die für den Träumer bedeutsamen Konflikte. Dies kann anhand von Folgen von Traumata besonders gut verdeutlicht werden, denn die traumatischen Erlebnisse führen zu sogenannten »rigiden Bereichen«, das heißt, die ansonsten flexiblen Netzwerke von Gedanken wirken ungewöhnlich starr, sie enthalten unintegrierte, frei flottierende Affekte, die auch nach vielen Versuchen nicht bearbeitbar erscheinen.

Das Modell des Traumprozesses für den geträumten Traum, wie es von Moser und von Zeppelin vorgeschlagen wird, ist viel komplexer als der Freud'sche Ansatz der Traumarbeit. Moser und von Zeppelin beschreiben mindestens vier unterschiedliche psychische Prozesse, die gegeben sein müssen, damit ein Traum überhaupt geträumt werden kann. Zunächst ist ein traumvorbereitender Prozess anzunehmen, in dem die Inhalte für den Traum zusammengestellt werden und der Konflikt beziehungsweise das Problem ausgewählt wird, das momentan genügend Resonanz oder psychische Relevanz aufweist, um als aktueller, fokaler Konflikt bearbeitet zu werden. Neben diesem Auswahlvorgang muss ein zweiter Prozess angenommen werden, der den Traum in Bewegung setzt, eine Art treibende Kraft, die die Traumabläufe initiiert. Hinzukommen muss drittens eine Art Testfunktion, mit der sich unterschiedliche Weiterführungen der aktuellen Traumszene probeweise entwickeln lassen (vergleichbar mit einem Kurzzeitgedächtnis). Diese unterschiedlichen Optionen müssen schließlich viertens in ihren Konsequenzen überprüft werden, wobei zu gefährliche Varianten verworfen und andere hingegen in den Traumverlauf eingefügt werden. Hier wird somit der Traumverlauf überwacht und gesteuert mit dem Ziel, eine erfolgreiche Bearbeitung des aktuellen fokalen Konfliktes zu erreichen, die nicht allzu angstbelastend wird und durch die der Traum zu Ende geträumt werden kann. Kommt es jedoch trotz versuchter Veränderungen zu immer bedrohlicheren Szenarien, kann dies schließlich zu der Entscheidung führen, einen Traum abzubrechen, was zum Aufwachen führt.

Moser und von Zeppelin haben ein genaues Kodierungssystem entwickelt, mit dem Traumverläufe systematisch beschrieben werden können. So lassen sich etwa die Träume bestimmter Patientengruppen in ihren Verläufen untersuchen (Leuzinger-Bohleber, 1987, 1989, 2002; Döll-Hentschker, 2008; Fischmann et al., 2012; Wittmann et al., 2017). Klinisch relevant ist bei dem Modell von Moser und von Zeppelin, dass die Aufmerksamkeit des Analytikers auf die Bruchstellen, die *interrupts* im Traumverlauf gerichtet ist, sodass der Fokus auf den Konflikten und auf deren gelungener oder misslungener Simulation liegt.

5.7 Traumdeutung – ein Beispiel

Träume sind individuell bedeutsame psychische Produkte und deren psychische Bedeutung muss daher für jeden einzelnen Traum individuell erschlossen werden. Ein kurzes Traumbeispiel mag hier als Illustration dienen. Nehmen wir an, eine Frau träumt folgenden Traum: »Ich stehe in der Küche und schäle Karotten.« Um diesen kurzen manifesten Traumtext psychoanalytisch zu deuten und in einen für die Träumerin sinnvollen Zusammenhang zu bringen, muss der latente Trauminhalt erschlossen werden. Freud (1900a, 1923a) hatte vorgeschlagen, zu den einzelnen Traumelementen sogenannte freie Einfälle zu erfragen. Man kann sich dazu entweder systematisch durch den manifesten Traumtext durcharbeiten oder bei dem auffälligsten oder affektiv bedeutsamsten Traumteil beginnen oder aber es dem Träumer beziehungsweise der Träumerin selbst überlassen, zu welchem Traumteil freie Einfälle berichtet werden. Die Annahme ist dabei, dass diese Assoziationen überhaupt nicht frei sind, sondern in engem Zusammenhang mit der aktuellen Konfliktsituation stehen (was eine Versuchs-, aber auch eine Versagungssituation sein kann), in der der Traum entstanden ist. Die freien Einfälle könnten dazu führen, dass der obige kurze Traumtext eine sexuell-aggressive Bedeutung bekommt (Karotte als Phallussymbol zusammen mit der aggressiven Komponente des Schälmessers). Es könnte sich aber auch um eine Darstellung einer trostlosen Lebenssituation handeln, die geträumt wird, nachdem der Träumerin am Tage zuvor die Arbeitsstelle gekündigt wurde und sie sich nun einer deprimierenden Hausarbeitssituation gegenübersieht. Weiterhin könnten die Assoziationen zum neugeborenen Baby führen, für das die Träumerin in der Küche einen Karottenbrei zubereitet, woraufhin sich eine lustvolle Fütterungsszene ereignet. Welche der drei Szenarien nun für die Träumerin relevant ist, kann nicht direkt aus dem manifesten Traumtext erschlossen werden. Dafür bedarf es der freien Einfälle und der Stellungnahme der Träumerin zu den einzelnen Elementen des manifesten Traums. Zusammen mit anderen Erinnerungen, etwa an frühere Lebensereignisse, und im Kontext der Persönlichkeit des Träumenden ergibt sich daraus ein spezifischer Traumkontext.

Da die mit dem Traum zusammenhängenden Wünsche aktiv im Unbewussten gehalten werden, ist die bewusste Traumerinnerung meist unvollständig und verkürzt. Die latenten Trauminhalte lassen sich nur über die Traumdeutung (re)konstruieren, wobei dies nicht über festgelegte Übersetzungsregeln von vermeintlichen Traumsymbolen geschehen kann. Alle Versuche von festgelegten Traumsymbolübersetzungen sind wissenschaftlich nicht belegt. Vielmehr müssen zunächst die freien Einfälle zu den Trauminhalten gesammelt werden, bevor diese dann in den Lebenskontext des Träumenden gesetzt werden. Auf diese Weise lässt sich die Traumarbeit ein Stück weit zurückverfolgen und es können die Quellen der Trauminhalte (Tagesreste oder Erinnerungen an frühere Lebensereignisse aus der Kindheit) sichtbar gemacht werden und, wie diese für den Traum umgearbeitet und verändert wurden.

Neben der Herausarbeitung der latenten Trauminhalte gibt es heute, wie oben bereits ausgeführt, andere Konzepte für den Umgang mit manifesten Trauminhalten. Ihnen ist gemein, dass die Traumdeutung als dynamischer Prozess verstanden wird, bei dem die Bedeutung eines Traumes gemeinsam in einem Beziehungskontext hergestellt wird. Dabei liegt der Fokus entweder auf Überlegungen, wie sich die persönliche Lebenswelt eines Träumers in den Träumen widerspiegelt, wobei eher Kontexte als konzise subjektive Bedeutungen einzelner Traumteile bei der gemeinsamen Traumdeutung generiert werden (Stolorow, 1978; Stolorow & Atwood, 1993). Wie erlebt sich der Träumer selbst und welche subjektive, innere Lebenswelt, einem inneren Universum vergleichbar, wird im Traum sichtbar?. Es lässt sich aber auch fragen, welche Beziehungskontexte, welche interpersonellen Erfahrungen sich im manifesten Traum finden. Dabei wäre der Ausgangspunkt die Untersuchung dessen, welche Beziehungserfahrungen und welche interpersonellen Konflikte für den Träumer bedeutsam erscheinen, wobei auch der Zusammenhang zwischen Beziehungserfahrungen und intrapsychischem Funktionieren deutlich werden kann. In welche Beziehungskontexte ist der Träumer involviert? Welche Objektrepräsentanzen und welche Selbstrepräsentationen kommen im Traum zur Darstellung? Dies bedeutet aber auch die Frage, inwiefern die aktuelle Dynamik in der Übertragungsbeziehung zum Therapeuten sich im Traum widerspiegelt. Grundgedanke ist hierbei, dass der Traum nicht losgelöst von der restlichen Lebenswelt geträumt wird, sondern dass die interpersonellen Erfahrungen den Kontext bestimmen, in den der Traum eingebettet ist. Das Verstehen der Bedeutung eines Traumes fokussiert hier auf die Herausarbeitung der Beziehungskonfigurationen, was die Konfigurationen in der therapeutischen Beziehung einschließt.

5.8 Der Traum als multifunktionaler Prozess – Ergebnisse der empirischen Traumforschung

Neben der langen Tradition klinisch-psychoanalytischer Forschungen zum Traum wurden seit den 1950er Jahren zahllose kontrolliert-experimentelle Studien durchgeführt, um Schlaf und Traum zu erforschen. Aus der Perspektive der experimentell arbeitenden Traumforscher wird der Traum als eigener Bewusstseinszustand aufgefasst. Die Ergebnisse der experimentellen Traumforschung der letzten sechs Jahrzehnte haben das Wissen über Träume und über die Prozesse unbewussten Denkens wesentlich ausgeweitet, sind aber von Psychoanalytikern bisher nur in geringem Umfang rezipiert worden.

In den 1950er Jahren entdeckten Aserinsky und Kleitman (1953) verschiedene Schlafphasen und beschrieben ein typisches Schlafmuster, in dem es zu schnellen Augenbewegungen (*rapid eye movements*, REM) kommt. Weckt man Menschen aus diesen Schlafphasen, erinnern sie sich fast immer an Träume. Hierdurch ergab sich die Möglichkeit, Träume systematisch in quasiexperimentellen Versuchen zu untersuchen. Dies markiert auch den Beginn einer systematischen Traumforschung im Labor, an der unter anderem Psychoanalytiker von Beginn an beteiligt waren. Besonders manifeste Träume und unbewusste Kognitionen wurden untersucht. Dabei stellte sich in zahlreichen Studien heraus, dass Träume viel häufiger vorkommen als früher angenommen. Träume finden während der gesamten Schlafzeit statt und sind nicht auf einzelne Schlafphasen beschränkt. Jeder Mensch träumt, auch wenn sich nur ein Drittel regelmäßig an Träume erinnert. Ungefähr ein Drittel seines Lebens verbringt der Mensch also im Schlaf- beziehungsweise Traumzustand. Dabei liegt der Anteil lebhafter, handlungsreicher Träume bei ungefähr zwei bis drei Stunden pro Nacht. Neurobiologische Studien des Träumens haben gezeigt, dass die Ausschüttung der Neurotransmitter Serotonin, Histamin und Norepinephrin dabei vollständig unterdrückt ist (Hobson, 2009; Siegel, 2005), womit sich die Inaktivität der Motorneuronen erklären lässt und wodurch es zu einem extrem niedrigen Muskeltonus während der REM-Phasen kommt. Dadurch ist es dem Träumer dann nicht möglich, seine Traumerlebnisse physisch auszuagieren. Allerdings muss einschränkend betont werden, dass es sich um einen korrelativen und nicht um einen kausalen Zusammenhang zwischen REM-Schlaf und Träumen handelt. Träumen findet auch in anderen, sogenannten Non-REM-Schlafphasen statt. Solms (2000) berichtet, dass Träume auch im Prosencephalon generiert werden und eben nicht in der Pons-Region (die ein Teil des Hirnstamms ist), wie dies von Hobson und McCarley (1977) nahegelegt worden ist.

Den Traum gibt es eigentlich nicht, sondern Träume tauchen in verschiedenen Variationen auf, in Abhängigkeit von Schlafphase und Bewusstseinszustand, und es lassen sich bestimmte qualitative Eigenschaften der Träume beschreiben. Die meisten Eindrücke im Traum sind visueller Art, aber auch akustische Erlebnisse und Körpererleben kommen im Traum häufig vor, jedoch fast nie Geruchs- oder Geschmackserlebnisse. Vor allem Tagesreste tauchen in den Träumen auf. Bis zu 70 Prozent der Inhalte stammen aus den Tagen der vergangenen Woche vor dem Traum. In den Träumen können alle Emotionen mit den gleichen Qualitäten auftauchen, wie sie auch im Wachzustand erlebt werden. Die häufigste Emotion im Traum ist Freude, die sogar öfter auftaucht als Ärger oder Angst (Strauch & Meier, 1996).

Der wohl wichtigste Befund der experimentellen Traumforschung ist die Beschreibung einer Kontinuität von Wach- und Traumzustand. Dies bezieht sich nicht auf die Art und Weise des Denkens, also auf die formalen Eigenschaften der kognitiven Prozesse in beiden Bewusstseinszuständen, sondern auf die Inhalte. Womit die Menschen am Tage beschäftigt sind – die Krisen, Probleme und Konflikte, die im Wachzustand vorherrschen –, damit befassen sie sich auch in den Träumen der Nacht und umgekehrt. In den Studien wurde auch deutlich, dass die Lebenswelt der Menschen sich in ihren Träumen widerspiegelt. Die Erlebnisse und Situationen des Alltags des Einzelnen sind auch prägend für dessen Träume. Die meisten Trauminhalte erwiesen sich auch als erstaunlich banal und keineswegs als bizarr oder aufgeladen mit sexuellen oder aggressiven Inhalten.

Träume sind auch keine fertigen Produkte, sondern sie werden ständig weiter umgearbeitet. Bei mehrfachen Erinnerungen an den gleichen Traum zeigen sich Auslassungen früher erinnerter Details beziehungsweise Hinzufügungen neuer Inhalte, wobei die Grundstruktur der Traumerzählung jeweils unverändert bleibt. Das bedeutet aber, dass eine Traumerzählung in einer Therapiestunde eine umgearbeitete Version des ursprünglich in der Nacht geträumten Traums darstellt. Doch es gibt auch noch andere Gründe, warum ein berichteter Traum bereits mehrfach verändert worden ist. Zunächst muss man davon ausgehen, dass der erinnerte Traum nicht gleich dem geträumten Traum sein kann, denn er wird nicht mehr unmittelbar erlebt, sondern aus einer »Beobachterperspektive« heraus zusammengefasst erinnert. Hierdurch ergeben sich Veränderungen, etwa aufgrund von Erinnerungslücken, Auslassungen oder Hinzufügungen. Eine weitere Transformation erfährt der Traum, wenn er berichtet wird. Bei der Umwandlung der visuellen Traumerlebnisse in einen sprachlich verfassten Bericht sind Veränderungen und Transformationen unvermeidlich. Schließlich ist dieser Traumbericht weiteren Veränderungen im Laufe der Zeit ausgesetzt, sodass eine Traumerzählung als ein dynamisches situatives und individuelles Produkt aufgefasst werden muss.

Die meisten Träume werden vergessen beziehungsweise gelangen nicht in die Erinnerung. Es gibt bis heute keine Theorie, die dies umfassend erklären könnte. Die Annahme einer Zensur reicht jedenfalls nicht aus, um zu erklären, warum auch die meisten der inhaltlich banalen Träume im Wachzustand nicht erinnert werden oder dass für die kurz vor dem Aufwachen geträumten Träume eine größere Erinnerungswahrscheinlichkeit besteht als für das Erinnern von Träumen aus früheren Schlafstadien.

Auch für die Traumfunktionen ergaben sich Erweiterungen. Heute wird der Traum als multifunktionales Geschehen betrachtet, das für die Aufrechterhaltung der psychischen, aber auch physischen Gesundheit notwendig ist. Darüber hinaus wurden Traumfunktionen beschrieben, die neben der Wunscherfüllung Funktionen der Erinnerungskonsolidierung, des Problemlösens, der Stressbewältigung, der Konfliktbearbeitung und der Stimmungsregulation umfassen. Auch auf das kreative Potenzial der Träume ist immer wieder hingewiesen worden (Van de Castle, 1996).

Die Fähigkeit zu Träumen besteht auch nicht von Geburt an, sondern entwickelt sich im Laufe der ersten dreizehn Lebensjahre (Foulkes, 1999; Strauch et al., 1997). In Längsschnittuntersuchungen zeigte sich, dass drei- bis fünfjährige Kinder nur sehr kurze und emotional eher neutrale Träume haben, die keine komplexen Interaktionen und Handlungen aufweisen. Das Traum-Ich taucht erst im Alter von ungefähr sieben Jahren auf, worauf es ungefähr zwei weitere Jahre dauert, bis die Aktivität des Traum-Ichs der des Traum-Ichs von Erwachsenen entspricht. Diese entwicklungspsychologischen Befunde legen auch nahe, dass es sich beim Traum nicht um einen Perzeptionsprozess handeln kann, sondern dass dieser als kognitiver Vorgang konzipiert werden muss, der davon abhängig ist, was ein Individuum von der Welt und den Erfahrungen symbolisch repräsentierbar zur Verfügung hat. Trauminhalte hängen also davon ab, wie Interaktionen mit relevanten Objekten erfahren und enkodiert wurden.

In den letzten Jahrzehnten ist die Beziehung zwischen Denkvorgängen im Wachzustand und kognitiven Prozessen während des Träumens immer deutlicher geworden. Es stellte sich heraus, dass emotionsgeladene Ereignisses des Vortages einen starken Einfluss auf die Trauminhalte der folgenden Nacht haben (Kramer, 2007, S. 107–116). Kramer (1993) hat auch die stimmungsregulative Funktion der Träume aufgezeigt. Die Stimmung der untersuchten Probanden verbesserte sich während der Nacht, was konkret bedeutete, dass diese am Morgen weniger depressiv aufwachten, als sie am Abend eingeschlafen waren. Dieser Effekt wurde auch im Rahmen von Traumaforschungen berichtet.

Psychoanalytische Traumtheorien gehen mit einer gewissen Berechtigung davon aus, dass die biologische Funktion des Träumens immer noch nicht wirklich geklärt ist. Ob den

Traumerlebnissen nun unbewusste Triebimpulse, andere innere Motive wie aktuelle Konflikte oder aber Beziehungsprobleme mit anderen Menschen zugrunde liegen, wir haben es mit komplexen kognitiven Prozessen zu tun, die in den sensorischen Erlebnissen ihren Niederschlag finden. Die aktuelle Befundlage empirischer Forschung stimmt mit der psychoanalytischen Annahme überein, dass die Traumaktivität ein permanenter Prozess ist, der im Wachzustand gewissermaßen im Hintergrund abläuft und im Schlafzustand in den Vordergrund tritt. Traumaktivität geschieht somit im Kontext spezifischer Kortex-Aktivität (Solms, 1997, 2000; Solms & Turnbull, 2002). Solms und Turnbull (2002) bringen die Traumaktivierung mit dem dopaminergen (Belohnungs-)System in Zusammenhang. Solms hat in seinen Studien deutlich gezeigt, dass Träumen und REM-Schlaf auf unterschiedlichen neurophysiologischen Prozessen basieren. So kann Traumaktivität zwar durch Erregungsimpulse aus der Pons-Region im REM-Schlaf initiiert werden, Träume finden sich aber auch in anderen, in Non-REM-Schlafphasen und hier müssen andere Aktivierungsursachen angenommen werden. Da auch die Einteilung der Schlafphasen mittlerweile kritisiert wird – so hat etwa Nielsen (2000) bis zu 25 Prozent REM-Schlaf-Anteil in Non-REM-Schlafphasen gefunden –, bleibt die Frage nach den neurophysiologischen Korrelaten von Träumen weiter ungeklärt (Weinstein & Ellman, 2012; Ellman & Weinstein, 2012). Erschwerend mag hinzugekommen sein, dass REM-Schlaf in vielen Untersuchungen unzulässigerweise mit Traumschlaf konzeptuell gleichgesetzt wurde. Jedenfalls ist es bis heute nicht gelungen, mehr als schwache Korrelationen zwischen spezifischen neurophysiologischen Ereignissen und Prozessen und psychischen Trauminhalten aufzufinden (Ruby, 2011).

5.9 Zusammenfassung

Es war beabsichtigt zu skizzieren, wie sehr sich die Traumtheorien und Traumauswertungsansätze von Freuds Grundidee entfernt und diese weiterentwickelt haben. Die Wunscherfüllung als Traumfunktion verschwindet zwar keineswegs, sie wird heute jedoch relativiert durch die Neubewertung der multifunktionellen Funktion des Traumes. Die Wunscherfüllungsfunktion ist nur noch eine unter mehreren Traumfunktionen. Ebenfalls relativiert hat sich die Arbeit und die Deutung von Träumen und zwar weg vom kausal-mechanistischen Modell der Entschlüsselung manifester Trauminhalte in Bezug auf darin enthaltene unbewusste Triebimpulse und hin zur Untersuchung dessen, wie die aktuelle Lebenssituation sowie die emotional relevanten Konflikte und Probleme in den Träumen zum Ausdruck kommen. Schließlich wird dem Traum eine große Bedeutung für die Beziehungsregulation beigemessen. Objekt- sowie Selbstrepräsentanzen und die erlebten Beziehungserfahrungen legen die Grundstrukturen und Interaktionsmuster für die im Traum in Szene gesetzten Beziehungsepisoden. Daraus lassen sich Rückschlüsse darüber ziehen, wie sich ein Individuum in der Welt und in Relation zu anderen Menschen erlebt. Gleichzeitig werden Konflikte und Einschränkungen in den Beziehungsgestaltungen erkennbar. Aufgrund der Befunde experimenteller Traumforschung wird auch die Aussage Freuds, der Traum sei der Hüter des Schlafes, heute als nicht belegt angesehen. Vielmehr wird umgekehrt der Schlafzustand als die Voraussetzung für das Träumen betrachtet (Wiegand et al., 2006). Überhaupt wird eher der Vorgang des Träumens als Prozess betont, anstatt den »Traum« als singuläres, abgrenzbares Ereignis zu verstehen. Schließlich veränderte sich auch das Verständnis der Traumquellen. Nicht nur infantil-sexuelle Wünsche und die diesbezüglichen Triebimpulse sind als Traumquellen benannt, sondern auch emotionale Beziehungserfahrungen, kognitive Probleme und ungelöste Konflikte aus dem Lebensalltag haben große Auswirkungen auf die Träume und deren Inhalte (Mertens, 2001; Rodenbeck et al., 2006; Hallschmid & Born, 2006; Leuzinger-Bohleber, 2002; Deserno, 2007; Hartmann, 1995). Zusammenfassend kann man feststellen, dass an der therapeutischen Funktion der Träume heutzutage kein Zweifel mehr besteht.

Methode und Technik

6 Die therapeutische Beziehung

Matthias Elzer und Timo Storck

In diesem Kapitel werden zentrale und essenzielle Begriffe der therapeutischen Beziehung beschrieben, die auch in anderen Kapiteln (z. B. Setting, Technik, Prozess etc.) ausführlich diskutiert werden. Diese Redundanz ist unvermeidbar; dadurch werden die komplexen Phänomene von verschiedenen Seiten beleuchtet.

6.1 Das Wesen der analytischen Therapiebeziehung

Matthias Elzer

Der Patient und der psychoanalytische Therapeut gehen eine ungewöhnliche Beziehung miteinander ein. Es handelt sich um eine professionelle, therapeutische Beziehung, ihrem Wesen nach ist sie artifiziell, asymmetrisch, abstinent und intim. Nicht selten formulieren Patienten, dass sie mit keinem anderen Menschen so wie in der analytischen Therapie gesprochen haben; das betrifft die Art der Kommunikation und insbesondere die Inhalte, bei denen es sich um zutiefst menschliche Themen handelt.

Der Patient ist durch regressive Auswirkungen seiner Krankheit in der Rolle des Leidenden, er darf und muss geradezu seine Psychodynamik als Übertragungsbeziehung einbringen, wenn die analytische Therapie ihr Potenzial entfalten soll. Der Therapeut nimmt zwar eine professionelle Haltung und Distanz ein, aber er stellt sich dem Patienten bzw. dem therapeutischen Prozess durch sein theoretisches Wissen, sein Denken und Fühlen (z. B. in der Gegenübertragung) auch als Person zur Verfügung.

Eine weitere Paradoxie ist, dass die therapeutische Beziehung in der psychoanalytischen Therapie eine helfende ist, in der der Therapeut dem Patienten aber nicht direkt hilft, keine Ratschläge und Lösungen erteilt, sondern sich als sicheres Objekt in einem Erkenntnisprozess anbietet. Dieser Erkenntnisprozess ist in erster Linie ein emotionaler. Die therapeutische Beziehung ist voller bewusster und unbewusster Gefühle, die einem emotionalen Wiedererleben und schließlich einem kognitiven Verständnis unterzogen werden. Das Gefühl der Evidenz, der Stimmigkeit, stellt beim Patienten eine Art Verifizierung dar, dass ein bisher unbewusster Inhalt für ihn von Bedeutung ist.

6.2 Therapieziele und Arbeitsbündnis

Matthias Elzer

Das Thema Therapieziele wird in Kapitel 10.2 im Kontext Therapieprozess und das Thema Arbeitsbündnis im Kapitel 7.1.5 (Setting) behandelt. Beide Themen gehören auch zur therapeutischen Beziehung, daher sollen hier relevante Aspekte aufgegriffen werden.

Der Patient hat natürlich das Ziel, durch die Therapie Hilfe und Beseitigung seiner Beschwerden zu erfahren. Die Frage ist nur, wie dieses Ziel zu erreichen ist. Durch Behandlung oder Selbsterkenntnis? Ziel des Patienten sollte sein, Erkenntnisse über sich selbst und die Krankheit zu gewinnen, um seine Beschwerden und Symptome überflüssig werden zu lassen; darin steckt auch ein präventiver Effekt für sein zukünftiges Leben. Dieses Ziel und die dadurch veränderte Arbeitsweise sind den meisten Patienten anfangs nicht bekannt. Ohne das Ziel, seine eigene psychische Struktur mit Unterstützung durch den Therapeuten zu verstehen und zu bearbeiten, funktioniert keine tiefenpsychologisch fundierte oder analytische Psychotherapie. Leidensdruck, Motivation und Introspektionsfähigkeit sind Voraussetzungen und quasi der Motor, diesem Ziel näherzukommen. Eine analytische Psychotherapie ist also zugleich eine Krankenbehandlung und ein Erkenntnisprozess.

Im Gesundheitswesen ist sie eine Krankenbehandlung zur Heilung, Linderung oder Prävention der Krankheit des Patienten. Dabei muss sie sich ökonomischen Regeln unterwerfen: ausreichend, zweckmäßig und wirtschaftlich gemäß § 12 Sozialgesetzbuch V sein. Freud beschrieb das Ziel der Analyse, den Patienten »nach Möglichkeit leistungs- und genußfähig zu machen« (Freud, 1923a, S. 226). Die Arbeits- und Beziehungsfähigkeit wiederherstellen, wie dieses Zitat oft wiedergegeben wird, ist ein Ziel, mit dem sich auch die Krankenkassen identifizieren können. Ein weiteres Zitat bezieht sich auf das Strukturmodell: »Wo Es war, soll Ich werden« – oder: »das Ich zu stärken, es vom Überich unabhängiger zu machen« (Freud, 1933a, S. 86). Freud und Breuer schrieben am Ende der *Studien über Hysterie* über mögliche Einwände hysterischer Patienten gegen die Therapie: »[A]ber Sie werden sich überzeugen, dass viel damit gewonnen ist, wenn es uns gelingt, Ihr hysterisches Elend in gemeines Unglück zu verwandeln. Gegen das letztere werden Sie sich mit einem wiedergenesenen Seelenleben besser zur Wehr setzen können« (Freud & Breuer, 1895d, S. 312).

Analog zu den Prozessmodellen hängen ex- oder implizite Vorstellungen über Ziele und Sinnhaftigkeit der analytischen Therapie jeweils von den psychoanalytischen Schulen und Theorien ab. Unter Psychoanalytikern besteht häufig die Meinung, es gebe eine »ziel- und tendenzlosen Analyse«; Freud schrieb 1919 von der »strengen tendenzlosen Analyse« (Freud, 1919a, S. 194). Abgesehen davon, dass die Forderung einer Ziellosigkeit bereits selbst ein Ziel ist, ist eine Krankenbehandlung von Zielen nicht zu trennen. Diese Ziel- und Tendenzlosigkeit ist ein Ideal, eine Art Größenidee unter Verleugnung der gesellschaftlichen Realität – wie Hartung, Hinz und Schäfer in ihrem Buch *Wie viel Richtlinie verträgt die Psychoanalyse?* (2016) diskutieren.

Der Therapeut (griech. θεραπευειν: *heilen, dienen*) hat also das Ziel, dem Patienten zu helfen und damit zu dienen; die Frage ist nur, wie und wodurch er das tut. Der analytische Therapeut ist abstinent, quasi neutral und versagt dem Patienten die direkte therapeutische Hilfe durch Ratschläge und Verordnungen im Gegensatz zum Arzt, der ein Medikament rezeptiert. Im analytischen Prozess ist das anders, der Patient erfährt die Komplexität seiner Psychodynamik, wie unerledigte Konflikte und traumatische Erfahrungen dem Bewusstsein entzogen und im Unbewussten aktiv sind. In der sicheren, belastbaren und abstinenten therapeutischen Beziehung bildet sich seine Psychodynamik in der Übertragung und Gegenübertragung ab und wird entlang verschiedenster Formen von Widerständen erfahr- und bearbeitbar. Angestrebt wird die Auflösung der zugrunde liegenden neurotischen Struktur. Am Ende soll der Patient die Fähigkeit haben, sich selbst psychoanalytisch zu verstehen und mit Konflikten und der Realität angemessen umzugehen. Der Analytiker soll sich quasi überflüssig machen und die Übertragungsbeziehung sich allmählich auflösen. Der analytische Therapeut hat kein konkretes Ziel außer seiner psychoanalytischen Haltung, zusammen mit seinem Patienten das Material zu verstehen und zu bearbeiten.

Losgelöst von der analytischen Therapie als Kassenleistung wird die Frage der Ziele auch in der Konzeptforschung kritisch diskutiert; hierzu haben Sandler und Dreher (1999) unter dem Titel *Was wollen die Psychoanalytiker? Das Problem der Ziele in der psychoanalytischen Behandlung* die komplexe Geschichte der Zielsetzung in der psychoanalytischen Literatur untersucht und kommen zu dem lapidaren Ergebnis, das Ziel *des Analytikers* sei es, eine Analyse bestmöglich durchzuführen, und verneinen ein Ziel *der Analyse*. Die Ziele des Analytikers können sich zudem während einer Behandlung auch ändern (Sandler & Dreher, 1999, S. 216).

Patient und Therapeut gehen neben einem juristischen Behandlungsvertrag ein Arbeitsbündnis ein, wobei der Patient letztlich – wie bereits erwähnt – die Hauptarbeit zu leisten hat. Analytische Psychotherapie ist Arbeit – für beide. Der Patient hat in seiner Therapie eine aktive Rolle, er wird nicht passiv behandelt. Das Arbeitsbündnis ist notwendig, um die Therapieziele des Patienten zu erreichen. Deserno (2008, S. 76) erwähnt, dass das Wort »Arbeit« in Freuds theoretischen Arbeiten häufig Verwendung findet, zum Beispiel im Zusammenhang mit der Arbeitsanforderung der Triebe, dem Durcharbeiten von Konflikten, Traumarbeit, Trauerarbeit etc. Zum Arbeitsbündnis werden auch die Rahmenvereinbarungen der Therapie wie Frequenz, Therapieform, Honorar, Grund- und Abstinenzregel gezählt, die unter dem Terminus Setting subsumiert werden und in Kapitel 7 eingehender beschrieben sind. Das Thema Arbeitsbündnis berührt auch Fragen der Behandlungstechnik, wenn der Therapeut bereits im Erstinterview dem Patienten zeigt, wie er zum Beispiel mit Symptomen oder biografischen Fakten aus psychoanalytischer Sicht umgeht; er deutet auf eine mögliche unbewusste Bedeutung hin. Dadurch wird der Patient angeregt, sich aus einer für ihn neuen Perspektive zu sehen.

Zum Arbeitsbündnis zählt auch die »therapeutische Ich-Spaltung« des Patienten: Er überträgt seine neurotischen Beziehungserfahrungen zwangsläufig auf den Therapeuten. Diese Ich-Spaltung ist immer existent, auch wenn – je nach Therapieform – nicht unbedingt damit gearbeitet wird. Gemeint ist, dass der Patient eine Übertragungsbeziehung zum Therapeuten passend zu seiner Psychodynamik entfaltet; beispielsweise macht er ihn zum Objekt einer ihn beruhigenden Mutter, eines strengen Vaters, eines rivalisierenden Geschwisters oder füllt ihn projektiv-identifizierend mit aggressiven Emotionen ab und fühlt sich konsekutiv von ihm abgelehnt. Die Regression fördert diese Übertragung. Zugleich weiß er auf der kognitiven Ebene, dass der Therapeut nicht seine Mutter, sein Vater oder das Geschwister ist.

Die unbewussten Affekte und Fantasien »wissen« das noch nicht. Es handelt sich um eine Als-ob-Beziehung, in der der Patient hin und her changiert. Die Metapher Freuds, der Analytiker sei wie ein undurchsichtiger Spiegel, in dem sich der Patient widerspiegeln und etwas erkennen kann, korrespondiert mit der Abstinenzregel; oder anders: Der Therapeut bleibt eine Art Leinwand, auf die der Patient seine Themen projizieren kann.

6.3 Regression

Matthias Elzer

Unter Regression (von lat. *regredior*: zurückziehen, zurückweichen, zurückgehen) wird das psychische Phänomen verstanden, dass ein Mensch in seinem Denken, Fühlen und Verhalten auf ein früheres, weniger strukturiertes biografisches Entwicklungsniveau zurückfällt. So empfindet und verhält sich beispielsweise ein erwachsener Mann in einer bestimmten Konfliktsituation wie ein trotziger, wütender Dreijähriger. Regression ist ein ubiquitäres Phänomen sowohl des »normalen« Lebens wie auch bei somatischen und psychischen Krankheiten. So finden sich in der Sexualität, beim Spiel, Sport, in der Musik, beim Tanz etc. temporäre regressive Erlebnis- und Verhaltensweisen genauso wie in Gruppen, Großgruppen und Massenprozessen, in denen das Individuum sichtbar regrediert; Fußballfans (Fan von engl. *fanatic*) verhalten sich als Zuschauer eines Spiels häufig alles andere als erwachsen.

Regression ist das Gegenteil von Progression, bei der es zu einem Fortschritt auf einem reifen Strukturniveau gekommen ist. Bei einem Entwicklungsdefizit oder Entwicklungsstillstand sprechen wir nicht von Regression, da zuvor keine Progression stattgefunden hat. Bei einem vorliegenden neurotischen Konflikt oder einem Trauma läuft die Regression auf relevante Fixierungspunkte in der Biografie zurück. Die Vergangenheit ist damit in der Gegenwart anwesend und wird durch die Regression sichtbar.

Freud (1900a) beschrieb die Traumtätigkeit als einen »regredienten« (regressiven) Prozess, durch Deutung des Traumes eröffnet sich damit der Königsweg zum Unbewussten des Träumers. Der Regressionsbegriff hat sich mit der psychoanalytischen Theoriegeschichte der Schulen weiterentwickelt und differenziert. Körner beschreibt eine Erweiterung des Regressionsbegriffs von einem intrapsychischen zu einem interaktionellen Verständnis insofern, dass auch der Analytiker von der »Rolle des Beobachters regressiver Prozesse im Patienten zum Adressaten regressiver Beziehungsphantasien« wird (Körner, 2008, S. 635).

Neben dem normalpsychologischen Phänomen ist die Regression unter psychopathologischen Aspekten für die psychoanalytische Theorie und Praxis von Bedeutung. Eine Krankheit stellt für nahezu jeden Menschen eine narzisstische Kränkung seines Wohlbefindens und seiner Integrität dar; das gilt für einen grippalen Infekt mit Schnupfen und quälendem Husten genauso wie für eine schwerwiegendere Erkrankung, zum Beispiel einen Bandscheibenvorfall. Sie gehen einher mit Beeinträchtigung der Autonomie, Schmerzen, Ärger, Hilflosigkeit und Erwartungen an Menschen hinsichtlich Verständnis und Hilfe, die Beziehungserfahrungen in früheren Abhängigkeitssituationen entsprechen. Somatisch bedingtes Kranksein und Regression hängen eng miteinander zusammen, die Regression steht im Dienste des Krankheitsgewinns und sogar der Rekonvaleszenz. Mit dem Ausheilen der somatischen Erkrankung verschwinden in der Regel das regressive Erleben und Verhalten. Etwas komplexer sind primär somatische Krankheiten, die chronisch mit einer unsicheren oder schlechten Prognose verlaufen.

Etwas anders ist es bei psychischen und psychosomatischen Erkrankungen, die eine intrapsychische und interpersonale Dimension haben. Hier ist das regressive Moment Bestandteil der Störung; so ist ein Patient mit einer Angststörung somatisch und psychisch regrediert und braucht die Beruhigung durch andere Menschen bzw. fordert sie durch seine Angstsymptome ein. Verwiesen sei hier auf das Kapitel 13, zum Beispiel auf das Modell der De- und Resomatisierung von Schur, das eine somatische und psychische Regression annimmt.

Neben der somatischen Regression gibt es verschiedene Aspekte der psychischen Regression. Es können einzelne oder alle Instanzen des psychischen Apparates (Es, Über-Ich, Ich) regredieren. Die Regression erfolgt meist auf das entwicklungspsychologische Niveau des zugrunde liegenden Konflikts oder zur Abwehr dieses Konflikts auf einem früheren Niveau (Fixierungsstellen). So kann ein Patient seinen Konflikt (Todeswünsche) auf dem ödipalen Entwicklungsniveau durch eine Symptomatik aus der analen Phase (Kontrollzwänge, dass niemand zu Schaden kommt) abwehren. Das Ausmaß der Regression der Ich-Funktionen, die die Wahrnehmung, das Denken und die Angstbewältigung regulieren, ist dabei von besonderer Bedeutung. Durch Regression werden psychische Konflikte reinszeniert. Beispiele sind ein Asthmaanfall bei sich zuspitzendem Autonomiekonflikt, Suizidgedanken bei Verlustangst eines Borderline-Patienten oder Zwangssymptomatik zur Abwehr einer psychotischen Dekompensation.

Regressive Phänomene sind Teil der akuten oder chronischen Störung, sie sind aber zugleich eine Form der Symptombildung und der Abwehr des zugrunde liegenden Konflikts.

Regression hat ferner eine therapeutische Relevanz. Der ohnedies regressive Patient wird durch die analytische Therapiesituation zudem in einen regressiven Zustand gebracht, um mit den an seiner neurotischen oder traumatischen Störung beteiligten Faktoren in Kontakt zu kommen. Das analytische Setting fördert die Regression des Patienten durch die Frequenz, die liegende Position des Patienten ohne Blickkontakt zum Therapeuten, die Asymmetrie der Kommunikation und durch das Arbeiten mit der Übertragung. Ein sicheres Setting, eine klare psychoanalytische Haltung und ein stabiles Arbeitsbündnis sind Voraussetzungen dafür, dass der Patient die therapeutisch induzierte Regression nutzen kann und keinen Schaden nimmt.

Die Regression des Patienten, die zu seiner Abwehrstruktur gehört, kann in der Therapie auch Bestandteil des Widerstandes werden, der sich gegen den Erkenntnisprozess und Fortschritt in der Therapie richtet. Krisen und regressive Phasen, die ein Agieren des Patienten darstellen können, gehören zum Therapieprozess dazu und sind letztlich wie verbales Material zu handhaben (siehe hierzu Kapitel 6.7 und 8.7).

Einer zu starken und eher malignen Regression in der Therapie kann der Therapeut entgegensteuern, indem er weniger schweigt, aktiver kommuniziert, eher kognitive statt affektive Inhalte anspricht und die Sitzung strukturiert; tiefer gehende Deutungen der Psychodynamik, zur Psychogenetik und zum Übertragungsgeschehen sollten in Therapien, in denen eine ausgeprägte Ich-Schwäche des Patienten vorliegt, vorsichtig gehandhabt werden. Damit verändert sich die analytische Therapie hin zu einer stützenden. Dies kann notwendig werden, wenn der Patient zum Beispiel psychotisch zu dekompensieren droht oder hoch suizidal wird. Die psychoanalytische Therapie von Patienten mit ausgeprägten Störungen der Ich-Funktionen auf psychotischem Niveau erfordert besondere Kenntnisse und Erfahrungen (vgl. Kapitel 14).

6.4 Übertragung des Patienten
Matthias Elzer

Das Arbeiten mit dem Unbewussten, der Übertragung und Gegenübertragung sind die »Alleinstellungsmerkmale« der psychoanalytischen Psychotherapie gegenüber anderen Verfahren. Die Übertragung ist wie die Regression ein normalpsychologisches Phänomen, das letztlich immer in der zwischenmenschlichen Interaktion existent ist, aber in einer tiefenpsychologischen und insbesondere psychoanalytischen Psychotherapie bewusst gefördert und therapeutisch genutzt wird. In der therapeutischen Beziehung ist die Übertragung eng mit der Regression verbunden, da beide Phänomene sich gegenseitig verstärkend beeinflussen können.

In der Geschichte der Psychoanalyse wurde das Phänomen Übertragung unterschiedlich diskutiert; es lässt sich ein engeres und ein weiteres Verständnis der Übertragung und ihrer technischen Anwendung erkennen; es sei auf die Diskussion von Sandler, Dare und Holder (1979, S. 39–56) oder Herold und Weiß (2008, S. 799–809) verwiesen. Hier wird die »Arbeitsdefinition« von Greenson wiedergegeben:

> »Als Übertragung bezeichnen wir eine besondere Art der Beziehung zu einer Person; sie ist ein besonderer Typus von Objektbeziehung. Das Hauptmerkmal ist das Erleben von Gefühlen einer Person gegenüber, die zu dieser Person gar nicht passen und die sich in Wirklichkeit auf eine andere Person beziehen. Im Wesentlichen wird auf eine Person in der Gegenwart so reagiert, als sei sie eine Person der Vergangenheit. Übertragung ist eine Wiederholung, eine Neuauflage einer alten Objektbeziehung. Sie ist ein Anachronismus, ein Irrtum in der Zeit. Eine Verschiebung hat stattgefunden; Triebimpulse, Gefühle und Abwehrhaltungen, die sich auf eine Person in der Vergangenheit beziehen, sind auf eine Person in der Gegenwart verschoben worden. Dies ist ein in erster Linie unbewusstes Phänomen, und die Person, die mit Übertragungsgefühlen reagiert, ist sich weitgehend der Verzerrung nicht bewußt« (Greenson, 1981, S. 164f.).

Greenson betont für das Übertragungsphänomen ferner qualitative und quantitative Aspekte wie Unangemessenheit, Ambivalenz, Zähigkeit, Launenhaftigkeit und den Charakter der Wunscherfüllung (ebd., S. 167ff.). Es ist nachvollziehbar, dass die Person, auf die übertragen wird, gewisse Merkmale haben muss, damit sie sich als Übertragungsobjekt eignet. Ansonsten klingt die Definition von Greenson wie eine illusionäre Verkennung einer Person durch einen schizophrenen Patienten.

Sandler, Dare und Holder bezeichnen die Übertragung als eine »spezifische Illusion« der übertragenden Person, die sich des Wiederholungscharakters nicht bewusst sei (Sandler et al., 1979, S. 43). Ein Patient im mittleren Alter, der als Kind unter einem autoritär-sadistischen

Vater litt, wird bei einer jüngeren Therapeutin sicherlich keine Vaterübertragung entwickeln können. Der zentrale Beziehungskonflikt wird dann nur in Nebenübertragungen auftreten und Gegenstand der Therapie werden. Bekanntlich führen aber mehrere Wege nach Rom.

Die Übertragung des Patienten auf den Therapeuten kann mit der Frage beantwortet werden: »Wie geht der Patient mit mir um?« Oder genauer: »Welche Person soll ich für den Patienten sein?« Durch die Regression und die abstinente therapeutische Beziehung wird die Übertragungsbereitschaft des Patienten gefördert; sie beginnt bereits im Erstgespräch (vgl. Kap. 8).

Im Folgenden sollen Formen der Übertragung erwähnt werden, die eine Kontraindikation für eine klassische analytische Therapie (hochfrequent im Liegen) darstellen oder zumindest einige Parameter und Besonderheiten des Settings und der Technik erforderlich machen. Das Face-to-face-Setting der tiefenpsychologisch fundierten Psychotherapie verhindert eine tiefere Regression, wie sie die Analyse bietet, und bleibt mehr im Hier und Jetzt, was nicht ausschließt, dass tiefer gehende Konflikte unter Berücksichtigung der Übertragung und Gegenübertragung bearbeitet werden können.

Wünschenswert wäre eine »milde positive Übertragung« des Patienten auf den analytischen Therapeuten. Die Frage ist allerdings, wie der Patient seine Gefühle von Enttäuschung, Neid, Wut oder gar Hass, die sicherlich vorhandenen sind, in dieser therapeutischen Beziehung bearbeiten kann. Die grundlegende Frage ist: Muss er das überhaupt? Die Vorstellung kleinianischer Therapeuten, dass eine Psychoanalyse den hypostasierten psychotischen Kern des Patienten bearbeiten müsse, ist mehr als umstritten.

In der Literatur werden zwei Sonderformen der Übertragung diskutiert: die erotisierte und die psychotisch-wahnhafte Übertragung. Beiden Übertragungsformen ist gemeinsam, dass die Patienten die oben genannte therapeutische Ich-Spaltung oder Als-ob-Beziehung nicht aufrechterhalten können, die Triebwünsche (Verliebtheit oder Feindseligkeit) stark sind und der Analytiker als ein reales Objekt erlebt wird. Im Liebeswahn einer Patientin vereinen sich beide Übertragungsformen, es gibt keinen therapeutischen Spielraum, vielleicht vergleichbar mit Winnicotts »intermediärem Raum« (Übergangsraum, Übergangsobjekt) des Säuglings bzw. Kleinkindes, der für die Erfahrung der Realitätsprüfung notwendig ist. Bei der Patientin mit einem Liebeswahn besteht eine Wahngewissheit und der Therapeut »weiß nur noch nicht«, dass auch er in sie verliebt ist. Statt der Übertragungsneurose entwickelt sich eine Übertragungspsychose; es geht es um die Wunschbefriedigung und weniger um ein Verstehen. Die Folge wird sein, dass das enttäuschende Übertragungsobjekt Therapeut und schließlich die ganze Therapie bekämpft und zerstört werden; häufig kommt es zu einem Agieren außerhalb des Settings und zum Eindringen in das reale Leben des Therapeuten.

Neben Patienten mit einer erotisierenden Übertragung, bei der möglicherweise depressive narzisstische Konflikte oder traumatische Erfahrungen in einem hysterischen Modus abgewehrt werden, und Patienten mit einer psychotischen Struktur, die Wahrnehmung, Denken, Mentalisierung und Affekte betrifft, sind noch weitere Diagnosegruppen zu nennen: Schwere Persönlichkeitsstörungen auf Borderline- oder narzisstischem Störungsniveau. Bei Patienten mit Borderline-Persönlichkeitsstörung werden die Übertragungsobjekte präambivalent und damit unsicher, das heißt instabil und wechselhaft erlebt und triebhaft attackiert. Bei Patienten mit einer narzisstischen Persönlichkeitsstörung wird sich vermutlich eine Übertragungsbeziehung entwickeln, die der narzisstischen Befriedigung des Selbst dienen soll und bei der, wenn sie frustriert wird, die therapeutische Beziehung mit Kränkungen und Entwertungen abgebrochen oder durch eine neue ausgetauscht wird.

Eine fachlich solide Psychodiagnostik in den Erstgesprächen und probatorischen Sitzungen sowie gegebenenfalls in einer Probetherapie in einem niederfrequenten Setting im Sitzen ist bei Patienten sinnvoll, die durch die therapeutische Regression und ihre Übertragungsdynamik das analytische Setting nicht – oder noch nicht – nutzen können und zu einem die Therapie sprengenden Agieren statt zum analytischen Arbeiten neigen. In der Literatur werden somit bestimmte Patientengruppen von einer analytischen Therapie ausgeschlossen. Andererseits gibt es analytisch arbeitende Therapeuten, die für diese Patienten psychoanalytisch modifizierte Therapien anbieten und durchführen. Verwiesen sei hier auf Kernberg (1988a) für Patienten mit schweren Persönlichkeitsstörungen und auf Mentzos (1991) für Patienten mit schizophrenen und affektiven Psychosen.

6.5 Übertragung und Gegenübertragung des Therapeuten

Matthias Elzer

Da die *Übertragung* ein ubiquitäres psychologisches Phänomen ist, übertragen auch Psychotherapeuten und Psychoanalytiker auf ihre Mitmenschen und ihre Patienten eigene Erfahrungen aus ihrem Leben. Dadurch würden sich die Erwartung des Patienten an die Therapie und seine Übertragung mit der des Therapeuten vermischen. Der analytische Therapeut sollte nach Freud (1912e) wie ein Spiegel funktionieren, damit sich der Patient selbst reflektierend erkennen könne. Aus diesem und aus anderen Gründen ist ein wesentlicher Teil der tiefenpsychologischen und psychoanalytischen Ausbildung die Selbsterfahrung im Rahmen einer persönlichen Analyse, damit die Persönlichkeitszüge des Therapeuten die Übertragung des Patienten nicht verzerren und stören. Die Ansprüche an die Selbsterfahrung von Kandidaten sind bei der tiefenpsychologischen und psychoanalytischen Ausbildung sehr unterschiedlich (ein- bis vierstündige Therapie über viele Jahre), empfehlenswert ist auf jeden Fall eine ausreichend tief greifende Auseinandersetzung mit der eigenen Dynamik.

Ein analytischer Psychotherapeut sollte frei von eigenen seelischen Störungen sein; in der Selbsterfahrung steht neben seiner aus der Biografie resultierenden Psychodynamik auch seine Motivation im Zentrum, warum er Psychotherapeut oder Analytiker werden und Patienten auf diese Weise helfen möchte. Die Herausgeber dieses Lehrbuchs vertreten die im internationalen psychoanalytischen Diskus kritische Meinung, dass sich die »Lehranalyse« der psychoanalytischen Ausbildungskandidaten nicht von einer gründlichen persönlichen Psychoanalyse eines Patienten unterscheiden sollte (Elzer & Gerlach, 2015). Es werde in einer Lehranalyse nichts gelehrt, sie sei keine spezielle Sozialisierung des Kandidaten. Die Lehranalyse sei von ihrer institutionellen Ideologie zu befreien und damit erübrige sich auch der Status des Lehranalytikers (ebd.). Die persönliche Analyse des Therapeuten ist nicht selten unvollständig, sodass mit der jahrelangen therapeutischen Praxis eine Zweitanalyse oder Gruppenanalyse indiziert ist; die persönliche Analyse des Therapeuten und Analytikers ist in der Tat eine unendliche. Dieser Selbsterfahrungsprozess sollte auch durch eine

Supervision oder kontinuierliche Intervision fortgesetzt werden, wenn im Kollegenkreis die klinische Arbeit mit Patienten vorgestellt und die Übertragungs- und Gegenübertragungsprozesse kritisch diskutiert werden. Dadurch können »blinde Flecken« und Grenzen des Verstehens beim Therapeuten kontinuierlich bearbeitet werden.

Die *Gegenübertragung* ist ein psychoanalytisches Phänomen, das zunächst unbewusst im Psychoanalytiker als Reaktion und komplementärer Prozess zur Übertragung des Patienten abläuft. Die Gegenübertragung ist idealtypisch das, was der Therapeut durch seinen Patienten induziert denkt und fühlt abzüglich seiner eigenen Übertragung. Gegenübertragung ist aber mehr als das. Der Terminus wurde in der Geschichte der Psychoanalyse sehr breit diskutiert und sein Bedeutungsspektrum reicht vom Störfaktor über den Widerstand zur unbewussten Kommunikation zwischen Patient und Analytiker; teilweise wird der Begriff alle Gefühle des Analytikers betreffend verwendet oder aber als Synonym für Empathie inklusive der neurotischen Anteilen des Analytikers.

Zunächst hatte Freud nur die Übertragung im Fokus, in der sich die Psychodynamik des Patienten abbildet; die Deutungen des Analytikers hatten offenbar einen eher erklärenden Charakter, er selbst blieb emotional eher außen vor oder hinter dem Spiegel. Die Gegenübertragung wurde von Freud (1912e) als etwas Störendes für die Assoziationen des Patienten betrachtet und als Widerstand des Analytikers (1910k, S. 108), den es durch Selbstanalyse zu überwinden gelte. Freud soll 1910 – laut Nunberg und Federn (zit. in Ermann, 2008; S. 234) – vor der Wiener Psychoanalytischen Gesellschaft geäußert haben:

> »Während der Patient sich an den Arzt hängt, unterliegt ja der Arzt einem ähnlichen Prozeß, der Gegenübertragung. Diese Gegenübertragung muß vom Arzt vollständig überwunden werden; das allein macht ihn psychoanalytisch mächtig. Das macht ihm zum vollkommen kühlen Objekt, um das der andere liebend sich bewerben muß.«

Diese Äußerung mag heute befremdlich wirken.

Sandler, Dare und Holder (1979, S. 59ff.) zeigen die verschiedenen Entwicklungslinien des Begriffs Gegenübertragung auf: Lange hielt sich die Auffassung, es handle sich um eine Form des Widerstands des Analytikers oder seiner neurotischen Züge (Winnicott, 1960), Gegenübertragung sei identisch mit der Übertragung des Analytikers oder kennzeichne alle Einstellungen und Verhaltensweisen des Analytikers gegenüber seinem Patienten (Balint, 1965a). Heimann (1950) bewirkte ein positives Verständnis der Gegenübertragung: Sie umfasse alle Gefühle des Analytikers gegenüber dem Patienten. Das Unbewusste des Analytikers stehe mit dem Unbewussten des Patienten in Verbindung. Der Analytiker solle diese Gefühle festhalten, reflektieren und für die analytische Arbeit nutzen.

Sandler, Dare und Holder kommen zu dem Ergebnis, dass die Gegenübertragung als eine spezifische Gefühlsreaktion des Analytikers auf spezifische Qualitäten seines Patienten zu verstehen sei. Dieses Verständnis schließe die allgemeinen Merkmale der Persönlichkeit des Analytikers und seine innerpsychische Struktur aus. Der Analytiker habe während der gesamten Analyse Gegenübertragungsreaktionen, die bei unsachgemäßer Handhabung Schwierigkeiten bereiten können, wenn der Analytiker sich seine Reaktion nicht bewusst mache; notwendig sei daher eine ständige Selbstbeobachtung (Sandler et al., 1979, S. 64).

Durch die Übertragung des Patienten wird im analytischen Therapeuten – vergleichbar mit einem Resonanzkörper in der Physik – eine Gegenübertragung induziert, die eine komplementäre Antwort darstellt. Sie sollte klar von der eigenen Übertragung des Analytikers auf den Patienten getrennt sein. Für die Übertragung wurden oben Schlüsselfragen formuliert (»Wie behandelt mich der Patient? Welche Person im Lebens des Patienten soll ich in diesem Moment für ihn sein?«). Für die Gegenübertragung lauten die Schlüsselfragen: »Wie fühle ich mich im Moment mit dem Patienten? Welche Fantasien löst er in mir aus?«

Die Gegenübertragung ist zunächst unbewusst. Durch die innere Arbeit des Analytikers wird ihre Bedeutung bewusst und verstehbar. Dieser Prozess kann unterschiedlich lange dauern.

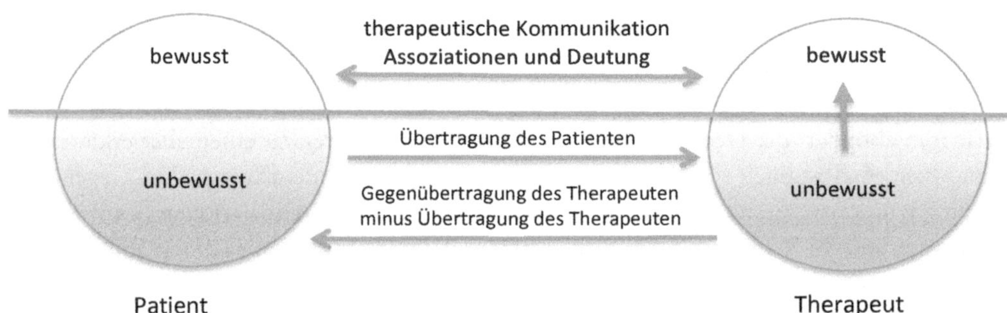

Abb. 6: Das psychoanalytische Kommunikationsmodell

Die Übertragung des Patienten ist eine unangemessene Reaktion des Patienten, die Gegenübertragung des Therapeuten ist es ebenfalls. Sie kann typische neurotische, psychosomatische oder auch psychotische Formen annehmen und kognitive, affektive oder somatische Reaktionen beim Therapeuten auslösen. Hier einige Beispiele:

> *Beispiel 1:* Analytiker C. konnte sich nach dem Erstinterview mit einer Patientin nicht vorstellen, sie in Therapie zu nehmen, und verwies sie an den Kollegen F. Dieser Kollege erkundigte sich nach den Vorgesprächen mit dieser Patientin bei dem Kollegen C. wegen seiner ablehnenden Indikation. C. sagte, dass er das Gefühl habe, bei dieser Patientin körperlich krank zu werden, mit ihrer Unterwürfigkeit »kriecht sie mir unter die Haut. Das tu ich mir nicht an«. Die komplette Biografie und Anamnese dieser Patientin kannte C. damals nicht. Die junge Patientin litt gleich an drei Autoimmunerkrankungen (Diabetes, Rheuma, Hashimoto); biografisch fand sich eine Mehrfachtraumatisierung mit früher emotionaler Verwahrlosung, späteren sexuellen Missbrauchserfahrungen und Prostitution. Beziehungen gestaltete sie durch eine sklavisch-masochistische Unterwürfigkeit und Identifikation mit dem Aggressor. Analytiker C. muss unbewusst das traumatische und lebenszerstörende Potenzial der Patientin in seinem unerträglichen Gegenübertragungsgefühl gespürt haben, durch das sich Analytiker F. nicht abschrecken ließ, der vielmehr mit Empathie und vielleicht unbewussten Rettungsfantasien reagierte und eine analytische Therapie anbot. Inter-

essanterweise passierte Ähnliches bei der Antragstellung auf Kostenübernahme: Der Gutachter lehnte die Indikation unter Hinweis auf eine vorausgegangene tiefenpsychologische Therapie mit dem Satz ab, die Patientin habe »genug bekommen«. Im Obergutachterverfahren wurde die analytische Therapie bis über 300 Stunden genehmigt und daraufhin durchgeführt, wovon die Patientin außerordentlich profitieren konnte.

Beispiel 2: Eine Analytikerin und Internistin verspürte im Erstgespräch mit einem angstneurotischen, kontraphobisch-dynamischen Patienten, der wegen Bluthochdruck, Adipositas und Angst vor Arbeitsplatzverlust im Außendienst zum Erstgespräch kam, eine ungewohnte Nervosität und schleichende Kopfschmerzen. Nach einer halben Stunde verstummte der Patient plötzlich und starrte auf ihren Busen; sie schaute langsam an sich herab und sah auf ihrer weißen Bluse einen großen Blutfleck; jetzt bemerkte sie, dass sie Nasenbluten hatte. Dies kann als eine psychosomatische Gegenübertragungsreaktion auf den immensen Druck des Patienten verstanden werden, der sich auf sie übertragen hatte.

Beispiel 3: Ein Therapeut bemerkte, dass er dem Patienten im Erstgespräch nicht klar folgen konnte, sich etwas verwirrt fühlte, unsicher und vorsichtig bei seinen Formulierungen wurde; zudem registrierte er seine angespannte Körperhaltung mit erhöhtem Muskeltonus. Es stellte sich am Ende heraus, dass der Patient offenbar an einer paranoiden Psychose erkrankt war. Die gestörte kognitive Funktion und die Muskelanspannung beim Therapeuten waren Auswirkungen der Übertragung des Patienten im Sinne einer somatischen und psychotischen Gegenübertragungsreaktion, lange bevor die Diagnose quasi auf dem Tisch lag. Der Analytiker verstand seine kognitiven Probleme und die körperliche Anspannung als Ausdruck der psychotischen Angst des paranoid gespannten Patienten. Im zweiten Gespräch kam der Therapeut direkt auf mögliche Sorgen und Ängste des Patienten zu sprechen, was bei beiden zu einer fast entspannten Kommunikation führte.

Wohl bekannt ist auch, dass sich ein Gespräch mit einer hysterisch-verführerischen Patientin anders anfühlt als mit einem depressiven oder zwanghaften, affektisolierenden Patienten.

Beispiel 4: Hier geht es um ein unwillkürliches Mitagieren des Analytikers aus der Gegenübertragung heraus: Ein 30-jähriger freundlicher, smarter Betriebswirt beklagte sich, dass bei ihm Beziehungen zu Frauen nur wenige Monate hielten. Während der Therapeut seinen etwas zähen Schilderungen zuhörte, überkam ihn nach einiger Zeit der unvermeidliche Drang zu gähnen. Er versuche diesen Reflex zu unterdrücken, frage sich, ob er zu wenig geschlafen hatte. Innerlich damit kämpfend überkam ihn dann ein langes und tiefes Gähnen, wofür er den Patienten um Verzeihung bat. Er sagte zu ihm, da er genug geschlafen habe, vermute er, dass seine Müdigkeit mit »uns beiden hier zu tun haben könnte«. Nach einem kurzen Stutzen lachte der Patient los und sagt, seine letzte Freundin habe ihm gesagt, er sei eine richtige Schlaftablette. Dann schilderte er weitere Einzelheiten. In diesem Moment wurde dem Analytiker bewusst, dass die Art des Patienten zu sprechen – leise mit gedehnten Worten und Sätzen –, ihm anfangs eine erhöhte Konzentration abverlangt hatte, ihn dann aber erschöpfen ließ. Ihm fiel, während er den Gähnreflex zu vermeiden suchte, flashartig die Schlange Kaa aus dem Film *Das Dschungelbuch* ein – so weit war er abgedriftet. Dadurch hellwach versuchte er dieses Einlullen des Patienten als eine unbewusste Strategie zu interpretieren, sein Gegenüber aus irgendeiner Angst heraus zu betäuben; außerdem sei es eine Art von subtiler Aggression. Der Therapeut bemühte sich etwas hypothetisch-theoretische Überlegungen und Bezüge zu dem wenigen biografischen Material herzustellen. Am Ende des Erstgesprächs fühlte er sich »irgendwie schlecht« und unzufrieden.

Im zweiten Gespräch, nach der Frage, ob den Patienten das erste Gespräch »noch irgendwie beschäftigt habe«, näherte sich der Patient zögerlich dem Thema seiner sexuellen Fantasiewelt, dass er sich Sex nur mit einer gefesselten Frau vorstellen könne, wobei diese Frau wie ein Paket verschnürt sein müsse, was ihn sehr errege. In seiner Beziehungsrealität habe er zaghafte Versuche unternommen, seine Wünsche anzudeuten, sei aber entweder nicht wahrgenommen oder belächelt worden.

Das somatische Mitagieren des Analytikers (Gähnen) ergab sich aus dem spontanen Übertragungs-Gegenübertragungsgeschehen und stand psychophysisch in Kontakt mit dem Symptom und den dahinterstehenden neurotischen Ängsten bzw. der Perversion des Patienten, den Analytiker als Objekt zu kontrollieren und zu betäuben.

6.6 Widerstände

Matthias Elzer

Widerstand bezeichnet in der Physik (z.B. Elektrizität oder Mechanik) eine Kraft B, die einer gerichteten Kraft A entgegenarbeitet; es kann sich dabei um aktive Gegenkräfte oder auch um passive Hindernisse handeln. Freuds Terminologie bedient sich eben zahlreicher naturwissenschaftlicher Termini, um psychoanalytische Phänomene zu beschreiben. Sandler, Dare und Holder (1979, S. 66) weisen darauf hin, dass Freud in der Vorzeit der Psychoanalyse die Hypnose mit einer »Drucktechnik« (Druck auf die Stirn) anwandte, um bei Patienten mit hysterischen Störungen die Kräfte der Dissoziation mit einer Gegenkraft (»Druck-Prozedur«) zur Assoziation zu zwingen. Hier sollte ein Widerstand mit einem Gegenwiderstand bekämpft werden.

6.6.1 Widerstände des Patienten

In eine psychoanalytische Therapie begeben sich Patienten freiwillig, motiviert, da leidend, um dann in der Behandlung einen Widerstand gegen die analytische Arbeit aufzubauen nach der Devise: »Wasch mir den Pelz, aber mach mich nicht nass.« Die Gründe und Motive des Patienten gegen das Bewusstwerden unbewusster Bedeutungen wurden – so Sandler, Dare und Holder (1979, S. 67) – als Schamgefühle, psychischer Schmerz und Angst vor dem Bewusstwerden triebhafter Wünsche und Traumen gesehen. Ein Vergleich zur Traumdeutung wurde gezogen, der Widerstand entspreche der Zensur beim Träumen, wodurch der Inhalt, der nicht bewusst werden darf, in einen latenten und manifest vorzeigbaren umgeschrieben wird. Die Vermeidung einer Übertragung auf den Analytiker bzw. Therapeuten bedeutet in der Regel einen Widerstand des Patienten gegen die Therapie insgesamt. Die analytische Methode wird in ihrem therapeutischen Kern gemieden und damit unterlaufen. Es ist so, als ginge jemand zum Friseur ohne dort seinen Motorradhelm abzulegen. Es spielen also Ängste dabei eine Rolle, die als erstes zu bearbeiten sind. Entwickelt der Patient eine spürbare Übertragungsbeziehung zum Therapeuten, so kann eine weitere Widerstandsebene vorliegen, mit dem Original seiner neurotischen Beziehungserfahrung emotional und bewusst in Kontakt zu kommen. In diesem Fall stellt die Übertragung einen Widerstand dar gegen die Analyse und das freie Assoziieren, die Grundregel der Analyse, die der Patient gerne vergisst.

1926 beschrieb Freud in *Hemmung, Symptom, Angst* (Freud, 1926d, S. 192f.) fünf Quellen von Widerstand gegen das psychoanalytische Arbeiten des Patienten, die aus den drei Quellen Ich, Es und Über-Ich gespeist werden, wobei die ersten drei sich auf das Ich beziehen: 1. Verdrängungswiderstand – besser: den Widerstand gegen Verdrängtes aufzugeben –, dies entspreche dem primären Krankheitsgewinn der Neurose (Entlastungsfunktion); 2. Übertragungswiderstand, bei dem das Wiederbeleben von früheren Originalbeziehungen vermieden wird; 3. Widerstand aus sekundärem Krankheitsgewinn, zum Beispiel Aufgeben eines materiellen Gewinns; 4. Es-Widerstand gegen Veränderung der Triebbefriedigung und 5. Über-Ich-Widerstand, dem ein Schuldgefühl oder Strafbedürfnis zugrunde liegt, wobei Fortschritt und Befriedigung versagt werden; die »negative therapeutische Reaktion« gehört in diese Widerstandform.

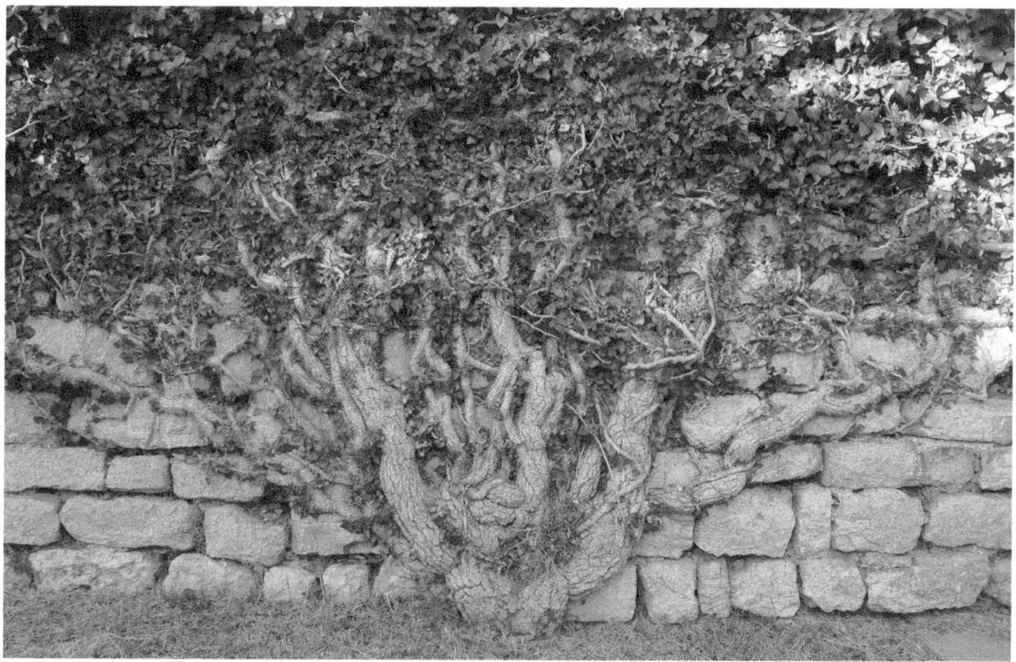

Abb. 7: Widerstände (Foto: Matthias Elzer, 2012)

Widerstände finden sich als spürbare Gegenkräfte im Erkenntnisprozess der analytischen Therapie. Sie stehen auch mit den Abwehrmechanismen der Neurose oder anderer Störungen in Verbindung, wie zum Beispiel Vermeidung bei der Phobie, Ungeschehenmachen, Affektisolierung, Intellektualisierung beim Zwang, Identifikation mit dem Aggressor bei der Depression, Dramatisierung oder Dissoziation bei der Hysterie, Spaltung bei Borderline-Persönlichkeit, Projektion und projektive Identifizierung bei frühen Störungen – um die wichtigsten Abwehrmechanismen zu nennen. In der analytischen Übertragungsbeziehung werden sowohl die jeweiligen Abwehrmechanismen als auch der Assoziations- und Übertragungswiderstand lebendig, sinnlich erfahrbar und damit bearbeitbar. Letztlich ist jede Form von analytischer Psychotherapie ein Arbeiten am Widerstand, quasi entlang der Mauer, die die Abwehr hochgezogen hat, damit die Ursachen, die beteiligten Personen, die erlebten Situationen und das innere Erleben des Patienten nicht bewusst werden. Angst in verschiedenen Erscheinungsformen spielt dabei eine zentrale Rolle: Sie verhindert, die Mauer einzureißen, auch nur kurzzeitig zu überwinden oder auch nur einmal darüber zu schauen. Die Deutung und technische Bearbeitung des Widerstandes und letztlich der Abwehrstruktur muss sich mit der vorgeschalteten Angst, dem mehrköpfigen Höllenhund Zerberus, der den vermeintlichen Hades des Unbewussten bewacht, auseinandersetzen.

6.6.2 Widerstände des Therapeuten

Wie mehrfach angedeutet, finden sich auch beim Therapeuten bzw. Psychoanalytiker Widerstände gegen die psychoanalytische Arbeit mit seinem Patienten. Sie können sich auf die Bewusstmachung der Gegenübertragung oder – was problematischer wäre – auf seine eigene Übertragung auf den Patienten beziehen.

Eine weitere Form stellt das Mitagieren durch den Therapeuten dar, auf das in Kapitel 6.7 ausführlich und in Kapitel 8.7 im Kontext der Erstgespräche eingegangen wird. Durch das Agieren und Mitagieren kommt ein bislang unbewusstes Material in die Szene und kann dadurch bewusst erleb- und bearbeitbar werden.

Die oben genannten Schlüsselfragen zur Übertragung und Gegenübertragung helfen, sich der unbewussten Bedeutung der Beziehung zu nähern. So können Fehlleistungen des Therapeuten in der Therapie nach einem Effekt von Irritation, Peinlichkeit oder Scham hilfreich sein. Fehler bei der Terminplanung oder das Vergessen von Vereinbarungen haben Gründe und können Hinweise auf Widerstände und »blinde Flecken« sein.

> *Beispiel:* Der Analytiker begrüßte seine Patientin zu Stundenbeginn mit Handschlag und einem »Auf Wiedersehen«, was ihm total peinlich war; die Patientin zeigte keine Reaktion auf diesen Fauxpas. Er rang sich dazu durch, seinen »Fehltritt« in der Stunde zum Thema zu machen, was die Patientin erstaunte, da sie das »Auf Wiedersehen« gar nicht gehört habe. Der Analytiker war über sich sehr irritiert, ob er das wirklich gesagt habe und wenn ja, warum, da er die Patientin mochte, sich mit ihren Problemen nicht ungern befasste und keine bewussten aversiven Gefühle hegte. Die Patientin sagte: »Ich habe mich jedenfalls gefreut, Sie wieder zu sehen. Ihr Gesichtsausdruck war

auch nicht so, als sollte ich am liebsten gleich wieder gehen.« Nach einer Pause meinte sie süffisant: »Wenn Ihnen das mehrfach passiert, sollten Sie die Einstellung zu ihrem komischen Beruf noch einmal überdenken.« Darauf antwortete der Analytiker: »Ja, Sie haben recht. Da muss ich noch etwas daran arbeiten, was das mit uns beiden hier zu tun haben könnte.« Der Analytiker freute sich offenbar, seine Patientin wiederzusehen; vielleicht lag darin für ihn ein Problem, so dass er sie gleich wieder verabschieden wollte; die Fehlleistung offenbarte seinen Gegenübertragungswiderstand.

Sich wiederholende Widerstände, Übertragungen und Fehlleistungen des Analytikers sollten Anlass sein, noch einmal ein Stück therapeutische Selbsterfahrung zu machen.

Beispiel: Ein tiefenpsychologisch fundierter Psychotherapeut, der zur Hälfte in einer internistischen Hausarztpraxis arbeitete, führte mit Patienten auch Kurz- und Langzeittherapien durch, wobei er überzufällig häufig ältere depressive Frauen behandelte. Dabei kam er regelmäßig an den Punkt, dass er seine Patientinnen »einfach nicht mehr sehen konnte«; er fühlte sich »insuffizient« und traurig. In der von ihm erbetenen Supervisionsstunde wurde ihm deutlich, dass er offenbar bei diesen Patientinnen die Beziehung zu seiner depressiven Mutter wieder erlebte und seine damalige Hilflosigkeit zu überwinden suchte. Er sprach von seinem »Helfersyndrom« und seinem Motiv, Medizin zu studieren; er könne sagen, dass er als Hausarzt sehr anerkannt und beliebt sei. Aber in letzter Zeit spüre er schon morgens eine gewisse Gereiztheit, wenn er an dem Wartezimmer vorbeigehe und ihn viele erwartungsvolle Augen anschauten. Der Supervisor, der jetzt eher in der Rolle des Therapeuten war, sagte: »Und wer fragt, wie es Ihnen geht?« Der Kollege: »Genau. Ich kann das Gejammer bald nicht mehr hören.« Er spürte deutlich, dass er in seiner kurzen Selbsterfahrung in der Ausbildung an diesen Punkt seiner Biografie (depressive Mutter und seine Hilflosigkeit) nicht herangekommen war und beschloss, therapeutische Hilfe zu suchen.

6.7 Agieren und Enactment

Timo Storck

Das Konzept des Agierens erhält seine Bedeutung in Relation zum psychoanalytischen Setting einerseits und zum Konzept der Übertragung und Gegenübertragung anderseits (vgl. zum Folgenden auch Storck, 2013). Zunächst einmal kann unter »Agieren« das verstanden werden, was zum methodischen und auf das Setting bezogenen Aufbau der Analyse im Kontrast steht: Agieren ist als das Gegenteil von Erinnern, Sprechen, Fantasieren eingeführt worden.

Erste Bemerkungen finden sich dazu in Freuds Analyse seiner Patientin Dora (Freud, 1905e), in deren Verschriftlichung Freud das Agieren eng an die Übertragung anbindet, von der er »überrascht« worden sei: Dora habe sich mit dem verfrühten Abbruch der Behandlung an ihm, Freud, rächen wollen, »wie sie sich an Herrn K. rächen wollte« (einer Figur, die im Zusammenhang mit Vater und Mutter der Patientin stand): »Sie agierte so ein wesentliches Stück ihrer Erinnerungen und Phantasien, anstatt sie in der Kur zu reproduzieren« (ebd., S. 283). Weil es, so kann man formulieren, eine von Freud unerkannte Übertragungsdynamik gab, agierte Dora statt zu erinnern und der Akt des Agierens ist hier die vollzogene Rache im Behandlungsabbruch statt des Äußerns von Ärger oder Rache*fantasien*. Analytisch ungünstig ist dies, weil die infantilen Konflikte auf diese Weise nicht besprochen und durchgearbeitet werden können.

Aus zweierlei Gründen ist es nötig, dass ein Patient nicht agiert: Zum einen entfernt jemand sich von der Analyse (wie Dora), zum anderen ist im Agieren eine Triebabfuhr mittels einer Handlung zu sehen. Das Couch-Setting der Analyse und die psychoanalytischen Grundregeln dienen auch dazu, dass bei einer ausgeschalteten Motilität den Triebimpulsen der Weg ins Erleben offen steht: in die dem Unbewussten nahestehenden Fantasien und Assoziationen, wie sie sich in der Rede des Patienten zeigen. In dieser Weise begründet Freud schließlich ja auch die Nähe des Traumes zu unbewussten Prozessen (Freud, 1900a, S. 343, 573). Damit ist ein weiterer Aspekt dessen berührt, weshalb das Agieren des Patienten unerwünscht ist: Nicht nur verstellt es den Weg zum Fantasieren, es droht auch dem Patienten realen Schaden zuzufügen, wenn angesichts der durch das analytische Setting eingeleiteten Regression unbedacht gehandelt wird. So schreibt etwa Anna Freud: »Der Patient, der seinen Impulsen Einlaß in die Motorik gibt, reproduziert das wiederholte Unbewusste auch in seinem gewöhnlichen Alltag und kann sich dadurch zu Schaden bringen« (A. Freud, 1968, S. 2455f.).

In klassischer Auffassung steht das Agieren dem Erinnern entgegen und ist als Widerstand anzusehen: »Gleichgültig, was es sonst noch bedeutet, es erfüllt immer den Zweck des Widerstands« (Greenson, 1967a, S. 80). So schreibt Freud auch in »Erinnern, Wiederholen und Durcharbeiten« über Fälle, in denen es keinen »erfreulich glatten Ablauf« gibt, »der Analysierte erinnere überhaupt nichts von dem Vergessenen und Verdrängten, sondern er agiere es. Er reproduziert es nicht als Erinnerung, sondern als Tat« (Freud, 1914g, S. 129). Auch hier bleibt der Bezug zur Übertragung eng: Freud führt als Beispiel an, dass der Analysand sich, statt zu erinnern, in einer Weise gegen den Analytiker benehme, die eigentlich den Wünschen und Gefühlen einer elterlichen Figur gegenüber zugehöre.

Hier wird die Konzeption Freuds nun komplizierter. Agieren ist nicht nur diejenige Handlung, die für eine Triebabfuhr sorgt und damit der psychoanalytischen Grundregel und dem Setting zuwiderläuft, sondern meint auch das Erleben in der Übertragung und zwar nicht nur, wie Dora, außerhalb der Stunde (im Abbruch), sondern auch in der Stunde. Dabei ist es dem Analysanden nicht unbewusst, was er tut oder wie er erlebt, sondern, dass sich darin etwas wiederholt. Genau genommen ist dabei also das Agieren die Abwehr des Erkennens der Übertragung, also das Mittel, diese unbewusst bleiben zu lassen. Agieren ist somit als *Übertragungs*widerstand zu verstehen.

Bekanntlich wandelt sich Freuds Auffassung vom Wesen der Übertragung. Diese ist schon bald nicht mehr (nur) größtes Hindernis, sondern auch »mächtigste[s] Hilfsmittel« der Analyse, und Ähnliches kann bereits im Freud'schen Verständnis über das Agieren gesagt werden. So meint Freud:

> »Ein […] Vorteil der Übertragung ist […], daß der Patient uns in ihr mit plastischer Deutlichkeit ein wichtiges Stück seiner Lebensgeschichte vorführt, über das er uns wahrscheinlich sonst nur ungenügende Auskunft gegeben hätte. Er agiert gleichsam vor uns, anstatt uns zu berichten« (Freud, 1940a, S. 101).

Insofern das Agieren auf den Analytiker in der Übertragung bezogen ist, ohne dass dieser Bezug erkannt werden darf, zeigt es die Notwendigkeit und unter Umständen auch das bisherige Versäumnis einer Deutung der Übertragung an. Freud meint: »Ein [...] [A]gieren, dem nicht sofort die Deutung nachfolgt, ist einfach ein Ungeschick« (zit. n. Fenichel, 1945a, S. 347), und weiter kann gesagt werden, dass in dieser Sicht das Agieren dasjenige Ungeschick anzeigt, die analytische Beziehung in einem wichtigen Aspekt (noch) nicht gedeutet zu haben. Deutlich wird dabei, dass das Agieren in Bezug auf die Übertragungssituation zu verstehen und zu deuten ist, denn »[d]en Charakter einer Mitteilung bekommt das Agieren erst durch die Deutung des Analytikers« (Zepf et al., 2002, S. 209).

Dazu muss, anders als es bei Dora der Fall war, ein Patient gleichwohl in der Behandlung bleiben bzw. das Angebot der Behandlungsstunde wahrnehmen. Das Konzept des Agierens umfasst also zwei Pole: das Agieren in der Übertragung und das Agieren außerhalb dieser bzw. der Behandlungsstunden. Freud meint:

> »Es ist uns sehr unerwünscht, wenn der Patient außerhalb der Übertragung agiert anstatt zu erinnern; das für unsere Zwecke ideale Verhältnis wäre, wenn er sich außerhalb der Behandlung möglichst normal benähme und seine abnormen Reaktionen nur in der Übertragung äußerte« (Freud, 1940a, S. 103).

In der Nachfolge Freuds sind diese beiden Aspekte unterschiedlich benannt worden. So unterscheidet etwa Fenichel (1945a) explizit zwischen einem Agieren außerhalb und einem Agieren innerhalb einer Psychoanalyse. Ferner hat sich entlang der Übersetzung des Agierens ins Englische als »acting out« die kontrastierende Akzentuierung eines »acting in« ergeben (vgl. Zeligs, 1957). Mit Erstgenanntem wäre das agierende Handeln außerhalb der Stunde gemeint, mit Letztgenanntem ein Handeln innerhalb der Stunde (also beispielsweise ein plötzliches Aufstehen von der Couch). Diese Unterscheidung droht gleichwohl eine der wichtigen Grundlagen des Konzepts zu verwischen, nämlich den oben herausgestellten Aspekt der ausgeschalteten Motilität und des Agierens als Triebabfuhr. Das »Aus« im Ausagieren ist wesentlich bezogen darauf, eine Abfuhr herzustellen, die dann ein Eintreten der Triebimpulse in das Fantasieleben und die freie Assoziation verhindert. In dieser Sicht wäre das *Ein*agieren eines *acting in* konzeptuell wenig ertragreich bis paradox, wäre doch das Hineinnehmen der Triebimpulse gerade das Gewünschte, das einen Weg ins Sprechen ebnen würde, welches dem Unbewussten dann näher stünde. Mit dem acting in ist dabei allerdings noch ein weiterer Aspekt benannt, nämlich ein »acting in in den Körper« (Aisenstein, 2006, S. 678; Übers. T. S.), gleichsam ein Isolieren des Triebgeschehens im Körper, zwischen dem und der psychischen Sphäre dann eine Spaltung entsteht. Hier wäre ein sinnvoller Kontrast zum handelnden (Aus-)Agieren benannt, der das Wesentliche des Konzepts beibehält: Denn auch das (Ein-)Agieren in den Körper würde den Einbezug des Triebhaften in Fantasieren, Sprechen und Assoziieren verhindern.

Konsens herrscht auch in der Nachfolge Freuds darüber, das Agieren als bezogen auf den Analytiker aufzunehmen: »Agieren ist immer auf den Analytiker und die analytische Situation bezogen« (Greenson, 1966, S. 284; Übers. T. S.) und »jedes Agieren muss als zumindest implizit auf die Übertragung bezogen gesehen werden« (Greenacre, 1968, S. 216; Übers.

T. S.). Genauer gesagt geht es um die Relation zur Übertragungs*neurose* (Boesky, 1982, S. 46; Zepf et al., 2002, S. 205), also jene Zentrierung der Symptome und Konflikte eines Patienten auf die Person des Analytikers und die Beziehung zu ihm. Aus Sicht der strukturalen Psychoanalyse Lacans ist das Agieren »wilde Übertragung« bzw. deren »Anschnitt« (Lacan, 1962/1963, S. 149; vgl. zum struktural-psychoanalytischen Begriff von Agieren Borens, 2013) und auch Greenson (1967a, S. 260; vgl. Bird, 1957) bezeichnet das Agieren treffend als einen (unbewussten) »Griff nach dem Objekt«.

Ich habe andernorts Überlegungen zur Metapsychologie des Agierens vorgelegt (Storck, 2013, S. 93ff.), deren Ergebnis ich hier zusammenfasse: Das Agieren ist zu verstehen als eine handlungsmäßige Triebabfuhr, die dem Zweck der Spannungsreduktion dient sowie der Beibehaltung eines unbewussten Anteils des Übertragungsgeschehens. Dem agierenden Patienten ist unbewusst, dass sich das, was er tut, auf den Analytiker bezieht, mehr noch: Das Agieren dient der Abwehr des Erlebens der Übertragung und der sich darin aktualisierenden infantilen Konflikte. Fasst man es als ein »Ver-handeln« auf, wird sein Doppelcharakter deutlich: Etwas wird hier handlungsmäßig »weggemacht«, aber es wird auch eine Beziehungsform ausgehandelt. Ich habe daher in Umwendung der Freud'schen Bemerkungen zum Denken als Probehandeln (z. B. Freud, 1911b, S. 233) den Vorschlag gemacht, für das Agieren eines Patienten von einem »Handeln als Probedenken« auszugehen: Hier kann und darf etwas nicht gedacht werden und es wird sich handlungsmäßig daran herangetastet, welche Beziehungsformen und welche sich darin äußernden Gefühle aushaltbar und was die Folgen sind.

Dies ist sowohl für ein Handeln innerhalb einer Stunde als auch für das Handeln außerhalb einer Stunde zutreffend, wobei es für den letztgenannten Fall offensichtlich so ist, dass der Analytiker von einem solchen Agieren auch nur erfährt, wenn der Analysand ihm später davon berichtet – in der Stunde. Ich übergehe an dieser Stelle konzeptuelle Probleme des Agierens; insbesondere ist hier die Notwendigkeit einer psychoanalytischen Handlungstheorie zu nennen, in die einzubeziehen wäre, dass es sich auch bei Sprechen und Schweigen auf der Couch um eine Handlung handelt.

Die Fortführung der Konzeptbildung im Hinblick auf das Agieren verläuft entlang der voranschreitenden Konzeptbildung zu Übertragung und Gegenübertragung. Auch die Gegenübertragung wandelte sich vom Hindernis zum Hilfsmittel und dementsprechend hat es Konzeptionen gegeben, die den Anteil am und die Antwort auf das Agieren durch den Analytiker thematisieren, so etwa Sandlers (1976b) Bereitschaft zur Rollenübernahme, Klüwers (1983) Handlungsdialog oder das von Argelander (1970b) eher klinisch und von Lorenzer (1970) eher metatheoretisch ausgearbeitete Konzept des szenischen Verstehens, also eines analytischen Verstehens dessen, was sich zwischen Analytiker und Analysand in einer Stunde oder im analytischen Prozess abspielt (eine Entsprechung findet dies in Josephs Überlegungen zur »Gesamtsituation«: Joseph, 1989). Allen diesen Ansätzen ist eine Thematisierung dessen gemein, dass der Analytiker Beteiligter einer Szene ist. Weiter zugespitzt worden ist dieser Gedanke kürzlich in Ansätzen zur »handelnden Inszenierung« (Schmidt, 2003, S. 889), analytischen Verwicklung (Scharff, 2009), Performanz (Pflichthofer, 2008) oder »performance« (Danckwardt & Wegner, 2007).

Im englischen (und damit internationalen) Sprachraum umfasst zuletzt insbesondere der Begriff des Enactments das hier Gemeinte (vgl. für einen Überblick zuletzt Bohleber et al., 2013), der das Konzept des *acting out* weitestgehend abgelöst zu haben scheint (vgl. zur Unterscheidung beider Levinson, 2003; Panizza, 2011). Erstmals gebraucht wurde das Konzept von Jacobs (1986) zu einer Ausdifferenzierung des Verständnisses von Agieren und Mitagieren als einer Antwort darauf durch den Analytiker. Jacobs bezieht sich dabei auf die »subtilen, oft kaum erkennbaren Gegenübertragungsreaktionen«, die eine »enorme Wirkung auf unser analytisches Arbeiten haben« (ebd., S. 289; Übers. T. S.). Auch Ivey (2008, S. 19; Übers. T. S.) zufolge bezieht sich der Ausdruck Enactment auf die »unbeachtete Aktualisierung der Übertragungsfantasien des Patienten auf Seiten des Analytikers«, insofern dieser einem Druck ausgesetzt ist, der sich aus den in der Übertragungsbeziehung aktualisierten Wünschen und Fantasien des Patienten ergibt. Dabei ist es die Gesamtheit aus Agieren und mitagierender Antwort, die als Enactment bezeichnet wird:

> »Man spricht dann von einem Enactment, wenn der Patient unbewusst auf bestimmte Weise die subjektive Empfänglichkeit des Analytikers für ein emotionales Antworten in Anspruch nimmt, indem er sich in einer Weise gibt, die dem Ziel folgt, im Analytiker eine emotionale Reaktion auszulösen, die eine Übertragungsfantasie bestätigt« (Ivey, 2008, S. 20; Übers. T. S.).

Nimmt man hier den zentral bleibenden Gedanken auf, dass der unbewusste Anteil des Agierens darin besteht, dass auf diese Weise etwas mit dem Analytiker als Übertragungsfigur »angestellt« wird, dann führen die Bemerkungen dazu, was der Analytiker bewusst und unbewusst davon aufnimmt oder mitagiert, zum Konzept der projektiven Identifizierung – im Kern angelegt bei Joseph (1989) oder Ogden (1979). Ferner führt die stärkere Berücksichtigung des Anteils des Analytikers an dem, was Enactment genannt wird, zu den sogenannten »Enactment-Kontroversen« (Ivey, 2008), die sich um den behandlungstechnischen Status seiner Beteiligung drehen. Während alle Autoren darin übereinkommen, dass Enactments in Behandlungen unvermeidlich sind, gibt es unterschiedliche Positionen dahingehend, ob es sich dabei um ungünstige, gar einen Fehler anzeigende Bedingungen handelt oder um behandlungstechnisch herzustellende (für einen Überblick über Positionen entlang dieses Kontinuums vgl. Bohleber et al., 2013, S. 1240). Die deutlichste Linie zeigt sich hier zwischen Vertretern der Freud-Klein-Schule (Steiner, 2006) und solchen der intersubjektiven oder relationalen Psychoanalyse (Levenson, 2006; ausführlich auch bei Sassenfeld, 2012). Ich möchte im Weiteren in knapper Form drei Aspekte des Enactment-Konzepts benennen, anhand derer die verschiedenen Haltungen ersichtlich werden.

Der erste und wichtigste Aspekt betrifft die Frage nach den positiven und negativen Effekten des Enactments. Dabei ist für Steiner (2006) aus einer kleinianischen Position das Enactment ein, wenn auch unvermeidlicher, so doch schädigender Bruch im Vermögen des Analytikers zu denken, sie ist »misslungenes Containment« (ebd.; Übers. T. S.): Als ein Mitagieren seitens des Analytikers ist es ein Anzeichen für intolerable Spannungen und den Drang, diese zu reduzieren. Das ist für ihn insofern mit einem negativen Effekt verbunden, als gerade dies den dysfunktionalen, nicht psychischen Umgang mit (Trieb-)Konflikten beim Analysanden dupliziert. Enactments sind hier »Formen des Gegenwiderstands« (Ivey, 2008, S. 24; Übers. T. S.) des Analytikers. Einen solchen Widerstandscharakter räumt auch Boesky (1990, S. 572) ein, der aber insofern eine mittlere Position vertritt, als er hier von einem gutartigen Widerstand ausgeht: Im Analytiker muss der Widerstand des Analysanden eine Entsprechung finden, um erlebt werden zu können. Auf der anderen Seite des Kontinuums hinsichtlich der Einschätzung positiver und negativer Effekte des Enactments können die Positionen Reniks (1999) oder Levensons (2006) genannt werden. Als relationalen Positionen liegt dem Verständnis der Autoren ein Bild der Untrennbarkeit und Gegenseitigkeit des analytischen Paares zugrunde, in dem die »Selbstoffenbarung« *(self-disclosure)* des Analytikers einen wichtigen Stellenwert erhält. Für Renik ist das Enactment notwendig für den analytischen Prozess und eine Vorbedingung der Veränderung des Patienten. Für Levenson sind Gegenübertragung und Enactment konzeptuell nicht zu trennen: Wie Renik ist er der Ansicht, dass die Gegenübertragung nur verstanden werden kann, wenn bzw. nachdem sie agiert worden ist. Ein Analysand, so die hier zugrunde liegende Annahme, spürt auf diese Weise, dass er den Analytiker (persönlich) erreicht, dieser jedoch einen anderen Umgang mit problematischen Affekten und Konflikten findet bzw. ein solcher gemeinsam erarbeitet werden kann.

Ein zweiter Aspekt der Kontroversen um das Enactment-Konzept betrifft die Frage nach der Subjektivität des Analytikers und dessen Möglichkeiten und Form der Selbstreflexion. Durch das Agieren des Patienten wird offenkundig auch ein persönlicher Anteil des Analytikers aktualisiert bzw. »aktiviert«. Unterschiedliche Einschätzungen betreffen hier die Frage, ob der Anteil des Analytikers am Enactment auf dessen unaufgelöste Konflikte verweist. Versteht man ihn nämlich als ein Mitagieren, so wäre konzeptuell zu folgern, dass es sich um dynamisch unbewusste Prozesse aufseiten des Analytikers handelt. Dies führt zu der Frage danach, ob Enactments (bzw. welche) ein überhohes Maß an »Restneurose« des Analytikers offenlegen oder nicht.

Als dritter Aspekt der Enactment-Kontroversen ist schließlich die Ebene der Intervention zu nennen. Während Renik (1993) die Figur eines mit offenen Karten spielenden Analytikers entwirft und McLaughlin (1991) auf die Symmetrie der analytischen Arbeitsbeziehung aus relationaler Sicht verweist und beides in eine Position führt, dass im Anschluss an ein Enactment weitere »Selbstoffenbarung« (self-disclosure) sinnvoll sei, um (gemeinsam) zu verstehen, was passiert ist, vertreten Autoren wie Steiner die Auffassung, dass eine solche Art der Intervention (und eine solche Art des Umgangs mit einem Enactment) insofern der analytischen Arbeit ihre Grundbedingungen entreißt, als den Fantasien des Patienten der Raum genommen wird (vgl. auch die Debatte zwischen Benjamin, 2009, und Sedlak, 2009).

Deutlich wird die Notwendigkeit, nicht nur zwischen Haltungen unterschiedlicher Schulen auf das Enactment zu unterscheiden, sondern zugleich unterschiedliche Formen des Enactments selbst zu differenzieren. Soll das Agieren der Anteil des Patienten an der Herstellung einer Szene in der Übertragungsbeziehung sein und das Enactment zudem die Antwort des Analytikers darauf benennen, und nimmt man ferner an, dass »Handlung« auch im analytischen Sinn deutlich verschiedene Dinge meinen kann, so werden Unterscheidungen wie die zwischen akuten und chronischen Enactments (Cassorla, 2011) oder zwischen verschiedenen Stufen des Enactments (Bateman, 1998) nötig und nützlich. Dasjenige »Mitagieren« des Analytikers, das zu einer konkreten Grenzverletzung oder -zerstörung führt, ist ein anderes als etwa die Fehlleistung einer vergessenen Stunde – wobei in Betracht zu ziehen ist, dass aus behandlungsethischer Perspektive gerade auch den »kleinen« Abweichungen besondere Beachtung zu schenken ist.

Nun ist beispielsweise auch von einem Enactment zu sprechen, wenn ein Patient mit Verlassenheitsängsten damit konfrontiert wird, dass eine Behandlung aufgrund eines Wohnortswechsels des Analytikers aus anderen Gründen als solchen, die im analytischen Prozess begründet sind, enden muss. Dies verweist auf einen zentralen Aspekt des Enactment-Konzepts, der die Frage nach deren Nützlichkeit zu konkretisieren vermag und eine Antwort vorschlägt (vgl. Storck, 2016, S. 105ff.). Wirft man einen genaueren Blick auf die Metapsychologie des Mitagierens, dann wird deutlich, dass ein Handeln des Analytikers *als Mitagieren* durchaus als ein behandlungstechnischer Fehler anzusehen wäre: Das Agieren – und somit das Mitagieren – bestimmt sich über die Unbewusstheit dessen, dass eine Handlung sich auf das Objekt bezieht bzw. auf welches Objekt es sich richtet: In der Analyse ist dies das Gegenüber im analytischen Paar, also Analysand respektive Analytiker. Sicher ist es fatal, wenn in einer analytischen Behandlung dem Analytiker die Möglichkeiten fehlen, zu erkennen, dass sein Sprechen und seine Handlungen sich auf den Analysanden richten, wenn also dieser Objektbezug abgewehrt wird und so aus konflikthaften Gründen unbewusst bleibt. Das ist gleichwohl nicht bei jedem Enacment der Fall bzw. macht nicht dessen konzeptuellen Kern aus. Im Enactment bzw. im Anteil des Analytikers an einem solchen kann (und sollte) durchaus erkenn- und reflektierbar sein, dass es etwas ist, was Teil der aktuellen Beziehungsdynamik des analytischen Paares ist. Insofern schlage ich vor, den Anteil des Analytikers am Enactment gerade nicht als Mitagieren zu bezeichnen, um so akzentuieren zu können, dass auch der »handelnde« Analytiker den Bezug seines Handelns auf den Analysanden erkennen und solcherart vor (eigenen) Grenzverletzungen geschützt bleiben kann.

Abschließend sind noch einige Bemerkungen zur Bewertung des Verhältnisses von Agieren, Übertragung und Widerstand für den Bereich der (teil)stationären psychoanalytisch begründeten Behandlung zu machen (vgl. Storck, 2015). Vielerorts (z. B. Bardé & Mattke, 1993; Janssen, 1987; Küchenhoff, 1998) lassen sich Hinweise darauf finden, dass für dieses Setting – und angesichts der eingeschränkten Symbolisierungsfähigkeit der darin behandelten Patienten – eine Neubewertung der Konzepte vorzunehmen ist. Die Berührungspunkte des Bühnen- und Rahmenmodells in der stationären Psychotherapie weisen darauf hin, dass in einem Klinik-Setting insbesondere die potenziell (beziehungs- und konflikt)diagnostischen Aspekte des Agierens als konkretes handlungsmäßiges Entwerfen einer biografisch bedeutungsvollen Szene hervortreten. Insbesondere für den teilstationären Bereich habe ich dabei vorgeschlagen, vom Leitbild »Der Rahmen ist die Bühne« auszugehen, insofern sich konflikthaftes Material insbesondere an den »Rändern« einer Behandlung, am Verabschieden und Wiederkommen oder im Verhandeln von Behandlungsregeln zeigt.

6.8 Feldtheorie

Timo Storck

Der Begriff des psychoanalytischen Feldes gehört zu den behandlungstechnischen Konzepten der Psychoanalyse, das heißt im Besonderen: zu denjenigen, die sich auf die Explizierung des Geschehens zwischen dem analytischen Paar in der Behandlung und auf das Medium und Mittel psychischer Veränderung durch eine solche beziehen. Lose angeschlossen ist damit an die Feldbegriffe des Sozialpsychologen Lewin (z. B. 1936) und des Phänomenologen Merleau-Ponty (z. B. 1973 zu Vorlesungen von 1951/1952). In psychoanalytischen Arbeiten werden diese Bezüge allerdings meist nur wenig ausgearbeitet, ebenso wenig wie ein sich aufdrängender Anschluss an den Strukturalismus und dessen Feld- bzw. Strukturbegriff, beispielsweise bei Levi-Strauss (z. B. 1949) oder Bourdieu (z. B. 1980), hergestellt wird.

Bereits in einer Arbeit von Hochheimer (1953) findet sich vonseiten der analytischen Psychologie C. G. Jungs ein Bezug zur Theorie des Feldes. Als grundlegende Arbeit für ein heutiges Verständnis der psychoanalytischen Theorie des Feldes gilt jedoch die 1961/62 erstmals veröffentlichte Arbeit von Baranger und Baranger (2018) *Die analytische Situation als dynamisches Feld*. Das Anliegen der Autoren ist dabei die Konzeption des Geschehens zwischen Analytiker und Analysand, das transformative, verändernde Prozesse hinsichtlich der psychischen Struktur des Analysanden auf den Weg bringt. Grundlegend ist der Gedanke, dass sich das Feld – wie es auch für ein Magnetfeld gesagt werden kann – nur über seine Wirkungen zeigt, nicht über eine positiv zu bestimmende Materialität; insofern lässt sich seine Beziehung zu unbewussten Vorgängen beschreiben. Ausgehend vom Verlauf der Entwicklung des Begriffs der Gegenübertragung und von Gedanken zu Formen unbewusster Kommunikation versuchen Baranger und Baranger, den dynamischen Charakter der analytischen Arbeit konzeptuell einzuholen, wenn sie formulieren, dass die analytische Situation ihre eigene räumliche und zeitliche Struktur, ihre eigenen »Gesetze« der Entfaltung sowie ihre eigenen Ziele habe und sich entlang spezifischer Dynamiken und Kraftlinien ausrichte. Als ein solches Feld sei sie das unmittelbare und spezifische Untersuchungsobjekt der Psychoanalyse und zwar in einer Weise, dass die Arbeit des Analytikers notwendigerweise zugleich Selbstbeobachtung und Beobachtung des Patienten sei (offensichtlich ist hier kein detektivisches Beobachten oder Ausspähen gemeint, sondern eine Form der einfühlenden Responsivität) (Baranger & Baranger, 2018, S. 740). Das analytische Feld wird dabei verstanden als aufgespannt und strukturiert durch eine *bipersonale unbewusste Fantasie* als Ergebnis eines kokreativen Aktes des analytischen Paares, der sich durch ein Wechselspiel »von projektiven und introjektiven Identifizierungsprozessen und aus den Gegenidentifizierungen« vollzieht, »die mit ihren jeweils unterschiedlichen Grenzen, Funktionen und Eigenheiten im Patienten und im Analytiker wirken« (ebd., S. 759). Zwar sind das Feld und die Fantasie als deren strukturgebendes Element wesentlich bipersonal, sie bleiben aber nicht darauf beschränkt: Für Baranger und Baranger treten »andere Personen« immer in die Narrative und Fantasie des Patienten ein, sodass das Feld als eine »multipersonale Struktur« aufzufassen sei (ebd., S. 743). Daran wird deutlich, dass das Feld als Untersuchungsobjekt psychoanalytischer Reflexion eines ist, das mit den unbewussten (auch infantilen) Konflikten des Patienten zu tun hat und damit, wie diese sich angesichts der aktuellen Beziehung zum Analytiker darstellen und von diesem aufgenommen und beantwortet werden. Die bipersonale unbewusste Fantasie als Strukturdimension des analytischen Feldes ist dabei das Medium und der Gegenstand von Prozessen der Veränderung. Sie ist Objekt der analytischen Deutungen, die als »Umstrukturierungen des Feldes« begriffen werden: Der Analytiker nehme etwas davon auf, was der Patientin in ihn hineinlege und ermögliche es ihr, es »in einer anderen Form als zuvor« zu reintrojizieren. Zwei Aspekte sind dabei entscheidend: Zum einen ist das Feld hier dasjenige, das den Rahmen dafür bereitstellt, dass es sich selbst verändert, zum anderen wird durch die Position des Analytikers eine Differenz markiert (ähnlich wie im Containment nicht einfach nur geteilte Gleichheit hergestellt wird): Der Analytiker stellt etwas mit dem an, was ihm in Gestalt des Feldes, an dem er teilhat, zugänglich wird. Baranger und Baranger schreiben, es sei »wesentlich für das analytische Verfahren, dass jedes Ding oder Ereignis im Feld gleichzeitig auch etwas anderes ist«, und meinen: »Wenn diese wesentliche Mehrdeutigkeit verloren geht, verschwindet auch die Analyse« (ebd., S. 745). Sopena (2009, S. 138f.; Übers. T. S.) spricht daher bezogen auf die Feldtheorie von einem Zuhören als »Doppelregistrierung«: Der Analytiker hört (auch) etwas anderes als das, was gesagt wird. Nur so kann sich unbewussten Bedeutungen genähert werden (vgl. Storck, 2014).

Die Arbeit von Baranger und Baranger hat eine breite Rezeption in der internationalen Psychoanalyse erst durch die Wiederaufnahme der Gedanken durch Autoren wie Ferro (z. B. 1992) oder Civitarese (2008) erfahren (vgl. Ferro & Basile, 2009; Ferro & Civitarese, 2015) – und das heißt in ihrer Anbindung an die Theorie Bions (1965, 1970) und insbesondere dessen Konzeption von Containment, »waking dream thought« oder transformativen Prozessen. Ein zweiter Grund für die konzeptuelle Wiederaufnahme und Weiterführung dürfte die Fortentwicklung psychoanalytischer Krankheitstheorie sein, in deren zunehmender Thematisierung von Störungen der Symbolisierung bzw. der Fähigkeit zur Repräsentation (vgl. Levine et al., 2013). Insbesondere Ferros (1992) kinderanalytische Arbeiten können dabei erhellen, wie die Arbeit in und mit dem Feld als bipersonaler unbewusster Fantasie den Weg für Prozesse des Herstellens (inter)psychischer Formen öffnet, die er vor allem als Narrative beschreibt. Wesentlich für den Gedanken der analytischen Situation als Feld ist dabei der Akzent darauf, dass diejenige Form, die eine Veränderung erfährt und einzig erfahren kann, das bildlich-narrativ-affektiv-sprachliche Beziehungsgeschehen zwischen den Akteuren der analytischen Arbeit ist. Das Feld ist für Ferro

> »ein Gefüge aus Raum und Zeit, in dem Wirbel von Beta-Elementen von der Alpha-Funktion des Feldes in Traumgedanken des Feldes transformiert werden. Diese werden mit Hilfe narrativer Transformationen bearbeitet (in denen es keine Entschlüsselung gibt, sondern die Umwandlung in eine Erzählung begünstigt wird)« (Ferro, 2009, S. 67).

Eine zweite Linie lässt sich von der grundlegenden Arbeit von Baranger und Baranger über die Theorie Bions zu aktuellen Konzeptionen in der Psychoanalyse erkennen, in denen vom Träumen ungeträumter/unterbrochener Träume oder von einem träumerischen Sprechen in der analytischen Stunde (Ogden, 2005), dem gemeinsamen Träumen von Analytiker und Analysand (Cassorla, 2013) oder dem Träumen der Stunde durch den Analytiker (Tuckett, 2013; Zwiebel, 2013) die Rede ist, was Ferro und Basile (2009, S. 11; Übers. T. S.) auf die behandlungstechnische Formel bringen, dass der Analytiker gedanklich vor alles, was der Analysand in der Stunde sagt, ein »Ich habe geträumt, dass …« setze und auf diese Weise zuhört und zu verstehen versucht. Diese Ansätze liefern Konzeptionen dessen, dass der Analytiker in seiner Haltung zwischen einem auf- und einem wahrnehmenden Pol oszilliert und zugleich Teil und Beobachter des analytischen Feldes ist.

Eine dritte Entwicklungslinie betrifft schließlich die Überlegungen vonseiten der relationalen bzw. intersubjektiven Psychoanalyse, in denen ebenfalls von einer Ko-Konstruktion der

Geschehnisse, Affekte und Fantasien im analytischen Feld ausgegangen wird, welches hier die besondere Akzentuierung eines bidirektionalen intersubjektiven Systems (vgl. z. B. Jaenicke, 2014a) oder einer »relationalen Matrix« (Potthoff, 2014) erfährt.

Woran die psychoanalytische Feldtheorie bislang wenig angebunden bleibt, ist der Bereich der strukturalen Psychoanalyse in der Nachfolge Lacans, der immerhin bereits einige Jahre vor Erscheinen der Arbeit von Baranger und Baranger Überlegungen zu »Funktion und Feld des Sprechens und der Sprache in der Psychoanalyse« vorlegt hat und für dessen Auffassung es zentral ist, »daß die Rede des Subjekts einen Adressaten einschließt, anders gesagt: daß der Sprechende sich in ihr als Intersubjektivität konstituiert« (Lacan, 1953, S. 97), dieser mithin auch nur dann »voll« sprechen kann, wenn ihm jemand zuhört und seine Rede sich an jemanden richtet, in einer »intersubjektive[n] Erfahrung, in der [das] Begehren sich zu erkennen gibt« (ebd., S. 121). Eine Anbindung der konventionellen psychoanalytischen Feldtheorie an den strukturalen Ansatz könnte insofern weiterführend sein, als dieser eine dezidierte Theorie der Sprache und des Sprechens bereitstellt, die jener meiner Einschätzung nach bislang fehlt – für die analytische Situation, deren Geschehen »nichts als ein Austausch von Worten« (Freud, 1916–1917g, S. 9) ist, eine zentrale Dimension.

Als Teil einer psychoanalytischen Veränderungstheorie lässt sich die Konzeption des Feldes durchaus in einer Linie mit dem Modell der Psychoanalyse als Einsichtstherapie und einem Modell der Psychoanalyse als korrigierender emotionaler Erfahrung sehen, nämlich insofern sie auf radikale Weise das auf Aktualisierungen beruhende Beziehungsgeschehen der analytischen Situation als ein wechselseitig hergestelltes auffasst. Möglicherweise bietet sich hier eine Möglichkeit der Verbindung verschiedener zeitgenössischer Schulen der Psychoanalyse, wobei kritisch zu prüfen bleibt, ob die psychoanalytische Feldtheorie die Konzepte von Übertragung und Gegenübertragung letztlich stärkt oder schwächt und was darin verloren zu gehen droht – eine Schwierigkeit könnte darin bestehen, eine geeignete feldtheoretische Konzeption dafür vorzulegen, wie das Feld als einzig möglicher Gegenstand der psychoanalytischen Reflexion, wie Baranger und Baranger deutlich betonen, sich damit verträgt, dass angesichts des eine Analyse aufsuchenden Patienten durchaus zumindest von zwei Polen im Feld ausgegangen werden muss, einem resonanten in Gestalt des Analytikers und einem sprechenden, seine Konfliktlagen aktualisierenden und Veränderung suchenden in Gestalt des Analysanden.

6.9 Relationale und intersubjektive Psychoanalyse

Timo Storck

Sowohl Relation/Beziehung als auch die intersubjektive Situation des analytischen Paares sind zunächst sehr allgemeine Bezeichnungen und lassen sich in unterschiedlichen Akzentuierungen in allen zeitgenössischen psychoanalytischen Schulen finden: Die Theorie und Praxis der Psychoanalyse kommt ohne ein Denken von Beziehung und Subjektivität auch des Analytikers nicht aus, Behandlungstechnik oder Veränderungstheorie würden ohne eine Berücksichtigung dessen vollkommen auseinanderfallen, ebenso wie die psychoanalytische Entwicklungstheorie es täte.

Entgegen einem gängigen Irrtum oder Vorwurf hat dies bereits in der Psychoanalysekonzeption Freuds Berücksichtigung gefunden, dessen Vorstellungen weniger nah an einer Ein-Personen-Psychologie gewesen sind, als es manche Stimmen wiederholt behaupten. Was hingegen gesagt werden kann, ist, dass der Bereich einer theoretischen und behandlungstechnischen Konzeptualisierung von Beziehungserfahrungen vermutlich die deutlichste Weiterentwicklung seit den Anfängen der Psychoanalyse erfahren hat. Hier nun ergeben sich vielschichtige Positionen und teils divergente Akzentuierungen und Terminologien. »Intersubjektivität«, wenn auch nicht immer unter diesem Label, spielt eine Rolle in den Konzepten der Szene und des szenischen Verstehens in Deutschland (Argelander, 1970b; Lorenzer, 1970), im Brückenschlag Balints zwischen Frankfurt und London (z. B. Balint, 1965a), in der britischen Richtung einer Klein-Bion-Tradition (und den an dieser Stelle besonders relevanten Konzepten von projektiver Identifizierung, Containment oder Gesamtsituation) und in deren Fortsetzung in der zeitgenössischen psychoanalytischen Feldtheorie, die sich zudem durch einen uruguayisch-französischen (Baranger & Baranger, 2008) und einen italienischen Einschlag (zuletzt Ferro & Civitarese, 2015) auszeichnet. Schließlich ist auch die stärker auf philosophischen Wurzeln aufbauende französische Akzentuierung von Alterität in der Psychoanalyse (im breiten Spektrum etwa zwischen Laplanche, 1988, und Lacan, 1966) eine solche, die ein Geschehen zwischen zwei Positionen markiert. Einen Überblick über verschiedene Haltungen zum Anderen geben z. B. Altmeyer und Thomä (2006) oder Ermann (2014).

Bei einer solchen (vermeintlichen) Einigkeit über Themen von Beziehung und »Gegenseitigkeit« des analytischen Paares droht leicht verloren zu gehen, dass der relationale und der intersubjektive Ansatz in der Psychoanalyse jeweils dezidiert eigenständige Positionen in Anspruch nehmen und zudem auch voneinander zu unterscheiden sind. (Ich beschränkte mich im Folgenden auf die Abgrenzung dieser beiden, eine noch genauere Differenzierung findet sich bei Schwartz, 2012). Beide entstammen wesentlich der nordamerikanischen psychoanalytischen Szene und lassen sich in ihren Motiven und Akzentsetzungen nicht losgelöst davon betrachten, dass sie eine Abgrenzung von der Ich-Psychologie Hartmanns darstellen. Als »positive« Wurzeln lassen sich dabei durchaus europäisch zu verortende Ansätze bestimmen, so etwa die Arbeiten Fairbairns (1952), Fromms oder Fromm-Reichmanns, die im Kern als objektbeziehungstheoretisch zu bezeichnen sind, und diejenigen Kohuts zur Selbstpsychologie (vgl. bes. Mertens, 2011). Neben den hier zu besprechenden relationalen und intersubjektiven Ansätzen (vgl. zu beiden Potthoff & Wollnik, 2014) findet sich die britische Psychoanalyse der *middle school* vermutlich am ehesten darin fortgesetzt, was beispielsweise Scharff & Scharff (2011) als interpersonelle Sicht bezeichnen (womit implizit an die Arbeiten Sullivans, z. B. 1953, angeschlossen ist).

Zunächst komme ich zur Darstellung der intersubjektiven Psychoanalyse. Jaenicke (2014a) bestimmt in seinem Überblick über deren Geschichte den, so könnte man sagen, Gründungsakt in einem Artikel von Stolorow, Atwood und Ross (1978), in dem es um das Anliegen einer Reformulierung der Begriffe von Übertragung und Gegenübertragung geht (vgl. auch Stolorow & Atwood, 1992; Jaenicke, 2014b). Die beiden erstgenannten Autoren können gemeinsam mit Orange als die wichtigsten frühen Vertreter einer intersubjektiven Sicht verstanden werden. In dieser geht es um eine »phänomenologisch-kontextuelle[ ] Perspektive der Psychoanalyse [...], die man heute intersubjektive Systemtheorie nennt« (Jaenicke,

2014a, S. 75). Darin wird Psychotherapie verstanden als »eine höchst persönliche Begegnung, in der die Wechselwirkung von spezifischen Erfahrungswelten zeitgleich ein intersubjektives Feld hervorbringt, das nur aus einer inneren Perspektive dieses Feldes begriffen und beschrieben werden kann« (ebd., S. 70). Dies erfordert eine Reformulierung »sämtliche[r]« zentraler psychoanalytischer Konzepte, insbesondere auch deshalb, weil mit dieser Sicht eine Abweisung der Metapsychologie und der Triebtheorie verbunden ist, die für die Autoren in eine (falsche) objektivistische, mechanistische und verdinglichende Haltung und Konzeptualisierung führt, die das Einmalige und Dialogische der klinisch-psychotherapeutischen Situation verfehlen muss. Dabei wird der intersubjektive Ansatz sowohl von der Freud'schen Psychoanalyse deutlich abgegrenzt als auch von den relationalen Ansätzen Sterns oder Benjamins und ebenso von der eher als brückenbildend zu bezeichnenden Position Ogdens (Jaenicke, 2014a, S. 63).

Auch Potthoff (2014, S. 44) ist der Ansicht, dass die intersubjektive Richtung mit »gängigen Konzepten« der Psychoanalyse nur schwer vereinbar ist, was sie vom relationalen Standpunkt unterscheide. Dessen Wurzeln können in den Arbeiten von Greenberg und Mitchell gesehen werden (z. B. Greenberg & Mitchell, 1983); als richtungsweisende Autoren sind ferner Aron (1996) und Hoffman (1994) zu nennen. Ähnlich wie für den intersubjektiven Ansatz kann hier zudem die Selbstpsychologie Kohuts, neben der Bindungstheorie und der (empirischen) Säuglingsforschung (Stern, 1985), als Einfluss genannt werden. Potthoff fasst zusammen:

> »Das relational-strukturelle Model [sic] geht von der konstituierenden Objektbezogenheit des Menschen aus und führt folgerichtig zu einer Zwei-Personen-Psychologie. [...] Es zeigt als zentrale Motivation nicht den Trieb, sondern die Suche nach Kontakt, Austausch und Zugehörigkeit. Entsprechend ist der Andere nicht Trieb-Objekt und damit nur sekundär bedeutsam, sondern Beziehungs-Subjekt-Objekt. Die Herstellung, Aufrechterhaltung und Vertiefung von Beziehung [...] ist die primäre Motivation« (Potthoff, 2014, S. 49).

Ähnlich wie in feldtheoretischen Ansätzen ist auch hier die Annahme einer »relationalen Matrix« und einer Ko-Konstruktion dessen, was in der analytischen Beziehung geschieht, leitend. Darin korrespondiert diese behandlungstheoretische Annahme mit entwicklungstheoretischen Überlegungen, die sich darauf beziehen, eine »relationale Struktur des Selbst« (Potthoff, 2014, S. 46; Kursiv. aufgeh., T. S.) anzunehmen, die sich in einem Austauschprozess mit der Umwelt herstellt. Insbesondere im Umfeld der relationalen Psychoanalyse (deren Konzeption der Sexualität zuletzt von Benjamin und Atlas, 2015, diskutiert worden ist) wird die Frage nach dem Umgang mit »Selbstoffenbarungen« *(self-disclosure)* seitens des Analytikers relevant, die zu den sogenannten Enacment-Kontroversen (Ivey, 2008) geführt hat. Die Annahme einer Bidirektionalität oder Ko-Kreation in der relationalen Matrix der analytischen Situation führt zur Theorie von Intervention und Veränderung in der Psychoanalyse.

Etwa mit Benjamin (2009) lassen sich Argumente dafür zusammentragen, dass der »mit offenen Karten spielende Analytiker« (Renik, 1999) eine »mehr oder weniger gezielte Selbstoffenbarung« (Potthoff, 2014, S. 51) einsetzt, in der es *nicht* darum geht,

> »Dinge aus dem persönlichen Leben des Analytikers mitzuteilen, sondern mit dem Patienten, sofern dies sinnvoll erscheint, in einen Dialog darüber zu treten, was er gegebenenfalls beim Analytiker auslöst – die Selbstoffenbarung bezieht sich also gezielt auf das gemeinsame Erleben in der Therapie« (ebd.).

Dazu gehören »das ausdrückliche Eingestehen eines Fehlers, einer Verletzung oder eines Missverstehens«. Darin wird dem Ziel gefolgt, dem Patienten – prozessorientiert – eine Veränderung seiner verinnerlichten Objektbeziehungserfahrungen zu ermöglichen.

Eine Erweiterung der relationalen Sichtweise im Hinblick auf körpertherapeutische Überlegungen wird durch den Ansatz Sassenfelds (2012) bereitgestellt, in dem die ansonsten eher unterbeleuchtete Dimension des Leiblichen auch in theoretischer Hinsicht zu Wort kommt.

Insgesamt kann gesagt werden, dass die philosophischen Bezüge, die vonseiten einer relationalen, intersubjektiven oder das Interpersonelle in den Mittelpunkt stellenden Psychoanalyse gesucht und gefunden werden (zu nennen sind insbesondere Hegel, Gadamer und Merleau-Ponty), eine weitere Auslotung verdienen und die Möglichkeit einer theoretischen Vertiefung dieser versprechen. Ebenso bleibt zu hoffen, dass beginnende interkonzeptuelle Dialoge zu einer Weiterentwicklung psychoanalytischer Theorie und Behandlungstechnik führen.

7 Setting

Alf Gerlach und Hanni Scheid-Gerlach

Auch die heute für uns gängigen Vorstellungen, in welchen Rahmen ein Patient und ein Therapeut aufeinandertreffen und welche Regeln sie brauchen, damit sie sich mit den Beschwerden des Patienten auseinandersetzen können und ein psychotherapeutischer Prozess in Gang kommen kann, haben sich historisch entwickelt. Heute bilden die entsprechenden Regeln selbstverständliche Grundannahmen, die auch den meisten Patienten vertraut sind, wenn sie sich auch in wesentlichen Punkten von der üblichen Konsultation in einer ärztlichen Praxis unterscheiden. Freud hatte in seinen behandlungstechnischen Schriften der Jahre 1911 bis 1915, zum Beispiel in seinen »Ratschlägen für den Arzt bei der psychoanalytischen Behandlung« (Freud, 1912e), die grundsätzlichen technischen Überlegungen für Patient und Therapeut dargestellt. Er schlug eine revolutionär neue Form der Interaktion vor, die auf der einen Seite die Wirksamkeit institutionell geregelten Handelns auf das für den therapeutischen Prozess gerade noch notwendige Maß eingrenzt, andererseits dem verbalen Ausdruck von Gefühlen, Gedanken und Handlungsimpulsen ein vollkommen freies Feld eröffnet. Freud griff dabei auf bestimmte Gewohnheiten zurück, die sich am Ende des 19. Jahrhunderts für die allgemeine medizinische Praxis herausgebildet hatten: »Der damals gerade entwickelte Brauch der ärztlichen Konsultation im eigenen Sprechzimmer schien Freud und seinen Zeitgenossen eine spezifische Form der Interaktion zu gewährleisten: eine ›soziale Nullsituation‹ unter Ausschluss jener Kommunikation und Vorfälle, die nicht unmittelbar dem zu besorgenden Geschäft dienten« (de Swaan, 1979, S. 371). In Freuds Vorschlägen bilden die Vereinbarungen über Raum, Zeit und Honorierung des Zusammentreffens den äußeren Rahmen, während das therapeutische Interaktionsgeschehen durch zwei Verhaltensstandards für Therapeut und Patient bestimmt werden, die Abstinenzregel, mit Gültigkeit vor allem für den Therapeuten, und die Regel der freien Assoziation für den Patienten. Diese beiden aufeinander bezogenen Grundregeln setzen die sozial üblichen Umgangsformen außer Kraft, eröffnen einen vollkommen neuen Raum für die Darstellung psychischer Inhalte und sichern so die »soziale Nullsituation«. Die Vereinbarungen zum äußeren Rahmen sind von den meisten anderen Psychotherapierichtungen übernommen worden, Abstinenzregel und Grundregel der freien Assoziation sind aber, auch wenn sie modifiziert werden, die einzigartigen Elemente jeder an der Psychoanalyse orientierten Psychotherapie.

7.1 Aspekte des Settings in der psychoanalytischen Therapie
Alf Gerlach

Das Setting einer psychoanalytischen Therapie besteht aus einer Reihe von Vereinbarungen, die der Therapeut implizit oder explizit setzt. Einige Vereinbarungen werden schon vor Beginn der ersten Begegnung gesetzt, zum Beispiel zum Ort, zur Zeit und zum Honorar. Sie werden dem Patienten oft schon bei dessen Anmeldung am Telefon mitgeteilt, sodass er vorbereitet ist, wo die Begegnung stattfindet, welcher zeitliche Rahmen dafür vorgesehen ist und wie die Leistung des Therapeuten abgerechnet wird.

> *Beispiel:* In meiner Praxis erfährt der Patient bei einem Anruf über meinen Anrufbeantworter oder über meine Sekretärin, zu welcher Zeit er mich direkt erreichen kann. Nur zu diesen Sprechzeiten nehme ich Anmeldungen zu einem Erstgespräch entgegen und erhalte schon erste Informationen zum Anliegen des Patienten. Ich sage ihm, dass ich zu einer bestimmten Zeit für ihn für 50 Minuten zur Verfügung stehe und kläre die Modalitäten, die er als krankenversicherter Patient oder als Privatzahler bezüglich der Honorierung einhalten muss.

Andere Vereinbarungen ergeben sich implizit durch die besondere Art der Gesprächsführung. Der psychoanalytische Therapeut hat eine Grundeinstellung des aktiven Zuhörens, er klärt, konfrontiert und deutet, aber er tadelt nicht und gibt keine Anweisungen oder Ratschläge. Dadurch schafft er einen Rahmen, der sich grundlegend von einer Alltagssituation oder einem im Alltag geführten Gespräch unterscheidet. Es ergibt sich dadurch eine klare Abgrenzung des therapeutischen Raums, weshalb wir auch von Grenzverletzungen sprechen, wenn der gesetzte Rahmen überschritten wird.

> *Beispiel:* Ein Therapeut, der seinen aufkeimenden Gefühlen von Verliebtheit nachgibt und sich außerhalb der Therapie mit dem Patienten zu treffen versucht, analysiert nicht mehr seine Gegenübertragung und stellt sie in den Dienst des Verstehens seines Patienten, sondern begeht eine Grenzverletzung, die den therapeutischen Raum unwiderruflich zerstört.

Rahmen und Setting besitzen in der psychoanalytischen Therapie auch eine symbolische Funktion, insofern die Existenz und Bedeutung von Grenzen und der Bezug auf ein drittes, außerhalb von Therapeut und Patient stehendes Objekt angesprochen sind (Müller, 2014, S. 790–798). Dadurch wird ein triangulärer Raum eröffnet, der einen Schutz für Behandler wie Patient vor der Verwicklung in dyadisch-symbiotische Sehnsüchte darstellt. Besondere Bedeutung kommt der triangulierenden Funktion der Sprache zu, die im Rahmen der therapeutischen Sitzung eine die Alltagskommunikation transzendierende Form annimmt und neue, nur in der Therapie mögliche Bedeutungen schaffen kann. Die therapeutische Situation selbst mit ihren Rahmenbedingungen wird auch zu einer haltgebenden Funktion für den Patienten, vor allem wenn seine psychische Struktur wenig ausgebildet ist und er den therapeutischen Raum braucht, um unerträgliche psychische Inhalte dort unterzubringen (Containing-Funktion).

In der Entwicklung der Psychoanalyse ist diese symbolische Funktion des Settings unterschiedlich konzeptualisiert worden. Spitz hatte im analytischen Setting viele Aspekte einer sehr frühen, objektlosen Phase der Mutter-Kind-Beziehung entdeckt (Spitz, 1956), während Stone die Übertragungswirkung des Settings eher als Zustand der Wiederholung einer relativen Trennung von den frühen Objekten verstand, unter Hinweis darauf, dass »mit der rapiden Entwicklung des großartigen Kommunikationsmediums der Sprache alle Formen körperlicher Intimität mit der Mutter und direkte Abhängigkeit von ihr aufgegeben oder abgeschwächt werden« (Stone, 1973, S. 104). Er untersuchte vor allem, wie die formalen Elemente des Rahmens die Wirkung der technischen Maßnahmen beeinflussen, und öffnete damit den Raum für weitere Überlegungen, welche unbewussten Bedeutungen Elemente des Settings bekommen können. So vermittelt der Rahmen mit seinen konstanten Bedingungen auch symbolhaft die Präsenz eines primären Objektes und gibt beiden Beteiligten im psychotherapeutischen Prozess mit seinen vielen Wechselfällen ein basales Gefühl von Sicherheit, das neben den Interventionen des Therapeuten und den Wirkungen der Objektbeziehung einen wichtigen kurativen Faktor darstellt.

Entwicklung und Aufrechterhaltung des Settings sind basale Verantwortlichkeiten des Therapeuten. Jedem Patienten steht es frei, und in der Regel wird er solche Versuche während einer Behandlung starten, »am Setting zu rütteln«. Er kann Veränderungen intendieren, weil Regeln seinen Wünschen entgegenstehen, er kann die Einhaltung der Vereinbarungen offen verweigern, er kann auf subtile Weise Regeln zu unterminieren suchen, stets muss der Therapeut das Setting schützen. Er befindet sich mit dem Patienten und dem Setting in einem triangulären Verhältnis, dessen Basis eine besondere innere Beziehung zum Setting darstellt, die schon während seiner Ausbildung internalisiert werden sollte und eine elterliche, das Kind schützende Funktion repräsentiert. Jede angestrebte Veränderung des vereinbarten Rahmens, sei es vom Patienten oder vom Behandler ausgehend, sollte auf ihre unbewussten Implikationen hin untersucht und durchdacht werden und muss kommuniziert werden, bevor sie umgesetzt wird.

> *Beispiel:* Am Ende vieler Behandlungen taucht ein Wunsch des Patienten auf, die vereinbarte Sitzungsfrequenz auszudünnen, um die Zeit bis zum endgültigen Abschied zu verlängern. Der Behandler muss dann sorgfältig abwägen und mit dem Patienten zu klären versuchen, ob hier der Wucht des Trennungserlebens ausgewichen wird, ob versucht wird, Schmerz und Trauer zu »verflüchtigen«, statt bis zur letzten vereinbarten Sitzung den therapeutischen Prozess im gewohnten Rahmen für ein Durcharbeiten der emotionalen Reaktionen des Patienten zu nutzen. Es kann sich in diesem Moment auch für den Behandler leichter anfühlen, einem solchen Wunsch nachzugeben, wenn zum Beispiel eigene Anteile mobilisiert sind, die zu einem Ausweichen vor Trennungswut und Trennungsangst beitragen, oder ein Konflikt mit dem Gutachter gescheut wird, da zum Beispiel im Ergänzungsbericht bei einer Inanspruchnahme der Behandlung im Rahmen der Höchstgrenzen der Psychotherapie-Richtlinie explizit gefragt wird: »Kann die Beendigung der psychotherapeutischen Behandlung durch Reduzierung der Behandlungsfrequenz ermöglicht oder erleichtert werden?«

7.1.1 Ethische Aspekte des Settings

Der Rahmen psychoanalytischer Psychotherapie hat vielfache ethische Implikationen, da er erst einen geschützten Raum ermöglicht, in dem psychische Inhalte unverstellter als im Alltag zur Darstellung kommen können und sollen. Dabei soll das Grundprinzip ethischen Handelns, dem Gegenüber nicht zu schaden, nicht nur durch äußere, kodifizierte Regeln, sondern auch durch eine im Behandler verankerte innere Gewissheit aufrechterhalten werden. Gerade die psychotherapeutische Situation mit ihrem intimen Raum, in der Regel als Begegnung eines einzelnen Patienten mit einem Behandler, benötigt ethische Prinzipien, um destruktive und narzisstische Impulse zu bewältigen. Die Unterscheidung zwischen den »in justiziable Normen gegossenen Gesetzen und Richtlinien ethischer Prinzipien und den unter Selbstverpflichtung übernommenen und verinnerlichten sittlich-moralischen Einstellungen, die (noch) nicht juristisch verhandelbar (Gewissen), aber für das Handeln des Psychotherapeuten ebenfalls von grundlegender Bedeutung sind«, wird in Kapitel 17 näher ausgeführt.

7.1.2 Die Abstinenzregel

Die Abstinenzregel hat Gültigkeit für die Patienten wie für den Behandler und sie verlangt von beiden, in der therapeutischen Arbeit auftauchende Impulse nicht in Handlung umzusetzen, sondern sprachlich auszudrücken. Damit entfaltet diese Regel eine bedeutende Schutzwirkung für die therapeutische Situation, sie gehört zum therapeutischen Rahmen und ist Teil des methodischen Vorgehens in der Psychotherapie. Freud hatte diese Regel zunächst über die Probleme bei der Behandlung hysterischer Patientinnen, die sich in ihren Therapeuten verliebten und Befriedigung ihrer Liebeswünsche erwarteten, entwickelt. Allerdings wandte er sich nicht gegen die Entwicklung spontaner Liebesgefühle in der Therapie, sondern sprach sich dafür aus, diese zu akzeptieren, ihre Befriedigung allerdings zu unterbinden:

> »Die Kur muss in der Abstinenz durchgeführt werden; ich meine dabei nicht allein die körperliche Entbehrung, auch nicht die Entbehrung von allem, was man begehrt, denn dies würde vielleicht kein Kranker vertragen. Sondern ich will den Grundsatz aufstellen, dass man Bedürfnis und Sehnsucht als zur Arbeit und Veränderung treibende Kräfte bei der Kranken bestehenlassen und sich hüten muss, dieselben durch Surrogate zu beschwichtigen« (Freud, 1915a, S. 313).

Seine Vorstellung war, dass die unerfüllten Liebeswünsche in die Übertragung drängen, den therapeutischen Prozess in Gang halten und damit auch interpretiert werden könnten. Die Abstinenzregel setzt also Verbote und Grenzen, ermöglicht dadurch aber gerade, dass unbewusste Beziehungsfantasien und Liebeswünsche im therapeutischen Raum erlebbar werden und an ihnen gearbeitet werden kann.

Beispiel: Ein Patient, der sich heftig in seine Therapeutin verliebt hat, drängt auf ein Treffen außerhalb der therapeutischen Situation und lädt seine Therapeutin zu einem gemeinsamen Abendessen in einem Restaurant ein. Die Therapeutin nimmt die Einladung nicht an, verweist auf die durch die Abstinenzregel gesetzten Grenzen, drückt aber zugleich aus, dass sie die Liebeswünsche sieht und respektiert. Sie ergänzt in einer genetischen Deutung, dass der Patient hier in der Kindheit erlebte Liebeswünsche gegenüber seiner Mutter wiederholt und seine in dieser Beziehung erlebte Enttäuschung nicht betrauern, sondern durch ein Ausagieren ungeschehen machen möchte.

Allerdings gilt die Abstinenzregel auch für den Therapeuten und setzt ihm Grenzen, den Patienten zur Befriedigung eigener Bedürfnisse zu benutzen. Dies betrifft nicht nur sexuelle und aggressive Triebregungen des Therapeuten gegenüber seinem Patienten, sondern auch Impulse, in der Beziehung zum Patienten narzisstische Befriedigung zu suchen. Hier ist der Therapeut gefordert, in einer ständigen selbstreflexiven Selbstbeobachtung eigene Verwicklungen zu überprüfen und zu hinterfragen.

Beispiel: Ein Patient kommt in der Behandlung immer wieder darauf zu sprechen, dass er sich eine andere, größere und komfortablere Wohnung wünscht. Der Therapeut spürt in sich die Tendenz, den Patienten einen mit ihm befreundeten Makler zu empfehlen oder von einer Wohnung zu berichten, von dessen Freiwerden er Kenntnis bekommen hat, statt die Widerstände des Patienten zu analysieren, seine Ich-Fähigkeiten einzusetzen und selbst aktiv zu werden. Der unbewusste Wunsch des Patienten, von einem als mächtig und hilfreich fantasierten Objekt verwöhnt zu werden, würde dann unbearbeitet bleiben.

Hatte Freud allerdings noch die Auffassung vertreten, der Therapeut müsse seine Gegenübertragung »erkennen und beherrschen«, argumentieren wir heute mit Paula Heimann, »dass er seine emotionale Reaktion als Schlüssel zum Unbewussten des Patienten benutzen soll« (Heimann, 1996, S. 183). Seit damit die Gegenübertragung des Therapeuten stärker als therapeutischer Faktor akzeptiert, als interaktioneller Beitrag des Therapeuten verstanden und gewichtet worden ist, wurde auch das Konzept der Abstinenz für den Therapeuten verändert. Es gibt nun eine größere Offenheit gegenüber einer Haltung des Therapeuten, sich vom Patienten verwenden zu lassen, indem er die ihm übertragene Rolle bewusst oder unbewusst zunächst annimmt und erst dann in einer Übertragungsdeutung sprachlich zu fassen versucht. Joseph Sandler hat darauf aufmerksam gemacht, dass solche Rollenübernahmen eine Kompromissbildung zwischen eigenen Bestrebungen und dem mehr oder weniger kontrollierten Eingehen auf Rollenzuschreibungen des Patienten darstellen:

> »Innerhalb der durch die analytische Situation gesetzten Grenzen wird er, wenn er sich dessen nicht bewusst wird, dazu tendieren, die von ihm verlangte Rolle auszufüllen, und sie in seine Art und Weise, auf den Patienten zu reagieren und zu ihm in Beziehung zu treten, integrieren. Natürlich kann er diese Gegen-Reaktion normalerweise durch Selbstanalyse erfassen, insbesondere dann, wenn ihr Auftreten schließlich als unangebracht erscheint. Es kann jedoch auch vorkommen, dass er sich dessen nur bewusst wird, indem er sein eigenes Verhalten, seine Reaktionen und Einstellungen beobachtet, nachdem sie in Handeln umgesetzt worden sind« (Sandler, 1976b, S. 304).

Diese Auffassung führt zu einer offeneren Haltung der Abstinenzforderung gegenüber, insofern sie die Verwicklung durch den Patienten als unvermeidlich betrachtet und darin sogar eine Möglichkeit zu einem vertieften Verständnis der unbewussten Beziehung sieht. Auch sollte die Abstinenz nicht auf eine starre Weise gehandhabt werden, sondern Raum lassen für eine flexible, die spezifische Dynamik des Patienten einbeziehende Haltung, in der einmal Zurückhaltung und Kontrolle, ein anderes Mal Offenheit und sogar der Ausdruck von Zuwendung angebracht sind. Wichtig bleibt, dass diese Haltung immer wieder reflektiert und, wenn erforderlich, auch dem Patienten gegenüber in Worte gefasst wird.

7.1.3 Neutralität und Anonymität

Neutralität und Anonymität sind wesentliche Grundhaltungen des Therapeuten, die sich von der Forderung nach Abstinenz ableiten lassen. Neutralität meint dabei eine Einstellung des Nicht-Bewertens, der Offenheit gegenüber Lebenseinstellungen und Normsetzungen des Patienten, die von denjenigen des Therapeuten abweichen. Dies darf nicht so verstanden werden, als würden die Werthaltungen des Patienten vom Ziel des therapeutischen Durcharbeitens ausgenommen und nicht in ihrer Bedeutung hinterfragt, zumal sie ja in der Regel unbewusste Kompromissbildungen darstellen. Aber sie werden nicht beurteilt oder gar verurteilt.

> *Beispiel:* Auch ein Therapeut, der sich in seiner stabilen und auf Dauer angelegten heterosexuellen Liebesbeziehung wohlfühlt, wird dieses Modell nicht seinem Patienten aufzudrängen versuchen, der ständig wechselnde und gleichzeitige sexuelle Beziehungen mit homosexuellen und heterosexuellen Partnern lebt.

Das Bemühen um unvoreingenommenes Zuhören, um ein Vermeiden von Kritik und Bewertung, um Akzeptanz und Respekt gegenüber dem Patienten setzt auch eine ständige selbstkritische Reflexion der Gegenübertragungsgefühle voraus, die der Patient im Therapeuten induziert. Dazu gehört auch, dass der Therapeut immer wieder seine eigenen theoretischen Grundannahmen auf darin enthaltene Wertungen überprüft, zum Beispiel Vorstellungen einer »gesunden Persönlichkeit«, die mit einer Therapie herzustellen sein sollte. Hier schleichen sich oft implizite Wertungen ein, die der Therapeut sich bewusst machen sollte. Dazu gehört auch die Auseinandersetzung mit seiner Identifikation mit Normen der eigenen kulturellen Bezugsgruppe. Im therapeutischen Prozess geschieht die Begegnung mit einem anderen Menschen in der Regel auf dem Boden eines miteinander geteilten Symbol- und Sinnsystems: Vor allem die gemeinsame Sprache, aber auch die Zugehörigkeit zur gleichen Gesellschaft und oft zur gleichen Klasse mit ähnlichen Sozialisationsverläufen bilden einen Bedeutungshintergrund, der nur selten reflektiert wird:

> »Erst bei der Begegnung mit einem Angehörigen einer anderen sozialen Schicht, einer anderen Kultur oder eines anderen Sprachraumes werden die Zusammenhänge zwischen gesellschaftlichen, institutionellen Verhältnissen und innerseelischen Strukturen und Prozessen deutlicher. Erst dann wird der Blick dafür frei, dass auch das kulturelle Milieu darüber entscheidet, welche

Triebe und Fantasien unmittelbar kulturell ausgearbeitet werden, welche nur einen indirekten Zugang zu Äußerungsmöglichkeiten erhalten und welche gänzlich unbewusst bleiben oder verdrängt werden. Diese Unterschiedlichkeit in der kulturellen Basis der Beteiligten bewirkt, dass interkulturelle Begegnungen in einem verstärkten Maß Gefühlen von Befremdung und Verunsicherung, aber manchmal auch Faszination ausgesetzt sind« (Gerlach, 2010, S. 246).

Die dabei frei werdenden Ängste im Therapeuten können dazu führen, dass Abwehrprozesse in Gang kommen, die seine Neutralität infrage stellen. In diesen Fällen bedarf es einer bewussten Anerkennung der Andersartigkeit des Patienten aus einer fremden Kultur, was beim Therapeuten die Überwindung der narzisstischen Kränkung voraussetzt, die die Konfrontation mit Fremdem begleitet. Denn der Enkulturationsprozess des Therapeuten in seine Sprache und seine Kultur ist in der Regel mit der narzisstischen Fantasie verknüpft, dass »der Wahrheitsgehalt der eigenen Sprache und Kultur der beste, ja sogar der einzig mögliche sei, um die Komplexität des Lebens zu erfassen und zu verstehen« (Cogoy, 2001, S. 356).

Beispiel: Bei der analytischen Fokaltherapie eines chinesischen Doktoranden hatte ich große Mühe, seine Verpflichtungsgefühle dem Vater gegenüber zu verstehen, nachdem dieser sich offen feindselig gegen seinen Sohn gestellt hatte. Erst in Gesprächen mit chinesischen Psychotherapeuten wurde mir klar, wie sehr die Anerkennung und Wertschätzung der Söhne ihren Vätern gegenüber in meiner eigenen Kultur eingeschränkt ist. Dies ist mit dem Konflikt zwischen den Generationen verknüpft, der von den Söhnen eher eine offene Rebellion gegen die Väter verlangt, zumindest eine Auseinandersetzung forciert, statt die Suche nach und das Unterstreichen von Gemeinsamkeiten (Gerlach, 2010 S. 252).

Eng mit dem Bemühen nach Neutralität ist auch die Forderung nach Abstinenz beim Therapeuten verknüpft. Hier geht es darum, dass der Therapeut eigene Wünsche und Anliegen für sich behält, um dem Patienten einerseits Raum für dessen Entfaltung im therapeutischen Prozess zu geben, ihn andererseits aber auch nicht zu einer Identifikation mit den Lebensmöglichkeiten und Kompromissbildungen einzuladen, die der Therapeut selbst in seinem Leben erreicht hat. Zwar wird der Therapeut für den Patienten immer ein Stück weit »erkennbar«, zum Beispiel über Ortswahl und Gestaltung seiner Praxis, über seine Kleidung, sein Auftreten in der Öffentlichkeit, aber dabei sollte er so viel Zurückhaltung wie möglich zeigen.

Beispiel: Viele Informationen über den Therapeuten sind Patienten heute über das Internet zugänglich. Dabei ist es durchaus üblich, dass der Therapeut sich selbst, seine Ausbildung, seine therapeutischen Angebote und seine Praxis auf einer eigenen Webseite darstellt. Hierbei sollte er aber Vorsicht walten lassen, nicht zu viel über sich selbst, über seine Familie und persönlichen Vorlieben preiszugeben.

Im therapeutischen Prozess selbst tauchen mit vielen Patienten immer wieder Momente auf, in denen sich der Therapeut verführt fühlen mag, mehr von sich selbst preiszugeben, zum

Beispiel über seine eigene Lebensgeschichte, seine Bindungen, seine Familienverhältnisse oder Vorlieben zu sprechen. Wenn überhaupt, sollte dies nur auf eine reflektierte Weise geschehen, wenn damit in der Behandlung eines spezifischen Patienten das Ziel verknüpft ist, diesem bei der Überwindung eines Widerstandes zu helfen, wobei dann dieser Vorgang wiederum im therapeutischen Dialog in seiner Bedeutung für den Patienten bearbeitet werden muss.

Beispiel: Die Frage eines Patienten »Haben Sie denn Kinder?« wird der Therapeut bei einem gut strukturierten neurotischen Patienten mit einem Schweigen, das einer Einladung zum weiteren Assoziieren gleichkommt, oder zum Beispiel mit der Interpretation »Es fällt Ihnen schwer, sich das vorzustellen?« beantworten. Bei einem strukturell gestörten Patienten mag es angebracht sein, die Frage direkt zu beantworten, versehen mit der Bemerkung, dass die Antwort für den Patienten offenbar wichtig ist, um sich in der therapeutischen Beziehung wie ein Kind gehalten zu fühlen.

7.1.4 Grundregel der freien Assoziation

Die Grundregel der freien Assoziation ist ein wesentliches methodisches Kennzeichen der klassischen Psychoanalyse wie der von ihr abgeleiteten Verfahren. Sie wird dem Patienten vom Therapeuten in der Regel zu Beginn der Behandlung mitgeteilt und umfasst die Aufforderung, möglichst frei und ohne Rücksicht auf alle Einwände, die sich einstellen mögen, seinen Einfällen, Gedanken, Gefühlsregungen und Fantasien zu folgen und diese mitzuteilen. Freud selbst hatte sie 1913 in seiner Schrift »Zur Einleitung der Behandlung« wie folgt formuliert:

> »Noch eines, ehe Sie beginnen. Ihre Erzählung soll sich doch in einem Punkte von einer gewöhnlichen Konversation unterscheiden. Während Sie sonst mit Recht versuchen, in Ihrer Darstellung den Faden des Zusammenhanges festzuhalten und alle störenden Einfälle und Nebengedanken abweisen, um nicht, wie man sagt, aus dem Hundertsten ins Tausendste zu kommen, sollen Sie hier anders vorgehen. Sie werden beobachten, dass Ihnen während Ihrer Erzählung verschiedene Gedanken kommen, welche Sie mit gewissen kritischen Einwendungen zurückweisen möchten. Sie werden versucht sein, sich zu sagen: Dies oder jenes gehört nicht hierher, oder es ist ganz unwichtig, oder es ist unsinnig, man braucht es darum nicht zu sagen. Geben Sie dieser Kritik niemals nach und sagen Sie es trotzdem, ja gerade darum, weil Sie eine Abneigung dagegen verspüren. Den Grund für diese Vorschrift – eigentlich die einzige, die Sie befolgen sollen – werden Sie später erfahren und einsehen lernen. Sagen Sie also alles, was Ihnen durch den Sinn geht. Benehmen Sie sich so, wie zum Beispiel ein Reisender, der am Fensterplatze des Eisenbahnwagens sitzt und dem im Inneren Untergebrachten beschreibt, wie sich vor seinen Blicken die Aussicht verändert. Endlich vergessen Sie nie daran, dass Sie volle Aufrichtigkeit versprochen haben, und gehen Sie nie über etwas hinweg, weil Ihnen dessen Mitteilung aus irgendeinem Grunde unangenehm ist« (Freud, 1913c, S. 468).

Freuds Worte laden den Patienten also dazu ein, sowohl alle Einfälle wie auch die möglichen Einwände dagegen in Worte zu fassen. Es geht also um Aufrichtigkeit zunächst einmal sich selbst gegenüber, dann aber auch im Sprechen zum Therapeuten. Damit sollen alle Gedanken und Gefühle in Sprache gefasst werden können, die sich sonst der Wahrnehmung und Mitteilung aus unterschiedlichen Gründen entziehen, aber eben auch die dagegen gerichteten Abwehrprozesse sichtbar werden. Letztere stehen oft in Verbindung mit Gefühlen von Scham oder Schuld, mit Angstaffekten oder depressiven Regungen. Gelingt die freie Assoziation, ergibt sich so eine Aneinanderreihung von Einfällen, die miteinander in Verbindung stehen, ohne dabei einer rationalen Logik folgen zu müssen, und die peinliche, schambesetzte, aggressive und sexuelle Gedanken und Gefühle umfassen, die auch auf den Therapeuten gerichtet sein können.

Thomä und Kächele haben darauf aufmerksam gemacht, dass der Therapeut bei der Mitteilung der Grundregel besonders auf den Kontext achten müsse, in dem er sie dem Patienten gegenüber einführt. Sie ziehe in der Regel einen Konflikt mit mitgebrachten Idealvorstellungen und Verhaltensnormen nach sich, berühre also das Über-Ich des Patienten. Wie der Patient sie erlebe, sei stark auch von situativen und prozessualen Aspekten beeinflusst. Diese Überlegungen legen nahe, dass die freie Assoziation im Behandlungsprozess durch den Therapeuten wohlwollend gefördert werden sollte, um seine innere Freiheit zu erweitern. Es gehe dann mehr um eine Erlaubnis des Patienten, sich die Freiheit zum Assoziieren zunehmen, auf diese Weise zum Fortschritt der Therapie beizutragen und sich selbst und dem Therapeuten dessen Arbeit leichter zu machen (Thomä & Kächele, 1985, S. 232ff.).

Thomä und Kächele kommen zu folgendem Formulierungsvorschlag, wie man die Grundregel einführen könne: »Bitte versuchen Sie alles mitzuteilen, was sie denken und fühlen. Sie werden bemerken, dass dies nicht einfach ist, aber der Versuch lohnt sich« (ebd., S. 238). Die Betonung dieser Freiheit verwenden explizit auch Ursano und Kollegen, die dem Patienten nahelegen: »Sie sind frei zu sagen, was immer Sie sagen möchten. Tatsächlich ist es äußerst hilfreich, wenn sie alles aussprechen, was ihnen in den Sinn kommt. Ich weiß, dass das schwierig ist« (Ursano et al., S., 2001, S. 79; Übers. A. G.). Solche Formulierungen verschieben den Akzent von einem Appell an das Über-Ich des Patienten zu einer Ermunterung, sich eine Freiheit zuzugestehen, die in der Regel im Alltagsdiskurs nicht möglich ist. Der Patient wird dabei zum teilnehmenden Beobachter seiner inneren Prozesse und richtet seine Aufmerksamkeit auf etwas, was sonst in der Regel vorbewusst bleibt.

7.1.5 Arbeitsbündnis

Die Bereitschaft des Patienten, seine Widerstände zu überwinden und den Versuch zu machen, sich an die Grundregel zu halten, kann einerseits als Ausdruck einer positiven Übertragung gegenüber dem Behandler gesehen werden. Die Äußerungen positiver Übertragung stünden dann aber in einem ständigen Konflikt mit negativen Übertragungsaspekten, die sich als Widerstand gegen die Befolgung der Regel der freien Assoziation bemerkbar machen. In dieser Perspektive ist der Beitrag des Patienten zum therapeutischen Prozess abhängig von der aktuellen Übertragungseinstellung und benötigt einen beständigen Verstehensversuch vonseiten des Therapeuten, um die auftretenden Widerstände zu erfassen, zu deuten und möglichst zu verändern. Gerade wenn sich in der Übertragung frühere Beziehungsmuster, die regressiv, irrational und nicht an der Realität orientiert sind, wiederholen, schränken sie die Fähigkeit des Patienten entscheidend ein, in der Behandlung mitzuarbeiten. Aus diesem Grunde hat Greenson der Übertragungsbeziehung das sogenannte »Arbeitsbündnis« gegenübergestellt:

> »Den zuverlässigen Kern des Arbeitsbündnisses bilden die Motivation des Patienten, seine Krankheit zu überwinden, sein Gefühl der Hilflosigkeit, seine bewusste und rationale Bereitwilligkeit mitzuarbeiten und seine Fähigkeit, den Anweisungen und Einsichten des Analytikers zu folgen. Das wirkliche Bündnis besteht im Grunde zwischen dem vernünftigen Ich des Patienten und dem analysierenden Ich des Analytikers. Das Medium, das es ermöglicht, ist die Teilidentifikation des Patienten mit dem analytischen Vorgehen des Analytikers bei seinem Versuch, das Verhalten des Patienten zu verstehen« (Greenson, 1981, S. 204).

Greenson erklärt also den Patienten zum rationalen Partner seines Therapeuten. Zugleich weist er der Übertragung eher negative Folgen, dem Arbeitsbündnis ausschließlich positive Wirkungen für den Fortgang des therapeutischen Prozesses zu. Vom Patienten wird dabei gefordert, eine sogenannte »therapeutische Ich-Spaltung« zu entwickeln, also eine Fähigkeit, zwischen einem regressiven Zustand, in dem freies Assoziieren besser möglich ist, und einem rationalen Zustand, in dem er sich auf therapeutische Arbeit hin orientiert, zu oszillieren. Insbesondere Deserno hat dieses Konzept kritisiert und darauf hingewiesen, dass es eine der therapeutischen Situation fremde Forderung an den Patienten heranträgt und eine Tendenz zeitigt, den Patienten zu manipulieren: »Die Arbeit, die Greenson meint, hängt mit speziellen, nichtanalytischen Maßnahmen zusammen. Greensons Arbeitsbündniskonzept bietet sich also nicht nur an, jeweils mit konventionellen Zielsetzungen aufgefüllt zu werden, sondern ist selbst schon konventionell im Sinne von Psychotechnik« (Deserno, 1990, S. 139). Deserno spricht sich dagegen aus, dem Arbeitsbündnis eine besondere Stellung in der Behandlungstheorie zuzuweisen.

Das Bündnis entwickele sich ohnehin immer auf unbewusster Ebene und habe, wie jede Übertragungseinstellung, mit triebhaften und lebensgeschichtlichen Aspekten des Patienten zu tun, aber auch mit der Grundhaltung des Therapeuten, die beim Patienten Gefühle von Sicherheit, Hoffnung, Bindung und Akzeptanz hervorrufen. Er kommt zu dem Schluss, dass das Arbeitsbündniskonzept nur für den Therapeuten Gültigkeit beanspruchen könne, dass dieser also das Arbeitsbündnis nur mit sich selbst schließen könne und müsse. Es gebe eben keinen »übertragungsfreien« Ort oder »Haltepunkt« als Voraussetzung einer Therapie.

Beispiel: Ein Patient, der häufig Schweigen als Widerstand im therapeutischen Prozess einsetzt, sollte also nicht wohlmeinend an sein Arbeitsbündnis erinnert werden, dass er doch mit dem Therapeuten eingegangen sei und das doch schon in anderen Situationen hilfreich geworden sei, wenn er sich aus Scham- oder Schuldgefühlen mit Widerständen konfrontiert sah. Vielmehr ist es Aufgabe des Therapeuten in dieser Situation eine Widerstandsdeutung zu formulieren, in der er eine Verbindung zwischen dem Schweigen als Nicht-Sprechen und der möglichen Angst im Patienten herstellt, sich mit seinen beklemmenden Gefühlen dem Therapeuten zu zeigen.

7.1.6 Zeit und Raum

Zeit und Raum für das therapeutische Geschehen bilden für beide Partner des Prozesses einen sicheren Rahmen, wirken strukturgebend. Sie sollen so gestaltet werden, dass sie optimale Bedingungen für die Ermöglichung der angestrebten Veränderungen bieten. In der Regel ist der Therapeut für die räumliche Gestaltung verantwortlich. Selbst wenn er nicht in eigener Praxis, sondern in einer Institution (Klinik, Beratungsstelle, Ambulanz) arbeitet, wird er in der Regel gewisse Einflussmöglichkeiten auf die Wahl und Ausgestaltung des Therapieraumes haben. Es ist dem therapeutischen Geschehen nicht zuträglich, wenn die Behandlung jeweils an einem unterschiedlichen Ort fortgesetzt werden muss. Die inneren Bewegungen des Patienten bringen ausreichend Dynamik in die Begegnung, die nach Möglichkeit nicht durch äußere Einflüsse gestört werden sollte. Dazu gehört zum Beispiel, dass der Therapieraum während der Sitzungen als »besetzt« gekennzeichnet ist, sodass Störungen durch Fremde vermieden werden. Der Raum selbst muss ausreichend gegen Geräusche von außen isoliert sein. Auch die Entgegennahme von Telefonaten wirkt störend, selbst der Klingelton eines Telefons im Behandlungsraum sollte nach Möglichkeit abgestellt sein. Der Raum selbst, der für Behandlungen genutzt wird, drückt sicher immer auch die Eigenarten des Behandlers aus, zum Beispiel über die Wahl bestimmter Möbelstücke, deren Stellung im Raum, über Bilder und Fotos, über für den Patienten sichtbare Literatur oder andere Hinweise. Der Behandler muss aber darauf achten, dass keine zu persönlichen Aspekte sichtbar werden, die seine Anonymität gegenüber dem Patienten noch weiter einschränken. Solche Hinweise würden die Übertragungsentwicklung in eine bestimmte Richtung drängen, die dann mehr dem Behandler, weniger der inneren Welt des Patienten zuzurechnen wäre.

Für Behandlungen im Gegenübersitzen hat sich eine Stellung der Stühle oder Sessel im 90-Grad-Winkel bewährt, da diese Position beiden Beteiligten die Möglichkeit bietet, sich immer wieder anzuschauen, aber den Blick auch abzuwenden. Bei einer Behandlung im klassischen analytischen Setting, bei der der Patient auf einer Couch liegt, sitzt der Therapeut hinter ihm, in der Regel so, dass er für den Patienten nicht sichtbar ist. In allen Fällen sollte der Patient die Möglichkeit haben, sich eine Decke zu nehmen, wenn ihm kalt ist, und ein Papiertuch in der Nähe zur Verfügung haben, wenn er sich die Nase putzen oder seine Tränen abwischen möchte.

Alle beschriebenen Maßnahmen wirken als Rahmen für den therapeutischen Prozess und sollen dem Behandler wie dem Patienten die Möglichkeit geben, sich im Raum wohlzufühlen und sich dem therapeutischen Geschehen zu überlassen.

Auch die Verabredung über die Frequenz der therapeutischen Sitzungen gehört zum Rahmen und seiner haltgebenden Funktion. Die zu Beginn vereinbarte Sitzungsfrequenz richtet sich nach Struktur und Psychodynamik des Patienten, nach seinen Veränderungswünschen und der zu erwartenden Behandlungsdynamik. Sie ist allerdings nicht nur nach diesen Aspekten zu begründen, sondern berücksichtigt auch die Fähigkeit des Therapeuten, in einem bestimmten Setting mit gerade diesem Patienten zu arbeiten. Es geht also auch ein subjektiver Faktor seitens des Therapeuten in die Wahl der Behandlungsfrequenz ein, sodass diese von Behandler zu Behandler unterschiedlich sein kann. Gerade weil im therapeutischen Geschehen zwei Individuen aufeinandertreffen, wird bei einem bestimmten Patienten der eine Behandler nur niederfrequent arbeiten können und wollen, während ein anderer Therapeut seine Fähigkeiten mit diesem Patienten nur in einem hochfrequenten Setting zum Einsatz bringen kann.

Weil die am Anfang gewählte Sitzungsfrequenz auch strukturgebende Bedeutung hat, darf sie nicht beliebig verändert werden. In der Regel wird der Therapeut sie bis zum Ende der Behandlung beibehalten. Jedenfalls wäre es ein Kunstfehler, sie allzu schnell neuen Wünschen des Patienten anzupassen, hinter denen oft ein Widerstand gegen Veränderung auszumachen ist.

7.2 Weitere Aspekte des Settings

Hanni Scheid-Gerlach

In den folgenden Abschnitten werden weitere klinische und technische Aspekte des Settings diskutiert.

7.2.1 Vergütungsregelung, Bezahlung, Ausfallhonorar

Die Frage der Bezahlung ist Bestandteil des Rahmens und des Settings. Vor Behandlungsbeginn sollten die finanziellen Kosten besprochen und vereinbart werden. Das Honorar sichert den Lebensunterhalt des Therapeuten. Seine Höhe ist auch nach ethischen Gesichtspunkten festzulegen. Der Therapeut sollte sich nicht unangemessen an seinen Patienten bereichern, diese nicht finanziell ausbeuten oder durch zu hohe Kosten finanziell zu sehr belasten. Eine für beide Seiten akzeptable Höhe der Behandlungskosten ist wünschenswert. Die Kosten der Behandlung sowie weitere Bedingungen des Rahmens stabilisieren das Behandlungsbündnis. Die Ausfallstundenregel sollte erläutert und klar dargelegt werden. Wie der Patient diese Regeln des Settings benutzt, ist abhängig von seiner inneren Struktur. Aus der Behandlungserfahrung zeigt sich, dass Patienten Probleme im Umgang mit Geld haben können; viele assoziieren Geld mit Fantasien über Abhängigkeit, über das Kaufen emotionaler Unterstützung oder mit Gefühlen von Schuld und Mangel. Von besonderem emotionalem Gehalt ist die Reaktion der Patienten auf die Ausfallregelung für eine Therapiesitzung; so können verschiedenste Fantasien bei den Patienten entstehen, warum der Therapeut ein Ausfallhonorar erhebt. Diese Übertragungsfantasien sind in der Regel sehr bedeutsam und abhängig vom Strukturniveau der Patienten. Auch diese inneren Reaktionen gehören zum Material für die Behandlung und sollten durchgearbeitet werden. Häufig lösen diese Themen Gefühle von Enttäuschung oder Ärger aus, die Arbeit daran gibt aber oft Aufschluss über wesentliche innere Objektbeziehungen.

Bei der Besprechung der Behandlungskosten ist es hilfreich, von »gemieteten Stunden« zu sprechen, da dieser Begriff in vielen alltäglichen Situationen üblich ist. Aus dem Alltag kennen Patienten das Mieten eines Hauses, eines Autos oder anderer Objekte, für die Kosten unabhängig von deren realer Inanspruchnahme anfallen. Insofern wird es besser verständlich, dass auch der Therapeut seine Zeit zur Verfügung stellt, unabhängig davon, ob der Patient sie nutzt oder nicht.

Eine besondere Situation ergibt sich, wenn die Behandlungskosten von Dritten übernommen werden. Im System der gesetzlichen Krankenversicherung in Deutschland zum Beispiel werden die Honorare für psychotherapeutische Leistungen zwischen Verbänden der Krankenkassen und der Vertretung der Leistungsanbieter ausgehandelt. In der Regel ist Patienten das Stundenhonorar des Therapeuten nicht bekannt, das auf einem Weg gezahlt wird, über den der Patient nicht informiert ist, da er keine direkte Rechnung erhält und keine direkte Zahlung an den Therapeuten ausführt. Er ist nur indirekt über seinen Beitrag zur Krankenversicherung involviert. Hier öffnet sich ein Raum für Fantasien des Patienten, etwa in dem Sinne, dass er ja gar nichts als Gegenleistung für die Therapie erbringe oder dass der Therapeut ein unangemessen hohes oder niedriges Honorar erhalte. Es kann dann sinnvoll sein, nach dem Durcharbeiten der entsprechenden Fantasien die Höhe des Honorars mitzuteilen, an der sich der Therapeut ja auch oft bei der Festlegung des Ausfallhonorars orientiert. Dabei muss er sich auch damit auseinandersetzen, dass die Integration der Psychotherapie in die vertragsärztliche Versorgung dazu geführt hat, dass die dort vereinbarten Honorare sich am Durchschnittsverdienst von Ärzten aller verschiedenen Fachrichtungen orientieren.

Auch wenn ein Patient gesetzlich oder privat krankenversichert ist, muss der Therapeut in den vorbereitenden Gesprächen klären, ob die vorgesehene Behandlung den Kriterien des Sozialgesetzbuches V entspricht, wonach die Leistungen »ausreichend, zweckmäßig und wirtschaftlich« sein sollen. Auch muss gemäß § 1 (2) der Psychotherapie-Richtlinie eine seelische Krankheit vorliegen. Sind diese Bedingungen nicht erfüllt, muss eine Privatvereinbarung über die Bezahlung getroffen werden.

> *Beispiel:* Nach 300 Stunden einer analytischen Therapie sind die wesentlichen krankheitswertigen Störungen, die den Patienten in Therapie brachten, geschwunden. Es besteht auch keine Verschlimmerungsgefahr mehr. Dennoch möchte der Patient weiter an sich und seinen Konflikten arbeiten oder mehr über sein Unbewusstes erfahren. In diesem Fall einigen sich beide auf ein angemessenes Honorar, das in der Regel unter dem von den Krankenkassen bezahlten Honorar liegen wird, da dessen Höhe bei drei oder vier Sitzungen pro Woche die finanziellen Möglichkeiten vieler Patienten übersteigen dürfte.

Für das Ausfallhonorar hat sich eine schriftliche Fixierung bewährt. Sie schützt beide Partner im therapeutischen Prozess davor, ins Agieren zu geraten und unter dem Druck von Übertragung und Gegenübertragung Veränderungen vorzunehmen. Hier muss vor allem der Therapeut überlegen, welche Regelung er am besten mit seiner Praxisführung vereinbaren kann.

7.2.2 Settingwechsel und therapeutische Methode

Der Widerstand ist ein zentrales Konzept der Psychoanalyse und psychoanalytischen Therapie, da keine Therapie ohne Widerstände verläuft, die dynamischer Ausdruck der Abwehr des Patienten sind. Dieser Widerstand kann sich auch darin äußern, dass ein Patient seine Therapie nicht weiterführen möchte oder zu einem anderen Setting (z. B. Stunden reduzieren, Hinsetzen statt Liegen) wechseln möchte. Oft sind solche Probleme im Rahmen des differenzialdiagnostischen Erstinterviews einschätzbar, wenn negative Objekte im Inneren des Patienten vorherrschen, die sich dann im Verlauf als negative Übertragung äußern.

Es ist im Prozess möglich, dass der Patient seine unbewussten Kräfte gegen den Therapeuten richtet, wobei er versucht, diesen in eine negative Rolle zu drängen, ohne zu realisieren, dass er sich in eine negative Übertragung verstrickt. In diesem Fall kann es zum Beispiel sein, dass der Patient zu einem anderen Behandler wechseln möchte oder zu einem anderen Therapieverfahren, weil er überzeugt ist, dass dieses hilfreicher für ihn wäre. Es muss dann sorgfältig untersucht werden, ob hier negative, aus Enttäuschung resultierende Gefühle vorherrschen, die zu erleben gefürchtet werden. Dann ist eine Konfrontation mit dem Widerstand erforderlich. Hilft die Arbeit am Widerstand nicht, zu einer Einsicht oder Klärung zu kommen, sollte ein Wechsel der therapeutischen Methode angedacht und mit dem Patienten besprochen werden.

Es ist auch Aufgabe des Therapeuten, den Patienten vor magischen, idealisierten Heilserwartungen zu warnen, die bestimmte Therapeuten oder Therapieverfahren versprechen (wie z. B. Hexenglauben, »re-birthing«), die aber nicht hilfreich sind, sondern eine Gefahr für den Patienten darstellen.

In manchen Fällen bedeutet der Wunsch nach einer Reduktion der Sitzungsfrequenz, dass die Angst vor emotionaler Nähe zum Behandler zu groß ist. Dies kann so verstanden werden, dass strenge, verbietende innere Objekte keine Annäherung an andere neue, hilfreiche Objekte (Therapeut) erlauben. Liegt dieser Fall vor, ist der Therapeut eine Gefahr für die innere Objektwelt des Patienten, von der dieser sich nicht trennen möchte, da seine Trennungsgefühle zu schmerzlich sind.

7.2.3 Parallele Behandlungen und Medikation

Häufig sehen wir Patienten, die in einer desolaten Situation sind und sich selbst in ihrer kritischen Situation nicht aushalten können. In diesen Fällen sollte ein Psychiater eingeschaltet werden, der Medikamente (Antidepressiva, Antipsychotika oder Tranquilizer) verschreiben kann (vgl. Kap. 15). Zu bedenken ist dabei, dass die Person des verschreibenden Arztes und seine Beziehung zum Patienten auf die Symptomatik und die emotionale Anspannung Einfluss haben. Medikamente helfen in der Regel schnell und lösen die innere Anspannung; Psychotherapie hingegen hat einen langsameren Effekt und benötigt mehr Zeit, hat aber in der Regel länger andauernde Wirkungen.

In der Regel ist es hilfreich, wenn die beiden Aufgaben der medikamentösen Behandlung und der Psychotherapie nicht von derselben Person wahrgenommen werden, sondern in verschiedenen Händen liegen. Auf den ersten Blick erscheinen die beiden Funktionen komplementär, könnten also ineinander übergehen. Betrachtet man aber die Funktionen unter dem Aspekt der Objektbeziehungsvorstellungen, so gilt auch hier, dass beide Aufgaben von Abwehr und Konflikten begleitet sein können. Eine Vermischung kann dann jeweils eine der beiden Funktionen beeinträchtigen, zum Beispiel unter der Wirkung von Gegenübertragungsreaktionen. Zudem setzt medikamentöse Behandlung oft auch eine körperliche Untersuchung und die Überwachung möglicher unerwünschter Wirkungen voraus, die wiederum Eingriffe erforderlich machen, welche die Übertragungs-Gegenübertragungsdynamik verändern.

In vielen Fällen ist die Funktion der Medikation von großer Bedeutung. Ein verwirrter Patient kämpft zum Beispiel mit einem Mangel an innerer Struktur, der dann durch eine Medikation ausgeglichen werden soll. Das Medikament übernimmt in diesem Fall die Rolle eines »beruhigenden Objektes«. Ist dem verschreibenden Arzt diese Bedeutung nicht bewusst, kann ein Patient von der Medikation abhängig werden. Auch können Medikamente die Ich-Funktionen wie zum Beispiel Denkprozesse oder Wahrnehmungen einschränken. Die meisten Medikamente verändern auch das narzisstische Selbstbewusstsein und Selbstvertrauen und können ein Gefühl bestärken, nicht stark genug zu sein, eine Krise unabhängig vom Therapeuten durchzustehen. Aus diesem Grund ist es notwendig, dass der Patient während seiner Medikamenteneinnahme regelmäßig den Psychiater konsultiert. Möglicherweise haben Psychiater und Psychotherapeut gegenteilige Auffassungen über die Notwendigkeit oder Art der medikamentösen Behandlung, was zu einer Spaltung führen kann. Dadurch kann der Abwehrmodus sich verfestigen, sodass es zu einem Stillstand eines weiteren Entwicklungsprozesses kommt.

Der schlimmste Fall kann dann eintreten, wenn ein Medikamente gebender Arzt nicht von der psychotherapeutischen Behandlungsmethode überzeugt ist, sich agierend in die Interaktion mit dem Patienten einmischt und auf Medikation als einzige Therapie besteht. In diesem Falle ist die medikamentöse Therapie oft wenig hilfreich, da der Patient in einen weiteren inneren Spaltungskonflikt gerät, den er nicht selbst auflösen kann. Speziell Patienten mit Persönlichkeitsstörungen setzen sich mit einem Ausagieren und Spaltungsabwehr in Szene. Dieser Prozess ist durch projektive Identifikationen gekennzeichnet, oft wird der Psychotherapeut mit einem raschen Wechsel zwischen negativen und idealisierenden Übertragungsanteilen konfrontiert. Dies hat dann für beide am therapeutischen Prozess Beteiligten zur Folge, dass Therapeut und Arzt in unrealistische Rollen gedrängt werden, die sich zwanghaft wiederholen.

7.2.4 Die Angehörigen des Patienten

Der Patient, der zur Therapie kommt, bringt mit seinem Innenleben immer seine gesamte verinnerlichte Familie mit. Er hat alle emotionalen Interaktionen von Geburt an bis heute mit den für ihn wichtigen Personen verinnerlicht; zum großen Teil sind sie unbewusst. Im Verlaufe der Therapie können wir uns dem annähern, wie der Patient sich unter seinen Lebensumständen innerlich entwickelt hat.

Im Gegensatz zu den gerade erwähnten inneren Objekten des Patienten und seinen Beziehungen dazu, die uns unweigerlich berühren, stehen wir vor einem Konflikt, wenn der Patient seine Angehörigen tatsächlich mitbringt. Dieser Konflikt äußert sich bei verschiedenen kulturellen Hintergründen auf unterschiedliche Weise, so zum Beispiel in der chinesischen Kultur, in der die Begleitung zum Arzt durch die Familie üblich ist: In diesen Fällen sollte man vor den Angehörigen des Patienten nicht über seine Konflikte sprechen, da hierdurch innerpsychische Grenzen überschritten werden können und eine Arbeit mit den am Konflikt beteiligten Familienmitgliedern aufgrund der unbewussten, durch Abwehr verzerrten Wahrnehmungen in diesem Rahmen nicht möglich ist. Der Patient selbst zeigt sich in der Therapie mit seinen Symptomen, wie er sich selbst erlebt, wie er denkt und wie er selbst durch seine Abwehrmechanismen die Welt sieht. So ist er in Anwesenheit der Familie einerseits in seiner Fantasie oft »Opfer«, andererseits gleichzeitig real konfrontiert mit der Familie als Mitverursacher seiner Neurose. Diese zwei Seiten der Verarbeitungen führen meist zu heftigen Konflikten, da in der Regel Patient oder Familienangehörige eigene Dynamiken mit individueller Abwehr haben, die dann kollusiv aufeinandertreffen.

Im Einzelsetting kann es vorkommen, dass sich Familienangehörige, Ehegatten oder Freunde in den individuellen Prozess einzumischen versuchen. Dies erschwert dann den therapeutischen Prozess. So können zum Beispiel Enttäuschungsgefühle gegenüber Eltern berichtet werden, die aber aufgrund der Abwehr der Eltern von diesen nicht als berechtigt gesehen werden. Oft können Eltern die wahren Gefühle ihrer Kinder nicht akzeptieren, da sie selbst von ihrem eigenen Innenleben und ihrer Abwehr daran gehindert werde. In diesem Fall besteht ein Konflikt zwischen den Generationen, wobei die Vorstellungen der Beteiligten sich sehr unterscheiden, da sie sich zu unterschiedlichen Zeiten mit verschiedenen psychischen und kulturellen Bedingungen entwickelt haben. Zusätzliche Konflikte können auftreten, wenn Inzestschranken nicht eingehalten oder akzeptiert werden und sexuelle Fantasien das familiendynamische System durchziehen. Oft sind Gefühle von Verlust oder Enttäuschung in diesen familiären Systemen unbewusst, sodass die gesamte Familie an einem emotionalen Problem leidet. Dennoch ist der Therapeut radikal der Individualität und den Entwicklungsmöglichkeiten seines Patienten verpflichtet, was bei einer zu großen Nähe zur Familie des Pateinten zu einem Loyalitätskonflikt führen kann. Dies ist auch der Grund, warum ein Therapeut in der Regel nicht mehrere Mitglieder derselben Familie, auch nicht nacheinander, in Behandlung nehmen sollte.

7.3 Psychoanalytische Therapie in unterschiedlichen Settings
Hanni Scheid-Gerlach

In der Entwicklungsgeschichte der Psychoanalyse wurde großes Wissen über psychische Krankheiten und deren Behandlungen gesammelt. Durch Weiterentwicklungen der Theorie und der Behandlungstechnik wurde es möglich, ein größeres Spektrum an psychoanalytisch basierten Behandlungen durchzuführen.

7.3.1 Psychoanalyse

Die Grundzüge, die Freud in seiner Schrift »Zur Einleitung der Behandlung« (Freud, 1913c) darstellte, schließen ein, dass der Therapeut außerhalb der therapeutischen Beziehung keinen Kontakt zum Patienten unterhält, dass er reguläre Sitzungen, die Dauer der Behandlung sowie die Zahlungsbedingungen mit seinem Patienten vereinbart.

	Methode	Qualifikation des Therapeuten	Frequenz der Sitzungen	Dauer einer Sitzung	Dauer der Behandlung
1	Psychoanalyse	Psychoanalyse	3–5 pro Woche	50 Min.	250 und mehr Sitzungen, mehrere Jahre
2	Analytische Psychotherapie	Psychoanalyse / analytische Psychotherapie	1–3 pro Woche	50 Min.	150–300 und mehr Sitzungen, 1–3 Jahre
3	Tiefenpsychologisch fundierte Psychotherapie	Psychoanalyse / analytische Psychotherapie / TFP	1–2 pro Woche	50 Min.	60–100 und mehr Sitzungen, 1–3 Jahre
4	Psychoanalytische Kurzzeittherapie	Psychoanalyse / analytische Psychotherapie	1 oder weniger pro Woche	50 Min.	12–24 Sitzungen über mehrere Monate
4.1	Krisenintervention	Psychoanalyse / analytische Psychotherapie / TFP	1–2 pro Woche	50 Min.	12–24 Sitzungen
4.2	Fokaltherapie	Psychoanalyse und spezielles Training für diese Methode	1 pro Woche	50 Min.	12–24 Sitzungen
5	Psychoanalytische Paartherapie	spezielle Ausbildung für Psychoanalytiker oder psychoanalytisch orientierte Psychotherapeuten	1–2 pro Monat	50–100 Min.	Beratung (5 Sitzungen); Langzeitbehandlung (25 und mehr Sitzungen) über einige Monate oder Jahre
6	Psychoanalytische Familientherapie	Spezielle Ausbildung für Psychoanalytiker/ psychoanalytisch orientierte Psycho-therapeuten	1–2 pro Monat	90–120 Min.	Beratung (5 Sitzungen); Langzeitbehandlung (25 und mehr Sitzungen) über einige Monate oder Jahre
7	Psychoanalytische Kinder- und Jugendlichen-psychotherapie	Spezielle Ausbildung für Psychoanalytiker/ psychoanalytisch orientierte Psychotherapeuten	2–3 pro Woche plus eine mit den Eltern	50 Min.	Beratung (5 Sitzungen); Langzeitbehandlung (25 und mehr Sitzungen) über Monate oder Jahre
8	Psychoanalytische Gruppentherapie	Spezielle Gruppentherapie-Ausbildung für Psychoanalytiker/ psychoanalytisch orientierte Psychotherapeuten	1 oder 2 Sitzungen pro Woche	100 Min.	Kurzzeittherapie 25 Sitzungen, Langzeitbehandlung 70–150 und mehr Sitzungen über Monate oder Jahre

Tab. 5: Behandlungssettings

Die psychoanalytische Methode dient der Behandlung psychischen Leidens und erweitert das Wissen über sich selbst und die eigene innere Welt. Die Methode arbeitet mit der Interpretation der freien Assoziationen des Patienten, der sich seiner Gefühle und seiner vergessenen Erinnerungen bewusst werden soll. Die Entwicklung der Übertragungsneurose, deren infantiler Ursprung in der Therapie herausgearbeitet wird, ist zentrales Moment in der Behandlung. Diese Arbeit kann hochambivalente Gefühle des Patienten gegenüber dem Therapeuten hervorrufen. Die Dichte der Stundenfrequenz und die Länge der Behandlung erlauben ein intensives Arbeiten in der Übertragung. Ein ausreichender zeitlicher Rahmen sowie die emotional nahe Beziehung zum Analytiker machen es möglich, dass die innere Welt mit ihren Selbst- und Objektrepräsentanzen vonseiten des Patienten immer besser verstanden wird. Neben den genannten Faktoren, die das Durcharbeiten fördern, kann alles, was der Patient vom Therapeuten wahrnimmt, sich auf die Fantasien bezüglich des therapeutischen Paares auswirken.

Die Interpretation von Träumen ist auch ein sehr wichtiger Teil der analytischen Arbeit. Die freie Assoziation ist die zentrale Regel für die Traumdeutung und Grundlage für deren Interpretation. Eine Symptomreduktion ist meist nicht das wichtigste Ziel der analytischen Behandlung. Auch wenn Symptome persistieren, sollte der Patient weniger daran leiden und einen besseren Weg im Umgang mit seinem Innenleben, einschließlich seiner Abwehr, gefunden haben. In den Jahren nach Freud erweiterten sich die psychoanalytischen Behandlungsmöglichkeiten auf schwierige Pathologien wie Borderline-Störungen und psychotische Persönlichkeitsveränderungen.

Das Ende einer Behandlung markiert nicht das Ende eines analytischen Prozesses. Die Behandlung selbst hat zum Ziel, dass ein Patient sich selbst analysieren kann, was ein ständiger Prozess in seinem weiteren Leben sein sollte. Der Prozess der Selbstanalyse sollte über Identifikation mit dem Analytiker bzw. mit der analytischen Methode verinnerlicht werden, sodass der Patient selbst die Möglichkeit hat, seine Konflikte unabhängig von der Präsenz des Analytikers durchzuarbeiten. Diese Zielsetzung geht über die reine Krankenbehandlung hinaus. In neuen Konfliktsituationen sollte der Patient sich aber auch nicht scheuen, erneut in Behandlung zu gehen, vor allem bei Konstellationen, die während der analytischen Behandlung nicht aktualisiert waren, sodass sie auch nicht bearbeitet werden konnten.

7.3.2 Psychoanalytische Psychotherapie

Die Psychoanalyse im engeren Sinne ist nur für einen bestimmten Anteil von Patienten passend. Aus diesem Grund wird in der täglichen Praxis oft auf die psychoanalytische Psychotherapie zurückgegriffen. Für motivierte Patienten, die ihren Konflikt relativ klar erkennen und benennen können und die ein gewisses Ziel im Auge haben, sind diese modifizierten Formen der Behandlung gut geeignet. In dieser Behandlungsart sind verschiedene Gestaltungen des Settings möglich, mit Unterschieden in der Frequenz, aber auch in der liegenden oder sitzenden Haltung des Patienten. Das Setting wird je nach seinem inneren Regressionsstand gewählt und vereinbart. Im analytischen Prozess werden die unbewussten neurotischen Konflikte vor allem im Übertragungs- und Gegenübertragungsgeschehen erlebbar und können dann gedeutet und bearbeitet werden. Regressive Prozesse werden bis zu einem gewissen Maße zugelassen, damit der infantile Grundkonflikt zur Bearbeitung kommen kann.

Diese Behandlungsform wird meist wegen zeitlicher oder finanzieller Erwägungen, aber auch unter dem Gesichtspunkt der speziellen Mechanismen der neurotischen Erkrankung ausgewählt. Die in Deutschland in der vertragsärztlichen Versorgung geltende Psychotherapie-Richtlinie begrenzt den Behandlungsumfang in der Regel auf bis zu 300 Sitzungen, da damit krankheitswertige Beschwerden ausreichend behandelt sein sollten. Grundsätzlich können alle neurotischen Erkrankungen mit dieser Methode behandelt werden. Weitere Indikationen für dieses Verfahren sind: Persönlichkeitsstörungen einschließlich der Borderline-Störungen und bis zu einem bestimmten Maß Psychosen.

7.3.3 Tiefenpsychologisch fundierte Psychotherapie

Auch für die tiefenpsychologisch fundierte Psychotherapie gilt, dass sie eine Anwendung der psychoanalytischen Methode darstellt. Die psychoanalytischen Grundannahmen über intrapsychische Konflikte, psychische Strukturbildung und deren Auswirkungen auf interpersonelle Dynamiken sind auch hier Voraussetzung für den Verstehensprozess des Therapeuten.

Im Vergleich zur Analyse im engeren Sinne und zur analytischen Psychotherapie werden hier Übertragungsdeutungen und die Möglichkeit der Regression eher begrenzt eingesetzt. Die therapeutische Arbeit setzt an relevanten aktuellen inneren oder psychosozialen Konflikten und den damit verknüpften pathologischen Kompromissbildungen an. Eine niedrigere Frequenz und die zeitliche Begrenzung der Behandlung reduzieren die Möglichkeit des Durcharbeitens, sodass eher von eingeschränkten Behandlungszielen auszugehen ist, die sich auf den aktuell relevanten und eingegrenzten neurotischen Konflikt oder die strukturell bedingte interpersonelle Konfliktdynamik beziehen. Der Therapeut arbeitet mit den bildhaften und emotionalen aktuellen Erlebnissen und Erinnerungen des Patienten, die via Wiederholung des Patienten im täglichen Leben erscheinen; er kann die Interpretation der Übertragung einbeziehen, wird dies aber oft nur in eingeschränktem Maße tun. Dennoch ist es für ihn wichtig, die Übertragung im Auge zu behalten und für seine Deutungen, auch wenn sie nicht auf die Übertragung zentriert sind, zu nutzen. In dieser Behandlungsform sollte versucht werden, die Regression in Grenzen zu halten.

7.3.4 Psychoanalytische Kurzzeittherapie

Diese Form der Therapie wird meistens mit 12 bis 24 Sitzungen durchgeführt. Bei der Entscheidung für diese Form der Behandlung ist eine überzeugende diagnostische Einschätzung des Behandlers (Differenzialdiagnose) über die inneren Strukturen und Konflikte des Patienten notwendig. Mit Kurzzeittherapie zu arbeiten ist eine Herausforderung, die mit ausreichender Erfahrung in der Langzeittherapie in der Regel gut gemanagt werden kann.

Eine generelle Indikation für Kurzzeittherapie ergibt sich, wenn ein klar definierter aktueller Konflikt und eine gute Motivation des Patienten vorliegen und ein begrenztes Behandlungsziel angestrebt werden kann. Eine spezifische Indikation für diese Behandlungsform ergibt sich, wenn ein aktueller Konflikt vorliegt, der schon vom äußeren Erscheinungsbild her auf einen inneren Konflikt in der Kindheit zurückzuführen ist. Kann dieser Zusammenhang gefunden werden, zeigt sich damit ein deutlicher Wiederholungszwang des Patienten, der relativ bewusstseinsnah ist.

Der Therapeut sollte die Beziehung in der Kurzzeittherapie aktiver gestalten als in länger dauernden Behandlungen und dabei immer den aktuellen Konflikt des Patienten in seinem Inneren fokussieren. Die Interpretationen, die dem Patienten gegeben werden, sollten sich immer auf den Konflikt beziehen, den er als Anlass für sein Kommen genannt hat und der im Zusammenhang mit seiner kindlichen Entwicklungsgeschichte steht.

Die zur Verfügung stehende Zeit – als ein wesentlicher Faktor in der Kurzzeittherapie – sollte in der Behandlung immer mitgedacht werden, da durch den kurzen Zeitrahmen eine Projektionsfläche angeboten wird, auf der sich die Trennungsängste von Patienten zeigen können. Dies setzt eine Fähigkeit des Therapeuten voraus, das Erleben des zeitlichen Ablaufs und der Begrenzung von Zeit auf die Trennungskonflikte des Patienten zu beziehen.

Die psychoanalytisch orientierte Kurzzeittherapie kann dem Patienten helfen, ein aktuelles Problem zu lösen, so zum Beispiel die Trauer um den Verlust einer wichtigen Person, Trennungsprozesse oder narzisstische Kränkungen. Eine Kurzzeittherapie kann auch als Probetherapie bezüglich der Prüfung für eine Langzeittherapie angezeigt sein.

Eine Krisenintervention ist indiziert, wenn ein Patient unter einem aktuellen Konflikt leidet. Der Patient ist in dieser Situation in großer Not; er ist unfähig zu überdenken, was emotional in ihm wirklich vorgeht. Mit diesem Setting wird versucht, eine Progression gegenüber dem regressiven Prozess in Gang zu setzten, damit der Patient verstehen kann, was in ihm vor sich geht und womit er sich wieder stabilisieren kann. Es werden in dieser stabilisierenden Arbeit keine Übertragungsdeutungen gegeben; der Therapeut verbalisiert aktiver und gibt mehr unterstützende Interventionen, die im Zusammenhang mit dem täglichen Leben des Patienten stehen. Das dahinterstehende theoretische Modell zur mentalen und oft auch psychosomatischen Dekompensation bezieht sich auf die synthetische Funktion des Ich, die in einer psychischen oder körperlichen Krise versagen kann. Die Funktion des erneuten Zusammenführens übernimmt dann der Therapeut.

Während der Behandlung nimmt der Therapeut zwei Rollen ein. Einerseits übernimmt er mütterliche Funktionen, zum Beispiel dem Patienten nahe zu sein und damit Schutz zu bieten; anderseits muss der Therapeut diese mütterliche Aufgabe durch die Stundentrennungen frustrieren, damit der Patient lernen kann, mit Trennungen umzugehen. In diesem ambivalenten Beziehungsgeschehen ist es möglich, dass ein Patient die Trennungen vom Therapeuten nicht tolerieren kann; so können ständige Telefonanrufe zwischen den Sitzungen anzeigen, dass er noch nicht in der Lage ist, Trennungen vom Ersatzobjekt Therapeut zu ertragen.

Eine spezielle Form der Kurzzeittherapie ist die Fokaltherapie. Diese Therapieform ist sehr anspruchsvoll und sollte nur von Psychoanalytikern durchgeführt werden, die ausreichende Erfahrungen mit dieser Methode haben. Zu Beginn dieser Behandlung wird ein Fokus bezüglich des Kernkonfliktes des Patienten formuliert, der eine komplexe Hypothese darstellt und dem Patienten schon am Anfang der zeitlich begrenzten Behandlung vermittelt werden sollte. Der Fokus beinhaltet das Material des Patienten, seine Hauptsymptome, seine Abwehrmechanismen, den abgewehrten unbewussten Inhalt, den aktuellen Konflikt und die Übertragungssituation.

7.3.5 Psychoanalytische Paartherapie

In psychoanalytischer Sicht geht Jürg Willi (1975, 1991) davon aus, dass jede Paardynamik von frühkindlichen Eltern-Kind-Beziehungsmustern mitgeprägt ist. In einer Paarbeziehung versuchen beide Partner oft, wechselseitig Verletzungen und Enttäuschungen der frühen Kindheit zu heilen. Die oft unausgesprochenen Fantasien und Vorstellungen bilden dann den Boden eines gemeinsam geteilten Unbewussten. Die Frage ist, welche Muster sich bei dem Paar innerlich fixiert haben, die dann zu typischen Spannungsursachen, Störungsmustern und Scheitern im Prozess des wechselseitigen Verstehens führen. Willi hat für das unbewusste Zusammenspiel in den oft quälenden Beziehungsmustern den Begriff der »Kollusion« geprägt.

Das wesentliche Element in dieser Therapieform liegt in dem Fokus darauf, dass ein Paar an einer Störung seiner Fähigkeit zur wechselseitigen Einfühlung leidet. Dadurch kann der jeweils Andere nicht mehr in seiner Eigenart gesehen und akzeptiert werden. Dies kann zum Beispiel bedeuten, dass ein Paar nicht in der Lage ist, sich gegenseitige Befriedigung zu geben, sei es auf der seelischen, geistigen oder körperlichen Ebene. Oft geht es um einseitige oder wechselseitige Kränkungen oder Entwertungen, die seelischen Schmerz verursachen. In der Behandlung sollten die inneren Strukturen beider Beteiligten sowie die jeweilige Abwehr beider analysiert werden. Während des Durcharbeitens der Paarprobleme wird für den Therapeuten das unbewusste Muster der Interaktion sichtbar; so können zum Beispiel Projektionen auf den Partner ein Versuch sein, sich selbst von eigenen schwierigen unbewussten Anteilen zu befreien.

Äußerst wichtig ist es in dieser Form der Behandlung, sich nicht einseitig auf die Seite eines Teiles des Paares zu stellen, da hierdurch das Arbeitsbündnis gestört wird. Hilfreich kann in dieser Situation die Möglichkeit sein, dem Patientenpaar auch ein Therapeutenpaar gegenüberzustellen.

Für diese Form der Therapie wählen wir meist das Setting, das Paar zusammen zu sehen. Die Arbeit mit nur einem Teil des Paares kann Fantasien im jeweils abwesenden Anderen hervorrufen, die sich dann wieder störend auf den therapeutischen Prozess auswirken können.

Die Zusammenarbeit des Paares bezüglich der Therapie ist von großer diagnostischer Bedeutung. Arbeitet es nicht wirklich zusammen am gleichen Thema, kann das Paarproblem meist nicht gelöst werden. So können zum Beispiel immer wiederkehrende gegenseitige Vorwürfe von Schuld und Anklage nicht mehr aufgelöst werden, wenn nicht jeder von beiden sich mit seinen eigenen inneren Konflikten beschäftigt und diese weiterhin auf den Partner projiziert.

Es bestehen verschiedene Möglichkeiten des Settings in der Paartherapie:

- Patientenpaar und Therapeut
- Patientenpaar und Therapeutenpaar
- Gruppensetting, mehrere Paare mit mehreren Therapeuten

Ein Ausschluss für die Indikation zur Paartherapie sind Patienten, die nicht als vom Anderen getrennte Objekte existieren können und sich vor allem der projektiven Identifikation und Spaltung als Abwehr bedienen.

7.3.6 Psychoanalytische Familientherapie

Das psychoanalytisch orientierte Familientherapiekonzept befasst sich mit der Vorstellung, dass Eltern ihre unbewusste innere Welt auf ihre Kinder übertragen. Wie auch in der Paartherapie wird die Familie als eine aus den Fugen geratene Einheit gesehen, die aufgrund verschiedener unbewusster Gefühle und Fantasien, die gegenseitig gedacht oder zugewiesen werden, aus der Balance gerät. Oft erkennen wir, dass ein Mitglied als Sündenbock gesehen und angeklagt wird, wobei es sich häufig um das psychisch schwächste Mitglied, meist ein Kind, handelt.

Erkrankungen in Familien können oft durch Veränderungen in der kulturellen Moral, politische Veränderungen und Katastrophen in der Gesellschaft mitverursacht werden. Die Familiengruppe teilt ihr tägliches Leben miteinander, muss auch auf zahlreiche äußere Nöte und Konflikte reagieren, wobei aber die einzelnen Mitglieder unterschiedliche Verarbeitungsmodi aufweisen, die allerdings aufeinander einwirken.

So haben die einzelnen Familienmitglieder unterschiedliche Erfahrungen in ihrer Vergangenheit und leben daher im Hier und Jetzt mit ihren unbewussten inneren Mustern dieser Vergangenheit. Die Frage, wie diese Unterschiedlichkeit in einer Familie gelebt und geachtet wird, entscheidet über Störungen im emotionalen Zusammenleben. So können zum Beispiel unterschiedliche Rollenvorstellungen von Mann und Frau das Zusammenleben wesentlich stören, vor allem wenn sich diese Rollenvorstellungen im Zuge eines kulturellen Wandels gewandelt haben. Das Modell der Familienneurose von Richter (1969) ist auch heute noch hilfreich, um solche Konstellationen zu verstehen.

Spezielle Indikationen für eine Familientherapie sind: psychosomatische Erkrankungen eines Familienmitglieds, Essstörungen oder auch Familien mit psychotischen Mitgliedern. Im stationären Setting einer Klinik lässt sich dieses Therapiemodell besonders gut anbieten, da hier in der Regel ein ruhiger Raum mit ausreichend Stühlen für alle Familienmitglieder, genügend Personal und Raum für Kleinkinder zur Verfügung stehen.

Eine gute Prognose für den Erfolg der Therapie besteht, wenn alle Mitglieder der Familie ein Interesse daran haben, etwas an ihren Interaktionen zu verändern und sich ihrer bisherigen Interaktionsmuster bewusst zu werden.

Die therapeutische Arbeit besteht darin, die Inhalte in einer Familie, die bisher nicht bewusst und abgewehrt waren, zu thematisieren, so zum Beispiel Familiengeheimnisse, Enttäuschungen, Ungerechtigkeiten und Verletzungen der Vertraulichkeit. Der Therapeut agiert als eine Art Mediator, um einen konstruktiven Dialog in der Familie herzustellen. Interpretationen der Übertragung und der Abwehr sind die hauptsächlichen Techniken der Familientherapie, damit die unbewussten Inhalte als bewusste Anteile für alle Familienmitglieder integriert werden können. Ist dieser Umwandlungsprozess gelungen, kann sich das emotionale Klima in der Familie verändern und das Familiensystem erfährt eine Weiterentwicklung.

Das wichtigste Ziel in der Behandlung ist es, die narzisstischen Bedürfnisse aller wechselseitig anzuerkennen, da in jedem Subjekt die narzisstische Selbstliebe als eine primäre Anlage im Seelenleben existiert. Ein weiteres Therapieziel ist, die Autonomie eines jeden Mitgliedes zu stärken und Entwicklungsfixierungen, meist aus der ödipalen Phase, aufzulösen.

7.3.7 Psychoanalytische Gruppentherapie

Im täglichen Leben sind wir immer mit sozialen Gruppen konfrontiert. Die Gruppenerfahrungen werden tief beeinflusst von Beziehungserfahrungen mit Anderen, mit der Familie, Gesellschaft und dem kulturellen Milieu.

Für die analytische Gruppentherapie gelten dieselben Regeln wie in der Einzeltherapie, wobei die Grundregel der freien Assoziation in die Grundregel der freien Interaktion modifiziert wird: Sie fordert die Patienten auf, sich in den Interaktionen in der Gruppe so offen zu äußern, wie es ihnen möglich ist, das heißt ohne bewusste Auslassung oder Unterdrückung. Heigl-Evers und Heigl haben hierfür den Begriff »Minimalstrukturierung« eingeführt: »Minimalstrukturierung [...] bedeutet, dass von Seiten der Gruppenleitung keine Verhaltensregulierung hinsichtlich des interpersonellen Umgangs in der Gruppe angeboten wird; eine Einschränkung erfolgt lediglich insofern, als diese über die Sprache erfolgen sollte« (Heigl-Evers & Heigl, 1975, S. 133). Die Minimalstrukturierung führt zu einer Förderung regressiver Prozesse, die mit Angst, Schuld- und Schamgefühlen verknüpft sind. Als Kompromiss zwischen Impulsen und Abwehr zeigen sich in der Gruppentherapie insbesondere psychosoziale Abwehrmuster (Gerlach, 1985). Diese stehen auch mit der Nicht-Abstinenz der Gruppenteilnehmer untereinander in Verbindung, die zur Folge hat, dass die Mitpatienten für den einzelnen Gruppenteilnehmer zu Kristallisationskernen für seine unbewussten Übertragungen und Projektionen werden.

Der deutsch-britische Gruppenanalytiker Foulkes (1974) entwickelte das Konzept »Matrix einer Gruppe«. Mit diesem Begriff macht Foulkes deutlich, dass er nicht nur auf die individuelle Entwicklung eines Menschen schaut, sondern dass das Individuum in ein Netzwerk von Beziehungen eingebettet ist, das durch verschiedene Formen der Kommunikation gebildet wird, wobei hier bewusste und unbewusste Anteile wirksam werden; in diesem Sinne ist auch der Therapeut als Teil der Gruppe zu verstehen.

In der Gruppentherapie wird zwischen homogenen und heterogenen Gruppen unterschieden. In der erstgenannten Gruppe befinden sich Menschen mit dem gleichen Problem, so zum Beispiel Depressionen. Dieses Modell ermöglicht eine schnelle Gruppenkohärenz, da alle das gleiche Problem haben. Dies steigert oft die Arbeitsfähigkeit der Gruppe. Diese Form bietet sich vor allem für kurz dauernde Gruppenbehandlungen an.

In der heterogenen Gruppe sind unterschiedliche Störungsbilder vereint, womit sich ein breiteres Spektrum an Unterschiedlichkeit und wechselseitigen Identifikationsmöglichkeiten anbietet. Die Unterschiedlichkeit der Gruppenteilnehmer ermöglicht einen größeren Fantasieraum sowie einen breiteren Rahmen an menschlichen Entwicklungsverläufen, womit eventuell auch eine größere Akzeptanz von Andersartigkeit verinnerlicht werden kann.

Analytische Gruppentherapie kann im ambulanten wie im stationären Setting durchgeführt werden:

1. ambulante Gruppentherapie: ein- bis zweimal wöchentlich über zwei bis vier Jahre, 90–100 Minuten pro Sitzung
2. stationäre Gruppentherapie: zwei bis drei Sitzungen pro Woche, 60–90 Minuten lange Sitzungen über sechs bis zwölf Wochen

Es existieren zwei Formen des Settings der ambulanten Gruppentherapie:

- geschlossene Gruppe: Alle Patienten beginnen und beenden die Therapie gleichzeitig und sind über einige Zeit, evtl. zwei Jahre, zusammen. Verlässt ein Mitglied die Gruppe, wird die Teilnehmerzahl nicht wieder aufgestockt, sodass die Gruppe nach einer gewissen Zeit zu klein und nicht mehr arbeitsfähig sein kann.
- halboffen Gruppe (»slow open«): Hier kommt nach Ausscheiden eines Teilnehmers ein neues Mitglied zur Gruppe hinzu. Der therapeutische Prozess eines jeden Patienten ist in dieser Gruppenform meist individueller und spezifischer auf seine Persönlichkeit und Konflikte bezogen, ähnlich einer Familie mit älteren und jüngeren Geschwistern.

Um als Gruppentherapeut zu arbeiten, sollte der Behandler ein spezielles Ausbildungsprogramm samt Gruppenselbsterfahrung durchlaufen haben.

7.3.8 Psychoanalytische Therapie für Kinder und Jugendliche

Die kinderanalytische Arbeit wurde von Anna Freud, Hermine Hug-Hellmuth und Melanie Klein ins Leben gerufen. Ihre Methoden haben sich bis heute durch Differenzierungen und Modifikationen weiterentwickelt. Die Entwicklung dieser Theorien hat vor allem die Rolle und Bedeutung der Mutter-Kind-Beziehung hervorgehoben.

Das Medium, in dem die Kindertherapie stattfindet, ist das Spiel. Der Therapeut spielt, beobachtet und interpretiert gleichzeitig. Er wird in diesem Setting mit einem Netzwerk von Übertragungen versehen. Es ist üblich, mit den Eltern der Kinderpatienten ins Gespräch zu kommen, womit eine Unterscheidung zwischen den Fantasien des Kindes und den realen Eltern möglich wird. Die wichtigsten Konzepte, die hier zur Anwendung kommen sind: infantile Sexualität, Übertragung, das Unbewusste, Widerstand, Wiederholung, Triebe und deren Interpretation.

Mit der analytischen Arbeit müsste ein Kind sich bezüglich seiner Abhängigkeit zu den Eltern verändern können. Ebenso sollten ein Fortschreiten des Individualisierungsprozesses, eine Reduktion von Formen der Abwehr und Ängsten als Ziel der Therapie angestrebt werden. In diesem Sinne ist die kinderanalytische Therapie eine Anwendung der Psychoanalyse mit allen Aspekten.

Diese Behandlungsform ist nicht nur auf Neurosen beschränkt, sie kann erweitert werden auf die Behandlung von Psychosen, Autismus, geistige Entwicklungsverzögerungen und psychosomatische Störungen. Im Fall von Patienten mit einer Borderline-Störung ist es besonders hilfreich sich mit der Theorie und Technik der Mutter-Kind-Interaktion zu beschäftigen, insbesondere dann, wenn das mütterliche Objekt depressiv ist.

Für diese Therapieform ist eine spezielle Ausbildung notwendig und für die professionelle Behandlung von Kindern und Jugendlichen unentbehrlich.

8 Diagnose- und Indikationsstellung

Matthias Elzer

Allgemein wird Psychotherapie als ein bewusst geplanter Prozess verstanden, seelische und körperliche Störungen eines Menschen mit psychologischen Methoden zu heilen, zu lindern oder eine Verschlechterung zu verhindern. Diese Therapie erfolgt im Einvernehmen von Patient und Therapeut mit dem Ziel der Beseitigung des Leidens oder der Linderung von Symptomen. Die angewandte Therapiemethode basiert auf anerkannten Theorien des normalen und pathologischen Verhaltens und Erlebens. Sie ist ihrem Wesen nach eine patienten- und keine krankheitsorientierte Therapie (nach Strotzka, 1975, in Hoffmann & Hochapfel, 1999, S. 405). Heute wird zudem verlangt, dass die spezielle Form von Psychotherapie ihre Effektivität wissenschaftlich nachgewiesen hat, die Therapeuten ihre Qualifikation in einem Aus- und Weiterbildungssystem erworben haben und ethische Regeln in der Ausübung eingehalten werden.

Vor dem Beginn einer psychoanalytischen Psychotherapie gibt es eine Phase des Erstkontaktes, der Diagnostik und Indikationsstellung sowie der Klärung des Settings einschließlich der Behandlungskosten. Die folgenden Unterkapitel zum Erstkontakt sowie zum Erst- und Zweitgespräch resultieren sowohl aus der einschlägigen Fachliteratur als auch aus der klinischen Erfahrung des Autors als Therapeut und Supervisor; es werden eine Reihe von konkreten Empfehlungen im Umgang mit dem Setting ausgesprochen, die natürlich subjektiven Charakter haben.

8.1 Der Erstkontakt

Der Erstkontakt gehört bereits zum therapeutischen Setting und beinhaltet einige Fallstricke. Es ist ein Unterschied, ob der Patient gleich mit dem Therapeuten oder erst über eine Sekretärin bzw. Assistentin in Kontakt tritt. Im Idealfall ereignet sich der erste Kontakt zwischen Patient und Therapeut direkt per Telefon: Der Patient fragt nach einem Termin für ein Erstgespräch oder gleich nach einem Therapieplatz. Anmeldungen sollten durch den Patienten direkt erfolgen; bei Anmeldung durch Dritte (z. B. Angehörige) sollte der Therapeut darauf bestehen, dass sich der Patient selbst bei ihm meldet. Gelegentlich werden Patienten durch Dritte geschickt, ohne dass sie selbst ausreichend motiviert sind. Anders verhält es sich bei Kindern und Jugendlichen, die in der Regel von ihren Eltern angemeldet werden.

Für Patienten ist die Therapeutensuche oft schwierig, da sie in der Regel zunächst an eine Mailbox geraten und dabei über enge telefonische Kontaktzeiten informiert werden. Bietet der Therapeut einen Rückruf an, so sollte er dies auch verbindlich tun.

Häufig ist der erste Kontakt zeitlich versetzt, indem der Patient nur die Stimme des Therapeuten und der Therapeut das Anliegen des Patienten auf der Mailbox hört. Die Ansagen sollten kurz und klar sein. Erste Informationen werden bereits hier oder im direkten Telefonkontakt vermittelt. Wenn zum Beispiel der Patient sagt, sein Hausarzt meine, er solle eine Psychotherapie in Anspruch nehmen, so fragt sich der Therapeut, ob der Patient der gleichen Meinung ist.

Patienten werden manchmal durch ärztliche und psychologische Kollegen im Sinne einer Empfehlung oder Überweisung im Voraus angekündigt; hier spielt eine dritte Person eine vermittelnde Rolle und gibt eventuell bereits Informationen über den angekündigten Patienten weiter, die das Erstinterview beeinflussen können. Oder Patienten erwähnen bereits beim telefonischen Erstkontakt, dass sie sich auf Empfehlung eines Arztes, Angehörigen, eines Patienten oder einer sonstigen Person melden; die Empfehlung wirkt dann wie ein »Eintrittsbillett«.

Häufig klären sich wichtige Fragen bereits am Telefon. Es macht Sinn, den Patienten zu fragen, was für eine Art von Therapie er suche. Sucht er explizit eine Verhaltenstherapie, wäre ich nicht der richtige Therapeut. Häufig weiß der Patient aber nicht, welche Therapierichtungen und -formen im Gesundheitssystem möglich sind und welche Art von Therapie er sich vorstellt. Hier könnte der Therapeut anbieten, in ca. zwei Gesprächen die Indikation für den Patienten abzuklären, auch wenn er selbst keine Therapiekapazität hat. Wenn der Patient aber explizit eine tiefenpsychologische oder analytische Psychotherapie sucht, so sollte der Therapeut nur dann ein Erstgespräch anbieten, wenn er wirklich in absehbarer Zeit einen Therapieplatz anbieten kann. Wartelisten für ein Erstgespräch sind meines Erachtens obsolet und blockieren den Patienten in seiner Therapiesuche. Dagegen ist es sinnvoll den Patienten nach einem Erstinterview und einem Zweit- oder Drittgespräch mit Therapiezusage und gegenseitiger Vereinbarung auf eine Liste mit konkreter Wartezeit zu nehmen. In dieser Zeit wird durch das Gutachterverfahren die Kostenfrage mit der gesetzlichen Kasse oder der privaten Versicherung geregelt und es können weitere Sitzungen zur Überbrückung bis zum Therapiebeginn stattfinden. Das Angebot zum Erst- und Zweitgespräch beinhaltet neben fachlichen auch juristische und ethische Aspekte.

Die Kontaktaufnahme kann für den Patienten häufig mit bewussten und unbewussten Schamgefühlen wegen seiner seelischen Probleme und Störungen und mit einer Angst vor Zurückweisung verbunden sein. Eine Kränkung kann in der Ablehnung eines Erstgesprächs, aber noch stärker in der Ablehnung nach einem Erst- oder Zweitgespräch bestehen. Daher macht es Sinn, ein Erstgespräch unter folgenden Bedingungen anzubieten:

1. psychodiagnostische Abklärung: Falls der Therapeut keine Therapiekapazität hat, kann er dem Patienten eine Abklärung seiner Beschwerden und der Indikation für eine Therapie anbieten; dies sollte er dem Patienten bereits am Telefon mitteilen, damit dieser entscheiden kann, ob er weiter nach einem Therapieplatz sucht oder zunächst eine Abklärung und Beratung annimmt. Manchmal ergibt sich, dass eine psychoanalytische Beratung im Rahmen der probatorischen Sitzungen ausreicht, ein aktuelles Problem des Patienten zu klären.

2. Psychotherapievereinbarung: Falls der Therapeut in naher oder mittelfristiger Zukunft (z. B. in drei bis sechs Monaten) Kapazität für eine Kurz- oder Langzeitpsychotherapie hat, bietet er die psychodiagnostische Abklärung mit einer Therapiemöglichkeit an, sofern die Indikation für eine analytische Therapie und die »gegenseitige Chemie« stimmt.

Vor diesem Erstgespräch sollte der Therapeut mit dem Patienten einige Informationen austauschen, die zur organisatorischen Seite des Erstkontaktes gehören. Die Vereinbarung eines Erstgesprächs am Telefon sollte Angaben zu Datum, Uhrzeit, Ort und Dauer (50 Minuten) beinhalten; er fragt nach der Telefonnummer des Patienten, gegebenenfalls nach seiner Postadresse. Er bittet den Patienten, seine Versichertenkarte mitzubringen, und informiert ihn darüber, dass dieser Termin für den Patienten reserviert sei und eventuelle Absagen bis zu einem definierten Termin erfolgen müssen. Ob bereits jetzt erwähnt werden sollte, dass die Kosten bei verspäteter Absage oder bei Nichtinanspruchnahme vom Patienten privat zu tragen seien, ist ein schwieriges Thema; ich präferiere, diese Punkt im Erstkontakt am Telefon nicht zu erwähnen.

Mit der Vereinbarung des Erstgesprächs ist juristisch ein Behandlungsvertrag über eine Erstuntersuchung für beide Seiten verbindlich abgeschlossen worden, der auch von beiden Seiten wieder gekündigt werden kann.

8.2 Das psychoanalytische Erstgespräch

Bevor eine tiefenpsychologisch fundierte oder analytische Psychotherapie beginnen kann, muss eine Phase zur Klärung der Diagnostik und Indikation stattfinden. Ein psychoanalytisches Erstgespräch ist aber mehr als eine Sammlung von Informationen, Befunden und Anamnesen (aktuelle, allgemeine, biografische, soziale, Familienanamnese) im Rahmen eines strukturierten Interviews oder einer Befragung. Balint schrieb: »[H]e who asks questions will get answers, but not much else« (Balint, 1965b, S. 1178). Das psychoanalytisch geführte Erstgespräch zeichnet sich durch eine Beziehungsaufnahme zum Patienten unter Nutzung von Übertragungs- und Gegenübertragungsphänomenen aus, um erste Eindrücke von der Psychodynamik des Patienten in der aktuellen Begegnung und vor dem Hintergrund der Biografie zu erhalten.

Die Psychodynamik des Patienten ist durch den Leidensdruck gerade im Erstgespräch in einer Verdichtung erfahrbar und entfaltet sich verbal und nonverbal und gegebenenfalls situativ in einer Szene, je unstrukturierter das Gespräch ist; sie ist quasi einmalig und sollte sich frei entwickeln dürfen.

Freud verglich 1913 in seinem Beitrag »Zur Einleitung der Behandlung« die psychoanalytische Behandlung mit dem Schachspiel, bei dem nur der Beginn, die Eröffnung der Partie erlernt werden kann (Freud, 1913c, S. 454). Er selbst hat keine Theorie oder spezielle Technik für das Erstinterview beschrieben; er verstand die ersten Wochen der Therapie recht pragmatisch als Probetherapie. Thomä und Kächele haben detailliert die Implikationen des Erstinterviews und die Funktionen der Regeln diskutiert (Thomä & Kächele, 1986; S. 172–260).

Die verschiedenen Anwendungen der psychoanalytischen Methode sind in Deutschland seit 1967 Teil der psychotherapeutischen Versorgung der Bevölkerung. Im Ausland fanden sich unterschiedliche Entwicklungen, zum Beispiel in den USA unter dem Einfluss der Psychiatrie und der Klassifikationssysteme DSM und ICD. Psychoanalytische Therapie als Krankenbehandlung in einem Gesundheitssystem bedarf wissenschaftlich begründeter Konzepte für Diagnostik und Therapie. So beschrieben Gill und Kollegen (Gill et al., 1954), Kernberg (1981) und andere Psychoanalytiker strukturierte Interviews, um Psychodynamik, Indikation und Kontraindikation nicht nur von Patienten mit Neurosen, sondern auch bei schweren Persönlichkeitsstörungen, psychosomatischen und psychotischen Störungen zu erfassen. Das Gesundheitssystem und die Kostenträger verlangen die Formulierung einer Diagnose und die Begründung einer Therapieindikation. Thomä und Kächele (1986, S. 172ff.) sprachen von der Anwesenheit von Dritten in der psychotherapeutischen Beziehung, zum Beispiel durch die Krankenkasse, die Psychotherapie-Richtlinie und das Gutachterverfahren. Die Einflüsse übergeordneter Regularien und »vieler Dritter« wie Ambulanzleiter, Supervisor und Gutachter sind besonders in der Ausbildung zum Psychoanalytiker eine erschwerende Realität.

Im Erstgespräch entwickelt sich die therapeutische Beziehung, die eine asymmetrische ist: Der Patient kommt, weil er unter einem Leidensdruck steht. Der Terminus Patient leitet sich aus dem Lateinischen *patire* ab, was »erleiden, erdulden« bedeutet; Psychotherapie ist eine Form der Krankenbehandlung. Die in anderen Psychotherapieschulen benutzte Bezeichnung »Klient« vermeidet diesen Aspekt des Leidens; ein Klient ist nach dem lateinischen Wort *cliens* ein »Schutzbefohlener«, für den ein Anderer, zum Beispiel ein Rechtsanwalt oder Sozialarbeiter spricht und handelt.

Der Therapeut nimmt eine abstinente und professionelle Haltung ein. Dies impliziert aber kein Machtgefälle: hier abhängiger Patient, dort wissender Fachmann. Die asymmetrische Beziehung findet vielmehr »auf gleicher Augenhöhe« statt, aber in unterschiedlichen Rollen. Der Therapeut versucht als Experte dem Patienten einen Zugang zu seiner inneren Welt zu verschaffen, was durch die regressive Situation des Patienten und die Dynamik der Übertragung gefördert wird.

Bereits im Erstinterview geht der Patient eine Art »therapeutische Ich-Spaltung« ein: Einerseits weiß er, dass der Therapeut ein Fremder und Fachmann ist, andererseits entwickelt er durch seinen Leidensdruck eine unbewusste emotionale Beziehung zu ihm. Nicht selten formulieren Patienten ihr Erstaunen darüber, dass sie sich im Erstgespräch einem Fremden geöffnet haben wie keinem anderen Menschen zuvor. Der Therapeut muss ebenfalls eine Art Spaltung vornehmen: Er bietet sich als Übertragungsobjekt an und versucht, die unbewusste Bedeutung der Symptome oder des Verhaltens und Erlebens seines Patienten zu verstehen und – und das ist therapeutisch wirksam – ihn an seinem Verständnis teilhaben zu lassen. Der Therapeut oszilliert zwischen einer dyadischen Übertragungsbeziehung und einer »triadischen Deutungsperspektive«, indem er von einem dritten Punkt auf das schaut und benennt, was sich zwischen ihm und dem Patienten gerade abzuspielen scheint.

Die Durchführung des Erstgesprächs

Wir können davon ausgehen, dass Patienten in der Regel nicht wissen, wie ein psychoanalytisches Interview abläuft. Der Patient möchte seine Beschwerden mitteilen und erwartet therapeutische Hilfe. Der Therapeut erfüllt den Wunsch des Patienten, indem er aktiv und geduldig der Schilderung seiner Beschwerden und Gründe für sein Kommen zuhört. Ein Vergleich zur somatischen Medizin ist hier nötig, da internationale Studien zeigen, dass Patienten bei ihrem Allgemeinmediziner bei der Beschwerdeschilderung nach 18 bis 28 Sekunden unterbrochen und exploriert werden (Rabinowitz et al., 2004). Dies kann für die Diagnostik und Therapie negative Folgen haben insbesondere bei psychosomatischen Störungen.

Die zweite Erwartung des Patienten wird durch den Therapeuten wahrscheinlich enttäuscht: Er gibt keine Ratschläge, schreibt kein Rezept, sagt nicht, was falsch oder richtig sei. Er hört dem Patienten zu und versucht, ihn psychodynamisch zu verstehen, was Nachfragen, Klärungen und evtl. Probedeutungen beinhaltet.

Der erste direkte Kontakt: Der Patient betritt das Behandlungszimmer oder wird aus dem Wartezimmer abgeholt. Der Therapeut begrüßt ihn per Handschlag und stellt sich selbst mit Namen vor. Der erste visuelle und taktile Eindruck ist von Bedeutung und kann Teil einer »Szene« sein. So fühlt es sich für den Therapeuten anders an, wenn er in eine kalte, feuchte Hand als wenn er in eine Art Schraubstock greift. Im Behandlungszimmer sollte auf die Möglichkeit der Garderobenablage hingewiesen werden. Die Sessel für das Erstgespräch sollten gleich und bequem sein sowie in einem Winkel von ca. 150 Grad zueinander stehen, auf dem Tisch dazwischen liegen Taschentücher bereit. Die Wahl des Platzes kann dem Patienten überlassen werden. Patient und Therapeut sind gleiche Partner in einer asymmetrischen Situation.

Die Beschwerden des Patienten: Der Therapeut eröffnet das Gespräch mit den initialen Sätzen: »Wir haben für unser Gespräch 50 Minuten Zeit. Was führt Sie zu mir?« Die Nennung des Zeitrahmens ist für beide wichtig: Der Patient kennt den Zeitrahmen und er weiß, wann das Gespräch zu Ende sein wird. In diesen 50 Minuten sollten Störungen durch Dritte (z. B. Telefon) ausgeschlossen sein. In der Regel beginnt der Patient von seinen Beschwerden und Symptomen, vom Anlass seines Kommens oder der Art der Überweisung zu sprechen. Häufig formuliert er Erwartungen an den Therapeuten. Es ist sinnvoll, sich die ersten Sätze des Patienten im Wortlaut zu merken und später zu dokumentieren; sie formulieren oft unbewusst die zentralen Probleme und Konflikte des Patienten.

Technische Aspekte: Die Bezeichnung »Interview« ist irreführend, da es sich nicht um ein Frage-Antwort-Spiel handelt, sondern überwiegend der Patient spricht und der Therapeut zuhört. Die Technik des »aktiven Zuhörens« meint, dass der Therapeut seine ganze Aufmerksamkeit dem Patienten in einem freundlichen Zugewandtsein widmet und damit eine vertrauensvolle Atmosphäre schafft, die dem Patienten ermöglicht, Unsicherheiten, Ängste und Schamgefühle zu überwinden und seine innere Not und die damit verbundenen Gefühle und Gedanken mitzuteilen. Aktives Zuhören bedeutet, zuzuhören und akustische Laute wie »hm«, »ja« sowie nonverbales mimisches Feedback zu geben, dass der Therapeut den Patienten verstanden hat und ihn weiter zum Sprechen ermuntert. Sein zugewandtes Schweigen löst beim Patienten einen unbewussten Druck aus zu sprechen. Pausen und Schweigen des Patienten sollte der Therapeut aushalten, nicht mit sofortigen Fragen füllen, sondern warten. In der Regel spricht der Patient weiter, nachdem er einen gewissen Widerstand überwunden hat. Im Schweigen kommen dem Therapeuten erste Ideen, Bilder, Assoziationen, er bemerkt Gefühle, Emotionen, körperliche Empfindungen – all das sind bewusste und unbewusste

Phänomene der Übertragung und Gegenübertragung, die die psychoanalytische Arbeitsweise ausmachen.

Bereits im Erstgespräch macht es Sinn, den Patienten nach eigenen spontanen Ideen und Erklärungen für seine Beschwerden zu fragen, ihn anzuregen, nach unbewussten Bedeutungen zu suchen, letztlich zu assoziieren. So könnte der Therapeut sagen: »Sie haben mir geschildert, wie es zu der Panikattacke beim ersten Mal kam. Vielleicht haben Sie eine Idee, warum dieser Angstanfall zu diesem Zeitpunkt auftrat?« Theoretisch können wir davon ausgehen, dass im Patienten alle Antworten bereits unbewusst oder vorbewusst vorhanden sind.

Erste Einblicke in die Biografie: Neben der Schilderung der aktuellen Beschwerden sollte in der zweiten Hälfte des Erstgesprächs die Biografie des Patienten Thema sein. Wenn die Frage nach der Biografie (»Wie sind Sie aufgewachsene?«) keinen Raum im Erstgespräch hatte, sollte sie im Zweitgespräch zum Thema werden. Die Theorie der Psychodynamik geht davon aus, dass aktuelle Störungen in Zusammenhang mit lebensgeschichtlichen Ereignissen stehen. Daher ist es notwendig erste Einblicke in die Biografie des Patienten zu bekommen. Das systematische Abfragen der Lebensgeschichte zu einem späteren Zeitpunkt oder in Form eines schriftlichen Lebenslaufs durch den Patienten reißt diesen psychodynamischen Sinnzusammenhang auseinander; für die Antragstellung im Rahmen der Psychotherapie-Richtlinie kann eine systematische mündliche oder schriftliche Erfassung der Anamnese hilfreich sein. Eine entsprechende Frage des Therapeuten könnte so formuliert werden: »Nachdem Sie mir geschildert haben, welche Beschwerden Sie haben, möchte ich jetzt etwas darüber erfahren, wie und wo Sie aufgewachsen sind.« Häufig schildern Patienten spontan Konflikte und traumatische Aspekte ihrer Kindheit und Jugendzeit. Der Therapeut kann zudem erfragen, ob dem Patienten etwas Schlimmes, Überwältigendes widerfahren ist. Er kann ihn bitten zu beschreiben, wie er die Beziehung zu Mutter, Vater und evtl. zu Geschwistern erlebt hat. Patienten sagen nicht selten, dass sie keine Erinnerungen an ihre Kindheit hätten. Der Therapeut kann dann mitteilen, dass wir die ersten Lebensjahre natürlicherweise scheinbar vergessen haben (infantile Amnesie), aber jeder Moment unseres Lebens in irgendeiner Form in uns, im Zentralnervensystem abgespeichert sei und unbewusst weiter wirksam sein könne.

Probedeutungen: Im Erstgespräch sollte in der Regel deutlich werden, worunter der Patient aktuell leidet und welchen biografischen Hintergrund er mitbringt. Nicht selten sind dazu mehrere Gesprächstermine notwendig. Ideal wäre, wenn sich beide Aspekte (Leiden und Biografie des Patienten) auch in der aktuellen Übertragungssituation wiederfänden. Der Therapeut sollte dem Patienten erste Rückmeldungen dazu geben, wie er seine Beschwerden versteht, wobei auf die Biografie (genetische Deutung) und evtl. auch auf die Situation im Gespräch (Übertragungsdeutung) Bezug nehmen kann. Er formuliert eine Deutung als Hypothese und fragt somit den Patienten, ob er mit dieser Interpretation etwas anfangen kann. Deutungen sind neben Konfrontation und Klarifikation Interventionen, in denen eine dem Patienten unbewusste Bedeutung benannt wird. Damit wird die bisherige psychische Abwehr (z. B. Verdrängung, Verleugnung, Verschiebung) des Patienten labilisiert, was bei ihm Gefühle von Angst, Ärger oder Scham auslösen, aber auch kognitive und emotionale Erkenntnisse bewirken kann.

Überweisungsmodus: Im Erstgespräch sollte deutlich werden, wie der Patient zum Therapeuten kam, gegebenenfalls sollte der Therapeut danach fragen. Es hat gewisse Bedeutungen, ob der Patient durch eine allgemeine oder gezielte Überweisung, eine Empfehlung durch Ärzte, Verwandte, Freunde, Patienten etc. oder durch Zufall kommt; zunehmend informieren sich Patienten im Internet. Somit spielt auch hier eine dritte Person eine Rolle, die den Patienten angekündigt hat. Sollte der Patient aus dem Freundeskreis oder der Familie eines Patienten des Therapeuten kommen, so kann der Therapeut zwar die diagnostischen Gespräche durchführen, sollte aber aus Abstinenzgründen eine Therapie ablehnen. Eine besondere Schwierigkeit besteht, wenn Patienten aus der Familie eines früheren oder aktuellen Patienten kommen; dieses Setting kann zu komplizierten Übertragungs- und Gegenübertragungsphänomenen führen. Hier ändert sich die Einzelpsychotherapie in eine Paar- oder Familientherapie. Die Frage ist: Wer ist eigentlich der Patient? Es kann aber durchaus sinnvoll sein, in der diagnostischen Phase zum Beispiel den Ehepartner oder ein Familienmitglied einzubeziehen, wenn der Hauptpatient die Beziehung zwischen beiden ist und beide Personen die Störung unterhalten.

Die Beendigung des Erstgesprächs: Das Ende eines Gesprächs sollte einige Minuten vorher angekündigt werden (z. B.: »Mit Blick auf die Uhr, wir haben noch drei, vier Minuten«). Manchmal ist es sinnvoll, dem Patienten ein Resümee über das psychodynamische Verständnis zu geben und offene Fragen zu identifizieren. Es macht auf jeden Fall Sinn, ein zweites Gespräch anzubieten, weil Erst- und Zweitgespräch eine diagnostische Einheit bilden. In der Regel beschäftigt das Erstgespräch den Patienten weiter. Meist wird ein zweiter Termin vereinbart oder es wird dem Patienten überlassen, sich bei Bedarf zu melden.

Dokumentation des Erstgesprächs: Das Erstgespräch sollte zeitnah dokumentiert werden. Hierzu können strukturierte Interviewbögen sinnvoll sein, in jedem Fall sollten aber der Gesprächsverlauf und die ersten psychodynamischen Überlegungen in freier Form festgehalten werden. Damit wird nicht nur der Dokumentationspflicht nachgekommen, sondern der Therapeut reflektiert das Erstgespräch unter psychoanalytischen Kriterien. Die Dokumentation des Erstgesprächs einschließlich der psychodynamischen Überlegungen nimmt insbesondere für Kandidaten und Berufsanfänger oft genauso viel Zeit in Anspruch wie das Erstgespräch selbst. Mit zunehmender klinischer Erfahrung kann die Dokumentation des Erstgesprächs strukturierter und kürzer erstellt werden. Ein Beispiel für eine strukturierte Dokumentation des Erstinterviews findet sich in Kapitel 8.8.2.

8.3 Das Zweitgespräch

Das zweite Gespräch kann der Therapeut einleiten mit Sätzen wie: »Wir haben heute wieder 50 Minuten Zeit. Vielleicht ist Ihnen nach dem Erstgespräch noch einiges durch den Kopf gegangen?« Hier wäre interessant zu erfahren, ob die »psychoanalytische Kommunikation« im Erstgespräch, die Interpretationen oder gar Deutungen des Therapeuten den Patienten erreicht haben. Häufig greifen Patienten die Interpretation des Therapeuten aus dem Erstgespräch auf, liefern weiteres biografisches oder aktuelles Material. Es kann sein, dass der Patient sich von der psychoanalytischen Sichtweise sehr berührt fühlt, verwundert ist oder sich über sie geärgert hat. Damit ist die spontane Übertragungsbeziehung Thema.

Genauso kann der Therapeut aus seiner Gegenübertragung heraus und aus der Reflexion der Psychodynamik, die sich zum Beispiel beim Dokumentieren des Erstgesprächs ergab, vorschlagen, einen ihm noch unklaren Punkt zu vertiefen, das heißt zu klarifizieren.

Falls dem Patienten und dem Therapeuten klar ist, dass eine tiefenpsychologisch fundierte oder analytische Psychotherapie indiziert ist, kann im Zweit- oder im späteren probatorischen Gespräch eine Therapievereinbarung getroffen werden, sofern sich zwischen beiden eine persönliche Passung ergeben hat (»die Chemie stimmt«).

8.4 Das Erst- und Zweitgespräch in der Patientenversorgung

Die psychoanalytischen Erstgespräche finden im Kontext der ambulanten psychotherapeutischen Versorgung von Patienten statt. Von einem ärztlichen oder psychologischen Psychotherapeuten wird im Rahmen der Patientenversorgung verlangt, dass er eine Diagnose, Differenzialdiagnose, Indikation und Kontraindikation für eine Behandlung stellen kann. Das schließt Wissen und Indikationsstellung für nichtanalytische Therapien wie (kognitive) Verhaltenstherapie oder Beratungsangebote (z. B. bei Suchtkrankheit, Paar- und Familienberatung) sowie eine Behandlung mit Psychopharmaka (z. B. bei schweren Depressionen, massiven Schlafstörungen) durch Haus- oder Fachärzte und auch die Möglichkeit von stationärer und teilstationärer Psychotherapie in einer Fachklinik ein. Ein besonderes Problem sind Patienten mit ausgeprägter Suizidalität, Suchtkrankheiten und Psychosen. So wäre es ein »Kunstfehler«, den Patienten nicht auf andere Therapieansätze hinzuweisen. Die Psychotherapie-Richtlinie von 2017 verlangt, das diagnostische Verständnis zu dokumentieren und den Patienten durch ein Formblatt über Diagnose (ICD-10) und weiteres Vorgehen zu informieren, was aus psychoanalytischem Verständnis eher hinderlich, aber aus Gründen der Patientenversorgung im Gesundheitswesen sinnvoll ist. Im Rahmen der Ausbildung an psychoanalytischen Instituten werden diese klinischen Erfahrungen und Kompetenzen durch die Mitarbeit in einer Institutsambulanz, in der die diagnostischen Gespräche supervidiert werden, erworben.

Dieser Versorgungsauftrag kollidiert mit einem Verständnis von Psychoanalyse. Im Erstgespräch sollte sich der Therapeut von diesem Auftrag möglich freimachen und die Untersuchung nach psychoanalytischen Kriterien durchführen. Beratungs- und Informationsanteile über weiteres Vorgehen sollten dem Zweitgespräch oder weiteren Terminen vorbehalten sein – je nach dem, ob das Erstgespräch als Beratung im Sinne einer psychodiagnostischen Abklärung oder als mögliche Therapievereinbarung angekündigt war.

Erst- und Zweitgespräch bilden – wie gesagt – eine Einheit und haben eine diagnostische, aber auch bereits eine therapeutische Funktion. Am Ende dieser Einheit sollte für beide klar sein, wie es weitergeht: 1. Ende des Kontakts oder gegebenenfalls konkrete Hinweise und Empfehlungen, falls beim Patienten eine Therapie indiziert ist; oder 2. die Vereinbarung einer Psychotherapie und Klärung des Settings: Einzel- oder Gruppentherapie, Kurzzeit- oder Langzeittherapie, tiefenpsychologisch fundierte oder analytische Psychotherapie. Bleiben in der diagnostischen Phase die Struktur und das Ziel unklar, können Patienten in einen ungeplanten psychotherapeutischen Prozess hineingleiten, der seine Grenzen bei den probatorischen Sitzungen findet und der Kontakt vonseiten des Therapeuten – für den Patienten oft unverständlich – beendet wird.

8.5 Therapievereinbarung und Regeln

Hier verbirgt sich ein Kränkungspotenzial, wenn der Therapeut nach den Erstgesprächen keine Therapie anbietet. Der Patient fühlt sich abgelehnt. Die Ablehnung einer Therapie sollte mit dem Patienten auf professionelle Weise besprochen werden; zumindest kann der Therapeut verbalisieren, dass er nicht der richtige Therapeut für ihn sei, ohne selbst unecht und rationalisierend zu sein, was Patienten in der Regel bewusst und zumindest unbewusst mitbekommen. Umgekehrt kann der Patient den Therapeuten ablehnen, womit dieser professionell umgehen sollte.

Im Falle einer Therapievereinbarung müssen mit dem Patienten sowohl genuine psychoanalytische Inhalte als auch formale Dinge besprochen werden. Letzteres bezieht sich auf die Antragstellung im Rahmen der Richtlinienpsychotherapie (Antragsformular, somatischer Befund, Konsiliarbericht etc.).

Inhaltlich sollte der Patient Informationen über die Grundregel der freien Assoziation erhalten: »Sie sollen keine Zensur über Ihre Gefühle und Gedanken ausüben, das heißt frei darüber sprechen, was Ihnen durch den Kopf geht, auch wenn es Ihnen schwerfällt.« Das Pendant zur Grundregel des Patienten ist die Abstinenzregel, auch diese sollte inhaltlich benannt werden.

Zur Therapievereinbarung gehören auch Informationen und Erklärungen zum Setting wie Ferien- und Ausfallregelung (Stundenverschiebung und -absagen, körperliche Krankheit, Bereitstellungshonorar etc.). Für manche Patienten sind zu strenge und rigide Setting-Fragen nicht akzeptabel oder belasten die therapeutische Beziehung in der Realität, was aber auch zur inneren neurotischen Welt des Patienten gehören kann. Andererseits ist es für den Therapeuten und die Therapie genauso wichtig, ein klares und transparentes Setting anzuwenden. Es empfiehlt sich, dass der Therapeut dem Patienten eine mündliche Information zum Setting bezüglich des Umgangs mit nicht wahrgenommen Therapiesitzungen vor Therapiebeginn gibt; es geht um kurzfristige Stundenabsage und eventuell um die Möglichkeit einer Terminverschiebung. Sinnvoll wäre es, eine Art Behandlungsvertrag mit dem Patienten schriftlich abzuschließen (vgl. Kap. 7.2.1).

8.6 Das szenische Verstehen

Laimböck (2011) hat in ihrer Veröffentlichung zum psychoanalytischen Erstgespräch das Konzept des szenischen Verstehens als etwas genuin Psychoanalytisches herausgearbeitet. Nach Argelander (1970a) können Informationen des Patienten auf drei Ebenen verstanden werden: als objektive, subjektive und szenisch-situative Informationen.

Objektive Informationen sind zum Beispiel biografische Daten (Geschlecht, Alter, Familienstand, Beruf etc.). Subjektive Informationen sind die, die der Patient den objektiven Informationen beimisst; subjektive Bedeutungen lassen sich weiter in die bewusste und unbewusste Ebene unterteilen. Sie induzieren beim Therapeuten eine Reihe von Ideen, Fantasien und Gegenübertragungen. Unter szenischer oder situativer Information verstehen wir das Verhalten, das Auftreten, das Erscheinungsbild, Gesten und Mimik als nonverbale Mitteilungen des Patienten, die mit verbalen Äußerungen korrespondieren. Argelander (1970a, S. 14) spricht sogar von einer situativen und szenischen Evidenz; Objektive und subjektive Informationen ranken sich um die Szene. Der Patient agiert in der Situation des Erstgesprächs ähnlich wie ein Schauspieler auf einer Bühne. Nicht nur im ersten Satz, sondern häufig auch in einer Art Szene drückt der Patient unbewusst seinen Konflikt oder eine traumatische Erfahrung aus.

Beispiel 1: Eine Patientin meint mit Hinweis auf weitere Patienten im Wartezimmer einer Ambulanz: »Wollen die alle zu Ihnen?« Beim Betreten des Behandlungsraumes lacht sie mit Blick auf die Couch auf: »Ach, das ist die ominöse Couch!« Ich erfahre etwas von ihren psychosomatischen Beschwerden und Ehekonflikten; im biografischen Teil erzählt sie, dass sie die Älteste von zehn Geschwistern ist. Ihren ersten Satz im Ohr, frage ich sie, wie das für sie war als älteste von zehn Geschwistern. Sie sagt: »Eigentlich schön. Da war immer was los.« Dass diese subjektive Information eine unbewusste gegenteilige Bedeutung hat, erschloss sich bereits zu Beginn der analytischen Behandlung auf der »ominösen Couch«, als ich erfuhr, dass sie ihren Vater verachtete, weil er ihre Mutter unentwegt schwängerte und die Familien nach 20 Jahren verließ. Die Patientin hat zwei Kinder, vertrage keine Verhütungsmittel und verlangt von ihrem Mann die Benutzung von zwei Präservativen übereinander oder einen Coitus interruptus.

Beispiel 2: Eine Patientin wird wegen länger bestehender Depressionen mit Panikattacken von der Hausärztin geschickt. Sie klingelt eine Stunde vor dem vereinbarten Erstgespräch und sagt in der Tür spontan, wohl meinen überraschten Gesichtsausdruck wahrnehmend: »Gell, ich bin falsch.« Ich bitte sie, eine Stunde später zu kommen und erfahre im Erstinterview, dass die erste Panikattacke im S-Bahn-Tunnel auftrat. Ich erfrage Genaueres zu den Umständen: Sie wollte eine Freundin in der Stadt treffen und brachte ihre zweijährige Tochter (»ein Schreikind«) bei ihrer Großmutter unter. Im biografischen Teil erfahre ich später, dass ihre Mutter sie im Alter von ca. zwei Jahren verließ und mit einem neuen Freund wegzog, sie bei ihrer Großmutter aufgewachsen sei. Die Probedeutungen zur Symptomatik beziehen sich auf diese traumatische Erfahrung als Kind und die Wiederholung als junge Mutter. Die Patientin ist über diesen möglichen Zusammenhang irritiert. Ich nehme am Ende der Sitzung noch Bezug auf ihren ersten Satz, dass sie in ihrem Leben offenbar das Gefühl hatte, »nicht richtig und unerwünscht zu sein«. Im Zweitgespräch sagt sie, dass es ihr nach dem ersten Termin sehr schlecht gegangen sei, sie sei wie benommen gewesen und musste tagelang weinen. Am Ende der Diagnostik wurde eine tiefenpsychologisch fundierte Therapie bei einer Therapeutin vereinbart.

Beispiel 3: Ein 20-Jähriger wird aus der orthopädischen Klinik zum Konsil geschickt. Er betritt meinen Raum auf zwei Krücken, wirft sich unaufgefordert in meinen Analytikersessel, legt das kranke Bein auf den Hocker und wuchtet seine Krücken auf seine Oberschenkel; mir drängt sich sofort die Assoziation mit einem Maschinengewehr auf. Bevor ich etwas sagen kann, schimpft er auf die Ärzte, (»alles Deppen, alles Idioten!«), er habe es nicht am Kopf, sondern am Bein, wisse nicht was er hier solle. Ich sehe dieser Szene nicht ganz unamüsiert zu. Unbeirrt durch das Sperrfeuer gelingt es halbwegs, die aktuelle Krankengeschichte (komplizierte, schlecht heilende Unterschenkelfraktur als Folge eines Unfalls mit einem geklauten Motorrad, ohne Führerschein etc.) und einige Informationen zur nicht minder tragischen Lebensgeschichte herauszuarbeiten. Der Patient entfaltet einen ödipalen Autoritätskonflikt auf der Basis einer narzisstischen Störung. Meine freundlich vorgetragene Deutung, dass es mir vorkomme, als arbeite er sich auf tragische Weise an männlichen Personen (Vater, Lehrer, Polizisten, Ärzten und auch mir) ab und am Ende sei er »der Depp«, lässt ihn zwar wütend aufbrausen und gekränkt abziehen, aber er erscheint zum Zweitgespräch deutlich angemessener und kämpft mit seinen Tränen, als es um seine bedürftigen Seiten geht.

Beispiel 4: Eine Patientin kommt im Erstgespräch in einem faden Business-Kostüm, zum Zweitgespräch in aufreizendem Lederklamotten, was wie eine Programmansage für die folgende Therapie wirkt.

8.7 Übertragung, Gegenübertragung, Agieren und Mitagieren in den Erstgesprächen

Phänomene von Übertragung und Gegenübertragung sowie szenisches Handeln (Agieren) sind »das täglich Brot« der psychoanalytischen Therapie. Sie bilden sich bereits in den Erstgesprächen ab und müssen psychoanalytisch wahrgenommen, verstanden und gehandhabt werden.

Nicht nur der Patient darf oder muss nonverbal unbewusstes Material mitteilen. Die Szene des Patienten in der analytischen Situation stellt ein Agieren oder Teil eines Handlungsdialogs dar, der gelegentlich zu einem Mitagieren des Therapeuten führen kann. Argelander beschrieb in einem Beispiel, wie er sich durch Identifizierung mit einem Aspekt seiner Patientin zu einem ungewöhnlichen Handeln (Zigarette suchen und anzünden) mit einer verbalen Konfrontation (»Ich versorge mich auch selbst.«) hinreißen ließ (Argelander, 1970a, S. 67). Mitagieren von therapeutischer Seite ist meist riskant, da die Verbalebene auf die Handlungsebene verlagert wird.

Klüwer (1983) hat seine Überlegungen aus der Erfahrung der Fokalkonferenz entwickelt und diskutierte in »Agieren und Mitagieren«, dass es sich letztlich um Formen von Übertragung und Gegenübertragung handelt, wo das Verbalisieren nicht ausreicht und in unbewusstes (motorisches) Handeln quasi überläuft. Dieses Handeln kann sehr diskret sein; so bemerkt zum Beispiel der Analytiker, dass er bei seinem Patienten mehr spricht als sonst, was ein Korrelat zur Biografie des Patienten haben muss. Analytiker und Patient stehen durch das »Übertragungsangebot« in einem zunächst unbewussten »Handlungsdialog«; die »Aktualisierung der Übertragung« mit zunehmender Tendenz führt zum (oft nur diskreten)

Handeln und schließlich als dritte Stufe dazu, Verständnis und Einsicht über die bisher unbewusste Bedeutung dieses Handlungsdialogs zu gewinnen und dadurch aufzulösen – bis zur nächst tieferen Übertragungsthematik (ebd., S. 839). Der Patient überträgt unbewusst seinen Konflikt in das Unbewusste des Analytikers (Gegenübertragung); durch ein Mitagieren wird es gespiegelt, lebendig und damit verbalisierungsfähig und kommunizierbar.

Vielleicht lässt sich heute eine Verbindung zwischen diesen Überlegungen und den Spiegelneuronen herstellen, durch die beim Betrachter neuronale Aktivitätsmuster ablaufen, die eine Handlungsbereitschaft oder gar eine Handlung auslösen. Die Spiegelneurone können als neurophysiologische Korrelate für Imitationsverhalten und Einfühlung (Empathie) verstanden werden (Rizzolatti & Sinigaglia, 2008).

In Kapitel 6.5 wurde die Gegenübertragung im Analytiker mit einem Resonanzkörper in der Physik verglichen: Sie wird durch die »Schwingungen« der Übertragung des Patienten induziert; es handelt sich um eine komplementäre Antwort. Sie sollte klar von der eigenen Übertragung des Analytikers auf den Patienten getrennt sein. Für die Übertragung können Schlüsselfragen formuliert werden: »Wie behandelt mich der Patient? Welche Person im Lebens des Patienten soll ich in diesem Moment für ihn sein?« Für die Gegenübertragung lauten die Schlüsselfragen: »Wie fühle ich mich im Moment mit dem Patienten? Welche Fantasien löst er in mir aus?«

Zu Freuds Zeiten waren die Gegenübertragungsgefühle oder -reaktionen noch unerwünschte Störfaktoren; erst später wurde der wertvolle Nutzen für das emotionale und kognitive Verständnis der Psychodynamik des Patienten erkannt. Das Unbewusste des Patienten kommuniziert mit dem Unbewussten des Analytikers – ein Gedanke, den Heimann (1950) formulierte. Die Gegenübertragung ist zunächst unbewusst, durch die Selbstreflexion des Analytikers wird ihre Bedeutung bewusst, mit der jetzt gearbeitet werden kann.

Die Gegenübertragung kann bereits im Erstinterview in neurotischer, psychosomatischer oder psychotischer Formen auftreten; in Kapitel 6.5 sind verschiedene Formen der Gegenübertragung mit klinischen Beispielen beschrieben.

8.8 Diagnose, Indikation und Kontraindikation

Wie eben beschrieben dienen die Erstgespräche der Klärung der Diagnose und Behandlungsnotwendigkeit; die Indikation für eine psychoanalytische Therapie sollte ebenso wie die Kontraindikation reflektiert werden. Dies ist sowohl für das professionelle Verständnis des Therapeuten als auch für die Arbeit innerhalb des Gesundheitssystems (Kostenträger) notwendig.

Patienten kommen vor dem Hintergrund eines konkreten Leidensdrucks zu einem Erstgespräch, um Hilfe zu erhalten. Sie wissen meist nicht, welche therapeutischen Möglichkeiten im Gesundheitswesen gegeben sind, wenn die Indikation stimmt. Häufig reichen einige wenige Sitzungen, um ein aktuelles psychisches oder psychosomatisches Problem zu bearbeiten. So bedeutet eine Trauerreaktion nach dem Verlust eines Liebespartners nicht automatisch eine Indikation für eine Psychotherapie; anders wäre eine autoaggressive, narzisstische

Verarbeitung des Verlustes oder eine anhaltende depressive Symptomatik im Sinne einer prolongierten Trauer vor dem Hintergrund einer pathologischen Psychodynamik zu sehen. Hier zeigt sich, dass die deskriptiv-symptomatische Diagnostik, wie sie dem ICD-10 zugrunde liegt, wenig Aussagewert besitzt und psychodiagnostische Erstgespräche die zugrunde liegende psychische Struktur erfassen müssen.

Aus epidemiologischen Zeitpunktsprävalenzstudien wissen wir, dass aktuell in Deutschland ca. 60 Prozent der Bevölkerung an einer psychischen Störung leiden, aber weniger als die Hälfte eine behandlungsbedürftige Störung hat; die größte Gruppe stellen mit ca. 24 Prozent Patienten mit den Diagnosen Neurose, Persönlichkeitsstörung und psychosomatische Störung dar, also der Patientenkreis der Psychotherapie.

Die Fragen, die bei der Beantragung einer Psychotherapie im Rahmen der Psychotherapie-Richtlinie einem Gutachter dargelegt werden müssen, sind ein wichtiger Teil der Überlegungen, die sich ein Psychotherapeut und Psychoanalytiker stellen sollte.

Erfahrungsgemäß ist es zu Therapiebeginn meist nicht möglich, alle diagnostischen Fragen zu beantworten; es können sogar die Diagnose und Überlegungen zur Psychodynamik noch hypothetisch sein, das biografische Material ist oft nur grob bekannt. Schließlich ist es auch von Bedeutung, was noch nicht zur Sprache kam. So erwähnte eine Patientin nach fünf Monaten Analyse, dass sie einen jüngeren Bruder habe, den zu erwähnen sie offenbar vergessen hatte, obwohl sie nach Geschwistern gefragt wurde. Das Unterschlagen des Bruders stand in direktem Zusammenhang mit einem quälenden Neid und phallischem Rivalisieren. In Praxen, Kliniken und Ambulanzen werden gelegentlich umfangreiche Fragebögen zur Biografie und Beschwerdelisten aus Forschungsinteresse eingesetzt. Aus psychoanalytischer Sicht ist das eher problematisch, da hier Informationen aus der therapeutischen Beziehung heraus verlagert und meist nicht kommuniziert werden.

Die Antwort auf die Frage, welche Therapieform indiziert ist – tiefenpsychologisch fundierte Psychotherapie (Kurzzeit, Langzeit) oder analytische Psychotherapie (Psychoanalyse) –, hängt von objektiven und subjektiven Faktoren ab; objektiv bezieht sich primär auf die Diagnose und psychische Struktur des Patienten und subjektiv auf die Motivation des Patienten, inwieweit er sich auf den spezifischen therapeutischen Prozess einlassen will und kann und welche Ziele er erreichen möchte. Neben der psychoanalytischen Standardmethode (hohe Frequenz, längere Dauer und Setting Couch-Sessel) sind aus der Psychoanalyse »Modifikationen« (niedere Frequenz, kurze bis mittellange Dauer, Setting Sessel-Sessel) hervorgegangen, die sich an den Bedürfnissen und Möglichkeiten des Patienten orientieren. Thomä und Kächele stellen eine »adaptive Indikation« der »selektiven Indikation« gemäß Standardtechnik gegenüber (Thomä & Kächele, 1986, S. 4).

Die Indikation für eine klassische Psychoanalyse oder analytische Psychotherapie sollte enger gefasst werden und der Patient sollte wissen, was auf ihn an Arbeit, Zeit und Kosten zukommt; er sollte wissen, welche Unterschiede zwischen der tiefenpsychologisch fundierten und der analytischen Psychotherapie bestehen. Dazu gehören die Intensität der therapeutischen Beziehung, Arbeiten mit den Übertragungsphänomenen und die Unterschiede, die Grundregel der freien Assoziation zu nutzen, die im psychoanalytischen Setting auf der Couch viel leichter und intensiver möglich ist.

8.8.1 Psychotherapie-Richtlinie für die gesetzlichen Krankenversicherungen in Deutschland

Die Psychotherapie-Richtlinie des Gemeinsamen Bundesausschusses von 2017 erkennt nur zwei Behandlungsformen als Therapieverfahren an: die psychoanalytisch begründeten Verfahren (seit Ende der 1960er Jahre) und die Verhaltenstherapie (seit 1985). Ihnen liegt ein umfassendes Theoriesystem der Krankheitsentstehung zugrunde und ihre spezifischen Behandlungsmethoden sind in ihrer therapeutischen Wirksamkeit belegt (PT-RL 2017, § 15, S. 12). Die psychoanalytisch begründeten Verfahren werden in der Richtlinie wie folgt definiert:

»*§ 16 Psychoanalytisch begründete Verfahren:*

(1) Diese Verfahren stellen Formen einer ätiologisch orientierten Psychotherapie dar, welche die unbewusste Psychodynamik neurotischer Störungen mit psychischer oder somatischer Symptomatik zum Gegenstand der Behandlung machen. Zur Sicherung ihrer psychodynamischen Wirksamkeit sind bei diesen Verfahren übende und suggestive Interventionen auch als Kombinationsbehandlung grundsätzlich ausgeschlossen.

(2) Als psychoanalytisch begründete Psychotherapieverfahren gelten im Rahmen dieser Richtlinie die tiefenpsychologisch fundierte Psychotherapie und die analytische Psychotherapie.

§ 16a Tiefenpsychologisch fundierte Psychotherapie:

(1) Die tiefenpsychologisch fundierte Psychotherapie umfasst ätiologisch orientierte Therapieformen, mit welchen die unbewusste Psychodynamik aktuell wirksamer neurotischer Konflikte und struktureller Störungen unter Beachtung von Übertragung, Gegenübertragung und Widerstand behandelt werden.

(2) Eine Konzentration des therapeutischen Prozesses wird durch Begrenzung des Behandlungszieles, durch ein vorwiegend konfliktzentriertes Vorgehen und durch Einschränkung regressiver Prozesse angestrebt. Die tiefenpsychologisch fundierte Psychotherapie gelangt auch in jenen Fällen zur Anwendung, in denen eine längerfristige therapeutische Beziehung erforderlich ist.

(3) Als Sonderformen der tiefenpsychologisch fundierten Psychotherapie können folgende Psychotherapiemethoden zur Anwendung kommen:

1. Kurztherapie,
2. Fokaltherapie,
3. Dynamische Psychotherapie,
4. Niederfrequente Therapie in einer längerfristigen, Halt gewährenden therapeutischen Beziehung.

§ 16 b Analytische Psychotherapie:

Die analytische Psychotherapie umfasst jene Therapieformen, die zusammen mit der neurotischen Symptomatik den neurotischen Konfliktstoff und die zugrunde liegende neurotische Struktur der Patientin oder des Patienten behandeln und dabei das therapeutische Geschehen mithilfe der Übertragungs-, Gegenübertragungs- und Widerstandsanalyse unter Nutzung regressiver Prozesse in Gang setzen und fördern« (PT-RL 2017, § 16, S. 12f.).

2017 wurde eine »Strukturreform der Psychotherapie-Richtlinie« durchgeführt, die eine schnellere Patientenversorgung ermöglichen soll. Die Veränderungen beziehen sich primär auf eine vorgeschaltete »Akutbehandlung«. In analytisch begründeten Verfahren sind folgende Stundenkontingente für Einzeltherapien vorgesehen:

Tiefenpsychologische fundierte oder analytische Kurzzeittherapie (KZT) von zweimal zwölf Stunden sind indiziert, wenn es sich um eine Krisenintervention oder um eine Probetherapie handelt, an die sich eine Langzeittherapie anschließen kann. Eine KZT, die einmal pro Woche stattfindet, ermöglich eine Therapiedauer von ca. drei bis sechs Monaten. Die technische Nutzung der Übertragung-Gegenübertragung und der freien Assoziation sind dabei erheblich limitiert. Es gibt allerdings eine intensive psychoanalytische KZT, die Fokaltherapie, die von Psychoanalytikern, die in dieser Technik erfahren und Teilnehmer einer Fokal-Konferenz sind, angewandt wird.

Bei der Langzeittherapie (LZT) sind die Stundenkontingente von der Therapieform abhängig. Für die *tiefenpsychologisch fundierte Psychotherapie* können in zwei Antragsschritten im Gutachterverfahren im Erstantrag 60 und im Verlängerungsantrag weitere 40 Behandlungsstunden genehmigt werden. Im Fall der *analytischen Psychotherapie* können in zwei Antragsschritten im Gutachterverfahren 160 und weitere 140 Behandlungsstunden genehmigt werden.

Es gilt zu beachten, dass die »Höchstgrenzen« an Therapiekontingenten von 100 bzw. 300 Stunden in begründeten Ausnahmefällen auch überschritten werden können.

Eine Kontraindikation für eine psychoanalytische Form der Therapie liegt vor, wenn der Patient aufgrund seiner psychischen Struktur, insbesondere seiner Ich-Funktionen und psychischen und somatischen Regression, durch ein Konflikte oder Traumen aufdeckendes Therapieverfahren nicht profitieren oder gar Schaden nehmen könnte. In diesem Fall ist eine eher stützende Therapie, wie sie in der Psychotherapie-Richtlinie unter § 16a Abs. 3.4 oben erwähnt ist, indiziert. Ebenfalls ist eine psychodynamische Therapie nicht indiziert, wenn der Patient wenig Leidensdruck, keine Krankheitseinsicht (z. B. bei Psychosen) und Ansätze zur Introspektion zeigt, ferner wenn er primär an einer symptomatischen Therapie interessiert ist und kein Interesse hat, etwas über sich und seine unbewussten Anteile zu erfahren. In diesem Fall wäre eher eine Verhaltenstherapie angezeigt.

Auf keinen Fall sollte der Therapeut den Patienten zu einer Therapieform, die seinen eigenen Bedürfnissen entspricht, überreden; das ist ethisch obsolet. Insbesondere für Ausbildungskandidaten ist es Aufgabe des Interviewseminars und der Supervision, die Indikation für eine Form der Psychotherapie gemeinsam mit ihm zu klären.

Weitere Abklärungen der Indikation beziehen sich auf die ambulante tiefenpsychologisch fundierte oder *analytische Gruppentherapie und stationäre Behandlung in einer Fachklinik* für Psychosomatik und Psychotherapie.

Inzwischen führen alle Kliniken für Psychiatrie auch die Bezeichnung Psychotherapie und einige zudem Psychosomatik. Die allermeisten psychiatrischen Kliniken wenden ausschließlich Verhaltenstherapie und »Psychoedukation« an, das gilt auch für viele psychosomatische Kliniken. Fachkliniken für Psychosomatik und Psychotherapie können ein »multimodales Therapiekonzept« anbieten aus Einzel- und Gruppenpsychotherapie (verhaltenstherapeutisch und tiefenpsychologisch), Eye Movement Desensitization and Reprocessing (EMDR), Körpertherapie wie Konzentrative Bewegungstherapie, Beschäftigung- bzw. Gestaltungstherapie, Musiktherapie, erlebnis- und kreativorientierte Anwendungen, Physiotherapie, Sporttherapie und alternative Methoden. Zudem werden manchmal auch esoterische Verfahren angeboten, die eine hohe suggestive Kraft entwickeln können. Die Indikation für eine solche stationäre fachklinische Behandlung besteht sicherlich darin, den Patienten aus seinem konfliktbeladenen beruflichen und privaten Umfeld herauszunehmen, ihm durch das oft dichte Therapieprogramm einen Zugang zu seinen psychischen, körperlichen und sozialen Störungsanteilen zu ermöglichen und ihm Techniken für den Umgang mit Beschwerden zu vermitteln (z. B. Entspannungsübungen wie Autogenes Training, Progressive Muskelrelaxation, Yoga, Aufmerksamkeitstraining, »Selbstachtsamkeit« etc.). Dies trifft besonders für Patienten mit einer psychosomatischen Störung zu. Nach der sechs- bis achtwöchigen stationären Therapie ist in der Regel eine ambulante Psychotherapie zur weiteren Bearbeitung der seelischen Störung angezeigt.

Ambulante Gruppentherapien sind selten geworden, die meisten Patienten wünschen eine Einzeltherapie. Gruppenangebote werden für nicht wenige Patienten als narzisstische Kränkung erlebt (Haubl, 2008, S. 272). In der Fachliteratur besteht keine Einigkeit darüber, ob Einzeltherapie oder Gruppentherapie hinsichtlich therapeutischer Effekte überlegen ist. Eine Indikation für eine Gruppentherapie besteht aber dann, wenn Störungen der zwischenmenschlichen Kommunikation und des Sozialverhaltens oder psychische Hemmungen mit symbiotischen Anklammerungstendenzen beim Patienten vorliegen. Hier sind lerntheoretische Erfahrungen für den Patienten hilfreich; er erfährt etwas darüber, welche Übertragungen er in der Gruppe auslöst, er lernt und erlangt kognitive und emotionale Erkenntnisse über sich und die menschliche Psyche durch seine Mitpatienten und den Gruppenleiter. Es gibt hinsichtlich der Diagnosen gemischte oder symptomorientierte Gruppen; sie können als geschlossene Gruppen (gemeinsamer Anfang und Ende) oder als »slow-open«-Gruppe, in der ein langsamer Wechsel der Gruppenmitglieder stattfindet, ablaufen. Die Gruppendynamik ist dadurch eine andere.

Eine weitere Differenzialdiagnose und Indikation stellen Störungen der Paarbeziehung von Menschen ohne ausgeprägte neurotische Störungsanteile dar; in diesem Fall ist der »Hauptpatient« die Beziehung zwischen beiden. Hier kann zunächst eine *Paarberatung oder Paartherapie* indiziert sein, um die Kommunikationsstörungen miteinander und die unbewussten Übertragungen und Erwartungen aufeinander zu bearbeiten.

8.8.2 Psychodynamisches Assessment

Aus didaktischen Gründen ist hier ein Fragenkatalog aufgeführt, der als psychodynamischer Befundbogen im Sinne eines Assessments genutzt werden kann.

Der Therapeut sollte sich zur Erfassung der Psychodynamik die im Folgenden aufgelisteten Fragen stellen, die im Erst- und Zweitgespräch beantwortet werden können. Viele Fragen ergeben sich aber erst später im Laufe einer Behandlung.

1. Wie kommt der Patient zur mir? (Überweisung, Empfehlung, Internet, von selbst etc.)
2. Worunter leidet der Patient? (Hier sollte die wörtliche Formulierung des Patienten festgehalten werden.)
3. Formuliert der Patient ein Ziel für die Erstgespräche und eventuelle Therapie?
4. Warum kommt der Patient jetzt zur Therapie? Warum nicht früher oder später?
5. Hat der Patient Ideen über die Verursachung und Bedeutung seiner Beschwerden?
6. Was passierte im Leben des Patienten, als die Beschwerden zum ersten Mal auftraten? (Auslösende Ereignisse, z. B. Verluste? Anniversary reaction?)
7. Ist der Patient fähig zur Introspektion und Selbstreflexion?
8. Ist der Patient motiviert, etwas über sich, seine Biografie, seine innere Welt, seine Symptome und Konflikte zu erfahren?
9. Welche spontanen Einfälle, Bilder, Gefühle hat der Therapeut im Erstgespräch oder später wahrgenommen? (Gegenübertragung)
10. Welches spontane Übertragungsangebot des Patienten kann der Therapeut erkennen? Welche Person im Leben des Patienten soll er sein? (Übertragung)
11. Wie sieht der psychologische Befund aus (formales und inhaltliches Denken, Affekte, Kommunikation, Suizidalität?)
12. Mit welchen Abwehrmechanismen unterhält der Patient seine Beschwerden?
13. Kann der Therapeut einen intrapsychischen Konflikt und/oder eine traumatische Erfahrung erkennen?
14. Wie wird der Patient mit der therapeutischen Regression z. B. auf der Couch umgehen?
15. Welche Diagnose liegt auf der deskriptiven und strukturellen Ebene (präödipal, ödipal) vor?
16. Was kann zur Prognose gesagt werden?

8.8.3 Operationalisierte Psychodynamische Diagnostik (OPD)

OPD ist ein wissenschaftlich begründetes diagnostisches Manual für die Arbeit von Psychoanalytikern und tiefenpsychologisch fundiert arbeitenden Psychotherapeuten. Es entstand aus der Notwendigkeit, eine Alternative und Ergänzung zu den deskriptiven Klassifikationssystemen des ICD und des psychiatrischen DSM anzubieten. OPD wurde im deutschsprachigen Raum seit 1992 von zahlreichen Psychoanalytikern verschiedener Universitäten und Kliniken entwickelt und 1996 in der ersten Version vorgestellt; die zweite Ausgabe (OPD-2) erschien 2006. Es eignet sich auch zur Evaluierung des therapeutischen Prozesses und der Therapieergebnisse. Dem OPD liegen psychoanalytische Theorien zugrunde, aber auch Elemente aus kognitions- und sozialpsychologischer Sicht.

Das Manual besteht aus einem halbstandardisierten Interview und mehreren Erhebungsbögen für den Untersucher. Wegen seiner Komplexität sind für seine professionelle Anwendung eine besondere Schulung und klinische Erfahrung erforderlich (Arbeitskreis OPD, 2009). Die OPD besteht im Kern aus fünf Achsen, die in Tabelle 6 aufgeführt sind.

Achse I	Krankheitserleben und Behandlungsvoraussetzungen
	1. Schweregrad des somatischen Befundes 2. Schweregrad des psychischen Befundes 3. Leidensdruck 4. Beeinträchtigung des Selbsterlebens 5. Ausmaß der körperlichen Behinderung 6. sekundärer Krankheitsgewinn 7. Einsichtsfähigkeit für psychosomatische Zusammenhänge 8. Einsichtsfähigkeit in somatopsychische Zusammenhänge 9. Selbsteinschätzung der geeigneten Behandlungsform: Psychotherapie 10. Selbsteinschätzung der geeigneten Behandlungsform: körperliche Behandlung 11. Motivation zur Psychotherapie 12. Motivation zur körperlichen Behandlung 13. Compliance 14. psychische Symptomdarbietung 15. somatische Symptomdarbietung 16. psychosoziale Integration 17. persönliche Ressourcen 18. soziale Unterstützung 19. Angemessenheit der subjektiven Beeinträchtigung
Achse II	**Beziehung**
	1. das Erleben des Patienten (Aspekt Übertragung) 2. das Erleben der Anderen – inkl. Untersucher (Aspekt Gegenübertragung)
Achse III	**Konflikt**
	1. Abhängigkeit versus Autonomie 2. Unterwerfung versus Kontrolle 3. Versorgung versus Autarkie 4. Selbstwertkonflikte 5. Über-Ich und Schuldkonflikte 6. ödipal-sexueller Konflikt 7. Identitätskonflikte 8. mangelhafte Konfliktwahrnehmung 9. konflikthafte äußere Lebensbelastung
Achse IV	**Struktur**
	1. Selbsterleben 2. Selbststeuerung 3. Abwehr 4. Objekterleben 5. Kommunikation 6. Bindung
Achse V	**Psychische und psychosomatische Störungen**
	In der Systematik von ICD-10 und DSM-V

Tab. 6: Die fünf Achsen des OPD

8.8.4 Dokumentation der diagnostischen Gespräche

Die Erstgespräche sollten gründlich dokumentiert werden. Dies ist für die Diagnose- und Indikationsstellung sowie für die Formulierung des Antrags auf Genehmigung und Kostenübernahme bei der Krankenkasse bzw. -versicherung unabdingbar. In diesem Kapitel findet sich ein Beispiel eines strukturierten Dokumentationsbogens für die systematische Erfassung des Erstgesprächs nach psychoanalytischen Kriterien (Abb. 8). Auf weiteren Seiten wird der Verlauf des Erstgesprächs in freier Form und weiterer Gespräche stichpunktartig niedergeschrieben.

Dokumentation psychodiagnostisches Erstgespräch:
Prof. Dr. med. Matthias Elzer
Hofheim/Ts., 2003

______ Datum | ______ Chiffre des Patienten

Beschwerden des Patienten (wörtlich):

Erstmanifestation der Beschwerden ggf. Anlass?

Überweisungsmodus: von selbst ☐ Tel.-Buch ☐ Internet ☐ priv. empfohlen ☐ geschickt ☐ überwiesen ☐ unklar ☐

von Dr. ______ mit Diagnose ______

Wunsch des Patienten: Indikationsklärung ☐ Beratung ☐ Krisenintervention ☐ Kurzzeit-PT ☐ Fokal-PT ☐ tiefenpsychol. fund. PT ☐ Psychoanalyse ☐ Beratung (Paar/Familie) ☐ Gruppen-PT ☐ psychiatrische Behandlung ☐ kein expliziter Wunsch genannt ☐

Übertragungsangebot; „Szene" und spontane Gegenübertragung:

Psychischer Befund (Denken, Affekte, Kommunikation):

Suizidalität. 0 ☐ 1 ☐ 2 ☐ 3 ☐ Hauptabwehrmechanismen:

Symptom-Diagnose: ICD 10: ______

Struktur-Diagnose:

neurotischer Hauptkonflikt: präödipal ☐ ödipal ☐

Traumatische Störung? ☐ ggf. welche?

Differential-Diagnose: Diagnose unklar ☐

Soziale Situation: ledig ☐ verheiratet ☐ getrennt ☐ geschieden ☐ verwitwet ☐
hat Beziehung ☐ lebt: bei Eltern ☐ allein ☐ mit Partner ☐ sonst : ______ Kinder: Sohn/J. ______ Tochter /J. ______

Schulabschluss: HS ☐ MR ☐ FOS /Abitur ☐ | Berufsausbildung/ Studium: | derzeitiger ausgeübter Beruf: | arbeitslos ☐ Rente ☐

Frühere Krankheiten ☐ Operationen ☐
Unfälle ☐ Traumen ☐ Welche? ______

aktuelle somatische Krankheiten
Keine ☐ Wenn ja, welche? ______

Vorbehandlung: Ambulant: KZT ☐ PT ☐ PSA ☐ VT ☐ sonst PT ☐ Bei wem? ______

Ambulant psychiatrisch ☐ Wo? ______ Psychopharmaka: keine ☐ z. Zt.: ______

Sonstige Medikamente: Keine ☐ Ja, welche und Dosis?: ______

Stationär: Psychosomatische Fachklinik ☐ Psychiatrische Klinik ☐ Wann?: Wo?:

Familie:
Mutter: Alter: ___ Beruf: ______ Krankheiten: ______ Todesjahr: ______

Vater: Alter: ___ Beruf: ______ Krankheiten: ______ Todesjahr: ______

ggf. Scheidung der Eltern/Jahr: ______ Verluste, Todesfälle in Familie: ______

Bruder : ______ (+/- Altersabstand) Schwester: ______ (+/- Altersabstand) ggf. Soz. Status./Beruf ______

Anzahl diagnostischer, probatorischer Termine: ___ Ende am : ______ Therapievereinbarung nein ☐ ja ☐ zu: ______

Empfehlung/Procedere: Kurzarztbrief ☐ an:

Verlauf des Erstgesprächs und weiterer Vorgespräche ab Seite 2ff. in freier Form

Abb. 8: Formular zur Dokumentation eines Erstgesprächs (strukturiert und in freier Form)

9 Techniken der psychoanalytischen Therapie

Matthias Elzer

Die Theorien über die psychoanalytische Behandlung haben sich in den letzten hundert Jahren weiterentwickelt. Beispielsweise wurde in den Anfängen der Psychoanalyse das Phänomen der Gegenübertragung in einer klassischen Arzt-Patient-Beziehung als störend empfunden. 1910 wird Freud in den Protokollen der Wiener Psychoanalytischen Vereinigung zitiert, der forderte, dass der Arzt die »Gegenübertragung vollständig überwinden« müsse, dadurch werde er »mächtig« und zu einem »vollkommen kühlen Objekt« (Nunberg & Federn, 1977, S. 407). Der Wandel des Verständnisses der Behandlung von einem Ein-Personen-Modell hin zu einem Zwei-Personen- bzw. Beziehungsmodell ließ den großen Wert der Gegenübertragung für die Therapie erkennen. Heimann (1950) beschrieb die kommunikative Funktion der Übertragung und Gegenübertragung. Der Analytiker muss sich seine Gegenübertagung bewusst machen und sollte sie nicht abwehren (Gegenübertragungswiderstand).

1967 legte Greenson in den USA seine *Technik und Praxis der Psychoanalyse Band 1* vor (Greenson, 1967a, b), die lange als *das* Techniklehrbuch galt; ein zweiter Band ist nie erschienen. Im Zentrum stehen Begriffe wie Widerstand, Übertragung und das Arbeitsbündnis. Aspekte der Gegenübertragung werden nur vereinzelt diskutiert. 1985 publizierten Thomä und Kächele ihr *Lehrbuch der psychoanalytischen Therapie Band 1*, in dem technische Aspekte verstreut verschiedenen Themen zugeordnet werden z. B. »Die Abhängigkeit der Übertragungsphänomene von der Technik« (Thomä & Kächele, 1986, S. 59).

Ein Kapitel »Technik« könnte verkürzt als eine Art Kochrezept missverstanden werden. Klare Anweisungen zur Technik geben zwar eine gewisse Sicherheit; aber Technik (griech. τεχνε) bedeutet Handwerklichkeit und Kunstfertigkeit; Techniken anzuwenden bedarf zwar einer gewissen Begabung und analytischen Haltung, ihre professionelle Anwendung ist aber durch Ausbildung, Supervision und Intervision erlernbar. Die psychoanalytischen Techniken sind mehr als nur die Anwendung von speziellen Methoden wie die Deutung einer unbewussten Bedeutung. Sie sind vielmehr eine Haltung und Arbeitsweise, in der die psychoanalytischen Theorien auf die therapeutische Praxis mit dem Patienten Anwendung finden. In einer analytischen Behandlung hat die therapeutische Beziehung selbst die technische und instrumentelle Funktion, relevante unbewusste Sinnzusammenhänge zu erschließen, das heißt bewusst zu machen.

Das Thema psychoanalytische Techniken ist kein eng definierter Kanon. Psychoanalytiker und Psychotherapeuten wenden spezifische Techniken vor dem Hintergrund ihrer favorisierten Theorien an; so wird ein triebtheoretisch orientierter »Freudianer« mit dem gleichen klinischen Material anders umgehen als ein Vertreter der Objektbeziehungstheorie, ein »Kleinianer« oder ein Selbstpsychologe. Diese Vielfalt offenbart sich regelmäßig bei der Diskussion von klinischen Beispielen in der Kollegenschaft.

Es lassen sich aber einige essenzielle Techniken als »common ground« der Psychoanalyse definieren, die je nach theoretischen Vorlieben des Psychoanalytikers unterschiedlich gehandhabt werden. Allen gemeinsam ist die Rolle des Unbewussten und eine Suche nach einem Verständnis dessen, wie sich Konflikte und traumatische Erfahrungen in der therapeutischen Beziehung niederschlagen.

9.1 Die Grundregel der freien Assoziation

Kern der psychoanalytischen Theorie über die menschliche Psyche und die Therapie von Psychopathologien ist das Konzept des Unbewussten. Es handelt sich dabei um das »Alleinstellungsmerkmal« der Psychoanalyse. Der experimentelle Nachweis Charcots, durch die Technik der Hypnose mit Bereichen außerhalb des Bewusstseins der Patienten zu kommunizieren, faszinierte Freud; er lernte Hypnose bei Charcot in Paris und bei Bernstein in Nancy und wandte sie mit Breuer in Wien zur Behandlung von Patienten an. In den *Studien über Hysterie* beschrieben sie 1895 die begrenzte Anwendungsmöglichkeit. Freud verließ die Hypnose als wenig überzeugendes therapeutisches Konzept und ersetze die suggestive, kathartische Technik und die damit verbundene »Druckmethode«, die in der Hypnose zur Überwindung eines Widerstandes eingesetzt wurde, durch die freie Assoziation.

Assoziation kommt aus dem Französischen und bedeutet Verknüpfung, Vereinigung. Das Gegenteil wäre Dissoziation (Auseinanderfallen, Spaltung), ein gleichnamiger Abwehrmechanismus, der gerade bei der Hysterie typische Symptome erzeugt. Die Assoziation meint in der Neuroanatomie, Neurophysiologie und Neuropsychologie die Verknüpfung der Neurone zu einem neuronalen Netz. Für den Neurophysiologen Freud waren diese Termini geläufig.

In analytischen Therapien geht es um die Aufdeckung und das Erkennen der Bedeutungen von ins Unbewusste verdrängten Inhalten. Die Verdrängung hat einen Sinn, ein Motiv. Durch die freie Assoziation soll sich der Patient quasi in seinem neuronalen Netz bewegen; dabei stößt er schnell auf Themen, an die er sich nicht erinnern und über die er noch weniger darüber sprechen möchte, da sie unangenehm, peinlich oder angstauslösend sind; er spürt einen Widerstand gegen das Assoziieren.

Neben dem Traum, in dem das Bewusstsein im Schlaf heruntergefahren ist, und der Fehlleistung, dem »Versprecher« im Wachzustand, ist die freie Assoziation der Weg, mit unbewussten Inhalten in Kontakt zu kommen.

Die freie Assoziation ist quasi die Spielregel oder Arbeitsanweisung für den Patienten, an unbewusste Bereiche seines Seelenlebens heranzukommen; sie ist die Grundregel analytischen Arbeitens für den Patienten und auch für den Analytiker, der ebenfalls assoziativ arbeitet. Diese Regel muss dem Patienten bereits in den Vorgesprächen, zumindest bei der Therapievereinbarung mitgeteilt werden, damit er eine Vorstellung von der Arbeitsweise in einer tiefenpsychologisch fundierten oder analytischen Psychotherapie bekommt. In beiden Therapieformen ist das freie Assoziieren allerdings in unterschiedlicher Intensität möglich;

die größtmögliche Freiheit zur freien Assoziation bietet das Sessel-Couch-Setting der analytischen Psychotherapie. Die Grundregel sollte explizit formuliert werden; hier ein Beispiel:

> »Sie sollen keine Zensur über Ihre Gefühle und Gedanken ausüben. Das heißt, Sie dürfen frei darüber sprechen, was Ihnen durch den Kopf geht, auch wenn Sie es für unwichtig und banal halten oder es Ihnen peinlich ist, darüber zu sprechen.«

Manchmal haben Patienten die Fantasie, der Analytiker wisse alles und könne durch ein Aufdecken den Patienten aktiv heilen; diese Allmachtfantasie ist natürlich Teil der Übertragung und selbst Gegenstand der analytischen Arbeit. Es ist der Patient, der arbeiten muss, und der Analytiker hilft ihm dabei.

Die Grundregel sollte zu Beginn der Therapie nochmals erwähnt werden, da der Patient sie gerne vergisst oder verdrängt. Auch während der Therapie ist sie angesichts von Assoziationswiderstand immer wieder Thema.

9.2 Die gleichschwebende Aufmerksamkeit

Die gleichschwebende Aufmerksamkeit des Psychoanalytikers ist die komplementäre Technik zur freien Assoziation des Patienten. Sie wäre auch als freie Assoziation des Analytikers zu bezeichnen, denn auch er soll seinen Gedanken und Gefühlen freien Lauf lassen, wenn er dem Patienten zuhört.

Freud führte die gleichschwebende Aufmerksamkeit in seinen technischen »Ratschlägen für den Arzt bei der psychoanalytischen Behandlung« ein; der Analytiker solle sich seinem »unbewussten Gedächtnis« überlassen: »Man höre zu und kümmere sich nicht darum, ob man sich etwas merke« (Freud, 1912e, S. 378). Bion pointierte diese Technik 1967 mit der Formulierung »no memory, no desire« (Bion, 1967a).

Die gleichschwebende Aufmerksamkeit ist Voraussetzung dafür, dass sich der Analytiker seinen Assoziationen hingibt und nicht theoriegeleitet fokussiert nur das selektiv wahrnimmt, was ihn interessiert und was zu seinem theoretischen Verständnis passt.

So gesehen ist die gleichschwebende Aufmerksamkeit eine durchaus entspannte Arbeitshaltung des Analytikers, um auf der unbewussten Ebene mit seinem Patienten zu kommunizieren, zu analysieren und sein Verständnis dem Patienten durch Interventionen (z. B. Klarifikationen, Konfrontationen, Deutungen) anzubieten. Diese Mitteilungen sind keine apodiktischen analytischen Wahrheiten, sondern Hypothesen, die der Patient verifizieren oder falsifizieren kann und die ihn zu weiteren Assoziationen anregen werden. Patienten haben in der Regel ein Gefühl für die Stimmigkeit von Interventionen (Evidenzgefühl).

9.3 Die Abstinenzregel

Die Abstinenzregel wird auch als Gegenstück zur Grundregel der freien Assoziation verstanden; sie sollte dem Patienten im Zusammenhang mit der Grundregel mitgeteilt werden, denn wenn er angeregt werden soll, alles frei auszusprechen, was ihm zum Beispiel peinlich oder beschämend erscheint, kann er sich nicht vorstellen, dass ihn der Analytiker nicht doch bewertet oder gar urteilt, so wie er sich selbst dafür verurteilt.

Abstinent heißt enthaltsam. So sollte die Abstinenzregel im Kontext der Grundregel der freien Assoziation explizit formuliert werden; hierfür ein Beispiel:

> »Es gibt ergänzend zu Ihrer Grundregel, dass Sie keine Zensur über Ihre Gedanken und Gefühle ausüben und frei sprechen, eine Regel für mich als Analytiker, nämlich die, abstinent zu sein. Die Abstinenz bezieht sich darauf, dass ich nichts, was Ihnen einfällt und was Sie thematisieren, als gut oder schlecht bewerte. Sie werden nicht gelobt und nicht getadelt, auch wenn Sie dies wünschen sollten. Die Abstinenz bezieht auch darauf, dass sie von mir nicht für andere Motive missbraucht werden.«

Wie die Erinnerung an die Grundregel des Patienten ist es im Laufe der Therapie manchmal nötig, dem Patienten die Abstinenzregel ins Gedächtnis zu rufen. Beide können Elemente eines Assoziations- und Übertragungswiderstandes sein, insbesondere dann, wenn heftige Emotionen beteiligt sind. Die Abstinenzregel ist quasi die Schwester der gleichschwebenden Aufmerksamkeit des Analytikers. Sie kollidiert nicht selten mit dem Konzept der Gegenübertragung, nämlich dann, wenn der Patient im Therapeuten oder Analytiker heftige Gefühle oder urteilende Gedanken auslöst und er beginnen könnte, seine Abstinenz zu verlassen. Hier werden Konzepte wie die »therapeutische Ich-Spaltung« (Sterba, 1934) des Therapeuten oder die Empathie wirksam, in der der Therapeut Gefühle und Gedanken, die der Patient in ihm auslöst, als Übertragungsobjekt zulässt und sich in der Gegenübertragung der psychodynamischen Wurzeln bewusst wird: Er wird zu einem Stellvertreter eines für den Patienten relevanten Menschen in einer Als-ob-Beziehung: In der Übertragung wird er zu diesem Objekt des Patienten und erlebt in der Gegenübertragung die dazugehörigen Gefühle und Gedanken. Der Therapeut ist natürlich in Wirklichkeit nicht dieses Objekt, durch die therapeutische Ich-Spaltung kann er einerseits die Übertragung und Gegenübertragung erleben und sie andererseits analysieren und die unbewusste Bedeutung dieser Beziehung auf einer psychoanalytischen Metaebene mit dem Patienten kommunizieren.

9.4 Die Übertragung und Gegenübertragung unter technischem Aspekt

Die Phänomene Übertragung und Gegenübertragung sind neben der Kategorie des Unbewussten ein weiteres »Alleinstellungsmerkmal« der analytischen Psychotherapie. Es wird davon ausgegangen, dass sich auf einer unbewussten Ebene zwischen Patient und Therapeut eine für den Patienten signifikante Beziehung herstellt; es wird eine Beziehungserfahrung reinszeniert, die es auf der bewussten Ebene zu verstehen gilt (vgl. auch Kapitel 6: Die therapeutische Beziehung). Übertragungen sind aber auch ein ubiquitäres Alltagsphänomen, das in der analytischen Therapie durch die Art der besonderen Kommunikation und die artifizielle therapeutische Beziehung gefördert wird und dadurch für den Erkenntnisprozess genutzt werden kann. Die Übertragung eines Patienten unterscheidet sich durch die Intensität und Unangemessenheit von Übertragungsphänomenen im Alltag.

Ferner übertragen Patient und Therapeut frühere Beziehungserfahrungen aufeinander; der Unterschied ist, dass der Therapeut durch seine eigene analytische Selbsterfahrung seine relevanten Übertragungsmuster kennt und, sofern sie pathologische Qualität haben, bearbeitet hat, sodass sich in der komplementären Gegenübertragung im Therapeuten die »reine« Übertragung des Patienten abbilden kann.

Durch die Übertragung des Patienten wird im Analytiker – vergleichbar mit einem Resonanzkörper in der Physik – eine komplementäre Antwort erzeugt. Für die Übertragung können folgende Schlüsselfragen formuliert werden: »Wie behandelt mich der Patient? Welche Person im Leben des Patienten soll ich in diesem Moment für ihn sein?« Für die Gegenübertragung lauten die Schlüsselfragen: »Wie fühle ich mich im Moment mit dem Patienten? Welche Fantasien löst er in mir aus?«

Zu Freuds Zeiten waren die Gegenübertragungsgefühle oder -reaktionen noch unerwünschte Störfaktoren; erst später wurde der wertvolle Nutzen für das emotionale und kognitive Verständnis der Psychodynamik des Patienten erkannt. Das Unbewusste des Patienten kommuniziert mit dem Unbewussten des Analytikers – ein Gedanke, den Heimann 1950 formulierte. Die Gegenübertragung ist zunächst überwiegend unbewusst. Durch die innere Arbeit des Analytikers wird ihre Bedeutung bewusst, verstehbar und kommunizierbar. Dieser Prozess kann unterschiedlich lange dauern oder einen Widerstand gegen die Gegenübertragung bedeuten. Supervision oder kollegiale Intervision ist das Mittel der Wahl, Widerstände des Analytikers zu erkennen. Das Verstehen und Kommunizieren des aktuellen Übertragungs- und Gegenübertragungsgeschehens in Form von Interventionen ist ein zentraler Bestandteil der psychoanalytischen Technik.

9.5 Der Widerstand

Widerstand ist ein Terminus aus der Physik. Er beschreibt eine Gegenkraft, die sich einem dynamischen Prozess entgegenstellt. In der Psychoanalyse ist es eine Kraft, die das Bewusstwerden verhindern möchte. In der Neurose werden Abwehrmechanismen je nach Strukturniveau gebildet, um Konflikte und Traumen und Teilaspekte von ihnen vom Bewusstsein fernzuhalten. Widerstände werden die Kräfte genannt, die der reifen Erkenntnis des Patienten durch die analytische Arbeit entgegenarbeiten und ihn zum Beispiel in einer Regression und in vorsprachlichem Erleben halten. Die Abwehr und die Widerstände in der Therapie sind eng miteinander verwandt und bilden sich in der Übertragung ab. So werden für die Störung charakteristische Abwehrmechanismen wie Spaltung und projektive Identifizierung bei einem Patienten mit einer Borderline-Persönlichkeitsstörung oder Erotisierung und Dramatisierung bei einem hysterischen Patienten auch als Widerstand gegen den oft ernüchternden Erkenntnisprozess wiederholt eingesetzt.

Psychoanalytische Arbeit bewegt sich mehr oder minder immer entlang der verschiedenen Formen von Widerstand des Patienten. Wo ein Widerstand ist, wo etwas abgewehrt wird, ist psychoanalytisch »etwas zu holen«. So gibt es Widerstände gegen die Übertragung auf den Analytiker, Widerstände gegen Einfälle und Assoziationen (»Mir fällt nichts ein«), wobei häufig heftige Gefühle von Sympathie, Liebe, Enttäuschung, Wut oder gar Hass auf den Analytiker vom Patienten weder bewusst empfunden noch verbalisiert werden dürfen. Es gibt ferner Widerstände gegen das Setting und die psychoanalytische Therapie insgesamt. Am unüberwindbaren Widerstand kann die psychoanalytische Behandlung scheitern oder dadurch zumindest auf einer oberflächlichen Ebene stagnieren.

Die Konfrontation des Patienten mit seinen Widerständen sollte nicht auf eine persekutorische, verfolgende Art – insbesondere bei wenig erfahrenen Therapeuten – erfolgen, wenn der Patient zum Beispiel zu spät zur Stunde erscheint oder ihm nichts einfällt. Die rigide Anwendung von Interventionen gegen den offensichtlichen Widerstand kann diesen verstärken, so als wolle der Patient nicht mitarbeiten. Dadurch können Züge eines analen Machtkampfes entstehen, als sitze der Patient auf seinem Töpfchen und wolle nichts hergeben. Es sollte verbalisiert werden, dass er diesen Widerstand haben muss und auch haben darf, dass aber – wie bei der Obstipation – das Material doch irgendwann zum Vorschein kommt – oft sogar schmerzhaft. Wenn ein Patient mitteilt, dass er nicht wisse, worüber er sprechen soll, kann die Antwort sein: »Sprechen Sie doch einfach über das, worüber Sie nicht mit mir sprechen wollen, das ist bestimmt ein lohnendes Thema.« Dies entspricht einer paradoxen Intervention, vergleichbar dem Fußballtrainer, der dem Spieler sagt, wenn er nicht wisse, was er mit dem Ball machen soll, dann kann er versuchen, aufs Tor zu schießen.

Bei den genannten Beispielen handelt es sich um Widerstände aufseiten des Patienten. Es gibt aber auch Widerstände des Analytikers, die mit seiner eigenen Übertragung und Gegenübertragung auf den Patienten zusammenhängen. So gesehen ist die Widerstandsanalyse auch eine ständige Selbstreflexion des Analytikers, die, wie das Mitagieren (Enactment), wertvolle Erkenntnisse offenbaren kann.

9.6 Techniken der Gesprächsführung und psychoanalytischen Interventionen

Im Folgenden werden alle Gesprächstechniken der therapeutischen Kommunikation aufgeführt, wovon einige typisch psychoanalytische Techniken sind. Psychoanalytiker bedienen sich in der täglichen Praxis sämtlicher Gesprächstechniken, nicht nur der klassisch psychoanalytischen wie Klarifikation, Konfrontation und Deutung. Diese Gesprächstechniken im weitesten Sinne sollten psychoanalytisch gehandhabt werden.

Zehn Techniken der therapeutischen Gesprächsführung:

1. Fragen
   1.1 geschlossene Fragen
   1.2 halboffene Fragen
   1.3 offene Fragen
2. aktives Zuhören
3. Pausen und Schweigen
4. Paraphrasieren, Spiegeln
5. Sondieren
6. Klarifizieren
7. Konfrontieren
8. Fokussieren verschiedener Inhalte
   8.1 kognitiver Inhalte
   8.2 affektiver Inhalte
   8.3 nonverbalen Verhaltens
9. Deuten
10. Resümieren

1. Fragen
Schriftliche Fragen erkennt man am Fragezeichen, mündliche Fragen an der Hebung der Stimme am Satzende. Therapeuten, wie auch ihre Patienten, haben viele Fragen. Von Balint (1965b) stammt der Satz: »Wer Fragen stellt, erhält Antworten, aber nicht viel mehr.« Entscheidend ist also, wie man mit Fragen sinnvoll umgeht. Prinzipiell sollten Fragen und andere verbale Interventionen möglichst kurz und präzise sein; ihnen kann auch eine Erklärung dessen vorausgehen, warum der Therapeut etwas fragt. Häufig werden mehrere Fragen in einen Satz gepackt, beantwortet wird meist nur die letzte. In der Regel hat der Fragende aber schon eine Vorstellung davon, wie die Antwort des Gegenübers aussehen kann. Wenn es dann gelingt, die Intention zum Fragen in eine Deutung, zum Beispiel eines Widerstandes des Patienten, umzuwandeln, ist diesem Vorgehen der Vorzug zu geben.

1.1. Geschlossene Fragen
Sie erlauben nur die Antwort »ja« oder »nein«; man nennt sie auch »Entscheidungsfragen«. Sie sind manchmal sinnvoll, unterbrechen aber den freien Dialog, der Patient wird passiv und einsilbig. Ein solches Frage-Antwort-Spiel passt eher zur psychiatrischen Exploration, weniger zum analytischen Dialog (z. B.: »Sie sind zum ersten Mal bei einem Psychotherapeuten?« Patient: »Ja.«).

1.2. Halboffene Fragen
Sie beginnen mit einem Fragepronomen: Wer, was, wann, wie, wo, wodurch, warum etc. Man nennt sie »W-Fragen«. Sie öffnen die Antwortmöglichkeiten und heben auf einen bestimmt Aspekt ab: wann (Zeit), wo (Ort), wie (Art und Weise), warum (Grund) etc. Sie werden sehr häufig angewandt. In der Eröffnung eines Erstgesprächs werden Initialfragen benutzt: »Was führt Sie zu mir?« Im therapeutischen Kontext sollte man die wichtige Frage nach dem Warum mit Vorsicht stellen, weil der Patient die Antwort meist selbst nicht formulieren kann (z. B.: »Warum haben Sie Angst?«).

1.3 Offene Fragen
Sie sind keine geschlossen Fragen und keine W-Fragen, haben aber am Satzende ein Fragezeichen bzw. eine Stimmhebung (z. B.: »Sie haben die erste Panikattacke erstmals vor zwei Jahren erlebt?«). Wir können diesen Fragentyp auch ohne ein Fragezeichen formulieren, indem wir eine Aufforderung zum Sprechen ausdrücken: »Sie haben die erste Panikattacke erstmals vor zwei Jahren erlebt« – und weiter: »Ich würde gerne etwas mehr darüber erfahren.«

2. Aktives Zuhören
Der Therapeut hört hier nur zu, er schweigt verbal, sagt kein Wort. Er tut dies aber aktiv, mit allen Sinnen; dabei reagiert er mimisch zum Beispiel mit fragendem Gesichtsausdruck, mit Kopfnicken, mit »Ach«, »Hm!«, »Hmmm« oder sonstigen Tönen, gestisch und körpersprachlich. Er kommuniziert mit dem Patienten und gibt Rückmeldung (Feedback). Ein Pokerface ist kommunikationshemmend, eine überaktive Mimik und Gestik auch. Aktives Zuhören setzt die volle Konzentration des Therapeuten auf seinen Patienten und volles Prä-

sentsein ohne Ablenkung voraus. Beim aktiven Zuhören fallen dem Therapeuten eine Menge Gedanken, Assoziationen ein, er wird kognitiv und emotional zum inneren Arbeiten angeregt. Diese Technik ist notwendig, wenn zu Beginn eines Gesprächs die initiale, zum Erzählen anregende Frage gestellt wurde: »Warum kommen Sie zu mir?« Professionell ist es, den Patienten bei der Schilderung der Beschwerden und der aktuellen Anamnese nicht zu unterbrechen.

Hierzu eine Kritik an der somatischen Medizin: Es gibt eine Reihe von Untersuchungen zum Verhalten von Ärzten während der initialen Beschwerdeschilderung ihrer Patienten. Fast alle internationalen Studien zeigen, dass der Arzt seinen Patienten nach 18 bis 28 Sekunden unterbricht und dann gezielt nachfragt. Dadurch gehen viele spontane Informationen verloren, die dann später mühsam erfragt werden müssen. Eine israelische Studie zeigte, dass das Aussprechenlassen der Patienten die Behandlungszeit nicht verlängert (Rabinowitz et al., 2004). Der berühmte Kardiologe Lown (USA) beklagt, dass die Mediziner bei ihren Patienten keine Anamnese mehr erheben und die »Kunst des Heilens verlieren« (Lown, 1996); er verweist auf eine ältere Studie von Hampton et al. (1975), die darlegte, wie ein guter Arzt zur richtigen Diagnose kommt: zu ca. 75 Prozent durch das Gespräch, das heißt durch Zuhören und gegebenenfalls Nachfragen und ca. 25 Prozent durch körperliche Untersuchung, Labor- und apparative Diagnostik.

3. Pausen und Schweigen

Wie beim aktiven Zuhören ermöglicht das Schweigen, eigenen Gedanken assoziativ nachzugehen und unausgesprochene, vielleicht unbewusste Ebenen der Kommunikation aufkommen zu lassen. In der normalen Kommunikation beunruhigen Pausen und Schweigen die Gesprächspartner *(horror vacui)* und werden als unangenehm und Zeitverschwendung vermieden. Das ist in einer therapeutischen Situation anders. Schweigt der Therapeut, wird auf den Patienten ein Druck zum Sprechen ausgelöst. Umgekehrt aktivieren schweigende Patienten den Therapeuten manchmal zu Monologen. Schweigen ist aber auch eine Art der Kommunikation und hat eine Bedeutung; es kann angespannt oder entspannt sein, es kann durch einen Affekt (Angst, Scham) ausgelöst sein und Widerstände gegen etwas bedeuten. Konfliktbesetzte Themen sind oft mit heftigen Emotionen wie Trauer, Wut und Angst verbunden, die Kontrolle über überwältigende Gefühle zum Beispiel von Hilflosigkeit und Weinen zu verlieren, die ein Sprechen unmöglich machen. Sie sind wertvolle nonverbale Mitteilungen. Es ist wichtig, dass der Therapeut das Schweigen versteht. Hier kann er die Metaebene wählen und nach einer Weile fragen: »Sie schweigen jetzt? Gibt es einen Grund dafür?«

4. Paraphrasieren oder Spiegeln

Gemeint ist, dem Patienten einen verbalen Spiegel vorzuhalten. Es ist eine Art Feedback, die dem Patienten zeigt, dass der Therapeut ihn verstanden hat. Eine Paraphrase ist eigentlich eine Umschreibung. Das heißt, dass der Therapeut einen Satz des Patienten wörtlich oder leicht abgewandelt wiederholt. Für den Patienten ist es oft irritierend, die eigenen Worte aus dem Mund des Gegenübers zu hören; dabei wird ihm das Gesagte bewusst und er wird zu weiteren Gedanken angeregt. Das Paraphrasieren sollte aber sparsam eingesetzt werden (»Papagei-Effekt«).

5. Sondieren

Darunter versteht man ein vorsichtiges Aus- bzw. Herantasten an schwierige Themen wie Scham- und Schuldgefühle, Suizidalität oder traumatische Erfahrungen.

6. Klarifizieren

Klarifizieren bedeutet Klärung. Dem Therapeuten ist etwas nicht klar, er hat etwas nicht verstanden und bittet den Patienten um Klärung. Etwas nicht verstanden zu haben, ist keine Schwäche, sondern fördert, sofern nachgefragt wird, das gemeinsame Verständnis.

7. Konfrontieren

Konfrontieren bedeutet Gegenüberstellung und bezieht sich auf die Benennung eines Widerspruchs und möglichen Konflikts: Der Patient wird mit einem von ihm abgewehrten Aspekt konfrontiert. Eine Konfrontation ist der Deutung sehr ähnlich, allerdings mit dem Unterschied, dass sie eine gewisse »anpackende«, aggressive Komponente hat. Sie kann dadurch leicht kränkend wirken, daher ist das Wie der Formulierung wichtiger als das Was.

8. Fokussieren von verschiedenen Inhalten

Es lassen sich mehrere Fokussierungen unterscheiden: auf kognitive oder affektive Inhalte und auf nonverbales Verhalten. Der Therapeut wendet sich einem Aspekt besonders zu, wodurch der Gesprächsverlauf eine andere Wendung bekommt. Er beeinflusst und lenkt das Gespräch, was sich unter Umständen negativ auswirken kann.

8.1 Fokussieren kognitiver Inhalte

So können zum Beispiel bei einem zwanghaften Patienten seine Abwehrmechanismen wie Intellektualisierung und Affektisolierung damit angesprochen werden, dass er gerne alles rational und sachliche betrachte und dadurch Gefühle vermeiden möchte.

8.2 Fokussieren affektiver Inhalte

Ein Patient mit hysterischer Persönlichkeit wird mit seiner Tendenz zur Dramatisierung und gegebenenfalls »Katastrophisierung« konfrontiert. Umgekehrt kann bei einem psychotisch gespannten oder aggressiv gereizten Patienten das Verlassen der emotionalen Kommunikationsebene angezeigt sein, wenn Affekte überborden. Es macht Sinn, den emotionalen Anteil wie hoch expressive Formulierungen, Ärger oder Wut später noch einmal mit mehr Ruhe aufzugreifen.

8.3 Fokussieren nonverbalen Verhaltens

Diese Art der Fokussierung kann angewendet werden, wenn der Inhalt des Gesprochenen dem nonverbalen mimischen und gestischen Verhalten des Patienten widerspricht oder dieses eine nonverbale Mitteilung darstellt. Ein Beispiel wäre eine depressive Patientin, die objektive Informationen ihres Lebens mitteilt und manchmal mit der Hand eine wegwischende, abwertende Geste macht, was der Therapeut aufgreift. Dazu kann auch das äußere Erscheinungsbild wie Kleidung zählen. Hier liegt die Verbindung zur szenisch-situativen Informationsebene nach Argelander (vgl. Kapitel 8.6).

9. Deuten

Das Deuten ist das Haupthandwerkszeug des Psychoanalytikers: Er deutet auf etwas, was eine unbewusste Bedeutung für den Patienten haben kann und abgewehrt wird.

Die Deutung ist wie eine Hypothese, durch die der Therapeut dem Patienten sein Verständnis mitteilt. Die Evidenz und Stimmigkeit der Deutung kann der Patienten kognitiv und emotional als zutreffend oder nicht zutreffen spüren und dem Therapeuten rückmelden. Es macht Sinn, den Patienten danach zu fragen, wenn unklar bleibt, wie die Intervention des Therapeuten angekommen ist.

10. Resümieren

Gemeint ist eine Zusammenfassung, das Formulieren einer Zwischenbilanz. Diese Technik bietet sich bei Beratungsgesprächen an. Lernpsychologisch bleibt das in Erinnerung, was zu Beginn und am Ende Thema war; die Inhalte des wichtigen Hauptteils gehen oft unter. Mit dem Resümee wird das Wichtigste als Konsens für Therapeut und Patient festgehalten, zum Beispiel die weitere Therapieplanung und das Prozedere.

10 Der psychotherapeutische Prozess

Matthias Elzer

Unter einem Prozess verstehen wir allgemein einen Ablauf, der sich über eine definierte Zeitspanne erstreckt. Der Terminus Prozess ist wertfrei. Prozess wird oft synonym mit Progress (Fortschritt) gesehen und klingt positiv. (Eine negative Bedeutung wird mit den gegenteiligen Begriffen »Rezess« als juristischer Vergleich und »Regress« als Rückschritt assoziiert.)

Der Prozess einer psychoanalytischen Behandlung meint zunächst die zeitliche Spanne vom Beginn bis zur Beendigung; es müssen aber noch die Zeiten seit der Kontaktaufnahme mit dem Analytiker und die nach der Therapie hinzugerechnet werden, in der die innere psychoanalytische Reflexion des Patienten »offline« bewusst und unbewusst weitergehen kann; er setzt den Dialog mit seinem Therapeuten eine gewisse Zeit fort.

10.1 Prozessmodelle

Freud hatte Modelle über den therapeutischen Prozess nur indirekt formuliert. Die Metapher des Schachspiels (Freud, 1913c, S. 453) zu Therapiebeginn wurde bereits erwähnt, er verglich ferner die analytische Arbeit des Analytikers mit der Tätigkeit eines Archäologen, Bildhauers oder Chirurgen. 1914 formulierte er in »Erinnern, Wiederholen und Durcharbeiten« eine Art Prozessmodell, wobei die Reihenfolge eigentlich in Wiederholen, Erinnern und Durcharbeiten bestehen müsste: Vor der Erinnerung steht das Wiederholen, der Wiederholungszwang im Alltag des Patienten außerhalb der Analyse und innerhalb dieser durch die Übertragung auf den Analytiker, dessen Deutungsarbeit die biografischen Quellen des Problems freilegt und damit das Erinnern am Original möglich macht. Nun ist es mit dem einmaligen Bearbeiten nicht getan, der Wiederholungszwang sorgt dafür, dass das Thema in einer »nächsten Runde« zum Teil etwas modifiziert wieder so lange auftritt, bis eine Durcharbeitung stattgefunden hat. So ist die Theorie.

Die Wiederholungen sind ein stetes Element im therapeutischen Prozess; Patienten reagieren manchmal selbst genervt, dass sie immer und immer wieder ein Problem in ihrem Leben gegen besseres Wissen wiederholen müssen.

> »Dieses Durcharbeiten der Widerstände mag in der Praxis zu einer beschwerlichen Aufgabe für den Analysierten und zu einer Geduldsprobe für den Arzt werden. Es ist aber jenes Stück der Arbeit, welches die größte verändernde Einwirkung auf den Patienten hat und das die analytische Behandlung von jeder Suggestionsbeeinflussung unterscheidet« (Freud, 1914g, S. 136).

Die Wiederholung auf dem »Tummelplatz der Übertragung« (ebd., S. 134) ist der entscheidende Wirkfaktor, emotional mit dem zugrunde liegenden Konflikt oder Problem in Kontakt zu kommen; dann ist der Konflikt in der analytischen Situation anwesend, löst weitere Erinnerungen aus, die zu erneuten Wiederholungen und Agieren führen und so schrittweise durchgearbeitet werden können:

> »Es ist unleugbar, daß die Bezwingung der Übertragungsphänomene dem Psychoanalytiker die größten Schwierigkeiten bereitet, aber man darf nicht vergessen, daß gerade sie uns den unschätzbaren Dienst erweisen, die verborgenen und vergessenen Liebesregungen der Kranken aktuell und manifest zu machen, denn schließlich kann niemand *in absentia* oder *in effigie* erschlagen werden« (Freud, 1912b, S. 374; Hervorh. i. O.).

Thomä und Kächele widmen dem Thema des psychoanalytischen Prozesses in ihrem Lehrbuch ein ganzes Kapitel (Thomä & Kächele, 1986, S. 343–357). Sie beschreiben und diskutieren die Funktion und Merkmale von Prozessmodellen, die sich jeweils durch die theoretische Orientierung des Therapeuten erheblich unterscheiden: Ein »kleinianisch« orientierter Analytiker wird vermutlich eine andere Vorstellung vom Prozess und Zielen haben als ein Vertreter der Selbstpsychologie, der Objektbeziehungs- oder Triebtheorie. Den Prozess unter entwicklungspsychologischen Aspekten zu verstehen, bietet sich unter dem psychodynamischen Verständnis der neurotischen Störung (Struktur, Konflikt, Regression, Fixierungen) an, sollte aber nicht »unflexible gehandhabt werden«, da die frühkindlichen Erfahrungen durch die des erwachsenen Patienten überformt sind (ebd., S. 347). Separation aus einer symbiotischen, dyadischen Abhängigkeit, Lösung aus analer Fixierung oder triangulären Konflikten der infantil-genitalen Phase, Regression bei Eintritt in die genitale Phase der Adoleszenz mit der damit verbunden psychischen Struktur (Es, Über-Ich, Ich-Ideal, Ich) sind entwicklungspsychologische Elemente des psychodynamischen Denkens. Starre Anwendungen der Phasenlehre führen zu einem therapeutischen »Bias«.

Thomä und Kächele (ebd., S. 357–364) haben ein empirisch begründetes Modell entwickelt: das Ulmer Prozessmodell. Dabei fokussiert der Therapeut das Material des Patienten »unter dem jeweils prägnantesten Gesichtspunkt« (ebd., S. 358):

> »Es ist für unsere Konzeption im Grunde unwesentlich, ob der Analytiker eher intuitiv-empathisch zu seiner Fokusformulierung gelangt oder ob er sie stärker aus theoretischen Überlegungen herleitet. Entscheidend scheint uns zu sein, dass das Fokussieren als heuristischer Prozess begriffen wird, der seine Brauchbarkeit am Fortschritt der Arbeit erweisen muß« (ebd., S. 359).

So kann beispielsweise die unbewusste Trennungsangst eines Patienten ein »übergreifendes fokales Thema« darstellen und in allen Facetten bearbeitet werden. »Als Fazit läßt sich folgendes festhalten: Wir betrachten den interaktionell gestalteten Fokus als zentrale Drehscheibe des Prozesses und konzeptualisieren von daher die psychoanalytische Therapie als eine *fortgesetzte, zeitlich nicht befristete Fokaltherapie mit wechselndem Fokus*« (ebd., S. 359; Hervorh. i. O.).

10.2 Therapieziele

Das Thema Therapieziele wird in Kapitel 6 behandelt; hier sei daher nur das Wesentliche erwähnt. Der Patient hat natürlich Ziele in Hinblick auf die Therapie, er erwartet Hilfe und Beseitigung seines Leidens auf der symptomatischen und gegebenenfalls kausalen Ebene. Eine analytische Therapie ist im Gesundheitswesen eine Behandlung zur Heilung, Linderung oder Prävention einer weiteren Verschlechterung der Beschwerden des Patienten. Sie ist Krankenbehandlung, eine Therapie eines an einer Krankheit leidenden Menschen.

Der Therapeut hat das Ziel, dem Patienten durch die psychoanalytische Methode zu helfen; die Frage ist nur, wie und wodurch. Der analytische Therapeut behandelt letztlich seinen Patienten dadurch, dass er ihn befähigt, selbst therapeutisch wirksam zu sein. Der Therapeut hat also das Ziel, zusammen mit seinem Patienten das Material, das er in die Therapie einbringt, psychoanalytisch zu verstehen und zu bearbeiten. Im therapeutischen Prozess erfährt der Patient etwas über die Ursachen seiner Störung (Psychodynamik), in der abstinenten therapeutischen Beziehung bildet sich seine Psychodynamik im Übertragungs- und Gegenübertragungsgeschehen ab und wird therapeutisch durch Deutung dieser Übertragung genutzt. Von dieser Besonderheit der analytischen Therapie weiß der Patient am Anfang seiner Therapie in der Regel nichts und kann sie erst im Laufe der Therapie verstehen und nutzen. Der Selbsterkenntnisprozess des Patienten erfolgt entlang verschiedener Formen von Widerständen, zum Beispiel gegen seine Übertragung. Angestrebt wird die Auflösung der zugrunde liegenden neurotischen Struktur, zumindest seine Besserung. Am Ende soll der Patient die Fähigkeit haben, sich selbst besser zu verstehen, mit Konflikten und der Realität angemessen umzugehen; seine Arbeits- und Liebesfähigkeit sollte verbessert werden.

Die Psychotherapieforschung weist einen Befund auf, dass am Ende der Therapie der größte Teil der Patienten mit dem erreichten Ziel ihrer Therapie zufrieden ist; deutlich unzufriedener mit dem Erreichten sind die Therapeuten, da bei längerer Dauer und Intensität (Frequenz) der zugrunde liegende Konflikt oder das Trauma nicht nur auf symptomatischer, sondern auf kausaler Ebene hätte durchgearbeitet werden können. Hierzu Freud:

> »Als Arzt muss man vor allem tolerant sein gegen die Schwäche des Kranken, muss sich bescheiden, auch einem nicht Vollwertigen ein Stück Leistungs- und Genussfähigkeit wiedergewonnen zu haben. Der erzieherische Ehrgeiz ist so wenig zweckmäßig wie der therapeutische« (Freud, 1912e, S. 385).

10.3 Dauer der Therapie

Psychoanalytische Psychotherapien brauchen Zeit, insbesondere Psychoanalysen. In dem Buch *Psychoanalysen, die ihre Zeit brauchen*, (Wegner & Henseler (2013 [1993]) sind zwölf unterschiedliche Psychoanalysen in ihrem Prozess detailliert beschrieben, die über die 300 Sitzungen – die maximale Kassenleistung gemäß der Psychotherapie-Richtlinie in Deutschland – hinausgehen.

Der Patient sollte wissen, welche Dauer und Sitzungsanzahl für seine Therapie ungefähr angesetzt sind oder ob das Ende offen ist. Zeit und Dauer sind Elemente des Settings.

Eine Kurzzeittherapie ist im deutschen Gesundheitswesen nach maximal 24 Sitzungen zu Ende, eine tiefenpsychologisch fundierte Therapie nach maximal 100, was in Zeit ausgedrückt zweieinhalb Jahre bedeutet. In der Psychotherapie-Richtlinie der gesetzlichen Krankenversicherung sind für die analytische Psychotherapie in der Regel maximal 300 Stunden möglich, was abhängig von der Stundenfrequenz pro Woche ebenfalls mehrere Jahre Therapie ermöglicht. Die Kontingente der Richtlinie sind Obergrenzen, die in der Realität aber überwiegend nicht ausgeschöpft werden; in einigen Fällen reichen diese Stundenkontingente aber nicht aus, den analytischen Prozess gründlich zu Ende zu führen; in gut begründeten Sonderfällen können die Kassenkontingente auch überschritten werden oder der Patient trägt die Kosten der weiteren Therapie selbst, wobei der Analytiker dem Patienten häufig mit einem sozial angepassten Honorar entgegenkommt. Eine gründliche und intensive Psychoanalyse, wie sie bei Patienten mit schwerwiegenden Störungen, aber auch für Kandidaten, die selbst Psychoanalytiker werden wollen, durchgeführt wird, umfasst zwischen 400 und 1.000 Sitzungen.

10.4 Der Therapiebeginn

Der offizielle Beginn einer Therapie, gleich ob tiefenpsychologische oder analytische Psychotherapie, ist nicht der wirkliche Beginn des therapeutischen Prozesses; hinzugezählt wird die diagnostische und gegebenenfalls probatorische Phase, in der auch Formalia wie Kostenübernahme durch die Krankenkasse und private Versicherung (»der Dritte im Bunde«) geklärt werden müssen. Durch den bei Therapeuten wenig beliebten, aber notwendigen »Antrag auf Genehmigung der Psychotherapie« beim Kostenträger, den formell der Patient stellt, den der Therapeut aber inhaltlich begründet, muss sich der Therapeut ein Bild über die Beschwerden, den psychischen und somatischen Zustand des Patienten, seine Biografie und Anamnese, die Psychodynamik, die deskriptive und strukturelle Diagnose bzw. Differenzialdiagnose, Therapieplan und Prognose machen. Das bedeutet, dass sich der Therapeut vor Therapiebeginn intensiv mit seinem neuen Patienten auseinandersetzen und einen Dritten von der Sinnhaftigkeit seines Tun überzeugen muss. So gut wie nie ist der Therapiebeginn eine rein private Vereinbarung zwischen Patient und Therapeut. Bei sogenannten Lehranalysen entfällt die Kostenklärung durch einen Dritten; hier spielt aber das Ausbildungsinstitut als Dritter im Bunde eine andere Rolle.

Exkurs: Für Ausbildungskandidaten, die ihre ersten Therapien unter Supervision beginnen, ist die Situation bis zum Beginn noch komplexer und für die therapeutische Beziehung und Übertragungsprozesse irritierender, da der Patient sich bei einem für Ausbildung verantwortlichen Analytiker vorstellen muss (Zweitsicht). Weiß er, dass er bei einem Kandidaten in Therapie sein wird? Vor dem offiziellen Therapiebeginn kollidiert die Rolle des »Dritten im Bunde« mit dem Ideal der Psychoanalyse von der Tendenz- und Ziellosigkeit, der Abstinenz, Neutralität, der später relevanten Technik der gleichschwebenden Aufmerksamkeit und der Frage der Stundenfrequenz. Die Ausbildungsrichtlinien der DPV verlangen eine Analyse mit vier Wochenstunden, die Psychotherapie-Richtlinie lässt eine vierstündige Behandlung nicht oder nur temporär zu.

Der offizielle Therapiebeginn zeichnet sich durch die regelmäßigen Behandlungsstunden pro Woche aus, die zeitlich mit dem Patienten fest vereinbart werden. Diese zeitliche Regelmäßigkeit des Settings gibt dem Patienten eine Sicherheit, Zeit und Raum, sich auf den therapeutischen Prozess und die therapeutische Beziehung einzulassen. Nach Klärung der Präliminarien findet auch der Therapeut seine »Arbeitshaltung«.

Der Beginn ist beim Patienten häufig mit Ängsten und Erwartungen verbunden, da er nicht weiß, was in den Stunden passieren und wie es ihm damit ergehen wird. Insbesondere im Setting der Psychoanalyse, das mit einer mehrstündigen Frequenz (zwei bis vier Sitzungen pro Woche) und im Liegen auf der Couch stattfindet, ändert sich für den Patienten eine Menge: Der Blickkontakt zum Analytiker wird bis auf die Begrüßung und Verabschiedung vor bzw. nach der Stunde unterbrochen, dadurch werden regressive Prozesse gefördert, die es im Psychotherapiesetting des *face to face* in dieser Intensität nicht gibt und die oft nicht gewollt sind.

Die ungewohnte und merkwürdige Kommunikation des analytischen Settings: Zwei Menschen sprechen miteinander, wobei der eine einen großen Redeanteil hat, der andere überwiegend zuhört und gelegentlich etwas auf einer ziemlich ungewöhnlichen Ebene sagt; der eine liegt auf der Couch, während der andere entspannt in seinem Sessel dahinter sitzt oder liegt, oft die Beine auf einem Hocker – all das ist für den Patienten eine fremde Situation und auch mit Unsicherheit und Ängsten verbunden. Mit offiziellem Therapiebeginn kann das Liegen auf der Couch vereinbart werden, es kann aber auch ein gestufter Übergang verabredet werden, zum Beispiel die Analyse über vier Wochen im Sitzen zu beginnen; dies kann bei Patienten sinnvoll sein, die sich ohnehin durch die Art ihrer Erkrankung in einem regressiven Zustand befinden und den Blickkontakt und den »realen Therapeuten« noch etwas brauchen. Es kann auch sinnvoll sein, im Therapiesetting zu beginnen, wenn die Psychoanalyse anfangs nur einstündig stattfinden kann. Einstündige analytische Therapien auf der Couch sind eine »Unterdosierung«, durch die der »therapeutische Wirkspiegel«, den eine höherfrequente Psychoanalyse bietet, nicht erreicht werden kann.

Der Therapieprozess kann – wie fast jeder Prozess – in die Anfangsphase, einen Haupt- oder Mittelteil und die Beendigungsphase eingeteilt werden. Jede dieser Phasen hat bestimmte Charakteristika. Freud hat sich – wie bereits erwähnt – nur mit dem Beginn beschäftigt (Schach-Metapher); die ersten Wochen hat er als Probezeit verstanden. Die Anfangsphase hat die Funktion, den Patienten mit der Methode vertrauert zu machen und ein Arbeitsbündnis herzustellen. Der Haupt- oder Mittelteil ist sicherlich der zentrale Therapieabschnitt, in dem verschiedene Unterphasen von Krisen und Fortschritten durchlebt werden. Die gute Beendigung ist für das gesamte Gelingen einer Therapie ebenfalls wichtig; ob die Therapie vorzeitig beendet, mit einer Trennungsphase abgeschlossen oder durch Trennungsängste verzögert wird, macht schon einen Unterschied.

10.5 Der Hauptteil der Therapie

Prozessmodelle implizieren eine positive Entwicklung, einen Fortschritt (Progress, Progression) in der Therapie bei der Bewältigung einer seelischen Störung; wir sprechen von einem Heilungsprozess; Prozess ist hier gleich Progress.

In den Therapieprozessen gibt es aber auch Rückschritte (Regress, Regression), Krisen, Stagnation, Abbrüche der Therapie und vorzeitige Beendigung. Rückschritte und Krisen können zudem im Dienste des Fortschritts stehen und sind oft unvermeidlich, da sie zum Übertragungsgeschehen dazugehören.

10.5.1 Indikatoren des Therapiefortschritts

Die Identifizierung eines Fortschritts setzt normative Kriterien voraus. Ein Kriterium könnte das Abnehmen des Leidensdrucks und das Verschwinden der Symptome sein, die eine Art Eintrittsbillett in die Therapie waren; der Leidensdruck ist der Motor für die Therapie. Eine Besserung auf der symptomatischen Ebene ist in der Anfangsphase einer Therapie nicht selten zu beobachten; die Frage dabei ist, ob damit die Ursache der Symptombildung beseitigt wurde; wenn nein, werden sie sich in dieser oder anderer Form wieder einstellen. Andererseits hat die Persistenz der Beschwerden oder gar ihre Verschlimmerung tiefere Ursachen, die es zu verstehen gilt. Eine Ursache könnte sein, dass die Indikation zur analytischen Therapie falsch war und die Ich-Funktionen des Patienten nicht stabil genug sind.

Anzeichen für einen Fortschritt in der analytischen Therapie können die im Folgenden beschriebenen Punkte sein. Ihre Aufzählung erhebt nicht den Anspruch auf Vollständigkeit; es handelt sich um Beschreibungen, die durch kurze klinische Beispiele verdeutlich werden sollen.

1. Nutzung des Settings und Herstellung eines Arbeitsbündnisses
Ein klares und sicheres Setting ist die Voraussetzung einer analytischen Therapie. Die Anerkennung des Settings durch den Patienten und die Art der Kommunikation des Therapeuten, die sich deutlich von einer Alltagskonversation unterscheidet, ist am Anfang einer Therapie nicht für jeden Patienten selbstverständlich. So beantwortet der Therapeut die Fragen des Patienten, zum Beispiel über seine Person, nicht direkt und real, sondern möchte eher das Motiv für die Frage verstehen. Die Abstinenz und das Nichtantworten erleben Patienten manchmal als Kränkung und Zurückweisung, so als seien sie zu neugierig, insbesondere, wenn es um den Analytiker selbst geht. So möchte eine Patientin wissen, ob der Analytiker verheiratet sei und Kinder habe. Gemäß der Grundregel muss sie diese Frage stellen, gemäß der Abstinenzregel muss die Antwort ausblieben. Das Interesse der Patientin an diesem Thema ist analytisch relevant, es kann vieles bedeuten, zum Beispiel ob der Therapeut noch zu haben sei, ob er vielleicht schwul sei, weil er sich ihr gegenüber so distanziert verhalte, ob er überhaupt wisse, wie das Leben mit kleinen Kindern ist etc.

Das sichere Setting ermöglicht die Entwicklung einer Übertragung auf den Therapeuten sowie das Erfahren von und Arbeiten mit Widerständen, die sehr vielfältig sein können: Gegen das Erinnern, gegen die Therapie selbst, gegen den Therapeuten etc. Patienten mit einer schweren Borderline-Persönlichkeitsstörung versuchen durch ihr Agieren wiederholt das Setting zu unterlaufen oder gar zu zerstören, wenn sie die Sitzungen nicht wahrnehmen, aber außerhalb der Terminvereinbarung mit Suiziddrohungen den Kontakt erzwingen wollen. Kernberg hat für diese Patientengruppe ein modifiziertes Setting vorgeschlagen (Kernberg, 1988b, S. 146ff.).

Therapie ist eine gemeinsame Arbeit von Patient und Therapeut. Sie sind Partner, Vertragspartner in unterschiedlichen Rollen. Sie gehen ein Arbeitsbündnis ein, ihre Beziehung ist asymmetrisch, aber dennoch auf gleicher Augenhöhe. Eine Therapie ist mit einem Ausflugsdampfer vergleichbar, der nach Fahrplan regelmäßig an- und ablegt, ganz gleich, ob es stürmt oder die Sonne scheint.

2. Entwicklung einer Übertragungsbeziehung und Nutzung der psychoanalytischen Kommunikation

Die Ausbildung einer Übertragungsbeziehung und das Arbeiten an Widerständen entlang ist für den Patienten eine unerwartete Erfahrung im Laufe der Therapie. Regressive Zustände werden nicht mehr als unangemessen abgewehrt, sondern sinnhaft erlebt und genutzt. Gefördert wird diese therapeutische Regression durch das Setting und die für eine analytische Therapie charakteristische Kommunikation, das heißt durch spezifische Interventionen wie Konfrontation, Klarifikation und Deutungen unbewusster Inhalte und andere Gesprächstechniken. Dabei kann eine triviale Frage oder Paraphrasierung im analytischen Kontext einen deutenden Charakter haben.

> *Beispiel:* Eine Patientin mit phallisch-narzisstischem Konflikt, die großen Wert auf Autonomie legt, verkündet bereits in den Vorgesprächen: »Glauben Sie ja nicht, dass ich mich in Sie verlieben werde!« Nach mehreren Monaten Analyse teilt sie mit, dass sie einen jüngeren Bruder habe. Der Analytiker sagt mit einem Erstaunen nur: »Ach, Sie haben einen Bruder?« – im Sinne von: Wo kommt der denn auf einmal her? Sie fragt erstaunt bis keck zurück: »Sie meinen, ich habe ihn totgeschwiegen?« Analytiker: »Naja, für mich kommt er jetzt schon wie aus dem Nichts.« Patientin nach einer Weile: »Für mich damals offenbar auch.« Analytiker: »Sie hatten ihn hier noch nicht erwähnt, es gab ihn bisher nicht.« Patientin nach einer Pause: »Als er klein war, soll ich ihn in seinem Buggy einen steilen Abhang runtergeschubst haben. Das gab einen Riesenärger. Dabei war ich manchmal auf ihn stolz wie Bolle.« Analytiker nach einer Weile: »Ihre ambivalenten Gefühle mir gegenüber haben Sie am Anfang unserer Therapie auch gleich den Abhang runtergeschubst.« Patientin lacht: »Touché! Und was jetzt?«

Deutungen und einfache Interventionen erreichen den Patienten und evozieren weitere Einfälle und neues Material.

3. Veränderung im Umgang mit Widerständen in der Therapie und Erkennen der Funktion der Abwehrmechanismen

Wie oben beschrieben bewegt sich eine analytische Therapie eigentlich immer entlang verschiedener Formen von Widerstand, quasi an der Wand entlang, die die freie Sicht und Einsicht in konfliktbesetzte unbewusste Bereiche der Fantasie und Realität versperren soll. Der eher spielerische Umgang des Therapeuten mit den verschiedenen Formen von Widerstand, Fehlleistungen und Agieren des Patienten – anstelle einer Über-Ich-geleiteten Deutungslinie – könnte beim ihm eine Neugierde in die psychischen Reaktionsweisen der Conditio humana wecken.

Beispiel: Ein Patient brachte es fertig, über ein Jahr pünktlich 12 bis 15 Minuten zu spät zur Analyse zu kommen. Die Arbeit, Kollegen, der Straßenverkehr, das Wetter etc. waren schuld, dass er zu spät kam. Die Deutungen eines inneren Widerstandes gegen die Therapie (Wunsch nach Autonomie, analer Machtkampf gegen Unterwerfung, Angst vor dem Sich-Einlassen in die Therapie etc.) wies er strikt von sich und sie bewirkten nichts. Er verstand sich als Opfer: »Das Imperium ist gegen mich«, flachste er. Er kam sich vor wie Sisyphos, der einen Stein einen Berg hochschaffen musste, der aber immer wieder herunterkullerte. Nachdem er in den Stunden all die Widrigkeiten erklärt hatte, fiel ihm zudem kein Thema mehr ein, über das er sprechen konnte. Allein das was sein Thema. Der Analytiker sagte ihm früh, dass er auch 15 Minuten zu spät kommen dürfe, was aber von seiner Therapiezeit abgehe; er müsse sich aber die Frage gefallen lassen, was es bedeute, dass er »so pünktlich zu spät« komme. Später fügte der Analytiker spontan und etwas resigniert hinzu: »Wenn Sie tot sind, werden Sie sehr wahrscheinlich pünktlich zu Ihrer Beerdigung erscheinen.« Nach dieser Intervention begann der Patient, warum auch immer, die Therapiestunden pünktlicher wahrzunehmen. Im Sisyphos-Mythos geht es darum, dem Tod ein Schnippchen zu schlagen.

4. Einsicht in die Psychodynamik der zugrunde liegenden Störung

Durch das Übertragungsgeschehen, die Arbeit an den Widerständen und Abwehrmechanismen rückt die Psychodynamik in den Fokus des Patienten. Ihm wird bewusst, wie charakteristische Konflikte oder traumatische Erfahrungen seiner Biographie sowohl sein inneres Erleben als auch seine äußere Realität beeinflussen und sich in der Beziehung zum Therapeuten wiederholt und übertragen haben. In einer längeren Therapie sind das Variationen des gleichen Themas.

Beispiel: Bei einem depressiven, suizidalen Patienten mit ängstlich-zwanghafter Symptomatik verdichtet sich erst nach vielen Monaten durch den Zwang zur Wiederholung die tiefere Einsicht, dass seine Ängste, im Beruf Entscheidungen alleine treffen zu müssen, die falsch sein könnten und für die er schweren materiellen Schaden davontragen könnte, mit Erfahrungen in früher Kindheit zu tun haben könnten. Er war mehrfach im Krankenhaus untergebracht, zum Beispiel mit drei Jahren wegen einer Operation im Genitalbereich; er erfuhr, dass er zwölf Tage in stationärer Behandlung war und ihn seine Eltern nur durch eine Einwegscheibe sehen konnten; nach Besuchen am Krankenbett soll er vergeblich darum gekämpft haben, mit nach Hause kommen zu dürfen. Als er vier Jahre alt war, kam sein Bruder zur Welt. Im Kindergarten soll er stundenlang am Fenster gewartet haben, bis seine Mutter ihn am Nachmittag abholte. In der Grundschulzeit war er ängstlich-anklammernd, seine Mutter habe fast täglich mit ihm Hausaufgaben gemacht. Er musste regelmäßig Diktate üben, wodurch er zwar ein guter Schüler wurde, was ihm aber den Ruf eines Strebers einbrachte, sodass er sich – zusätzlich auch wegen seiner Adipositas und Brille – bei Mitschülern ausgegrenzt fühlte.

In seinem Beruf muss er sich zwanghaft vergewissern, dass er Entscheidungen nicht fasch getroffen hat; nachts wacht er auf und an Wochenende überkommen ihn stundenlange Kontrollzwänge, die ihm das Leben vergällen und Konflikte im Familienleben einbringen. Sein Chef habe ihn bei schwierigen Entscheidungen nicht unterstützt, Aktenvermerke habe dieser mit Bleistift gegengezeichnet, sodass der Patient glaube, im schlimmsten Fall alleine schuldig dazustehen, in Regress genommen werde, seinen Job und sein Haus zu verlieren etc. Er träumt immer wieder, dass ihn seine Frau wegen eines Anderen verlassen werde oder dass er perverse pädophile Neigungen habe, für die er angeklagt werden könnte.

In der Therapie verschwindet die depressive Symptomatik nach mehreren Monaten und die ängstlich-zwanghafte tritt in den Vordergrund. Die Übertragungsbeziehung ist durch eine hohe Ambivalenz gekennzeichnet, dass er seinem Analytiker und der Analyse nicht wirklich trauen kann, aber andererseits kommt er verbindlich zur Therapie und übernimmt sogar wörtlich die Interventionen seines Analytikers; er schlägt in psychoanalytischer Literatur nach, ob sein Analytiker nicht doch Fehler mache genauso wie er seine eigenen alten Akten immer wieder durchforsten muss. Er sucht Beruhigung und, dass andere (Kollegen, Analytiker) ihm seine Ängste abnehmen, was aber jeweils nur eine kurze Halbwertszeit hat. Der Analytiker hat mehrfach die Fantasie, dass der Patient ihn wegen eines Fehlers oder am Ende bei Gericht anklagen werde und fühlt sich kontrolliert. Beides wird von ihm thematisiert. Der Patient sagt lachend: »Ob ich Sie dann im Knast besuche?« Darauf antwortet der Analytiker: »Vielleicht gibt's da auch einen Einwegspiegel.«

Interessant daran ist, dass sich die zugrunde liegende Psychodynamik bereits in den probatorischen Sitzungen zeigte und der neurotische Konflikt auf einer theoretischen Ebene verbalisiert wurde. Der Patient begann diese Dynamik aber erst nach ca. 220 Stunden Analyse durch die Erinnerungen an die Details und durch das Übertragungsgeschehen ansatzweise zu verstehen.

5. Veränderung der psychischen Struktur

Das topische und strukturelle Modell von Freud eignet sich sehr gut, eine Veränderung des psychischen Apparates zu beschreiben. Durch die Übertragungsdynamik und die Interventionen des Analytikers ergibt sich ein leichter Zugriff auf im Unbewussten gespeicherte Themen; parallel werden die unbewussten Anteile von Es, Über-Ich, Ich und Ich-Ideal und ihr Zusammenspiel verstehbar. So wird bei einem depressiven Patienten sein strenges, primitives Über-Ich milder, libidinöse Anteile werden lebendiger und autoaggressive werden nach außen adressiert. Die Ich-Funktionen hinsichtlich Wahrnehmung und Denken und Angstbewältigung werden durch die therapeutische Beziehung gestärkt und erfahren eine gewisse Reifung. Regressive Momente finden in der Therapie einen Platz und können den Patienten in seinem realen Alltag entlasten. Dazu passt auch, dass Patienten in länger laufenden Analysen häufig weniger arbeitsunfähig erkrankt sind. Eine Lehrerin mit einer schweren Depression war häufig krank und sogar zwölf Monate arbeitsunfähig geschrieben; sie stand kurz davor, den Beruf und den Beamtenstatus aufzugeben. In der dreieinhalb Jahre dauernden Analyse fehlte sie keinen Tag in der Schule außer einer Woche wegen einer Aphonie im Zuge einer Halsentzündung, worüber sie selbst sehr erstaunt war.

6. Das Verständnis und die Entwicklung der Symptomatik

Die Beseitigung der Symptome ist für den Patienten ein zentrales Ziel. Das Verständnis der Entstehung, Bedeutung und damit Sinnhaftigkeit der Symptomatik als Ausdruck eines unbewussten Konflikts oder einer traumatischen Erfahrung ist der Weg zur kausalen Beseitigung der Symptome. So fragen Patienten in Beratungssituationen: »Was kann ich gegen die Beschwerden tun?« Das Beste ist, die unbewusste Bedeutung der Symptome zu verstehen, auch ihre Wiederholungen, und zu bearbeiten; dann erübrigt sich die Beseitigung. Ein Patient fragte, wie er aus diesem Zustand herauskommen könne. Der Analytiker meinte: »Am besten wäre es zu verstehen, wie und warum Sie da reingekommen sind; dann findet sich auch der Ausweg.« Oft haben Patienten die Fantasie, der Analytiker wisse genau Bescheid und könne die Beschwerden vergleichbar einem Chirurgen, am besten unter Narkose, »herausoperieren«. Der Patient muss aber diese Operation unter Anleitung des Therapeuten selbst vornehmen, er wird nur indirekt behandelt. Letztlich »weiß« der Patient alles, er ist der Fachmann für seine eigene Geschichte und Psychodynamik, kennt aber die Zusammenhänge nicht. Beim Therapeuten ist es genau umgekehrt: Er kennt die theoretischen Zusammenhänge, weiß aber noch sehr wenig über seinen Patienten und dessen innere Welt. Beide müssen sich also ergänzen. Eine Therapie ist keine intellektuelle seminaristische Veranstaltung oder ein Puzzlespiel, sondern in der Übertragungs- und Gegenübertragungsbeziehung, in der sich die Psychodynamik des Patienten wiederspiegelt und reinszeniert, erfährt und erlebt der Patient die affektiven Zusammenhänge seiner Störung und kann sie dann kognitiv verstehen.

7. Zuwachs an Introspektion und Einsicht in unbewusste Bedeutungen beim Patienten
Eine wichtige Voraussetzung für den Zuwachs an Einsicht in die unbewussten Zusammenhänge des Patienten ist, wie der Therapeut mit dem Material des Patienten umgeht. Der Patient erfährt und lernt, sich die unbewussten Bedeutungsinhalte zu erschließen, zum Beispiel durch die freie Assoziation, den Umgang mit Träumen, Fehlleistungen, Agieren und durch den Umgang mit Widerstandphänomenen. Er findet leichteren Zugang zum Traumaterial und zu seinen Einfällen. Er imitiert vielleicht zunächst seinen Analytiker, aber er identifiziert sich zunehmend mit der Methode. Imitation und Identifikation sind natürlich auch Stufen von Abwehrmechanismen und entwicklungspsychologische Phänomene. Im Laufe einer Therapie übernimmt der Patient aber idealiter die Funktion des Therapeuten und macht ihn damit zunehmend überflüssig. Dabei wird er unabhängiger vom Analytiker, der sein Verständnis wie eine Hypothese anbietet, die der Patient je nach Evidenz falsifizieren oder verifizieren kann.

10.5.2 Stagnation und Krisen

Ein Patient klagte, dass es ihm immer schlechter gehe, früher habe er Schmerzen gehabt, jetzt seien zwar die Schmerzen nahezu weg, dafür fühle er sich traurig, fast depressiv. Diese vom Patienten erlebte Verschlechterung kann als Fortschritt verstanden werden, da er sein Symptomniveau von einer körpersprachlichen, psychosomatischen Ebene auf eine gefühlsmäßige, neurotische angehoben hat – ganz im Sinne des Modells der »zweiphasigen Abwehr« nach Mitscherlich (1967, S. 396ff.).

Eine Patientin klagte, sie habe früher viele Probleme mit anderen Menschen gehabt, jetzt habe sie nur noch ein großes, »und das sind Sie« – ihr Analytiker. Auch das ist ein objektiver Fortschritt, da die Symptomatik der Beziehungskonflikte gebündelt in der Übertragung angekommen ist und besser bearbeitet werden kann.

Im Therapieverlauf ereignen sich häufig Phasen von Stagnation und Krisen. Sie sind unvermeidlich, sie sind Material und Anzeichen eines Fortschritts. Es sind Phänomene des Widerstands und Widerstand kann viele Formen annehmen. Greenson (1981, S. 71) schreibt im Vergleich zu anderen Therapieformen: »Nur in der psychoanalytischen Therapie versuchen wir, Widerstände dadurch zu überwinden, dass wir sie analysieren, ihre Ursachen, Zwecke, Methoden und ihre Vorgeschichte aufdecken und deuten.« Er führt detailliert eine ganze Palette von möglichen Widerständen auf. Widerstände sind Ausdruck einer Angst vor etwas. Im Ergebnis können sie eine Stagnation, eine Zerreißprobe für die Therapie darstellen oder gar zum Abbruch führen.

Ein Stillstand der Therapie hat Ursachen; so stagniert die Therapie viele Stunden, Wochen oder Monate. Es ist wie ein Segeltörn ohne Wind, das Boot dümpelt auf der Stelle. Der Patient schweigt viel, ihm fällt nichts ein, er bringt kein neues Material ein. Was wehrt der Patient ab? Sind es Gefühle von heftiger Verliebtheit, die er/sie nicht artikulieren kann, Gefühle von Wut, Hass, tiefe Enttäuschung dem Analytiker und der Analyse als Methode gegenüber? Hat dies etwas mit der therapeutischen Beziehung, der Übertragung zu tun?

Denkbar wäre auch, dass es sich um regressive Prozesse im Patienten handelt, indem er sich auf einem depressiven oder gar autistischen Rückzug befindet, was natürlich nicht losgelöst von der Übertragung betrachtet werden kann. Für den Analytiker bleibt dann oft nur geduldig abzuwarten, Angebote zu machen, die Stagnation zu benennen und aus der Gegenübertragung heraus zu formulieren, was im Moment zwischen ihm und dem Patienten ablaufen könnte.

> *Beispiel:* So formuliert der Analytiker bei einer erneut schwer depressiven Patientin sein Gefühl, dass er den Kontakt zu ihr verliere, sie quasi unsichtbar und abwesend sei. Seine Formulierungen sind nicht anklagend oder vorwurfsvoll, sondern eher besorgt. Analytiker freundlich erkundigend: »Leben Sie noch?« Patientin nach einer Pause: »Ich fühle mich leer und tot.« Analytiker nach einer Weile des Schweigens: »Gibt es etwas, was ich für Sie tun könnte?« Patientin: »Ich glaube nicht, es ist zu spät. (Pause) Aber nett, dass Sie gefragt haben.« Lange Pause. Der Analytiker gibt sich seinen Einfällen hin und sieht sich am Grab eines gestorbenen Kindes stehen. Patientin: »Ich habe gerade das Bild vor mir, wie Sie bei meiner Beerdigung am Grab stehen und traurig sind. Vielleicht weinen Sie sogar.« Analytiker: »Ja, da wäre ich sehr traurig. Und würde Sie bald vermissen.« Patientin: »Das wäre sehr lieb von Ihnen. Aber ich glaube, die Leute auf Beerdigungen weinen um sich selbst. Mir ging es jedenfalls so, als mein Opa starb; das war mir nur peinlich.« (Lange Pause) Patientin: »Sogar im Tod sind wir alle ganz alleine, die Toten und die Lebenden.«

Das Aushalten oder Containing des Analytikers über längere Therapieabschnitte, das Gefühl von Ohnmacht und Alleinsein ist für die analytische Arbeit oft schwer zu ertragen, insbesondere, wenn der Patient den analytischen Dialog verweigert. Der Analytiker spürt in seiner Gegenübertragung den Konflikt und die schmerzliche Erfahrung des Patienten am eigenen Leib.

Beispiel: Dieselbe Patientin meinte später: »Gell, Sie sehen in der Therapie keinen Sinn mehr. Sollte ich die Therapie nicht besser beenden? Vielleicht braucht ein anderer Patient die Stunden eher als ich.« Der Analytiker war reflexartig geneigt zu antworten, ob sie selbst noch einen Sinn darin sehe. Er sagte aber: »Im Moment ist das Thema unserer Analyse, dass alles keinen Sinn mehr macht, auch die Therapie nicht. Ich glaube, da müssen wir durch. Es muss nicht unser Dauerthema bleiben.« Hier kommen stützende und suggestive Elemente zum Einsatz. Gerade schwer depressive Patienten können supportive Interventionen nicht annehmen, nichts kann ihnen helfen; sie formulieren aber häufig später, dass es wichtig war, dass der Therapeut sich von ihrem Negativismus nicht hat lähmen lassen, sondern dem regressiven Sog standhielt und sich als robustes und optimistisches Übertragungsobjekt erwiesen hat. Die oben genannte depressive und suizidale Lehrerin klagte ca. zwei Jahre lang, ihr Therapeut könne sie nicht verstehen, sie sei nichts wert, niemand könne sie weiter aushalten, sie selbst auch nicht (»Ich bin schlecht.«), sie könne nicht mehr; er sei nicht ehrlich zu ihr, das sage er alles in seiner Berufsrolle, aber als private Person müsse er sie ablehnen. Der Analytiker benutzte wiederholt Worte wie »mutterseelenallein«, was das Gefühl der Patientin psychodynamisch treffend beschrieb; die Patientin war Einzelkind einer narzisstisch gestörten Mutter, die zur eigenen Stabilisierung alles und jeden um sie herum aggressiv entwertete, während der Vater im Kontakt zur Tochter einfühlsam war, ihr in Anwesenheit der Mutter aber sofort in den Rücken fiel und sich seiner Frau unterwarf. Allmählich kam Bewegung in diesen narzisstisch-depressiven Rückzug von Selbstanklagen, diesen Selbsthass und die Selbstaufgabe, als die Patientin ihre tiefe Enttäuschung über andere als sie selbst zulassen konnte. Erschwert wurde die Analyse, weil sie explizit Themen (z. B. sexuelle Fantasien) der freien Assoziation bzw. Kommunikation ausklammerte und vermied und diese im Widerstand eingemauert blieben. So gesehen war diese Analyse eine dauernde Krise, die offenbar zu einer guten Entwicklung der Patientin geführt hat – warum auch immer.

Eine Krise ist etymologisch betrachtet ein Zustand der Entscheidung; hier spitzt sich etwas zu. Eine Krise in der Somatik bedeutet, dass es mit dem Patienten entweder bergab geht, die Krankheit siegt oder aber, dass er die Krankheit besiegt und es ihm langsam besser geht. Das Benennen auf der Metaebene, dass die Analyse sich in einer Krise befinde, ist oft schon der erste Schritt, diese anzugehen: abbrechen oder weitermachen. Krisen können auch einen Stresstest für die Verlässlichkeit und Belastbarkeit der Methode und des Therapeuten darstellen.

Beispiel: Ein depressiv-narzisstischer homosexueller Patient ist nach anfänglicher Idealisierung seiner niederfrequenten Analyse und seines Analytikers zu Beginn des zweiten Analysejahres zutiefst enttäuscht; sein Analytiker interessiere sich nicht wirklich für ihn, sein Vater habe ihn wenigsten noch regelmäßig verprügelt. Er kommt zu spät zur Stunde, liegt schweigend auf der Couch, will sich lieber aufsetzen, verzögert die Unterschrift unter den Fortführungsantrag bei der Krankenkasse. Er sagt Stunden ab, zum Beispiel wegen eines dringenden Termins beim Arzt, lässt sich ein Antidepressivum verschreiben, kontaktiert andere Psychotherapeutinnen etc. Diese Krise dauert ca. zwölf Wochen, es ist ein einziges Agieren. Der Fokus der Deutungen liegt auf der tiefen Enttäuschung über ein idealisiertes väterliches Übertragungsobjekt, das ihn dann doch wenigstens bestrafen, schlagen und rausschmeißen könne. Der Patient hatte schon als Kind das unbestimmte Gefühl »falsch zu sein«, nicht in diese Familie zu gehören und später nicht das richtige Geschlecht zu haben, die richtige Geschlechtsrolle zu spielen. Als Fünfjähriger soll er dem Nikolaus ängstlich entgegengerufen habe, er sei nicht der K., sondern er heiße Sarah. Die unaufgeregte Haltung, das freundliche Konfrontieren mit den Widerständen des Patienten und die Mitteilung, dass die Therapie solche Krisen aushalte, lassen die Analyse nach überstandener Krise in eine neue intensive progressive Phase eintreten, in der es dem Patienten symptomatisch gut geht, auch ohne Psychopharmaka.

10.5.3 Therapieabbruch

Schultz (2008) untersuchte Veröffentlichungen zum Therapieabbruch. Er schätzt, dass ca. 40 Prozent aller Therapien in verschiedenen Settings vorzeitig abgebrochen werden, und teilt die Therapieabbrüche ein in »vorzeitige« und »forcierte« Beendigungen. Mit »vorzeitig« meint er, dass der Patient die Therapie früher als erwartet beendet; »forcierte« Beendigung bedeutet, dass der Therapeut die Therapie beendet.

Aus der Psychotherapieforschung ist bekannt, dass viele Patienten mit dem Ergebnis ihrer Psychoanalyse zufriedener sind als ihre Analytiker (vgl. Kapitel 10.2). Über andere Formen psychodynamischer Therapien liegen keine Befunde vor. Dieser Befund bedeutet, dass Analytiker häufig der Meinung sind, der Patient nutze die Möglichkeiten der analytischen Therapie nicht aus; es wäre mehr möglich gewesen.

Ein besonderes Phänomen, das zu Krisen und noch häufiger zu Therapieabbrüchen führt, ist die »negative therapeutische Reaktion«. Sandler, Dare & Holder (1979, S. 78ff.) widmen dieser in ihrem schlanken Bändchen *Die Grundbegriffe der psychoanalytischen Therapie* ein eigenes Kapitel. Es handelt sich um eine paradoxe Reaktion des Patienten, bei einem Fortschritt in seinem Leben oder in der Therapie, diese abzubrechen. Freud sah darin eine Art Masochismus, einen Über-Ich-Konflikt und ein Schuldgefühl, das durch die Krankheit beschwichtigt werden müsse. Dem Patienten darf es nicht gut gehen, er scheitert tragischerweise am Erfolg. Die Autoren stellen fest, dass es wenige Abhandlungen über die »negative therapeutische Reaktion« gebe. Dabei begann die Psychoanalyse mit der Beschreibung und dem Eingeständnis eines Scheiterns, als Freud und Breuer 1895 in den *Studien über Hysterie* ihre klinischen Erfahrungen und Irritationen beschrieben. Das ist in der wissenschaftlichen Literatur selten. Scheitern bleibt normalerweise in der Schublade.

Sandler, Dare und Holder (1979, S. 78–86) referieren die umfangreiche Literatur zur negativen therapeutischen Reaktion, zum Beispiel, dass diese Reaktion von unbewussten heftigen Gefühlen der Rivalität und Feinseligkeit dem Analytiker gegenüber herrühren, der mit seinen Deutungen das Selbstwertgefühl des Patienten verletze. Sicherlich ist die negative therapeutische Reaktion eine Angst, den Krankheitsgewinn der Neurose oder Persönlichkeitsstörung zu verlassen und Fortschritte zu machen.

Es gibt neben den inneren Gründen des Patienten und den unbearbeiteten Konflikten in der therapeutischen Beziehung auch äußere Gründe des Patienten, die Therapie oder Analyse zu beenden. Zu den unbearbeiteten Konflikten gehören »unbehandelbare Übertragungsreaktionen« und technische Fehler des Analytikers (Greenson, 1981). Ein rigider, formalistischer Umgang mit dem Setting beim Agieren des Patienten, zum Beispiel in Hinblick auf das Ausfallhonorar für nicht wahrgenommene Sitzungen, kann eine Sollbruchstelle der Therapie werden. Äußere Gründe sind oft Mutterschaft, neue Liebesbeziehungen oder berufliche Herausforderungen, die mit örtlichen Veränderungen einhergehen können. Manchmal scheint es sich dabei um eine Flucht in die psychische Progression (Beschwerdefreiheit) zu handeln, um den schmerzlichen Konflikt nicht weiter bearbeiten zu müssen.

Viele Analytiker machen die Erfahrung, dass mancher Patient nach einer vorzeitig beendeten Psychotherapie oder Analyse ihn nach Jahren und Jahrzehnten (sofern möglich) wieder aufsucht, weil neue Konflikte oder Verluste aufgetreten sind, die aber mit den alten unzureichend bearbeiteten Konflikten oder Traumen in kausalem Zusammenhang stehen. Es ist dabei beeindruckend zu sehen, wie der Patient selbstreflexiv und introspektiv über sich selbst und sein Leben spricht, was den Analytiker wahrscheinlich mit dem Stolz von Eltern oder Großeltern über das analytische Kind erfüllt. Vonseiten des Analytikers kommen dann in der Begegnung mit dem früheren Patienten wieder Details, Namen, Konflikte und der Fokus der Analyse ohne Anstrengung ins Bewusstsein, was den Patienten in der therapeutischen Kommunikation darüber erstaunen lässt, dass der Analytiker das alles in sich aufgehoben und präsent hat, so als wäre er nie weg gewesen. So können singuläre Sitzungen in einer Konfliktsituation wie eine Fokaltherapie wirksam sein und den analytischen Prozess ein Stück weiter vorantreiben.

Die Bedingung Freuds, dass der Patient während seiner intensiven, aber kurzen Analyse von ca. zwölf Monaten keine Änderungen seines Lebens vornehmen solle, ist 100 Jahre später ein Anachronismus. Die Vorstellungen über den therapeutischen Prozess haben sich gewandelt; die Analysen sind länger, aber weniger intensiv geworden. Die menschliche und gesellschaftliche Realität hat sich sehr verändert, die innerpsychischen Konflikte der Patienten aber nicht. Die Vorstellung über den psychoanalytischen Prozess im 21. Jahrhundert muss dem Rechnung tragen.

10.6 Die Phase der Beendigung

Die Frage der erfolgreich beendeten Analyse hängt eng mit der Diskussion um die Therapieziele zusammen, wobei wir erkennen müssen, dass die Ziele des Patienten nicht identisch mit denen des Analytikers sind und sein können. Dies gilt umso mehr, als eine tiefenpsychologisch fundierte Kurzzeit- und Langzeittherapie nicht das leisten kann, was eine längere laufende Psychoanalyse zu leisten vermag, wenn sie »lege artis« durchgeführt wurde. Gibt es absolute seelische Gesundheit? Gibt es »die Normalität«? Unter Psychoanalytikern kursierte das Bonmot vom »Normopathen«, der offenbar so gesund ist, dass das wiederum krank zu sein scheint.

Die tiefenpsychologisch fundierte Therapie hat den Anspruch, den Konflikt oder die traumatische Erfahrung des Patienten zu bearbeiten; die Psychoanalyse möchte darüber hinaus die psychopathologische Struktur, die dem neurotischen Konflikt zugrunde liegt, beseitigen, was einen längeren Therapieprozess erforderlich macht. Es gibt die idealistische Vorstellung von der einmaligen, gründlichen analytischen Therapie, dass der Patient die Therapie quasi als geheilt verlässt. Das ist im Idealfall durchaus möglich, aber nicht die Regel.

In den meisten Fällen spricht aber der Patient das Ende der Behandlung an. Die Motive sind unterschiedlich, bei kassenfinanzierten Behandlungen spielen finanzielle Grenzen häufig eine Rolle. Es kann sich aber ebenso um einen Widerstand gegen die weitere psychoanalytische Arbeit handeln, wenn der Patient die Möglichkeiten der weiteren Beantragung nicht nutzen möchte.

Das Ende der Therapie sollte nicht durch die Krankenkassenkontingente definiert werden. Sie kann früher oder auch später beendet werden. Eine analytische Therapie hat eine eigene Dynamik und Ökonomie. Ihre Dauer und ihr Ende bestimmt der Patient am besten zusammen mit dem Therapeuten. Dabei spielen innere und äußere Faktoren (z. B. Finanzierung) eine Rolle. Die Katamnesestudie der DPV (Stuhr et al., 2001) zeigte in einem Nebenbefund, dass ein Großteil der Analysepatienten mit ihrer Therapie zufriedener war als ihre Analytiker; der Patient bestimmt letztendlich, wie viel er von der Therapie profitieren möchte.

Wann eine analytische Therapie erfolgreich zu Ende ist, hängt auch von den theoretischen Vorstellungen und Vorlieben des Analytikers ab. Während früher die Bearbeitung des ödipalen Konfliktes im Zentrum stand, bestehen heute – in Kenntnis verfeinerter entwicklungspsychologischer Theorien über Psychopathologie – andere Vorstellungen über den Erfolg einer Therapie. Es muss ja nicht gerade der hypothetische »psychotische Kern« der Person sein, wie die kleinianische Theorie ihn annimmt, der zu nicht enden wollenden Dauertherapien führen kann.

Freud hatte 1937 in »Die endliche und die unendliche Analyse« (Freud, 1937c) einen etwas skeptischen Blick auf das Thema geworfen. Er führt zwei Bedingungen für die Beendigung einer Analyse an: 1. Der Patient leidet nicht mehr an seinen Symptomen und hat seine Hemmungen überwunden. 2. Der Analytiker »urteilt«, dass bei seinen Patienten »so viel Verdrängtes bewußt gemacht, so viel Unverständliches aufgeklärt, so viel innerer Widerstand besiegt worden, daß man die Wiederholung der betreffenden pathologischen Vorgänge nicht zu befürchten braucht« (ebd., S. 63). Die Ich-Funktionen des Patienten müssen gestärkt sein; wo Es war, soll Ich werden. Es soll eine intrapsychisch relevante Strukturveränderung im Patienten stattgefunden haben. Dabei ist die Definition und »Messung« dieser Strukturveränderung wissenschaftlich schwer zu vorzunehmen.

Eine gewisse Übereinstimmung bei verschiedenen Autoren, zum Beispiel bei Thomä und Kächele (1986, S. 336), besteht darin, dass der Patient eine Fähigkeit zur Selbstreflexion, Selbstanalyse entwickelt haben sollte. Sie zitieren Ticho (1986, S. 337):

> »1. Es bildet sich die Fähigkeit heraus, Signale eines unbewussten Konfliktes aufzunehmen, etwa: eine irrationale oder übertriebene Reaktion wird wahrgenommen, ohne sie sofort mit Abwehrmechanismen wie Verschiebung und Projektion überspielen zu müssen;
> 2. Gedanken ohne allzu große Angst freien Lauf zu lassen, frei zu assoziieren und so einen relativ freien Zugang zum Es zu schaffen;
> 3. auf das Verständnis der Bedeutung eines unbewältigten Konflikts längere Zeit warten zu können, ohne enttäuscht aufzugeben. – An der Entwicklung dieser Fähigkeit läßt sich ablesen, wie weit sich der Patient mit jenem Anteil des Analytikers identifizieren konnte, der während der Analyse vertrauensvoll abwartete, bis der Analysand zu einer Lösung des Konflikts bereit war.
> 4. Der gewonnenen Einsicht zu folgen und eine Änderung an sich selbst [und/oder der Umwelt, d. Verf.] herbeizuführen. Diese Fähigkeit bildet sich, sobald genügend Ich-Stärke erreicht ist und der Analysand während seiner Analyse erfahren konnte, daß Einsichten tatsächlich Ich-Veränderungen nach sich ziehen können« (Ticho, 1971, S. 32).

Es kann nötig sein, dass der Analytiker das Ende der Behandlung in naher Zukunft anspricht. Er führt die Realität und Notwendigkeit einer Trennung ein. Dies ist besonders bei Patienten der Fall, die sich trotz der definierten Fortschritte schlecht von ihrem Analytiker trennen können, quasi eine Trennungsangst haben, sich die Autonomie nicht zutrauen. Erst wenn Trennungsangst, Abhängigkeit und Übertragungsbeziehung weiter bearbeitet sind, kann der Analysand gehen. Eine gewisse Portion Ängste oder ambivalente Gefühle vor dem Ende gehören dazu. Gelegentlich kommt es auch vorübergehend zu einem Wiederaufflackern der Symptomatik. Es bietet sich unter Umständen an, bei hochfrequenten Analysen die Therapie quasi durch eine geringere Frequenz der Sitzungen auszuschleichen und den Patienten zu »entwöhnen«. Regelmäßig tritt die Frage auf, ob der Patient sich gegebenenfalls wieder an seinen Analytiker wenden kann. Diese Hürde sollte etwas höher liegen (»im Notfall gerne«), um die psychische Leistung der Separation und analytische Selbstreflexion sich entfalten zu lassen.

Für die Beendigungsphase, egal aus welchen Gründen, gilt, dass sie Zeit braucht, zum Beispiel einige Monate vorher avisiert wird, um die damit verbundenen Konflikte zu bearbeiten. Plötzliche Beendigungen und Abbrüche beschädigen die bislang fruchtbare therapeutische Erfahrung und Beziehung. Es ist die problematischste Form des Agierens, die sich einem gemeinsamen Verstehen entzieht. Reife Entscheidungen sind daran zu erkennen, dass der Patient wie oben beschrieben eine analytische Selbstreflexion erworben hat, zum Beispiel im Umgang mit Träumen, Konflikten, Trauer und auch Grenzen durch die Realität.

Eine Patientin sagte, dass es die bitterste Erkenntnis war, dass sie die Liebe ihrer Mutter – durch welches Verhalten auch immer – nie wird erreichen können, da ihre Mutter keine ausreichend gute Mutter sein konnte; und dass sie das sehnsüchtige Hinterherlaufen auch in anderen Liebes- und Abhängigkeitsbeziehungen aufgeben kann. Diese Unabhängigkeit tue anfangs regelrecht weh, ermögliche aber ganz neue Erfahrungen, auf die sie neugierig sei.

Auch der Therapeut/Analytiker muss sich von seinem Patienten trennen und ihn ins Leben entlassen können in dem Vertrauen, dass er von der gemeinsamen Zeit hat profitieren können. In der Regel bedanken sich Patienten zum Beispiel für die geleistete Arbeit und die Geduld des Therapeuten; der Therapeut kann sich auch bedanken für das Vertrauen und die Geduld des Patienten in den manchmal schwierigen Phasen der Therapie.

10.7 Die Phase nach Beendigung der Therapie

Die Übertragungsbeziehung läuft auch nach der Trennung des Patienten vom Therapeuten, wenn auch abklingend, weiter. Der Patient reflektiert viele Aspekte seines weiteren Lebens, wie er es in seiner Therapie getan hat; er setzt den analytischen Dialog fort. Der Therapeut und insbesondere der Analytiker war ein wichtiger Mensch im Leben des Patienten geworden und ist es auch weiterhin. Patienten sagen sehr häufig, dass sie sich keinem Menschen, nicht den Eltern, Freunden oder dem Partner, so geöffnet haben wie dem Analytiker.

Das Abstinenzgebot und die Schweigepflicht bestehen für den Analytiker auch nach der Therapie weiter. Sollte er in einer klinischen Publikation oder in einem Vortrag Material aus der Therapie mit seinen Patienten verwenden, so muss er sicherstellen, dass dessen Anonymität gesichert ist. Beabsichtigt er eine umfangreiche Kasuistik über die Psychotherapie zu veröffentlichen, sollte er die Zustimmung des Patienten einholen. Nicht selten haben Patienten die Fantasie, ihr Analytiker veröffentlicht eine Fallgeschichte oder ein Buch über die Therapie. Das wäre dann wie ein gemeinsames Kind haben oder zumindest sich gemeinsam zu verewigen.

In der Regel bestehen zwischen Therapeut und Patient nach der Therapie keine Kontakte im sozialen Umfeld. Dennoch gibt es Begegnungen im öffentlichen Raum, zum Beispiel bei Veranstaltungen und Vorträgen, manchmal auch in privaten Gesellschaften, die sich auf eine freundliche, distanzierte Begrüßung beschränken sollten.

Kandidaten an Ausbildungsinstituten sind in einer anderen Situation als Therapiepatienten. Sie begegnen ihrem Analytiker im Ausbildungskontext oder bei Veranstaltungen wie Tagungen und sehen ihn eventuell in fachliche und institutionelle Konflikte einbezogen. Auch hier gilt das Abstinenzgebot; über einen längeren Prozess entwickelt sich später ein kollegiales Verhältnis.

Krankheitslehre, Klinik und Therapie spezieller Störungen

11 Psychopathologie und Psychodynamik der Neurosen

Alf Gerlach

Mit dem Begriff Neurose kennzeichnen wir seelische Erkrankungen, in deren Ätiologie in der Regel unbewusste psychische Konflikte, aber auch die Folgen frühkindlicher Traumatisierungen und aktuelle psychische Belastungen zusammenwirken können. In der Psychiatrie und der Psychosomatik werden Neurosen nicht nur von anderen seelischen Krankheiten wie Psychosen oder Suchterkrankungen abgegrenzt, sondern auch in sich nach verschiedenen Kriterien unterteilt. Diese Einteilungen sind oft deskriptiv orientiert, am äußeren Erscheinungsbild oder an einzelnen Symptomen oder Syndromen festgemacht. In der psychoanalytischen Auffassung steht dagegen der ätiologische Aspekt im Vordergrund, bei dem für die Genese von Neurosen unbewusste psychische Prozesse, insbesondere unbewusste Konflikte, oder die innere Verarbeitung von Entwicklungsdefiziten oder traumatischen Situationen hervorgehoben werden.

11.1 Allgemeine psychoanalytische Neurosenlehre

Die allgemeine psychoanalytische Neurosenlehre beschäftigt sich mit den Grundlagen, die alle Neurosen gemeinsam haben. Sie hat sich seit den ersten Erkenntnissen Freuds über die psychischen Mechanismen von seelischen Konflikten, traumatischen Einflüssen und Abwehrprozessen immer weiter differenziert und neue Modelle entwickelt, um die Vielfalt der individuellen Erscheinungsformen neurotischer Konfliktlösungsversuche, struktureller Defizite und traumatischer Einflüsse abzubilden.

11.1.1 Klassische Einteilung der Neurosen

Freuds Beschäftigung mit psychisch erkrankten Menschen brachte ihn zu der Auffassung, dass eine bestimmte Gruppe seiner Patienten an psychogenen Erkrankungen litt und dass hinter ihrer Symptomatik ein verborgener Sinn entschlüsselt werden könne, der sich aus innerseelischen Prozessen heraus entwickelt hat. Dies stand im Gegensatz zu den psychiatrischen Auffassungen seiner Zeit, die lange an einer körperlichen oder genetischen Verursachung psychischer Krankheiten festhielten. Freuds Klassifizierung der Neurosen veränderte sich mit seiner klinischen Erfahrung und neuen theoretischen Entwürfen, zum Beispiel der Entdeckung der kindlichen Fantasiewelt und deren Bedeutung für die Entwicklung unbewusster innerer Konflikte. Während die von ihm dabei verwandten Begriffe »Neuropsychosen«, »Abwehrneuropsychosen«, »Aktualneurosen« heute keine Rolle mehr spielen, benutzen wir weiterhin seinen Begriff der »Übertragungsneurose« zur Kennzeichnung der psychoanalytisch behandelbaren Neurosen und kennzeichnen als »Psychoneurose« die Gesamtheit neurotischer Störungen mit einer psychogenen Ätiologie.

Dabei ist allerdings immer zu berücksichtigen, dass nach psychoanalytischer Auffassung die Grenze zwischen »normaler« psychischer Verfassung und neurotischer Erkrankung fließend ist. Wir sehen die unterschiedlichen Möglichkeiten seelischer Konfliktverarbeitung auf einem Kontinuum, bei dem weniger eine scheinbare diagnostische Objektivität für die Unterscheidung zwischen »gesund« und »krank« Geltung hat, sondern mehr das subjektive Leiden an den erreichten Möglichkeiten zur Bewältigung innerer und äußerer Konflikte entscheidend ist.

11.1.2 Heutige Modelle der Entstehung von Neurosen

Freud hatte bei der Entwicklung seines ätiologischen Modells von Neurosen zunächst eine traumatische Genese, zum Beispiel durch Missbrauch des Kindes durch einen Erwachsenen, angenommen, später den Akzent mehr auf die Wirkung kindlicher Fantasien und damit verknüpfter innerer Konflikte gelegt. Das Fehlen ausreichend guter Erfahrungen und die Auswirkungen ausgesprochen negativer Kindheitserlebnisse müssen heute zusätzlich betrachtet werden, wenn sie sich in Entwicklungsdefiziten bemerkbar gemacht haben. In vielen Fällen gibt es Überschneidungen zwischen Konfliktentwicklung, den Auswirkungen traumatischen Erlebens und Entwicklungsdefiziten bei der Genese neurotischer Symptome.

Modell des reaktualisierten Konflikts

In diesem Modell steht ein infantiler Konflikt im Mittelpunkt, der schon in der Kindheit nicht ausreichend gut gelöst oder nicht ausreichend gut ertragen werden konnte. Wird ein solcher Konflikt in einer aktuellen Konfliktsituation im Erwachsenenalter erneut berührt, sprechen wir von einer Aktualisierung. Oft ist die auslösende Ursache dabei nicht bewusst. Ein aktueller Anlass, der bewusst benannt werden kann, scheint dabei in einem vollkommen unangemessenen Verhältnis zur inneren Reaktion zu stehen. Der aktualisierte infantile Konflikt löst aber ein solches Ausmaß an Angst und Spannung aus, die wiederum der infantilen Situation, aber nicht der Realität des Erwachsenen angemessen sind, dass dafür auf jeden Fall eine Spannungsabfuhr und Angstminderung gefunden werden muss. Der Konflikt selbst kann nicht gelöst werden, stattdessen entsteht zwischen Triebimpulsen, Abwehrmechanismen des Ich, internalisierten Über-Ich-Aspekten und Realitätsanforderungen ein Kompromiss, der die verschiedenen Aspekte berücksichtigt. Das dabei entstehende Symptom kann als ein missglückter Kompromiss verstanden werden, stellt aber für den einzelnen Patienten die für ihn bestmögliche Lösung dar.

Beispiel: Ein Patient fühlte sich von seiner Ehefrau so heftig gekränkt und verletzt, dass es nahegelegen hätte, wenn er wütend geworden wäre, sie vielleicht sogar geschlagen hätte. Ärger und Wut auf die gelegentlich strafenden Eltern waren aber schon in seiner Kindheit mit Liebesentzug bestraft worden, sodass er auch jetzt seine Gefühle verdrängen musste. Stattdessen entwickelte er einen »Hexenschuss«, eine spontane Verkrampfung der Lendenwirbelsäule rechts, die wir als unbewussten und ins Körperliche verschobenen Kompromiss zwischen einem Schlageimpuls und der dagegen gerichteten Hemmung verstehen konnten. In der von ihm gewählten Bezeichnung »Hexenschuss« schwang aber noch sein Erleben der Kränkung durch seine Ehefrau mit, die für ihn in diesem Moment zu einer Hexe geworden war, die er am liebsten auf einem Scheiterhaufen verbrannt oder »abgeschossen« hätte.

Traumamodell

Auch schwere traumatische Erfahrungen und Kindheitserlebnisse können die Entstehung einer Neurose nach sich ziehen. Als *Entwicklungstrauma* wirken sich physische, soziale und emotionale Vernachlässigungen eines Kindes aus, unter denen Missbrauch und Misshandlung die in ihren Folgen schwerwiegendsten sind. Die Prävalenz des sexuellen Missbrauchs (Missbrauch durch körperlicher Berührung und/oder vollzogenen Geschlechtsverkehr) von Kindern und Jugendlichen liegt in Deutschland bei über fünf Prozent für Mädchen und bei über drei Prozent für Jungen, weltweit werden zehn bis zwanzig Prozent für Mädchen und vier bis acht Prozent für Jungen angenommen (Hoffmann & Hochapfel, 2009, S. 41). Aggressive Misshandlung als regelmäßige Anwendung körperlicher Gewalt, auch mit Gegenständen, hat weltweit ein hohes Aufkommen und trifft häufiger und in stärkerem Ausmaß Jungen. Nach der Befragung von rund 16.000 Schülerinnen und Schülern der neunten und zehnten Jahrgangsstufe haben 17 Prozent der Kinder in Deutschland vor ihrem zwölften Lebensjahr schwere Züchtigungen erlebt (häufiger hart angepackt und gestoßen, seltener geprügelt); jeder Zehnte erleidet seltene oder gehäufte Misshandlungen (geprügelt, zusammengeschlagen, mit der Faust geschlagen oder getreten) (Pfeiffer, 1999). Die pathogene Wirkung von Missbrauch und Misshandlung in der Kindheit beruht auf dem Erleben der von außen aufgezwungenen Ohnmacht und Hilflosigkeit ohne Möglichkeit der Gegenwehr, der Flucht oder Rettung (Hoffmann & Hochapfel, 2004, S. 70). Da die Verursacher in der Regel aus dem engeren oder weiteren familiären Umfeld stammen, fällt die Verarbeitung der erlittenen Gewalt dem Kind besonders schwer, da es an diese Personen ambivalent gebunden ist. Auch sexuelle Überstimulierung, oft verknüpft mit einer für das Kind verführerischen Situation, kann zu einer solchen Überwältigung durch nicht verstehbare und nicht integrierbare Erregung führen. Wenn kindliche Fantasien erotischer und inzestuösen Art plötzlich realisiert werden, wirkt sich dies als Verwirrung des Bezuges zur Realität des Kindes aus. Zusätzlich wird diese Situation oft kompliziert durch die Entwicklung heftiger Schuldgefühle, die das Kind in unbewusster Identifikation mit dem Täter übernimmt (Ferenczi, 1933). Leichter lässt sich ein einzelner traumatisierender Übergriff verarbeiten, wenn er durch einen Fremden geschieht und das Kind bei seinen Eltern und in seiner Familie darüber sprechen und Rückhalt finden kann. *Traumata im Kindesalter* führen in der Regel zu einer schweren Entwicklungs- und Verhaltensstörung, die sich später in einer strukturellen oder Persönlichkeitsstörung bemerkbar machen kann. *Traumata in der Adoleszenz und im Erwachsenenalter* können in ihrer pathogenen Wirkung ähnliche Wege nehmen wie im Kindesalter, wirken sich dann aber eher als posttraumatische Belastungsstörung aus.

Beispiel: Ein inzwischen 40-jähriger Patient suchte psychoanalytische Behandlung, weil er zwar in seinem Beruf zurechtkam, in seinen Beziehungen zu Frauen aber extrem gehemmt war. Er war das einzige Kind seiner Eltern und hatte im Alter von zehn Jahren seinen Vater unerwartet verloren und nicht am Begräbnis teilnehmen dürfen. Er war dann aber von der Mutter in ein inzestuöses Verhältnis gedrängt worden, die ihn als Ersatz für den verlorenen Mann bis zu seinem 18. Lebensjahr mit in ihr Bett nahm. Traumatisch hatten hier der plötzliche Verlust des Vaters und die Verführung durch die Mutter gewirkt, die ihn in eine von massiven Schuldgefühlen geprägte Dynamik zwangen, die seine weitere Entwicklung abrupt verhinderte.

Modell der defizitären Entwicklung

Hoffmann und Hochapfel (2009, S. 42f.) haben darauf hingewiesen, dass Missbrauch und Misshandlung oft mit weiteren Risikofaktoren kombiniert sind, die als Summe der gemeinsam auftretenden Bedingungen letztlich über spätere Krankheit oder Gesundheit entscheiden. Sie stellen biografische Risikofaktoren für die Entstehung psychischer und psychosomatischer Krankheiten protektiven Faktoren gegenüber, wie in Tabelle 7 dargestellt.

Folgt man dieser Betrachtung, können also auch das Zusammenwirken und die Häufung von Risikofaktoren in der frühen Kindheit dazu führen, dass Neurosen entstehen:

> »Die entstandene Pathologie hängt in entscheidender Weise mit chronischen Überforderungen, Mangelzuständen (emotionale Vernachlässigung, mangelnde Fürsorge, Frustration elementarer Basisbedürfnisse), emotionaler Ablehnung bis hin zu seelischen und körperlichen Misshandlungen und Traumatisierungen in der Entwicklung zusammen. Das unreife Ich war mit den gegebenen Bedingungen hoffnungslos überfordert« (Hoffmann & Hochapfel, 2009, S. 65).

Folge dieser Bedingungen ist in der Regel eine relative Schwäche des Ichs, das gegenüber den Triebforderungen des Es hilflos bleibt und inneren Impulsen, aber auch Forderung der Außenwelt ausgeliefert ist.

Häufig kommt es aufgrund der emotionalen Versagung auch zu einer nur mangelhaften Ausbildung des Über-Ichs, das nun zur Gewissensbildung nicht fähig ist und das Verhalten nicht ausreichend gut steuern kann. Nur die Orientierung an äußerer Kontrolle trägt dann dazu bei, dass der Einzelne sich an sozialen Erwartungen und Gesetzen ausrichtet. Die aus dieser Entwicklung resultierenden Störungen machen sich in Form von Kriminalität, Dissozialität, Sucht, Perversion oder schwerer Persönlichkeitsstörung bemerkbar. Sie stellen strukturelle Störungen dar, da sie mit der unzureichenden Entwicklung einer inneren Struktur wie des Ich und/oder Über-Ich verknüpft sind und weniger auf einem Konflikt zwischen den psychischen Instanzen beruhen.

Beispiel: Eine Patientin, die sich wegen schwerer dissoziativer Zustände und Panikattacken in psychotherapeutischer Behandlung befand, entwickelte während Ferienunterbrechungen immer wieder heftige Angstzustände, in denen sie sich am liebsten in eine psychiatrische Klinik hätte aufnehmen lassen, »um geschützt zu sein«. Als Notmaßnahme fügte sie sich Schnitte an den Unterarmen zu, wobei die Empfindung des

Schmerzes ihr ein Gefühl der Erleichterung verschaffte. In der Therapie ließen sich mehrere Missbrauchserfahrungen in einem Kinderheim eruieren, in dem sie nach dem gemeinsamen Unfalltod der Eltern in ihrem dritten Lebensjahr untergebracht worden war. Die über mehrere Jahre währende Therapie konnte nur fortgeführt werden, weil der Therapeut bereit war, ihr in seinen Fehlzeiten einen Gegenstand aus dem Therapieraum mitzugeben, der ihr ein Gefühl von Sicherheit und Geborgenheit auch während seiner Abwesenheiten ermöglichte.

Risikofaktoren	**protektive Faktoren**
niedriger sozioökonomischer Status	dauerhafte, gute Beziehungen zu mindestens einer primären Bezugsperson
mütterliche Berufstätigkeit im ersten Lebensjahr	Großfamilie/kompensationslogische Elternbeziehungen/Entlastung der Mutter
schlechte Schulbildung der Eltern	insgesamt attraktives Mutterbild
große Familien, sehr wenig Wohnraum	gutes Ersatzmilieu nach frühem Mutterverlust
Kontakte mit Einrichtungen der »sozialen Kontrolle«	mindestens durchschnittliche Intelligenz
Kriminalität oder Dissozialität eines Elternteils	robustes, aktives und kontaktfreudiges Temperament
chronische Disharmonie/ Beziehungspathologie in der Familie	soziale Förderung (zum Beispiel Jugendgruppen, Schule, Kirche)
psychische Störungen der Mutter oder des Vaters	verlässlich unterstützende Bezugspersonen im Erwachsenenalter
schwere körperliche Erkrankungen der Mutter oder des Vaters	lebenszeitlich späteres Eingehen »schwer auflösbarer Bindungen«
Unerwünschtheit	geringere Risikogesamtbelastung
alleinerziehende Mutter	
autoritäres väterliches Verhalten	
sexueller und/oder aggressiver Missbrauch	
Verlust der Mutter	
häufig wechselnde frühe Beziehungen	
schlechte Kontakte zu Gleichaltrigen	
Altersabstand zum nächsten Geschwister weniger als 18 Monate	
uneheliche Geburt	
hoher Gesamtrisiko-Score	
genetische Disposition	
Jungen vulnerabler als Mädchen	Mädchen insgesamt weniger vulnerabel als Jungen

Tab. 7: Risikofaktoren und protektive Faktoren für die Entstehung psychischer und psychosomatischer Krankheiten (Hoffmann & Hochapfel, 2009, S. 42)

11.1.3 Der Neurosenbegriff im ICD und DSM

In den international üblichen Klassifikationssystemen »International Statistical Classification of Diseases and Related Health Problems« (ICD) und »Diagnostic and Statistical Manual of Mental Disorders« (DSM) ist der Begriff »Neurose« nicht mehr üblich. Stattdessen werden hier Gruppen wie »affektive Störungen«, »neurotische, Belastungs- und somatoforme Störungen« sowie »Persönlichkeits- und Verhaltensstörungen« ausschließlich nach der vorherrschenden Symptombildung unterschieden, ohne dass auf ihre mögliche Ätiologie Bezug genommen wird. Damit steht der hier verwandte rein deskriptive Störungsbegriff quer zu den von der Psychoanalyse entwickelten Diagnosen, die immer auch einen Bezug zur Entwicklung der spezifischen Neurose und zu ihrer inneren Dynamik enthalten. Der Vorteil von ICD und DSM liegt darin, dass sie möglichst eindeutige diagnostische Kriterien für wissenschaftliche Zwecke beschreiben, um so für die Forschung möglichst homogene Patientengruppen voneinander abzugrenzen. Zwar wurden für die Anwendung in der klinischen Praxis eigene Versionen dieser Klassifikationssysteme entwickelt, dennoch erfassen sie hier nur die Oberflächenphänomene der Symptome, ohne sich für ein tieferes Verständnis und zur Hypothesenbildung über Genese und innere Dynamik der Störungen zu eignen.

11.2 Spezielle Neurosenlehre

Aus dem Zusammenwirken von Entwicklungsbedingungen mit ihren möglichen Mangelzuständen, schweren traumatischen Ereignissen und Konfliktverarbeitung ergeben sich unzählige Möglichkeiten für die Ausbildung individueller Neurosen mit unterschiedlichen Erscheinungsformen, dahinter stehender Psychodynamik und spezifischer Genese. Die spezielle Neurosenlehre versucht, Gemeinsamkeiten verschiedener Gruppen von individuellen Neurosen herauszuarbeiten und diese nach diagnostischen Kriterien zu ordnen.

Dabei bleibt immer zu berücksichtigen, dass es viele Übergänge zwischen den einzelnen Gruppen von Neurosen gibt und keine eindeutige Trennung zwischen sogenannten pathologischen und sogenannten normalen Zuständen. Aus psychoanalytischer Perspektive erscheint es heute sinnvoll, zunächst eine besonders bedeutsame Konfliktebene zu benennen, in der die wesentlichen pathogenen Konflikte angesiedelt sind. Diese Konfliktebene kann sich an der zeitlichen Abfolge der Triebzonen orientieren (oral, anal, phallisch, genital), sie kann aber auch andere Kriterien wie zum Beispiel antagonistische Bestrebungen betreffen. In einem weiteren Schritt kann die Hauptabwehrebene benannt werden, mit der der ursprüngliche Konflikt progressiv oder regressiv in Schach gehalten werden soll. Mentzos (2009, S. 85) spricht hier vom Modus der Verarbeitung des Konflikts und/oder des Traumas, wobei für ihn der Modus auch die Funktion dieser Abwehr einschließt. Er schlägt auch eine dritte Dimension vor, die sich auf die Reife der Persönlichkeitsdiagnostik insgesamt bezieht, und unterteilt diese in die vier Stufen gut integriert, mäßig integriert, gering integriert und desintegriert. Alle drei Dimensionen lassen sich im diagnostischen Gespräch an der aktuellen initialen Übertragungsbeziehung, die sich in der unbewussten Szene des Erstgesprächs zeigt, an der Schilderung der aktuellen Konflikte und Beziehungen außerhalb der therapeutischen Situation sowie an den Entwicklungsschwierigkeiten und infantilen Konflikten nachvollziehen.

11.2.1 Hysterie, hysterische und histrionische Störungen

Beispiel: Schon bei der telefonischen Anmeldung bemerkt der Therapeut, dass er sich von der Stimme der Patientin erotisch angezogen fühlt und sich auf das Erstgespräch in einer besonderen Weise freut. In seiner Fantasie handelt es sich um eine gewinnende, intelligente, erfolgreiche Frau. Im Gespräch berichtet die sehr hübsche Patientin von plötzlich einsetzenden massiven Angstzuständen, dem Verlust ihrer bisherigen Selbstsicherheit, zahlreichen Fehlleistungen in jüngerer Zeit. Sie wirkt plötzlich sehr bedürftig, sodass der Therapeut ihr einen baldigen Beginn einer möglichen Behandlung vorschlägt. Zu seiner Überraschung konfrontiert ihn Frau A. nun damit, dass sie schon zwei weitere Erstgespräche bei anderen (auch männlichen) Therapeuten ausgemacht hat und erst »testen müsse, mit wem sie am besten auskomme«.

Für die Entwicklung der Psychoanalyse bedeutsam wurde die Behandlung sogenannter hysterischer Patientinnen durch Breuer und Freud, die als Grundlage für Freuds Veröffentlichung *Studien über Hysterie*« (Freud & Breuer, 1895d [1893]) dienten. Unter Hypnose reproduzierten diese Patientinnen Erinnerungen, die auf ein psychisches Trauma verwiesen:

> »Als solches kann jedes Erlebnis wirken, welches die peinlichen Affekte des Schreckens, der Angst, der Scham, des psychischen Schmerzes hervorruft, und es hängt begreiflicherweise von der Empfindlichkeit des betroffenen Menschen (sowie von einer später zu erwähnenden Bedingung) ab, ob das Erlebnis als Trauma zur Geltung kommt. Nicht selten finden sich anstatt des einen großen Traumas bei der gewöhnlichen Hysterie mehrere Partialtraumen, gruppierte Anlässe, die erst in ihrer Summierung traumatische Wirkung äußern konnten und die insofern zusammengehören, als sie zum Teil Stücke einer Leidensgeschichte bilden. In noch anderen Fällen sind es an sich scheinbar gleichgültige Umstände, die durch ihr Zusammentreffen mit dem eigentlich wirksamen Ereignis oder mit einem Zeitpunkt besonderer Reizbarkeit eine Dignität als Traumen gewonnen haben, die ihnen sonst nicht zuzumuten wäre, die sie aber von da an behalten« (Freud, 1893a, S. 84f.).

Pathogen seien diese Traumen aber nur deshalb geworden, weil sie im aktuellen Moment nicht ausreichend abreagiert werden konnten, sondern abgespalten wurden, also psychisch nicht mehr zugänglich waren. Der Grund für diese Dissoziation liege in der Peinlichkeit des vorgestellten Inhalts, der aber dennoch weiterhin wirksam bliebe und zu Symptomentwicklung führe: »Bei der Hysterie erfolgt die Unschädlichmachung der unverträglichen Vorstellung dadurch, dass deren Erregungssumme ins Körperliche umgesetzt wird, wofür ich den Namen der *Konversion* vorschlagen möchte. Die Konversion kann eine totale oder partielle sein und erfolgt auf jene motorische oder sensorische Intervention hin, die in einem innigen oder mehr lockeren Zusammenhang mit dem traumatischen Erlebnis steht« (Freud, 1894a, S. 63; Hervorh. i. O.). Die Konversion, also die Umsetzung libidinöser Energie in ein somatisches Symptom, hat dabei nach Freuds Auffassung zugleich eine symbolische Ausdruckskraft, sodass sie körpersprachlich einen Kompromiss zwischen verbotenen Triebimpulsen und Abwehr derselben darstellt. Das Konversionssymptom drückt also in symbolischer Weise sowohl den Triebimpuls wie auch das von Über-Ich ausgehende Verbot aus, wobei es sich in Freuds Überlegungen in der Regel um einen ödipal-inzestuösen Triebwunsch handelt, bei dem Inzestwünsche gegenüber dem andersgeschlechtlichen Elternteil und Todeswünsche gegenüber dem gleichgeschlechtlichen Elternteil vorherrschen.

In aktueller Perspektive wird nun nicht mehr der ödipale Konflikt als der bei der Hysterie immer vorherrschende angesehen, sondern vor allem auch oralen und narzisstischen Konflikten eine wesentliche Rolle zugedacht. Mentzos hat deshalb vorgeschlagen, den Begriff der Hysterie nur noch dann zu verwenden, wenn tatsächlich eine ödipale Problematik im Vordergrund steht und ein hysterischer Modus der Konfliktverarbeitung beobachtet werden könne. Er definiert das »spezifisch hysterische« folgendermaßen:

> »Der Betreffende versetzt sich innerlich (dem Erleben nach) und äußerlich (dem Erscheinungsbild nach) in einen Zustand, der ihn *sich selbst quasi anders erleben* und in den Augen der umgebenden Personen *anders als er ist erscheinen lässt*. Er versetzt sich in einen Zustand, in dem die eigenen Körperfunktionen und/oder psychischen Funktionen und/oder Charaktereigenschaften in einer solchen Weise erlebt werden und erscheinen, dass schließlich eine (angeblich) andere, eine quasi veränderte Selbstrepräsentanz resultiert. Diese unbewusst angestrebte Änderung […] bezweckt ausgesprochen und zielgerichtet die neurotische Entlastung von einem intrapsychischen Konflikt« (Mentzos, 1980, S. 75; Hervorh. i. O.).

Diese kann sich oft auf einen realen Kern stützen, zum Beispiel sich auf eine reale Begebenheit oder bei der Konversion auf ein reales Leiden, das oft aber geringfügig ist, beziehen. Das klinische Bild des hysterischen Modus hat Mentzos (2009, S. 92) wie in Tabelle 8 dargestellt festgehalten.

körperliche Konversionssymptomatik	psychische Dissoziationsphänomene	histrionische Persönlichkeitsstörung
funktionelle Sehstörungen	»Amnesien«	Dramatisierungstendenz, Affektualisierung, Emotionalisierung
Atembehinderungen	Dämmerzustände	verführerisches Verhalten
Schwindelzustände	Fugue (weglaufen, Poriomanie)	Suggestibilität
Astasie	dissoziativer Stupor	emotionale Labilität
Abasie	Ganser-Syndrom	impressionistischer kognitiver Stil
»Lähmungen«	multiple Persönlichkeit	
Kloßgefühl im Hals		
Herzsensationen		
Schmerzen etc.; die Hysterie als der Imitator aller, insbesondere der neurologischen Erkrankungen		

Tab. 8: Hysterischer Modus nach Mentzos (2009)

In dieser Tabelle finden sich körperliche Symptome, also Konversionssymptome, neben psychischen Phänomenen, die auf eine Spaltung in intrapsychischen Vorgängen verweisen, und hysterische Charakterzüge und Verhaltensmuster, die früher als hysterische Charakterneurose, heute auch als histrionische Persönlichkeitsstörung klassifiziert werden. Wegen der Fülle der möglichen körperlichen Symptome wird die Konversionshysterie auch bei den psychosomatischen Erkrankungen näher behandelt (Kap. 13). Wesentlich für den hysterischen Modus bei der Entwicklung dieser Symptome ist aber, dass sie sich als eine unbewusste hysterische Inszenierung entwickeln und verstehen lassen. Zusätzlich zum Vorherrschen dieses Modus müssen aber auch die pathogenen Konflikte und die Organisationsstufe der Persönlichkeit, die Reife der psychischen Struktur, bei der Diagnose erfasst werden. Neben den schon von Freud beschriebenen ödipal-inzestuösen Konflikten sind dabei auch sogenannte »frühe«, in der Zeit der Oralität vorherrschende Konflikte um Separation und Individuation anzutreffen, zum Beispiel wenn der Vater in seiner triangulären Hilfsfunktion nicht ausreichend zur Verfügung gestanden hat, um dem Kind die Separation von der Mutter als primärem Objekt zu ermöglichen (Rupprecht-Schampera, 1997). Der Grundkonflikt besteht dann darin, dass das Kind versucht, die ödipale Triangulierung im Rahmen einer sexualisierten Beziehungsform mit dem gegengeschlechtlichen Elternteil zu verwenden, um die fehlende frühe Triangulierung zu erzwingen (weibliche Hysterie) oder zu ersetzen (männliche Hysterie) und damit die ursprünglich nicht gelungene Separation von der Mutter zu erreichen. Dieser Theorieansatz macht es möglich, Konversionssymptome in ihrer interaktionellen Funktion zu verstehen, sie aber auch im Gesamtzusammenhang ihrer neurosenspezifischen Bedeutung zu betrachten. Auch Rohde-Dachser (2008) sieht in der Verleugnung der Mutter-Kind-Trennung einen wesentlichen Faktor, bei dem das Kind Phantasmen der Urszene entwickelt, in denen es sich wechselnd mit Vater und Mutter identifiziert, um mit der damit verknüpften Erregung katastrophische Trennungsängste abzuwehren. Dabei werde ein Bild der Mutter internalisiert, das zugleich erregende und zurückweisende Züge trage. Damit könne sowohl die symbolische Kastration wie auch die eigene Sexualität verleugnet werden, was dann später reaktualisiert und neu inszeniert werde.

11.2.2 Depression

Beispiel: Als Herr B. sich zum ersten Mal an einen Psychotherapeuten wendet, klagt er über seine seit Jahren zunehmenden depressiven Gefühlszustände und die neuerdings auftretenen ernsthaften Selbstmordgedanken. Er ist verheiratet, hat zwei Kinder, aber er hat sich zunehmend aus diesen Beziehungen zurückgezogen, »das Interesse verloren«, bis seine Frau sich schließlich von ihm trennte. Ebenso hat er sich an seinem Arbeitsplatz in eine schwierige, fast aussichtslose Lage gebracht: Niemand wolle mehr mit ihm zu tun haben, mit ihm zusammenarbeiten, sodass er mehr und mehr auf belanglose Tätigkeiten »abgeschoben« werde. Im Erstgespräch wirkt der Patient verzweifelt, aber zugleich kontrollierend und bemüht, jede Spontaneität seinerseits zu vermeiden. Der Therapeut fühlt sich von ihm unter Druck gesetzt, als solle ihm seine Freiheit genommen werden, auch selbst zu entscheiden, ob er mit diesem Patienten arbeiten kann und will. Am Ende der ersten Sitzung wirkt der Patient anklammernd und hat Schwierigkeiten, die Beendigung des Gesprächs zu akzeptieren.

Die Psychoanalyse hat verschiedene Modelle der Depression entwickelt, die sich wechselseitig nicht ausschließen, wenn sie auch unterschiedliche Schwerpunkte hervorheben. Freud hatte in seiner Arbeit »Trauer und Melancholie« (Freud, 1916–1917g) auf die Bedeutung eines realen oder fantasierten Objektverlustes hingewiesen. Dabei könne es um eine geliebte Person, aber auch um eine Vorstellung oder Idee gehen, die dem Betreffenden wichtig geworden war. Anders als beim Vorgang der Trauer komme es bei der Depression (Freud benutzt für den Ausdruck »Melancholie«) aber zu einer tiefen Störung des Selbstwertgefühls:

> »Die Melancholie ist seelisch ausgezeichnet durch eine tief schmerzliche Verstimmung, eine Aufhebung des Interesses für die Außenwelt, durch den Verlust der Liebesfähigkeit, durch die Hemmung jeder Leistung und die Herabsetzung des Selbstgefühls, die sich in Selbstvorwürfen und Selbstbeschimpfungen äußert und bis zur wahnhaften Erwartung von Strafe steigert« (Freud, 1916–1917g, S. 429).

Weiterhin hebt Freud hervor, dass bei der Trauer die Welt als »arm und leer« erscheint, bei der Depression dagegen das Ich selbst verarme, dass aber auch die Selbstvorwürfe des Depressiven eigentlich dem verlorenen Objekt gelten, die Klagen also als Anklagen verstanden werden müssen:

> »Die Objektbesetzung erwies sich als wenig resistent, sie wurde aufgehoben, aber die freie Libido nicht auf ein anderes Objekt verschoben, sondern ins Ich zurückgezogen. Dort fand sie aber nicht eine beliebige Verwendung, sondern diente dazu, eine Identifizierung des Ichs mit dem aufgegebenen Objekt herzustellen. Der Schatten des Objekts fiel so auf das Ich, welches nun von einer besonderen Instanz wie ein Objekt, wie das verlassene Objekt, beurteilt werden konnte« (ebd., S. 435).

Objektverlust, Selbstwertminderung und Introjektion sind also nach Freud wesentliche Bestandteile der depressiven Psychodynamik, wobei die Objektbeziehung zusätzlich von einem unbewussten Ambivalenzkonflikt geprägt ist.

Diesen Ambivalenzkonflikt hatte schon Abraham (1911, 1912) in den Mittelpunkt seiner Untersuchungen gerückt, in denen er die unerträgliche Enttäuschung von Liebeswünschen, in der Regel gegenüber der Mutter, und die daraus entstehende frühkindliche Verstimmung mit dem reaktiven Hass und den Rachewünschen gegenüber dem versagenden Objekt in Verbindung brachte. Diese Gefühle müssen allerdings abgewehrt werden und werden über den Weg der oralen Introjektion gegen das eigene Ich gerichtet. Radó (1926a) integrierte diese Überlegungen schließlich in die Strukturtheorie und hob die zentrale Bedeutung des Selbstwertgefühls und der leistungsbezogenen narzisstischen Zufuhr bei der Psychodynamik der Depression hervor. Er arbeitete insbesondere die Abfolge von Schuldgefühlen, Buße und Verzeihung heraus, wenn ein Kind seine Erfahrungen mit strafenden Eltern internalisiert. Die wiederholte Entwicklung von Schuldgefühlen und Selbstbestrafungen sichern dem

Kind dann zunächst die erneute Zuwendung seiner Eltern, dem Erwachsenen später die Beschwichtigung seines Über-Ichs. In der Depression wendet sich das Über-Ich gegen das Ich, statt dass das Ich seine Kräfte gegen das versagende Objekt mobilisiert. Jacobson (1977) untersuchte insbesondere die Herabsetzung des Selbstwertgefühls in der Psychodynamik der Depression. Sie nahm eine pathologische Entwicklung der Selbstrepräsentanz, des Über-Ichs und des Ich-Ideals an, die unrealistisch und undifferenziert blieben. Eine besondere Konzeption entwickelte Klein (1972a) mit ihrer Idee der depressiven Position, die sie einerseits als eine spezifische Entwicklungsphase auffasste, die jeder Mensch durchlaufe, andererseits aber auch als spezielle psychische Konstellation verstand. Dabei könne die Beziehung zum primären Objekt zu einer spezifischen Pathologie führen, wenn böse und gute Anteile innerhalb dieser Beziehung nicht oder nur mangelhaft integriert werden könnten. Der in der Beziehung zu Mutter unvermeidliche Schmerz und die Enttäuschung an ihr führten zu Aggression, die dann mit der Angst verknüpft sei, das »gute Objekt« zu zerstören. Nur wenn die aufgrund der Aggression entstehenden Schuldgefühle bewusst ausgehalten und verarbeitet werden könnten, sei die depressive Position als eher reife Stufe erreichbar, aber immer wieder auch regressiv durch Spaltung bedroht. Eine klinisch sichtbare Depression könne dort entstehen, wo es nicht gelinge, das geliebte »gute Objekt« im Ich zu integrieren. Kleins Theorie berücksichtigt weniger reale Mangelerfahrungen oder reale Qualitäten der primären Objekte, sondern zentriert mehr auf die inneren Auswirkungen triebgebundener Prozesse und den inneren Kampf zwischen »guten« und »bösen« Objekten oder Partialobjekten.

Mentzos (1995) hat die verschiedenen Theorien zur Dynamik des depressiven Geschehens in einem historischen Überblick zusammengestellt (Tab. 9). Wie Radó und Jacobson hat auch Mentzos die Störung der Selbstwertgefühlsregulation als wichtigstes Element der depressiven Psychodynamik betrachtet und diese Auffassung in sein Drei-Säulen-Modell (vgl. Kap. 1.7.3) integriert. Dadurch wird es möglich, unterschiedliche Komponenten und Variationen in der Psychodynamik der Depression zusammenzuführen und dabei zu klären, wie verschiedene bei der Entstehung der Depression beteiligte Konstellationen (narzisstische Krisen, Objektverluste, mangelnde Spiegelung in der Kindheit, Bildung maligner Introjekte) die narzisstische Homöostase beeinträchtigen und bei der Bildung einer Depression zusammenwirken. In seinem Drei-Säulen-Modell führen Störungen in der ersten Säule, deren oberster Teil ein reifes Ideal-Selbst repräsentiert, zu depressiven narzisstischen Krisen und beschädigen direkt das Selbstvertrauen. Ursachen können Misserfolge, Kränkungen, Störungen des Körpererlebens durch Erkrankungen und Alter und Einschränkungen durch äußere Faktoren sein. Hier fehlt dann ein benignes internalisiertes Objekt, das Trost spenden, trotz der aktuellen Kränkung positive Spiegelung ermöglichen und so die depressive Reaktion mildern könnte.

Störungen der zweiten Säule hängen deutlicher mit dem Erleben in Objektbeziehungen zusammen, können also Reaktionen auf Objektverlust oder Trennung sein, aber auch Enttäuschungen an einem bis dahin idealisierten Objekt. Voraussetzung ist hier, dass es nicht zur Bildung eines reifen, stabilen internalisierten Objektes gekommen ist, sondern ein malignes inneres Objekt vorherrscht. Ist dagegen die Entwicklung der dritten Säule, deren oberen Teil ein reifes Gewissen darstellt, gestört worden, kann es zur Ausbildung einer Schulddepression kommen, bei der Selbstvorwürfe, Selbstverurteilung und Selbstbestrafungstendenzen vorherrschen. Mentzos schlägt vor, sein Modell auch zur Unterscheidung zwischen schweren, im früheren Sprachgebrauch endogenen, und leichten (früher neurotischen oder reaktiven) Depressionen zu nutzen. Insbesondere die Qualität der eingesetzten Abwehrmechanismen sei dabei entscheidend. Depressive Störungen, die die obere Hälfte der jeweiligen Säulen beeinträchtigen und in der individuellen Entwicklung spätere bzw. reifere Strukturen und Funktionen umfassen, gingen auch mit reiferen Abwehrmechanismen einher und könnten den leichteren Depressionen zugeordnet werden. Seien die unteren Hälften der jeweiligen Säulen betroffen, würden auch frühere, unreifere Abwehrmechanismen eingesetzt.

S. Freud (1917)	Objektverlust, Introjektion, Selbstgefühlsminderung
K. Abraham (1911)	Aggressionshemmung, Wendung nach innen, Manie
S. Radó (1928)	Internalisierung der Sequenz: *Schuld, Buße* (durch ein Übermaß an Leistung), *Verzeihung*; Melancholie als Reparationsprozess
E. Bibring (1953)	Selbstwertgefühlsverlust nicht nur durch Frustration bzw. Objektverlust, sondern auch Enttäuschung narzisstischer Bedürfnisse (anale, phallische)
J. Sandler, W. G. Joffe (1965)	Verlust der narzisstischen Integrität, des »well-being«; fundamentale psychobiologische depressive Reaktion unterscheidet sich von der klinischen Depression; depressive Reaktion kann sich auch als nützlich erweisen
E. Gut (1989)	produktive und unproduktive Depression
E. Jacobson (1953/1971)	Verlust des Selbstwertgefühls erklärt sich durch bestimmte Energieverteilungs- und insbesondere strukturelle Störungen der Selbstrepräsentanz bzw. des Über-Ichs (archaisch) und Ich-Ideals (zu hoch)
M. Klein	depressive Position (als universales Stadium bzw. Zustand); Melancholie: keine gelungene Internalisierung des guten Objekts; Aggressionshemmung (Angst, dass gute Objekt zu verlieren)
A. Beck	kognitive, pessimistische Grundkonzepte, depressiver Affekt sekundär, Therapie durch kognitive Korrektur
M. Seligman	erlernte Hilflosigkeit
H. Kohut	mangelhafte Spiegelung, keine bejahende freudige Reaktion auf die Existenz des Kindes = »leere« Depression; mangelhafte Teilhabe an Ruhe und Sicherheit eines idealisierten Erwachsenen = Schulddepression
B. Benedetti	Über-Ich-Depression, Es-Depression, Ideal-Ich-Depression
H. Tellenbach	Typus Melancholicus
D. Hell (1992)	Depression als biosozialer Schutzmechanismus
andere Autoren	P. Matussek, F. Schwarz, D. Widlöcher, A. Green (»tote Mutter«), J. Bowlby u. a.

Tab. 9: Depressionstheorien – historischer Überblick (Mentzos, 1995, S. 20f.)

11.2.3 Zwangsstörungen, Zwangsneurose

Beispiel: Herr C. hatte die zwanghafte Vorstellung entwickelt, dass er beim Autofahren einen anderen Menschen unabsichtlich verletzen oder gar töten könnte. Bevor er morgens zur Arbeit losfuhr, musste er fünf Minuten im Auto sitzen und zu Gott beten, dass keinem der Autofahrer, denen er an diesem Tage begegnen würde, etwas passierte. Wenn er dann losfuhr, konnte es geschehen, dass er wieder umkehren musste, um auf der soeben passierten Strecke zu kontrollieren, dass er niemanden angefahren hatte. Saß er zur Zeit der Rundfunknachrichten im Auto, musste er stehen bleiben und die Verkehrsnachrichten abwarten, um die Strecken vermeiden zu können, wo sich in der Zwischenzeit ein Unfall ereignet hatte. Herr C. versuchte sich immer wieder gegen die Zwänge zu wehren, sie zu unterdrücken, war dann aber einer heftigen Angst ausgeliefert, die ihn doch wieder zur Einhaltung seiner Zwangshandlungen brachte.

Freud hat in zwei sehr bekannten Krankengeschichten Beispiele von Zwangsneurosen beschrieben und analysiert, den »Rattenmann« (Freud, 1909d) und den »Wolfsmann« (Freud, 1918b). Der »Rattenmann«, ein jüngerer Akademiker, litt an der Zwangsvorstellung, dass sein Vater wie auch seine Geliebte der Rattenstrafe ausgesetzt werden könnten, wobei sie festgebunden, ihnen ein Topf mit Ratten über den Hintern gestülpt wird und die Ratten sodann in ihren Darm kriechen. Weiterhin verspürte er den zwanghaften Impuls, sich in den Hals zu schneiden, und litt unter zahlreichen inneren Verboten gegenüber Alltagshandlungen. Er hatte als Kind eine heftige Ambivalenz dem verbietenden und strafenden Vater gegenüber entwickelt und unbewusst an der ödipalen Triebregung festgehalten, die Frau (und Mutter) zu erobern, den Vater umzubringen und sich selbst deswegen zu bestrafen. Die Rattenfantasie verdichtete einerseits eine Bestrafungsszene, andererseits in Umkehrung von aktiv in passiv eine anale Geburt entsprechend einer infantilen Kloakenfantasie, nach der Kinder aus dem Darm geboren werden. Der »Wolfsmann«, ein russischer Patient Freuds, litt an Essstörungen, zwanghafter Frömmigkeit und einer Wolfsphobie. Im Rahmen der Behandlung erinnert der Patient wieder seinen ersten Angsttraum aus der Kindheit, in dem er in einer Winternacht weiße Wölfe auf dem Nussbaum vor seinem Fenster sitzen sieht und mit heftiger Angst, aufgefressen zu werden, aufschreit und wach wird.

Die Deutungsarbeit führte zur Entschlüsselung der Urszene des Patienten, in der er die Eltern real oder in seiner Fantasie beim Koitus beobachtet hatte, unter dem Eindruck internalisierter Verbote aber alle damit verknüpften Gefühle abwehren musste. Insbesondere seine homosexuelle Liebe zum Vater und angsterregende Vorstellung, von ihm wie eine Frau koitiert zu werden, musste er verdrängen und in eine Angst vor dem kastrierenden Vater – symbolisiert durch die Wölfe – umwandeln. Die zwanghafte Befolgung religiöser Handlungen diente dann der Sühne und Selbstbestrafung für die verbotenen Wunschregungen. Freud verstand die zwangsneurotische Symptomatik seiner Pateinten also als Folge eines intrapsychischen Konfliktes zwischen Triebregungen und dagegen gerichteter Abwehr. Er entdeckte vor allem die dabei vorherrschenden anal-sadistischen und analerotischen Triebregungen, die einem besonders strengen und verurteilenden Über-Ich ausgesetzt sind, das diese Triebwünsche radikal verurteilt. Abwehrmechanismen der Zwangsneurose wie Reaktionsbildung,

Affektverschiebung und Affektisolierung, Ungeschehenmachen, Rationalisierung und Intellektualisierung dienen dann dazu, die Triebregungen unter Kontrolle zu halten. Dieselben Mechanismen sah er auch am Werk, wenn es nicht zur Ausbildung einer Symptomneurose kommt, sondern zu einer zwangsneurotischen Charakterstruktur. Diese zeichnet sich aus durch Ordentlichkeit, Pünktlichkeit, Sauberkeit, Genauigkeit, Eigensinn, wobei die dazu eingesetzten Abwehrmechanismen aber als ich-synton erlebt werden, also nicht mit einem Erleben von psychischem Leid einhergehen.

Bis heute hat diese triebtheoretische Sichtweise der Zwangsneurose Gültigkeit behalten, wenn sie auch um weitere Aspekte ergänzt werden kann. Sexuelle und anal-sadistische Impulse stehen in Konflikt mit einem besonders grausamen Über-Ich. Häufig kommt es auch zu einer regressiven Triebentmischung, bei der sexuelle und aggressive Triebimpulse nicht mehr miteinander verwoben sind:

> »Der Zwangsneurotiker ist ständig in Angst, geliebte Objekte durch seinen Sadismus zu zerstören oder zu beschädigen, und muss daher ständige Wiedergutmachungsarbeit leisten, auch, um das Wohlwollen des Überichs zurückzugewinnen. Ebenfalls dominieren in der Klinik ausgeprägte Konflikte zwischen passiven und aktiven Bestrebungen« (Kutter & Müller, 2008, S. 199).

Die besondere Strenge des Über-Ichs entspringt einer ambivalenten Internalisierung der gehassten und zugleich geliebten ödipalen Eltern. Es nimmt aber nicht nur deren verbietende, auch aggressive Züge auf, sondern speist sich in seiner Grausamkeit und Heftigkeit auch aus den kindlichen Aggressionen gegen die Eltern. Deshalb sind auch die Ängste vor Strafe und Vergeltung besonders heftig. Lang (2015, S. 28ff.) hat sich in einer Erweiterung und Vertiefung der triebdynamischen Perspektive auf Erikson (1966) bezogen und anhand dessen Phasenmodells den Grundkonflikt »Autonomie vs. Scham und Zweifel« als charakteristischen Konflikt der analen Phase näher untersucht. Werden die Wünsche nach Autonomie und Selbstkontrolle zu sehr eingeschränkt, kommt es zwar zu äußerer Anpassung, Fügsamkeit und Überordentlichkeit, andererseits aber auch zu latenter Aggressivität, Revolte und Rachewünschen. »Strukturell kann man deshalb den Zwangsneurotiker als gehemmten Rebellen bezeichnen. Neben dem »klassischen« Konflikt zwischen Über-Ich und Es findet sich so die Zwangsstörung vor allem durch den Konflikt »Autonomie versus Fügsamkeit« strukturiert« (Lang, 2015, S. 29). Die zwangsneurotische Symptomatik garantiert dann aber auch Distanz in Beziehungen zu anderen Menschen, hält andere gleichsam aus dem eigenen inneren Leben fern, dessen sie sich in der unbewussten Fantasie des Zwangsneurotikers bemächtigen könnten. Exzessive Kontrolle soll also auch diese tiefe Angst vor Ohnmacht, Ausgeliefertsein und Vernichtung der selbstbestimmten Existenz binden.

In diesem Sinne ist die Zwangsneurose nicht nur eine regressive Abwehrformation gegen Kastrationsangst und die Dynamik der ödipalen Konflikte, sondern auch eine progressive Abwehrformation gegen die Welt oraler, vor allem oral-narzisstischer Konflikte. Die zwangsneurotische Symptombildung kann also auch ein Versuch sein, psychotische oder depressive Störungen in Schach zu halten (Quint, 1988, S. 103ff.; Mentzos, 2009, S. 103ff.). Dabei geht es um die Aufrechterhaltung eines einigermaßen kohärenten Selbstgefühls und die Abwehr potenzieller Gefahren, die aus einem möglichen Zerfall des Selbst resultieren.

11.2.4 Angststörungen, Angstneurose, Phobie

Beispiel 1: Frau D. hatte sich an eine Psychotherapeutin gewandt, weil sie zwar schon seit Jahren an selbst gewählten Einschränkungen ihrer Bewegungsfreiheit litt, diese sich jetzt aber ausgeweitet hatten. Sie fürchtete sich seit langer Zeit vor der Begegnung mit Tauben und vermied deshalb, das Zentrum der Stadt aufzusuchen, in der sie wohnte und wo sie damit rechnen musste, freilebenden Tauben zu begegnen. Besonders unerträglich erschien ihr die Vorstellung, sie könnte in Taubenkot treten oder damit in Berührung kommen. Seit einiger Zeit hätte sich diese Angst nun aber auch auf andere Vogelarten gerichtet, sodass sie es zusätzlich unterlassen musste, im Park spazieren zu gehen oder Freunde zu besuchen, bei denen sie damit rechne konnte, in deren Garten gebeten zu werden.

Beispiel 2: Herr E. berichtete im Erstgespräch von immer wieder auftretenden Angstattacken, die mit der Vorstellung verknüpft waren, sein Herz könne zu schlagen aufhören und er müsste dann sterben. Dabei erlebte er subjektiv, wie sich sein Herz heftig in der Brust bewegte, wie er rot anlief und zu schwitzen begann. Alle körperlichen Untersuchungen waren ohne Befund geblieben. Inzwischen wagte er sich nur noch in Begleitung seiner Frau vor die Tür, weil nur sie oder ein im Angstanfall schnell hinzugezogener Arzt in beruhigen konnten. Dabei mussten diese ihm versichern, dass keine Gefahr bestehe und dass er weiterleben werde. Mehr und mehr hatte sich aber seine Frau von seiner großen Bedürftigkeit und seinen Nähewünschen während der Angstattacken beengt und unter Druck gesetzt gefühlt, sodass auch die damit verknüpften Ehekonflikte ihn nach einer Psychotherapie suchen ließen.

Freud rechnete die Angstneurose zunächst zu den sogenannten Aktualneurosen, für die er körperliche Ursachen, genauer somatische Erregungsquellen, annahm. Er schilderte 1895 die wesentliche Symptomatik:

> »Die ängstliche Erwartung ist das Kernsymptom der Neurose; in ihr liegt auch ein Stück von der Theorie derselben frei zutage. Man kann etwa sagen, daß hier ein Quantum Angst frei flottierend vorhanden ist, welches bei der Erwartung die Auswahl der Vorstellungen beherrscht und jederzeit bereit ist, sich mit irgend einem passenden Vorstellungsinhalt zu verbinden« (Freud, 1895b, S. 318f.).

Als weitere Symptome erwähnte er allgemeine Reizbarkeit, nächtliches Aufschrecken, Schwindel, Parästhesien und gastrointestinale Störungen. Ursächlich nahm er eine Erregungsanhäufung ohne psychische Ableitungsmöglichkeit an, insbesondere eine Anstauung sexueller Triebspannung. Später revidierte Freud diese Vorstellung und verstand den Angstaffekt als zunächst sinnvolle und angemessene Reaktion auf eine innere oder äußere Gefahr, durch die dem Ich eine Reizüberflutung drohe. Bei der neurotischen Angst falle der Angstaffekt im Verhältnis zur Bedrohung überstark aus.

Für die Phobie als objektgebundene Angst entwickelte Freud sein Modell anhand der Begleitung der Analyse eines fünfjährigen Jungen (»der Kleine Hans«, 1909b). Als Symptom hatte dieser Junge eine Angst entwickelt, ein Pferd könne ihn beißen.

Freud fand dahinter die Verschiebung einer ödipalen Rivalität mit dem Vater auf ein anderes Objekt, ein Pferd, was zunächst auch erfolgreich schien. Hans hatte ein Pferd fallen sehen, was er unbewusst mit seinen Todeswünschen gegen den Vater und mit der Schwangerschaft seiner Mutter in Verbindung brachte. Die Angst vor dem Pferd symbolisierte nun seine Kastrationsangst als Angst vor dem Vater wegen seiner Todeswünsche diesem gegenüber, war zugleich aber auch Ausdruck der unbewussten ödipalen Hassregungen gegen diesen. Die libidinösen Regungen, die nicht erlebt und ausgelebt werden dürfen, verwandeln sich in die Angstsymptomatik.

Aus psychoanalytischer Sicht ist die Unterscheidung zwischen objektgebundenen Phobien und der frei flottierenden Angst bei den Angstneurosen bis heute sinnvoll. Dabei verstehen wir als Phobie eine unbegründete und auch objektiv nicht nachvollziehbare Furcht vor bestimmten Objekten oder Situationen, die dann zu vermeiden gesucht werden. Häufige Formen von Phobien sind zum Beispiel die Klaustrophobie als Furcht, in geschlossenen Räumen oder in einem Aufzug gefangen zu sein, die Agoraphobie als Angst vor offenen Plätzen und Straßen, die Brückenphobie und Höhenphobie sowie Tierphobien. Psychodynamisch geht es zunächst um die Verdrängung eines angsterzeugenden Inhaltes und eine anschließende Verschiebung der dazugehörigen fantasierten Gefahr auf ein reales Objekt oder eine reale Situation. Diese Verschiebung nach außen ermöglicht dann in vielen Fällen die Vermeidung der als gefahrvoll fantasierten Situation, die zwar eine erhebliche Einschränkung darstellt, zunächst aber Entlastung und Beruhigung mit sich bringen kann. Oft haben die Phobien dann aber eine Tendenz, sich auszuweiten, sodass die Vermeidungen und Einschränkungen immer weiter ausgreifen müssen.

Anders als die Phobien gehen die Angstzustände der Angstneurose mit einer deutlichen körperlichen Symptomatik einher. Die Patienten erleben die Angst nicht nur auf psychischer Ebene, sondern haben zugleich Herzklopfen, Schweißausbrüche, eine betont tiefe und schnelle Atmung, manchmal auch eine Weitstellung der Pupillen. Der panikartige Zustand kann von wenigen Minuten bis zu Stunden dauern und die Patienten suchen oft zunächst einen somatisch tätigen Arzt auf, zum Beispiel ihren Hausarzt oder einen Internisten. Psychodynamisch erzeugt die erlebte Angst »eine chaotische Desorganisierung und eine Diffusität im Erleben und Verhalten, womit sie sozusagen selbst zur Gefahr wird (dies entspricht in etwa »der traumatischen Angst« Freuds im Gegensatz zu seiner »Signalangst«). Der typische akute angstneurotische Anfall ist gerade eine solche plötzliche Angst scheinbar ohne Anlass, wenn auch der Patient bald aus dieser zunächst diffusen und unbegründeten Angst eine Art Phobie entstehen lässt, zum Beispiel eine Herzphobie, also die Angst vor einem bevorstehenden Herzinfarkt oder einer bevorstehenden akuten Psychose usw.« (Mentzos, 2009, S. 115). Als Endzustand entwickelt sich oft eine Angst vor der Angst, vor dem nächsten Angstanfall. Aus psychodynamischer Perspektive geht es um eine unbewusste, tief greifende intrapsychische Gefährdung, oft um die Vorstellung eines psychischen Todes. Damit ist der Verlust der Gewissheit des eigenen Selbst gemeint, ein Gefühl des Schwindens von Selbstkohärenz oder ein Gefühl des Verlusts von Ich-Funktionen, das den Patienten hilflos werden lässt. Die diffuse, panikartige, unerträgliche Angst kann auf eine primäre Somatisierung hinweisen, sodass die »körperlichen, vegetativen Erscheinungen [...] nicht bloße Korrelate, also normale psychophysiologische Begleiterscheinungen einer bewussten Angst, sondern

Äquivalente einer unbewussten Angst« (ebd., S. 117) sind. Die erlebte Angst, die oft auf das körperliche Funktionieren gerichtet ist, drückt somit in verschleierter und abgewehrter Form eine andere, ursprünglichere Angst aus. Die Gruppe der Angstneurose umfasst also alle Patienten mit akuten manifesten Angstzuständen, die eine deutliche Angst vor dem Auftreten dieser Angstanfälle umtreibt und die oft eine starke Somatisierung der Angst aufweisen.

Die psychodynamisch zu erschließende Angst vor dem Verlust der Selbstkohärenz weist darauf hin, dass bei diesen Patienten eine sichere Selbstrepräsentanz nicht ausreichend entwickelt werden konnte und auch ein Sicherheit bietendes, gutes internalisiertes Objekt nicht gebildet wurde. Dies ist auch der Grund für das deutliche Haften der Patienten an einem äußeren Objekt, das Sicherheit bieten und jederzeit als Selbstobjekt zu Verfügung stehen soll. Eine äußere Person soll hier also ersatzweise die Funktion des Sicherheit vermittelnden guten Objektes übernehmen. Der erste angstneurotische Anfall ereignet sich deshalb häufig auch nach dem Verlust einer solchen Person durch Tod oder Trennung. Dadurch wird das unzureichend ausgebildete unsichere Selbstsicherheitsgefühl beschädigt oder ganz zerstört. Dies ist auch der Grund dafür, dass auch Angst vor der eigenen Aggression, die das sicherheitsspendende äußere Objekt bedrohen könnte, zum Auslöser für eine angstneurotische Entwicklung werden kann.

11.2.5 Traumatische Neurose, posttraumatische Störungen

Beispiel: Herr F., ein 30-jähriger Doktorand aus China, hatte die psychotherapeutische Beratungsstelle der Universität, an der er promovierte, wegen anhaltender Arbeits- und Schlafstörungen aufgesucht. Während seiner Arbeitsversuche litt der immer wieder unter einbruchsartigen Erinnerungen an die öffentliche Demütigung beider Eltern während der chinesischen Kulturrevolution (1966–1976), deren Zeuge er als sechsjähriges Kind geworden war. Der Großvater hatte unter dem Druck des Terrors Selbstmord begangen, die Großmutter wurde in die Verbannung geschickt. Für ihn bedeuteten die Übergriffe dieser Zeit den Einbruch des Terrors in ein kulturell verbindliches und verlässliches Werte- und Normensystem und die Trennung von jeder Verbindung zur außerchinesischen Welt, zu fremden Sprachen und Kulturbezügen. Sein typisches Abwehr- und Bewältigungsmuster war die Überbesetzung eines familiären Leistungsideals, eine Form der Isolierung, bei der die Realitätswahrnehmung in Bezug auf das Geschehen erhalten bleibt, die Affekte aber geleugnet werden; zugleich werden die von der Beschädigung betroffenen Werte überbesetzt.

In Freuds Denken war es der Durchbruch des Reizschutzes, der biologischen und psychologischen Schutzmechanismen, verursacht durch ein Trauma, der dazu führte, dass die subjektiven seelischen Verarbeitungsmöglichkeiten überfordert waren. Zentrale Ich-Funktionen brechen zusammen, und in der Folge kommt es zu einem Zustand »automatischer Angst« (Freud, 1926d), verbunden mit Gefühlen extremer Ohnmacht und Hilflosigkeit, die psychisch nicht mehr bearbeitet werden können. An die Stelle der üblichen Möglichkeiten des Ichs, mit psychischen Anforderungen umzugehen, treten hier Restitutionsversuche, zum Beispiel in einer zwanghaften Wiederholung des traumatisch Erlebten im Traum oder in nicht steuerbaren Flashbacks. Ferenczi (1933) unterstrich besonders die Unterwerfung des Traumatisierten unter den Aggressor und die Introjektion des Angreifers in Form einer Übernahme von dessen Schuldgefühlen. Der Angreifer und dessen Schuldgefühle werden so zu einem Teil des Über–Ichs des Traumatisierten, das sich gegen dessen Ich richtet. Damit entfaltet das Trauma eine zerstörerische Wirkung, da die Introjektion wie ein Fremdkörper wird, der im traumatischen Moment die Ich-Fähigkeiten ausschaltet.

In der Folge wirkt dieser Fremdkörper wie eine ständige Gefährdung des Ichs, auf die dieses mit einer Abspaltung antwortet, um den noch intakten Teil des Ichs vor weiterer Zerstörung zu bewahren. Dies kann allerdings zu einer völligen Entleerung der Persönlichkeit führen.

Khan (1963) entwickelte das Konzept des kumulativen Traumas, bei dem das Versagen mütterlicher Hilfs- und Schutzfunktionen die im Säugling anwachsenden inneren Spannungen traumatisch werden lassen.

Ein besonderes Feld eröffnete die psychoanalytische Untersuchung der Extremtraumatisierung Erwachsener, vor allem am Beispiel von KZ-Überlebenden und deren Nachkommen. Diese waren über Monate oder Jahre einem Terror ausgesetzt, der in Grausamkeit, Hunger, Ohnmacht, Demütigung, Entrechtung und Dehumanisierung bestand. Das Leben in einer Atmosphäre der ständigen Bedrohung und eines anfänglich unverstandenen, namenlosen, dann immer näher rückenden Verhängnisses führte zu einer leiblich-seelischen Zermürbung des Personganzen. Das häufige Erleben akuter Todesgefahr und Todesangst, die Verunsicherung aller mitmenschlichen Bezüge und Kontakte, das schutzloses Dasein in einem Dauerzustand völliger oder nahezu völliger Rechtlosigkeit, die Überflutung des geistigen Ich-Gefüges durch den unaufhörlichen Ansturm von öffentlichen und persönlichen Beschimpfungen, Verdächtigungen, Verleumdungen und Anschuldigungen, wiederum ohne Möglichkeit einer Zufluchtnahme zum behördlichen Rechtsschutz, führte zu einem Zusammenbruch der seelischen Struktur der Betroffenen, der auch nach dem Ende der Bedrohung anhielt. Niederland (1980) beschrieb das Überlebenden-Syndrom (Survivor-Syndrom), dass sich in schweren, oft ganz plötzlich einsetzenden Erregungs- und Angstzuständen, einem meist unartikulierten Gefühl des »Anders-als-die-anderen-Seins«, einer tiefen Überlebensschuld, einem Zustand des seelischen Überwältigt- und Verringertseins, einer endlosen Gram und einer Unfähigkeit, über das erlittene Leid zu sprechen, äußert. Weiterhin wurden auch die unbewusste Weitergabe der traumatischen Folgen des Erlebten an nachfolgende Generationen und die dabei zugrunde liegenden unbewussten Identifizierungsprozesse erforscht. Hier fand sich bei der Enkelgeneration häufig nicht eine Identifikation mit Vater oder Mutter, sondern mit der Vergangenheit des Elternteils vor der eigenen Geburt. Dieser Transpositionsmechanismus geht sogar oft über eine Identifizierung hinaus, als sich das Individuum nicht nur mit einer einzelnen Person, zum Beispiel mit einem Elternteil oder einem toten Angehörigen, identifiziert, sondern mit den Unterdrückten ebenso wie mit den Unterdrückern, die in jener Zeit lebten (Kestenberg, 1989). Dabei wirken zahlreiche, zum Teil archaische, zum Teil differenziertere Abwehrmechanismen wie Deanimation, Regression, Somatisierung und Verleugnung gleichzeitig mit Reaktionsbildungen, Verdrängung und Identifizierung mit dem Angreifer mit. Die Vergangenheit der älteren Generation und die eigene Gegenwart schieben sich ineinander (»Telescoping«; Faimberg, 1988). Unbewusst erlebte sich das Kind oft als Substitut eines verlorenen geliebten Familienmitglieds, belastet mit der Aufgabe, die »verlorene Ehre« der Familie wiederherzustellen. Die hier erarbeiteten Konzepte lassen sich auch auf andere transgenerationelle Traumatisierungen anwenden, zum Beispiel auf die Nachkommen der deutschen Kriegsgeneration (Eckstaedt, 1989) oder der in der chinesischen Kulturrevolution Verfolgten (Gerlach & Haag, 2000).

Die Psychoanalyse betrachtet also bis heute Traumatisierungen als komplexe seelische Vorgänge, die zwar zu Abspaltungen führen, dennoch aber auch einer inneren Verarbeitung und Überformung durch bewusste und unbewusste Fantasien unterliegen. Wie diese Verarbeitung gelingt, hängt auch von der prätraumatischen Persönlichkeitsstruktur ab. Traumatische Erfahrung führt in der Regel dazu, dass sie unter der Wirkung des Wiederholungszwangs verdeckt in Ängsten, in Reinszenierungen und in Träumen durchbricht, wogegen sich der Traumatisierte nicht wehren kann, sich stattdessen erneuter Hilflosigkeit und Ohnmacht ausgeliefert fühlt. Beim Versuch der therapeutischen Beeinflussung müssen deshalb historische Realität, die nicht symbolisch durchgearbeitet werden kann, und psychische Realität miteinander in die Arbeit einbezogen werden. Die Rekonstruktion der traumatischen Erfahrung kann vor allem von unbewusst zugeschriebenen Selbstverantwortlichkeiten entlasten:

> »Die Aufdeckung der Realität des Traumas, d.h. seine Historisierung, ist die Voraussetzung, um seine sekundäre Bearbeitung und Überformung mit unbewussten Phantasien und Bedeutungen, die Schuldgefühle und Bestrafungstendenzen beinhalten, aufzuklären und verstehbar zu machen. Damit wird Phantasie und Realität abgegrenzt. Das Ich wird entlastet und erhält einen Verstehensrahmen für die bis dahin unbegreiflichen Einbrüche traumatischer Realität. Ein neues Empfinden seelischer Aktivität kann dann eine Auflösung des Wiederholungszwangs und eine Transformation und Integration des Traumas ermöglichen« (Bohleber, 2000, S. 883).

Die ICD-10 unterscheidet zwischen einer »akuten Belastungsreaktion« (F43.0), einer »Anpassungsstörung« (F43.2) und der »Posttraumatischen Belastungsstörung« (F43.1). Die akute Belastungsreaktion wird hier verstanden als vorübergehende Störung nach einer außergewöhnlichen körperlichen oder seelischen Belastung, einhergehend mit einem Gefühl der Betäubung, Desorientiertheit und vegetativer Erregtheit, wobei diese Symptome innerhalb von zwei Wochen abklingen sollten. Die Anpassungsstörung kann mit depressiven und/oder ängstlichen Symptomen einhergehen. Die posttraumatische Belastungsstörung zeichnet sich aus durch Intrusionen als Erinnerungen von Traumaanteilen, zum Beispiel in Form von Flashbacks oder Albträumen, durch Vermeidungen aller Personen, Situationen und Orte, die erneut eine Erinnerung an das Trauma hervorrufen könnten, sowie durch eine massive Veränderung des vegetativen Erregungsniveaus. Schreckhaftigkeit, Konzentrationsstörungen, Leistungsabfall, Ein- und Durchschlafstörungen sowie andere vegetative Erregungsleitung kennzeichnen das Bild, depressive Reaktionen und Suizidimpulse können dazugehören. Wichtige Risikofaktoren für das Anhalten einer akuten Belastungsstörung und ihren Umschlag in eine posttraumatische Belastungsstörung sind frühere Traumatisierungen, vorbestehende psychische Konflikte, aber auch die Schwere des Traumas, die Plötzlichkeit des traumatischen Ereignisses, Mangel an sozialer Unterstützung und Nichtanerkennung des persönlichen Schadens durch andere (Hoffmann & Hochapfel, 2009, S. 187).

11.2.6 Perversionen

Beispiel: Herr G. hatte sich ursprünglich wegen depressive Beschwerden an einen Psychotherapeuten gewandt. Im Lauf der therapeutischen Arbeit hatte er aber auch über sein »perverses Symptom« zu sprechen begonnen: Bedingung für einen befriedigenden Orgasmus war für ihn, dass seine Frau im Bett knielange Stiefel trug, die er streicheln musste, bevor er eine Erektion erreichte und dann zum Geschlechtsverkehr fähig war. In der ansonsten liebevollen Beziehung zwischen ihm und seiner Frau war diese Forderung seinerseits immer mehr zu einem Ärgernis für seine Frau geworden, die sich ihm lange unterworfen und seinem Wunsch angepasst hatte, die nun aber eine Veränderung wünschte und gelegentlich von Trennung zu sprechen begonnen hatte.

Freud hatte 1905 in seinen *Drei Abhandlungen zur Sexualtheorie* (1905d) die Perversion als anatomische Abweichung von den der geschlechtlichen Vereinigung dienenden Körperstellen oder als Verweilen bei Vorspiel-Aktivitäten definiert. Er konnte zeigen, dass alle Menschen von Anfang an zunächst »polymorph pervers« sind, insofern sie das Bedürfnis haben,

»1. sexuellen Handlungen zuzuschauen (Schautrieb, Voyeurismus),
2. die eigene Potenz zur Schau zu stellen (Zeigelust, Exhibitionismus),
3. sich eines intimen Gegenstands zu bedienen als Ersatz für die begehrte Person (Fetischismus),
4. sich in die Person des anderen Geschlechts zu versetzen, und zwar dadurch, dass man sich so kleidet wie das andere Geschlecht (Transvestismus),
5. oder mehr noch, ganz so sein zu wollen wie das andere Geschlecht (Transsexualismus),
6. andere zu quälen, zu demütigen, körperlich oder seelisch zu verletzen (Sadismus),
7. gequält, gedemütigt, ja zerstört zu werden (Masochismus)« (Kutter & Müller, 2008, S. 256).

Psychodynamisch sah Freud in der Perversion das Gegenteilige der Neurosen (Freud, 1905d), eine Regression auf infantile Formen der Sexualbetätigung, eingeleitet durch Kastrationsängste und Verdrängungen, wobei in der agierten Szene selbst aber Verleugnung und Spaltung entscheidend werden. Die Verleugnung werde zum Beispiel durch die Idealisierung eines Fetisches gesichert, der für den fantasierten Phallus der Frau stehe, wodurch die Wahrnehmung des Geschlechtsunterschieds abgewehrt werden könne. Diese Tendenz zur Fetischisierung lässt sich auch als Ausdruck von Verachtung und Feindseligkeit gegenüber dem zu sexuellen Befriedigung erforderlichen Partner verstehen, sodass Stoller (1979) diesen Aspekt hervorhob und Perversion als eine erotische Form von Hass verstand. Er sah diesen Hass in den meisten Fällen als Reaktion auf ein infantiles Trauma, als eine Wendung von der Passivität in die Aktivität. Die reaktive Aggression würde nun in sexualisierter Form am Objekt ausgedrückt. Die perverse Sexualität könnte dann sogar zu einer Abmilderung destruktiver Anteile beitragen. Mentzos (2009, S. 178f.) hat diese

Konzeptualisierung umgekehrt: Er sieht in der Perversion nicht eine Sexualisierung der Aggression, sondern eine Aggressivierung der Sexualität, die eine Abwehrfunktion übernehme:

> »Sie dient der Abwehr der antizipierten Gefährdung der Angst vor einer zu starken Bindung, etwa bei einer verschmelzenden Vereinigung mit dem Objekt, und vor dem antizipierten Verlust der Ich-Kontrolle oder der Angst, vom Objekt verlassen zu werden (nachdem man abhängig geworden ist). Alle diese empfundenen Gefahren und Ängste sind partiell real begründet, wenn tatsächlich davor eine Brüchigkeit der Selbst-Kohäsion bestanden hat« (ebd., S. 178).

Darin stimmt Mentzos mit Morgenthaler (1974) überein, der für die Perversion eine Plombenfunktion beschrieben hat, durch die ein brüchiges Selbst noch zusammengehalten werden und sein Zusammenbruch verhindert werden könne. Morgenthaler sieht hier vor allem die Abwehr einer psychotischen Regression im Vordergrund, während Mentzos auch leichtere Störungen der Identität oder des Selbstwertgefühls als verursachend annahm. Mentzos versteht die Aggressivität als notwendige Beimischung, die das Selbst vor dem begehrten, aber zugleich als bedrohlich erlebten Objekt schützen soll.

In der ICD-10 tauchen die Perversionen als »Störungen der Geschlechtsidentität« (F64) und »Störungen der Sexualpräferenz« (F65) auf, werden aber ausschließlich deskriptiv definiert.

12 Psychopathologie und Psychodynamik der Persönlichkeitsstörungen

Alf Gerlach

12.1 Charakterneurosen und Persönlichkeitsstörungen – Klassifizierungsversuche

Schon Freud hatte sich mit Charaktereigenschaften auseinandergesetzt und 1908 den Zusammenhang zwischen einer bestimmten Charakterbildung und der Analerotik (Freud, 1908) beschrieben. Ihm war eine Gruppe von Personen aufgefallen, die sich durch die drei Eigenschaften Ordentlichkeit, Sparsamkeit und Eigensinn auszeichneten. Er brachte sie mit Reaktionsbildungen wie Scham, Ekel und Moral zusammen, die sich in der Latenzzeit gegen das frühere erogene Interesse an der Afterzone und den Ausscheidungsvorgängen bilden: »Die bleibenden Charakterzüge sind entweder unveränderte Fortsetzungen der ursprünglichen Triebe, Sublimierung derselben oder Reaktionsbildungen gegen dieselben« (Freud, 1908b, S. 209). Später schrieb er über »Einige Charaktertypen aus der psychoanalytischen Arbeit« (1916d), zum Beispiel über Patienten, die am Erfolg scheitern und über Verbrecher aus Schuldbewusstsein. Reich (1933), der den Begriff »Charakterneurose« prägte, arbeitete als Unterschied zu den Symptomneurosen das Fehlen von Krankheitseinsicht und das Vorherrschen von Rationalisierungen heraus. Nach ihm bildet der neurotische Charakter einen schützenden Panzer und macht sich in der therapeutischen Arbeit in Form von besonderen Charakterwiderständen bemerkbar. Heute verstehen wir unter Charakterneurose eine »Charakterstruktur, bei der die Charaktereigenschaften in ihrer Ausprägung jenseits des Normalen liegen. Was als normal anzusehen ist, hängt von gesellschaftlichen Bewertungen ab« (König, 2014, S. 143). Dieser Akzent ist deshalb besonders wichtig, weil unterschiedliche Ethnien und Gesellschaften in besonderer Weise bestimmte Charakterzüge präferieren oder sogar von ihren Mitgliedern verlangen. Hoffmann (1979) differenzierte die Charakterneurose, die mit einem Leiden des betreffenden einhergeht, vom neurotischen Charakter, dessen Eigenschaften ich-synton bleiben. Allerdings geht der neurotische Charakter oft mit bestimmten Symptomen einher, sodass sich daraus auch eine Symptomneurose mit psychischem Leid entwickeln kann. In der Geschichte der Psychoanalyse haben Einteilungen von Charakterstrukturen nach der psychosexuellen Entwicklung (oraler, analer, urethraler, phallisch-narzisstischer, genitaler Charakter), aber auch nach klinischen Kriterien (schizoid, narzisstisch, schizoaffektiv, depressiv, zwanghaft, hysterisch etc.) Platz gefunden und haben weiterhin ihren Wert, weil sie jeweils ein Cluster von Abwehrmechanismen umfassen und beschreiben, die für den jeweiligen Charakter vorherrschend sind.

In der psychiatrischen Praxis, in der klinisch-psychologischen Forschung und bei der Klassifikation psychischer Störungen wird der Begriff der Charakterneurose allerdings nicht mehr gebraucht. Vorherrschend ist vielmehr die neue diagnostische Kategorie der Persönlichkeitsstörungen, die ohne ätiologische Vorstellung und stattdessen betont deskriptiv »überdauernde Muster von Erlebens- und Verhaltensweisen« darstellen, »welche erstens merklich von den Erwartungen der soziokulturellen Umgebung abweichen und zweitens mehr durch Charakterzüge und weniger durch Funktionsstörungen definiert werden« (Mentzos, 2009, S. 147). Mit den Begriffen der Störung und der Abweichung von durchschnittlich in einer gegebenen Gesellschaft zu erwartenden Verhaltensmustern kommt hier ein normierender Aspekt in die Klassifizierung, der immer wieder überdacht werden sollte, da sonst eine Stigmatisierung der Betroffenen droht. Wir gehen von fließenden Übergängen zwischen dem Begriff der Persönlichkeit, der eine Person mit allen sie kennzeichnenden Eigentümlichkeiten und überdauernden Haltungen bezeichnet, und dem Begriff der Persönlichkeitsstörung aus, in den unvermeidlich eine soziale Wertung eingeht.

Die Persönlichkeitsstörung kann vom Betreffenden selbst als durchaus ich-synton wahrgenommen werden. Er muss die betreffenden Eigenschaften nicht unbedingt als krankheitswertig erleben, kann aber wegen seiner Eigentümlichkeiten mit seiner sozialen Umwelt in Konflikt geraten. In der ICD-10 wird allerdings als Kriterium für eine spezifische Persönlichkeitsstörung vorausgesetzt, dass sie »beinahe immer mit ausgeprägten persönlichen Leiden und sozialen Beeinträchtigungen« (Dilling & Freyberger, 1999, S. 218) einhergeht.

Mentzos hat ein eigenes Konzept entwickelt, um die Gesamtheit der Persönlichkeitsstörungen darzustellen, wobei hier die Charakterneurosen im Sinne der älteren Psychoanalyse, die Psychopathien oder abnormen Persönlichkeiten im Sinne der älteren Psychiatrie, aber auch die narzisstischen und Borderline-Persönlichkeitsstörungen, die von der neueren Psychoanalyse beschrieben worden sind, einbezogen werden (Mentzos, 2009, S. 149). Er hat den interessanten Versuch unternommen, alle hier erfassten Ähnlichkeitsstörungen auf psychodynamischer Grundlage zu verstehen und einzuordnen. Er begreift sie als »dauerhafte Abwehr und Kompensationsmechanismen« (Mentzos, 2009, S. 150), als Pseudolösungen von Grundkonflikten und als »Modi der Konflikt- und Traumaverarbeitung« (ebd., S. 151). Er orientiert sich dabei an der psychodynamischen Einteilung psychotischer Störungen, einerseits entlang der Achsen »selbstbezogen« versus »objektbezogen«, andererseits nach dem im Vordergrund stehenden Dilemma, wobei er hier eine Identitätsproblematik einer möglichen Selbstwertigkeitsproblematik gegenüberstellt. In diesem zweidimensionalen System verortet er nun auch die Persönlichkeitsstörungen je nachdem, ob Selbstbezogenheit oder Objektbezogenheit bei der Abwehr im Vordergrund steht und ob eine Identitäts- oder eine Selbstwertigkeitsproblematik vorherrscht (siehe Tab. 10).

In diesem Schaubild finden nun auch die klassischen Charakterneurosen ihren Platz, aber sie werden ergänzt zum Beispiel durch die narzisstischer und die Borderline-Persönlichkeitsstörung. Die depressive Persönlichkeit wird dann erkennbar als objektbezogen, mit vorherrschender Selbstwertproblematik, während die Borderline-Störung in ihrer Abwehr zwischen Selbstbezogenheit und Objektbezogenheit wechselt, aber je nach vorherrschender Problematik dem psychotischen oder dem neurotischen Pol zugeordnet werden kann.

PSYCHOSEN					NEUROSEN
		Selbst-Pol			
	schizotypale PS	schizoide PS	hyperthyme PS		
		narzisstische PS			
			anankastische PS		
		paranoide PS	passiv-aggressive PS		
	Schizo-Borderline	schizoaffektives Borderline		Thymo-Borderline	
	Identitätsproblematik		**Wertigkeitsproblematik**		
		ängstlich-vermeidende PS			
		sensitive PS	ängstlich vermeidende PS	histrionische PS	
			depressive, abhängige, masochistische PS		
		Objekt-Pol			

Tab. 10: Psychodynamische Einteilung der Persönlichkeit nach Art des Dilemmas und der Selbst- bzw. Objekt-Bezogenheit der Abwehr (nach Mentzos, 2009, S. 154)

Eine andere Einteilung hat Kernberg (1976) vorgeschlagen. Er hat versucht, deskriptive Aspekte der Charakterdiagnose mit Strukturebenen der Charakterpathologie zu verknüpfen. Entsprechend der jeweiligen pathologischen Organisation von Ich und Über-Ich, der Pathologie der verinnerlichten Objektbeziehungen und der Störung in der Entwicklung unterscheidet er drei Strukturniveaus (Kutter & Müller, 2008, S. 216ff.):

Bei der *höheren Strukturebene* finden wir ein gut integriertes, aber oft übermäßig strenges und strafendes Über-Ich, neben einem stabilen Ich und gut strukturierten Repräsentanzen von Selbst und Objekt. Ambivalenzerleben ist möglich, das Erleben von Schuld und die Fähigkeit zur Wiedergutmachung sind vorhanden, die Objektbeziehungen sind in der Regel gut ausgeformt. Kernberg ordnet die Mehrzahl der hysterischen Charakterbildungen, den depressiv-masochistischen Charakter sowie den Zwangscharakter auf diesem Level an.

Auf der *mittleren Strukturebene* ist das Über-Ich deutlich strafender und weniger integriert. Als hauptsächliche Abwehrmechanismen werden neben der Verdrängung Intellektualisierung, Rationalisierung, Ungeschehenmachen, Projektion und Spaltung eingesetzt. Auch hier können stabile Objektbeziehungen erreicht werden. Auf diesem Strukturniveau verortet Kernberg viele narzisstische Persönlichkeitsstörungen, hysterische Persönlichkeitsstörungen mit vorwiegend narzisstischer Ausprägung (z. B. Rachetypus), aber auch die sadomasochistischen Persönlichkeitsstörungen.

Wesentliches Kennzeichen der *niederen Strukturebene* ist nach Kernberg die Identitätsdiffusion, bei der die Patienten keine stabilen inneren Repräsentanzen des Selbst und der Objekte ausbilden konnten. Zusätzlich sind diese in sich wenig integrierten Selbst- und

Objektrepräsentanzen in negative und positive Partialobjekte aufgespalten. Diese als nur gut oder nur schlecht erlebten Selbst- und Objektanteile geraten immer wieder in Konflikte miteinander und werden schnell auf äußere Objekte projiziert. Als wesentliche Abwehrmechanismen finden sich Spaltung, projektive Identifizierung, Idealisierung und Verleugnung. Affektdifferenzierung und die Fähigkeit zum Ertragen von Ambivalenz sind kaum ausgebildet. Viele narzisstische Persönlichkeiten im engeren Sinne, die Borderline-Persönlichkeitsstörung, schizoide und paranoide Persönlichkeitsstörungen gehören zu dieser Gruppe.

12.2 Spezielle Persönlichkeitsstörungen

In der Praxis der psychoanalytischen Psychotherapie haben vor allem die histrionische, die anankastische, die narzisstische und die Borderline-Persönlichkeitsstörung Beachtung gefunden, wobei für die beiden letzteren ausführlich spezifische Behandlungsstrategien entwickelt worden sind. Sie sollen deshalb auch hier eingehender abgehandelt werden.

12.2.1 Histrionische Persönlichkeitsstörung

Beispiel: Frau Z., eine 50-jährige Patientin, hatte sich an ihren Psychotherapeuten gewandt, nachdem ihre dritte Ehe wegen ihrer ständigen Tendenz, mit Männern zu flirten und in deren Gegenwart das Gespräch an sich zu reißen, gescheitert war. Sie versuchte, auch in ihrem Äußeren jünger zu wirken, und hatte die Beziehung zu ihrer 20-jährigen Tochter abgebrochen, nachdem diese sich geweigert hatte, sie weiterhin in den Kreis ihrer eigenen Bekannten und Freunde mitzunehmen. Auch im Erstgespräch inszenierte sie sich in einer verführerischen Haltung gegenüber dem Therapeuten und reagierte gekränkt, als dieser auf ihren Versuch, ihn zu einem Treffen in einem Restaurant zu bewegen, nicht einging.

Im Mittelpunkt der histrionischen Persönlichkeitsstörung stehen ein ständiger Wunsch nach Aufmerksamkeit, eine übertriebene Emotionalisierung aller zwischenmenschlichen Beziehungen, eine Tendenz zur Dramatisierung und zum Theatralischen, eine Stimmungslabilität mit überraschenden Wechseln des Affekts sowie häufig eine verführerische Haltung sowie ein übermäßiges Beschäftigsein mit der äußeren Erscheinung.

Mentzos hat für die histrionische Persönlichkeitsstörung einen spezifischen Modus der hysterischen Konflikt- und Traumabearbeitung beschrieben:

> »Es handelt sich um eine unbewusste Inszenierung mit der Funktion, den betreffenden anders erscheinen zu lassen, nämlich besser, stärker, schöner oder umgekehrt schlechter, schwächer, hilfloser, als sie oder er ist. Man könnte hier von einer unbewussten Veränderung der Selbstrepräsentanz sprechen, wodurch der Konflikt, die intrapsychische Spannung, der Schmerz vorübergehend erträglicher werden« (Mentzos, 2009, S. 163).

Der Modus der Konfliktverarbeitung und die vorherrschenden Abwehrmechanismen sind also dieselben wie bei der Hysterie, nur dass hier nicht eine Symptombildung, sondern Verhaltensmuster und Charakterzüge im Vordergrund stehen.

12.2.2 Anankastische Persönlichkeitsstörung

Beispiel: Herr Y. stellte sich in der psychotherapeutischen Praxis vor, weil er als Finanzbeamter in seinem Amt wegen seiner Ordentlichkeit und Gewissenhaftigkeit zwar geschätzt war, wegen seines darüber hinausgehenden Perfektionismus und seiner Strenge bei der genauen Einhaltung aller Regeln und Vorschriften für seine Arbeit aber immer weiter in Verzögerung geraten war. Jeden Arbeitsschritt kontrollierte er selbst mehrmals auf seine Richtigkeit, konnte sich dabei auch nicht auf die Hilfe eines Kollegen verlassen. Zum Erstgespräch kam er auf die Minute genau und wies Therapeuten nach exakt 50 Minuten darauf hin, dass die für ihn reservierte Zeit nun sicher zu Ende sei.

Die anankastische oder zwanghafte Persönlichkeitsstörung zeichnet sich aus durch übertriebene Pedanterie, sozialen Konformismus, Perfektionismus, aber auch Rigidität und Eigensinn, übermäßige Gewissenhaftigkeit sowie eine Neigung zur Kontrolle, ständigen Zweifeln und übermäßiger Vorsicht. Oft kommt es zu Entscheidungsproblemen und übermäßiger Verzögerung in Arbeitsabläufen, die mit den beschriebenen Eigenschaften zusammenhängen. Die Verankerung in ungelösten Konflikten der analen Entwicklungsphase zeigt sich gleichsam in der psychischen »Obstipation«.

12.2.3 Pathologischer Narzissmus

Beispiel: Herr X. begann als 56-Jähriger eine psychoanalytische Behandlung, weil er sich in seinem Leben in eine absolute Außenseiterposition gebracht hatte. In der Vergangenheit hatte er zahlreiche sexuelle Abenteuer hinter sich gebracht, ohne sich jemals enger binden zu können. Freunde und Bekannte hatten sich zunehmend von ihm abgewandt, weil sie sein ständiges Bedürfnis nach Aufmerksamkeit und Bewunderung nicht mehr ertrugen. Er hatte auf die zunehmende Isolierung mit Wut und Entwertung der anderen reagiert, bis sich langsam unerträgliche Gefühle von Einsamkeit einstellten. Sein Älterwerden erlebte er als Bedrohung, da es ihn zunehmend der Möglichkeiten, eine neue seinen Ansprüchen genügende Partnerin zu finden, beraubte. Im Erstgespräch fühlte er sich entwertet, als der Therapeut nicht seine erreichten beruflichen Erfolge betonte, sondern das Gespräch auf die vom Patienten selbst hervorgehobenen Defizite in seinen sozialen Beziehungen konzentrierte.

Beim pathologischen Narzissmus finden wir übertriebene Größenfantasien, manchmal im Wechsel mit Minderwertigkeitsgefühlen, eine starke Selbstbezogenheit, einen Wunsch nach grenzenloser Bewunderung und eine Tendenz zur emotionalen oder materiellen Ausbeutung anderer. Andere Menschen können für eigene narzisstische Bezogenheit eingesetzt werden, ihnen droht aber Entwertung, sobald sie ein Gefühl der Enttäuschung auslösen. Mit solchen Enttäuschungen kann auch intensive Wut verknüpft sein. Hier besteht ein starker Gegensatz zwischen narzisstischem Selbstbezug und Objektbeziehungen, aus dem ein hohes Kränkungspotenzial und die Tendenz zum Zurückzug von den Objekten resultiert.

Psychodynamisch lassen sich hinter den beschriebenen Persönlichkeitszügen verborgene Gefühle von Minderwertigkeit und Selbstunsicherheit vermuten, die auf Schwierigkeiten in der Entwicklung eines ausreichend sicheren und guten Selbstbildes zurückgeführt werden können. Klinisch zeigt sich dies auch darin, dass Menschen mit einer narzisstischen Persönlichkeitsstörung häufig dann in eine Krise geraten und therapeutische Hilfe suchen, wenn bisher das übersteigerte Selbstbild stützende äußere Umstände oder Menschen wegfallen, zum Beispiel bei einer dauerhaften Abwendung anderer Menschen, bei einem Gewahrwerden zunehmenden Alters mit dem Wegfall bis dahin geltender Kompensationsmöglichkeiten oder bei einer sonstigen Kränkung, die nicht mehr aufgefangen werden kann. In der therapeutischen Situation können Deutungen, die keine Rücksicht auf dieses besondere Kränkungspotenzial nehmen, als heftig verletzend erlebt werden. Rachewünsche mit oft destruktiven Fantasien gegen andere oder sich selbst, Zustände von Verzweiflung und depressive Verstimmungen sind dann die Symptome eines psychischen Zusammenbruchs.

In der psychoanalytischen Theorieentwicklung stehen sich heute selbstpsychologische (Kohut, 1976, 1981) und objektbeziehungspsychologische (Kernberg, 1985) Auffassungen zur Entwicklung, aber auch zur Behandlung narzisstischer Persönlichkeitsstörungen gegenüber. Aus selbstpsychologischer Sicht sieht Kohut die Selbstentwicklung parallel zur Entwicklung der Triebe und des Ichs, wobei sich der Narzissmus von einer archaischen Form zu reiferen Ausprägungen entwickelt (Kap. 1.7.2). Das am Anfang der Entwicklung stehende idealisierte Größenselbst und das innere Bild idealisierter Eltern, die idealisierte Eltern-Imago, wandeln sich in der Regel unter dem Einfluss von Realitätserfahrungen, die nicht zu traumatisierend werden, in reife Selbst- und Objektrepräsentanzen. Im Idealfall kommt es also zur Entwicklung eines gesunden Narzissmus. Pathologischer Narzissmus resultiert nach Kohut aus einer Störung dieses Entwicklungsprozesses, oft durch kalte, uneinfühlsame und aggressive Elternfiguren, die das kindliche Selbst zur eigenen Stabilisierung benötigen und entsprechend benutzen. In der therapeutischen Situation lassen sich zwei zentrale Formen narzisstischer Übertragung beobachten, die idealisierende Übertragung und die Spiegelübertragung. Bei der idealisierenden Übertragung wird das allmächtige und bewunderte Objekt der Kindheit wiederbelebt, sodass auf den Therapeuten idealisierte Aspekte der Eltern-Imago übertragen werden. Der Patient flüchtet sich ganz in den Schutz dieser idealisierenden Übertragung. Damit versucht er, eine strukturelle Leere im eigenen Selbst auszugleichen, die auf traumatische Erfahrungen mit einem Versagen der primären Objekte oder auf eine von ihnen ausgehende Schädigung oder Zurückweisung zurückgeht. Dagegen führt die Spiegelübertragung dazu, dass dem Therapeuten eine Großartigkeit zugeschrieben wird, wie sie der Patient als grandioses Selbst in sich trägt. Auch hier wird als Ursache ein Stillstand der Entwicklung eines ausreichend guten Narzissmus aufgrund eines Mangels an Spiegelung durch die primären Objekte angenommen. Daraus resultieren Fixierungen, die eine Veränderung und Entwicklung des archaischen grandiosen Selbst und des archaischen grandiosen Selbstobjekts verhindern. Im therapeutischen Prozess kommt es häufig zum Versuch einer Reinszenierung dieses Versagens der primären Objekte. Kohut nimmt an, dass der Therapeut die ursprünglichen, nicht weiter entwickelten kindlichen Wünsche nach Spiegelung des Selbst und Idealisierung des Objekts nicht befriedigen soll, aber sie empathisch aufnehmen und einem Durcharbeiten zuführen sollte. Dadurch sei die Wiederaufnahme des zum Stillstand gekommenen Entwicklungsprozesses von Selbststrukturen im therapeutischen Prozess möglich (Volkan & Ast, 1994, S. 168ff.). Hierfür muss sich der Therapeut auf eine emphatische Beziehung zum Patienten einlassen, die es diesem erlaubt, einer von Kohut so genannten Selbstobjekt-Übertragung zu entwickeln. Der Wunsch nach Spiegelung oder Idealisierung treibe dann die Entwicklung des Patienten hin zu einem normalen Narzissmus an, indem dieser sich die Fähigkeiten des Therapeuten durch umwandelnde Internalisierungen aneigne. So werde es dem Patienten möglich, während der Behandlung langsam eine neue psychische Struktur aufzubauen.

Unvermeidlich komme es dabei auch zu Fehlern in der emphatischen Begleitung durch den Therapeuten, die beim Patienten Wut entbinden können, woraufhin der Therapeut die emphatische Verbindung neu wiederherzustellen versuchen müsse. In dieser Konzeptualisierung des therapeutischen Prozesses kommt es also weniger auf die Deutung von Abwehr und Widerstand an, sondern eher auf ich-stützende Maßnahmen. Die Rolle der Aggression und anderer konflikthafter Triebe und Fantasien bleibt weitgehend ausgeblendet.

In Kernbergs Vorstellung kommt es dagegen bei der Entwicklung zu einer narzisstischen Persönlichkeitsstörung nicht zu einer Fixierung in der frühen Kindheit, vielmehr sieht er die Ursache in einer pathologischen Ich- und Über-Ich-Entwicklung, in einer frühen Vernachlässigung oraler Triebbedürfnisse sowie in Triebkonflikten, die auch mit einer konstitutionell verankerten Heftigkeit aggressiver Triebregungen in Verbindung stehen können. Als Reaktion darauf entwickelt das Kind eine pathologische narzisstische Struktur, die im Unterschied zu den Borderline-Persönlichkeitsstörungen eine gewisse soziale Anpassung erlaubt. Die pathologische narzisstische Struktur, das grandiose Selbst, entsteht dann aus einer Mischung verschiedener Selbst- und Objektrepräsentanzen, dem Ich-Ideal, Real-Selbst und Ideal-Objekt. Wenn es in der Entwicklung nicht gelingt, gute und böse Selbst- und Objektrepräsentanzen zu integrieren, übernehmen Spaltungsprozesse die führende Rolle in der Abwehr. Damit versucht das Kind vor allem die internalisierte »gute« Beziehung mit der Mutter vor einer Mischung mit schlechten Erfahrungen, die es in dieser Beziehung hatte, zu bewahren. Der Versuch, beide gegensätzlichen Aspekte zu verbinden, setzt große Angst frei, dass dabei die guten Selbst- und/oder Objektaspekte zerstört werden könnten. Neben der Spaltung werden oft auch Verleugnung, Projektion, Introjektion, Idealisierung und Entwertung eingesetzt. Nach Kernberg verwenden Patienten mit narzisstischer Persönlichkeitsorganisation aber oft auch reifere, der Verdrängung nahe Abwehrmechanismen, da die dominierende Selbstrepräsentanz, das grandiose Selbst, insgesamt besser integriert ist als bei Patienten mit einer Borderline-Persönlichkeitsorganisation (Kernberg, 1983, S. 375ff.).

Anders als bei der von Kohut vorgeschlagenen Behandlungstechnik steht nach Kernberg der Widerstand des Patienten gegen die Behandlung in Form seines enormen Bedürfnisses, jede Abhängigkeit vom Therapeuten zu verleugnen, im Vordergrund. Deshalb muss bei ihm die Bearbeitung der negativen Übertragung ganz entschieden angegangen werden: »Denn narzisstische Persönlichkeiten versuchen immer wieder den analytischen Prozess zu entwerten, die Realität ihres eigenen emotionalen Erlebens zu verleugnen und die Phantasie aufrechtzuerhalten, der Analytiker sei eigentlich keine selbständige, unabhängig von Ihnen existierende Person« (ebd., S. 282). Diese Patienten zeigten starke Tendenzen, den Therapeuten scheitern zu lassen, die Therapie zu einem belanglosen Spiel zu machen und systematisch alles zu zerstören, was sie an ihrem Therapeuten als gut und wertvoll erleben. Diesen Bemühungen, den Therapeuten omnipotent zu beherrschen, zu kontrollieren und zu entwerten, müsse der Therapeut entgegentreten, wobei die Nutzung der Gegenübertragungsreaktionen besonders hilfreich sei, um zu entsprechenden Interventionen zu finden. Damit wird die Deutung der versteckten Aggressionen des Patienten zum wichtigsten Mittel der therapeutischen Arbeit. Dieses Vorgehen vertreten auch Volkan und Ast (1994), die an der therapeutischen Neutralität und der Vorrangstellung von Interpretationen, insbesondere der Übertragung, festhalten. Auch sie schlagen also keine Änderung im psychotherapeutischen Setting oder in der Handhabung von Deutungen vor.

Für die Anfangsphase der Behandlung narzisstischer Persönlichkeitsstörungen empfehlen jedoch auch sie (ebd., S. 174ff.), die Entwicklung narzisstischer Übertragungen zuzulassen, die damit in Zusammenhang stehenden intensiven Gegenübertragungsreaktionen auszuhalten und besonderen Wert auf das Verstehen von Inszenierungen und Enactments des Patienten zu legen. Diese therapeutische Haltung sei hilfreich dabei, dem Patienten zu ermöglichen die der Abwehr dienende Spaltung von Selbst- und Objektrepräsentanzen aufzugeben und letztlich einen gesunden Narzissmus und eine integrierte Identität zu erreichen. Darüber hinaus sei es aber auch erforderlich, auf dem Boden der dann erreichten integrierten Selbst- und Objektrepräsentanzen den ödipalen Konflikt durchzuarbeiten.

12.2.4 Borderline-Persönlichkeitsstörung

Beispiel: Frau W. kam in psychotherapeutische Behandlung, nachdem sie schon mit 19 Jahren Mutter geworden war und gegenüber ihrem inzwischen zweijährigen Sohn, aber auch gegenüber ihrem Mann immer wieder in »Ausnahmezustände« geriet, in denen sie ihre Wut nicht mehr kontrollieren konnte. Anlässe waren Kleinigkeiten, aber vor allem provozierte sie der langsam auftauchende Trotz ihres Sohnes. In solchen Momenten erlebte sie ihn nur noch als »unmöglich, widerspenstig, voller Hass gegen sie«, ohne dass sie dabei ein Gespür für ihre mütterliche Zuneigung und Liebe ihm gegenüber bewahren konnte.

Im psychodiagnostischen Erstgespräch berichtete sie von ihrer eigenen Kindheit in Verwahrlosung, ohne ausreichende Fürsorge und Versorgung von elterlicher Seite, immer wieder untergebracht bei wechselnden Freunden der Eltern, wo es auch zu Übergriffen gekommen sei. Die frühe Mutterschaft erschien wie ein Versuch, an ihrem Kind wiedergutzumachen, was sie in ihrer eigenen Kindheit nicht nur als Mangel, sondern als destruktive Aggression erlebt hatte. In der anfänglichen Übertragungsbeziehung zeigte sich eine heftige Idealisierung des Therapeuten, der als allwissendes und omnipotentes Objekt eine schnelle Heilung versprechen sollte.

Bei der Borderline-Persönlichkeitsstörung zeigen sich alle nur denkbaren neurotischen Symptome, häufig in unterschiedlichen Kombinationen, die zudem einer ständigen Fluktuation unterliegen (Rohde-Dachser, 1982, S. 41ff.). Dazu zählen chronische, frei flottierende Angstzustände, multiple Phobien, Zwangssymptome, Konversionssymptome und dissoziative Reaktionen, Depressionen und Aspekte polymorph-perverser Sexualität. Oft finden sich in der Anamnese auch Episoden impulsiven Agierens mit Autodestruktivität, eine Diffusität der Wahrnehmung und Beurteilung des eigenen Selbst sowie ein schneller Wechsel in der Werteinschätzung des eigenen Selbst und der Objekte bei gut erhaltener Kontaktfähigkeit:

> »Die paradox erscheinenden Reaktionen hängen auch mit dem schnellen emotionalen Shifting und dieser wiederum mit dem Wechsel zwischen Idealisierung und Verurteilung des Objekts (und in umgekehrter Weise auch des eigenen Selbst) zusammen. Trotz dieser Instabilität und trotz der sich wiederholenden Angriffe auf das Objekt ist das heftige Bemühen bemerkenswert, reales oder vorgestelltes Verlassenwerden durch das Objekt auf jeden Fall und mit allen Mitteln zu verhindern« (Mentzos, 2009, S. 166).

Diese Objektabhängigkeit und Verlassenheitsangst hindert den Borderline-Patienten aber nicht daran, seine Partner oder den Therapeuten immer wieder anzugreifen, zu entwerten und offen zu hassen.

Kernberg (1983) hat die bis heute überzeugendste psychodynamische Beschreibung der Borderline-Persönlichkeitsorganisation vorgelegt. Ätiologisch sieht er sie in einer spezifischen Ich-Störung verankert, aus der eine Unfähigkeit zu Entwicklung reiferer Abwehrmechanismen resultiert. Stattdessen herrschen archaische Spaltungsmechanismen vor, vor allem als Trennung von guten und bösen Selbst- und Objektrepräsentanzen, einhergehend mit einer weitreichenden Realitätsverleugnung. Die bösen Selbstanteile müssen immer wieder in die Außenwelt projiziert werden, die dadurch einen bedrohlichen Charakter annimmt, gegen den das Ich sich mit erneuter Verleugnung, mit Idealisierung der »guten« Selbst- und Objektanteile abzugrenzen versucht. Die Vorstellung vom Objekt bleibt dann präambivalent gespalten. Dadurch werden aber auch die Ich-Funktionen beeinträchtigt:

> »Die fortbestehende Spaltung in gute und böse Objekte und das damit verbundene Vermeiden von Ambivalenz gegenüber einem einzigen realen Objekt verhindert die phasenadäquate Legierung libidinöser und aggressiver Triebkomponenten, die ihrerseits die Voraussetzung zur teilweisen Neutralisierung dieser Triebenergien darstellt, welche dann dem Aufbau des Ich und der Besetzung seiner autonomen Funktionen zur Verfügung stehen« (Rohde-Dachser, 1982, S. 85).

Neben der wechselnden, einmal auf das Selbst, dann auf das Objekt gerichteten Spaltung werden vor allem Verleugnung, aber auch Idealisierung, Projektion, projektive Identifizierung, Identifizierung mit dem Aggressor und Entwertung als Abwehrmechanismen eingesetzt.

Als Ursache einer Borderline-Persönlichkeitsstörung sehen verschiedene Autoren einen pathologischen Fixierungspunkt im zweiten bis dritten Lebensjahr, wenn die Mutter bereits als getrenntes Objekt wahrgenommen werden kann und die Autonomiebestrebungen des

Kindes in der analen Phase ihren Höhepunkt erreichen. Wenn ein Elternteil, oft die Mutter, ihm diese Wünsche nach Autonomie verweigert, kann es zu heftigen Enttäuschungen und Kränkungen kommen, die in einem Stopp der weiteren Entwicklung resultierenden. Gerade wenn Eltern ihr Kind zu sehr oder ausschließlich als narzisstische Erweiterung ihres eigenen Selbst sehen und in diesem Sinne zu (be)nutzen versuchen, kann das Kind die eigenen Wünsche und Impulse nach Entfaltung seiner Autonomie und Individualität als bedrohlich und zerstörerisch für seine Liebesobjekte erleben. Dulz (2000) hat die häufige kindliche Traumatisierung später schwer gestörter Borderline-Patienten hervorgehoben. Zu einer prätraumatischen Persönlichkeitsstruktur kämen oft reale Traumata wie sexueller Missbrauch oder Inzest, körperliche Misshandlung oder schwere Vernachlässigung hinzu, die den entscheidenden traumatischen Aspekt darstellen können. Dukz diskutiert, ob es sich bei der Borderline-Persönlichkeitsstörung nicht in vielen Fällen um eine komplexe chronische posttraumatische Belastungsstörung handeln könne.

In der Therapie von Borderline-Persönlichkeitsstörungen ist es notwendig, spezifische Parameter in die Behandlung einzuführen. Da das infantile Material beim Borderline-Patienten nicht verdrängt ist, sondern sich eher an der Bewusstseinsoberfläche befindet und schon zu einem Zustand pathologischer Regression beigetragen hat, sollte das Setting keine zusätzlichen regressionsfördernden Aspekte beinhalten. Eine modifizierte analytische Psychotherapie mit ein bis zwei Stunden pro Woche, eher im Sitzen als im Liegen, mit einer ausreichenden Länge von mehreren Jahren ist geeignet, eine Verbesserung intrapsychischer Regulationsprozesse und eine Ich-Integration herbeizuführen. Oft empfiehlt sich auch, eine stationäre Therapie vorzuschalten. Rohde-Dachser (1982, S. 196) hat zahlreiche aktive Maßnahmen des Therapeuten beschrieben, die das Setting, die Deutungstechnik und das Problem der Grenzziehung betreffen und das Ziel haben, die therapeutische Situation zu strukturieren. Grenzsetzungen und Strukturierungen sind vor allem hilfreich, um die hochgradig verzerrten Übertragungsaspekte sofort nach ihrem Erscheinen in der therapeutischen Situation zu bearbeiten. In der Übertragung herrscht der Mechanismus der projektiven Identifizierung vor, der den Therapeuten oft in seiner Gegenübertragung mit schwer aushaltbaren Gefühlszuständen wie Ohnmacht und Hilflosigkeit konfrontiert, sodass die eigene Gegenübertragungsanalyse einen bedeutenden Teil der therapeutischen Arbeit darstellt. Die Angst des Patienten vor Abhängigkeit vom Therapeuten ist häufig, ebenso wie seine Angst, diesen zu beschädigen oder zu verlieren. Oft kommt es zu einer Spaltung in der Übertragung, zum Beispiel mit positiven Gefühlen gegenüber dem Therapeuten, während negative Übertragungsanteile auf einen Dritten außerhalb des therapeutischen Settings gerichtet werden. Erotisierung der Übertragung, Verlust der Impulskontrolle und Agieren in unterschiedlicher Form, zum Beispiel als Auto- oder Selbstdestruktion, sind weitere Widerstände, die den therapeutischen Prozess erschweren.

Kernberg und seine Mitarbeiter (Clarkin et al., 2001) haben in Weiterentwicklung seiner psychodynamischen Psychotherapie von Borderline-Persönlichkeitsstörungen eine manualisierte Übertragungsfokussierte Psychotherapie (TFP, Transference-Focused Psychotherapy) entwickelt. Ihr hauptsächliches Ziel ist es, den Patienten die Entwicklung integrierter Selbst- und Objektimagines zu ermöglichen und primitive Abwehroperationen zu modifizieren. Im Mittelpunkt steht die Arbeit mit der intensiven chaotischen Übertragung, die für Borderline-Patienten mit ihrer aufgespaltenen inneren Welt typisch ist. Dazu wird in einer ersten Phase insbesondere auf die affektgeladenen Themen geachtet, die sich in den Anfangsstadien der Übertragung zeigen, wenn Vereinbarungen über das Setting getroffen und Strategien ausgehandelt werden, um ein Ausagieren zu verhindern oder zu begrenzen. Darauf folgt die Identifizierung der für den Patienten spezifischen primitiven Teilrepräsentationen von Selbst und Objekt, wie sie in der Übertragung spürbar werden. In einer mittleren Phase der Behandlung geht es dann darum, die dominanten Übertragungsmuster bewusst werden zu lassen, insbesondere in ihrem verfolgenden und idealisierenden Formen. Genetische Deutungen werden zurückgestellt, weil sie zu sehr regressive Prozesse bei den Patienten anregen können und deren Integrationsmöglichkeiten übersteigen (Diamond et al., 1999).

Fonagy und Target (2001) beschreiben entlang ihrer Vorstellungen zur Bedeutung von Mentalisierungsprozessen die Notwendigkeit, diesen auch im therapeutischen Prozess ausreichend Raum zu geben:

> »Die Haltung des Psychotherapeuten, die sich auf die Herausarbeitung des Mentalisierungsprozesses konzentriert, ermöglicht es dem Patienten schließlich, sich selbst in der mentalen Repräsentation des Therapeuten wiederzufinden und dieses Bild als Teil seines Selbstgefühls in sich zu integrieren. In erfolgreichen Behandlungen kann der Patient allmählich akzeptieren, dass man Gefühle ohne Gefahr fühlen und Gedanken in Ruhe und Sicherheit denken kann. Es erfolgt eine langsame Veränderung der Erfahrung der inneren Welt als einer getrennten und von der äußeren Welt qualitativ unterscheidbaren [...] Dies ist Teil eines Reifungsprozesses, der, so meinen wir, aus Abwehrgründen früher von den Patienten nicht weiterverfolgt worden war, um den sie überwältigenden Konflikten aus dem Wege zu gehen« (Fonagy & Target, 2001, S. 993f.).

13 Psychopathologie und Psychodynamik der psychosomatischen Störungen

Matthias Elzer

13.1 Einige Anmerkungen zur Psychosomatik

Die Unterscheidung zwischen neurotischen und psychosomatischen Krankheitsbildern ist artifiziell und fließend. So wird zum Beispiel die Herzneurose oder Herzphobie zu den Neurosen gezählt; es handelt sich aber um ein intensives Erleben von Angst und Schmerzen im Bereich der Herzregion; es können auch funktionelle Beschwerden des Herzens auftreten. Gleiches gilt für Angststörungen, zum Beispiel Panikattacken; sie sind hoch körperlich erlebte Zustände von Todesangst, die eine akute psychophysische Stresssituation darstellen und zur Vermeidung der angstauslösenden Situationen oder Orte führen.

In Lehrbüchern der analytischen Psychotherapie und Psychoanalyse werden häufig keine psychosomatischen Störungen vorgestellt (vgl. z.B. Bateman & Holmes, 2005) oder es gibt lediglich einen Bezug im Rahmen der Abwehrmechanismen als »Conversion and psychosomatic reaction« (Bateman et al., 2011, S. 34). In deutschsprachigen Lehrbüchern finden sich zwar Kapitel zur allgemeinen und speziellen Neurosenlehre, manchmal auch zur allgemeinen Psychosomatik, aber kaum zur speziellen Psychosomatik der einzelnen Krankheitsbilder. Hat die Psychoanalyse und analytischen Psychotherapie in den letzten Jahrzehnten den Körper und seine Leiden vernachlässigt? Dabei begann die psychoanalytische Krankheitslehre mit körperlichen Störungen der Hysterie oder Neurasthenie, die heute in den Klassifikationssystemen wie ICD-10 weiter existent sind.

Die Verhaltenstherapie hat in der Psychosomatik die Stresstheorien besetzt und bietet verschiedene Therapieverfahren an wie Entspannungsübungen oder Biofeedback, während sich die psychoanalytischen Konzepte beim Thema Stress bedeckt halten. Der Unterschied zwischen einem psychoanalytischen und einem verhaltenstherapeutischen Verständnis von Neurosen und psychosomatischen Störungen ist, dass die Verhaltenstherapie das Symptom mit der Erkrankung selbst gleichgesetzt (Beispiel Angststörung), während aus psychoanalytischer Sicht ein Symptom ein Ergebnis eines zugrunde liegenden Konflikts oder einer traumatischen Erfahrung ist. So hat eine Panikattacke immer eine unbewusste Bedeutung und eine Geschichte; sie ist ein Symptom für etwas anderes und nicht die Krankheit selbst. Gleiches gilt für den körperlichen Schmerz.

13.1.1 Historische Aspekte der psychosomatischen Medizin

Die Wurzeln der Theorien über seelische Störungen liegen in der griechischen Antike begründet, soweit dies für unsere westliche Kultur zutrifft. Einerseits gab es den Arzt der Antike Hippokrates (460–377 v. Chr.), der mit seiner Humorallehre (Säftelehre) als Somatiker gelten kann. So finden wir in dem Krankheitsbild der Melancholie dieses Verständnis wieder: Die schwere Depression werde durch die schwarze Galle (μελανοσ = schwarz, χωλη = Galle) ausgelöst und bedeutet letztlich eine körperliche Erkrankung; die Depression ist damit eine Erkrankung der Leber. Interessant ist, dass sich dieses Verständnis in der heutigen traditionellen chinesischen Medizin wiederfindet, wo psychosomatische und seelische Störungen organisch verstanden werden und somatisch durch Kräuter, Akupunktur, physikalische Maßnahmen etc. therapiert werden.

Parallel zu Hippokrates gab es aber die Naturphilosophen Platon (427–347 v. Chr.) und Aristoteles. Von Platon stammt der Satz, dass seelische Störungen mit »schönen Worten« geheilt werden sollten. Auf ihn wird der Begriff Psychotherapie zurückgeführt.

In der europäischen Frühzeit und dem frühen und späten Mittelalter ging dieses aufklärerische Verständnis der Antike verloren; der menschliche Körper und seine Krankheiten wurden durch ein magisches Denken erklärt. Menschen mit seelischen Störungen waren zum Beispiel vom Teufel beeinflusst, zumindest hatten sie die Schuld auf sich geladen, ein sündiges Leben geführt zu haben. Entsprechend gestalteten sich ihre »Behandlungen«. Sie bestanden in einer Entgiftung und Katharsis vom Aderlass bis zur Teufelsaustreibung.

Mit der Renaissance, der Wiedergeburt der Antike, änderte sich das magische, christliche Verständnis seelischer Krankheiten. Der französische Philosoph und Naturwissenschaftler René Descartes (1505–1650) propagierte aus naturwissenschaftlicher Sicht eine »res externa« und eine »res cogitans«, die Welt der Materie und die der Gedanken. Descartes betonte das naturwissenschaftlich-rationale Denken; ihm wurde damit die Spaltung zum Beispiel der Medizin in einen Dualismus von Soma und Psyche zugeschrieben, den es aber bereits in der Antike gab. Der Leib-Seele-Dualismus beschäftigt die Medizin bis heute.

Die Psychosomatik wurde in vielen Quellen als »deutsche Erfindung« bezeichnet – nicht nur, weil die deutsche Sprache voller Redewendungen wie »sich den Kopf zerbrechen«, etwas »ist einem auf den Magen geschlagen«, »Schiss haben« etc. steckt, die Erfahrungswissen widerspiegeln. Die Termini »psychosomatisch« wurden bereits 1818 Heinroth und 1822 »somatopsychisch« Jacobi zugeschrieben. 1922 sprach der Psychoanalytiker Deutsch von »psychosomatischer Medizin«. Ende des 19. Jahrhunderts behandelten Freud und Breuer Patientinnen, die an hysterischen Störungen (Konversionsstörung) litten, zunächst mit Hypnose, dann mit der psychoanalytischen Technik der freien Assoziation. Die Hysterie wird zu den Neurosen gerechnet, manifestiert sich klinisch aber als pseudoneurologische Störung der Willkürmotorik und Sensorik. Die sich entwickelnde Psychoanalyse verstand die Ursache zum Beispiel einer Hysterie als Folge einer traumatischen Erfahrung; erst einige Jahre später wurden unbewusste Konflikte für die Symptombildung erkannt. Ferner sind Groddeck (1866–1834), der sich selbst als »wilder Psychoanalytiker« bezeichnete und überwiegend chronisch Kranke in seinem Baden-Badener Sanatorium behandelte, sowie die »Heidelberger Schule der Psychosomatik«, begründet von dem Internisten von Krehl (1861–1937) an der Universitätsklinik Heidelberg, zu nennen. Während die meisten Psychoanalytiker in der Nazizeit verfolgt wurden und emigrieren mussten, kollaborierten einige Vertreter der Psychosomatik mit dem Naziregime. Nach dem Zweiten Weltkrieg setzte Mitscherlich (1908–1982) zusammen mit wenigen Psychoanalytikern an der Universität Heidelberg die psychosomatische Tradition fort und wechselte 1960 nach Frankfurt, wo er das neugegründete Sigmund-Freud-Institut leitete.

Auch in den USA entwickelte sich die psychosomatische Medizin, zum Beispiel durch den Psychoanalytiker Alexander (1881–1964) weiter. Durch den »Nestor der Psychosomatik« von Uexküll (1908–2004), der über Jahrzehnte das deutschsprachige schulenübergreifende Standardlehrbuch zur Psychosomatik herausgab, wurden in den 1970er Jahren psychosomatische Aspekte und ein ganzheitliches, das heißt bio-psycho-soziales Modell einer personenzentrierten Medizin in der Approbationsordnung implementiert; dieser Ansatz führt heute nach wie vor nur eine randständige Existenz in einem von den Naturwissenschaften dominierten Wissenschaftsverständnis der Medizin.

Von Uexküll und Wesiack (2011, S. 4) unterstellen der Medizin ein naturwissenschaftliches »Maschinenmodell« des menschlichen Körpers, bei dem die Medizin zu einem Reparaturbetrieb verkomme. Die Ausbildung und die Praxis orientiere sich an Krankheiten; nötig sei aber eine »Patientenorientierung«, da keine Krankheiten, sondern kranke Menschen behandelt werden. Berücksichtigt werden müsse der Patient als bio-psycho-soziale Entität, wozu seine Lebensgeschichte gehöre. Von Uexküll und Wesiack kritisieren aber nicht nur die »somatische Medizin für kranke Körper ohne Seelen«, sondern auch eine »psychologische Medizin für leidende Seelen ohne Körper«. Vielleicht ist das ein Hinweis, dass sich die Psychotherapie von der Körperlichkeit des Patienten abgewendet hat und keine Konzepte mehr anbietet. Von Uexküll fordert eine psychosomatische Kompetenz für jeden Arzt gleich welcher Fachrichtung; weitergehende Therapien werden von Fachärzten der Psychosomatik und Psychotherapie durchgeführt. Ein besonderes Problem stellt die Qualifizierung von Fachärzten und die Qualität der Patientenversorgung in der Psychiatrie dar, die den Terminus Psychotherapie und seit Neuestem auch Psychosomatik usurpiert hat.

Dieser historische Exkurs zur Psychosomatik soll deutlich machen, dass Theorien und Therapiekonzepte der Psychosomatik sowohl in der Medizin als auch in der Psychoanalyse nicht selbstverständlich sind. Die Psychoanalyse hat den Körper und ihre medizinischen Wurzeln vernachlässigt. Ärztliche Psychoanalytiker gibt es immer weniger. Während in den letzten 50 Jahren an nahezu allen Universitätskliniken der BRD Lehrstühle für Psychosomatik und Psychotherapie von Psychoanalytikern oder analytischen Psychotherapeuten bekleidet wurden, haben heute zunehmend Verhaltenstherapeuten diese akademischen Positionen übernommen und beeinflussen den wissenschaftlichen Nachwuchs bzw. definieren die Wissenschaft und die Therapiemethoden. Das psychodynamische Denken in Psychosomatik, Psychotherapie und auch Psychiatrie ist von einer pragmatischen symptombezogenen Verhaltensmedizin verdrängt worden. Ein Refugium psychodynamischer Konzepte stellt der stationäre Bereich psychosomatischer Fachkliniken dar, wo multimodale Therapiekonzepte angeboten werden. Im ambulanten Sektor findet sich noch das breite therapeutische Angebot von analytischer Psychotherapie, tiefenpsychologisch fundierter Psychotherapie und Verhaltenstherapie mit der Tendenz, dass verhaltenstherapeutische Praxen die anderen stetig verdrängen (Elzer, 2015, S. 125–134).

13.1.2 Epidemiologie psychosomatischer Erkrankungen

Eine Zusammenfassung der wichtigsten, wenn auch älteren epidemiologische Studien zeigt, dass ca. 60 Prozent der Bevölkerung in Deutschland über psychische Beschwerden klagen, aber nur die Hälfte, ca. 30 Prozent, an behandlungsbedürftigen seelischen Störungen erkrankt sind (Dilling et al., 1984; Franz et al., 2000). Die Zahlen dürfen in den letzten Jahren gestiegen sein, da depressive Störungen (z. B. das sog. Burn-out-Syndrom im Sinne einer Erschöpfungsdepression) häufiger diagnostiziert werden als früher. Die psychosomatischen Störungen machen einen nahezu gleichgroßen Anteil wie die Neurosen und Persönlichkeitsstörungen aus.

Behandlungsbedürftige seelische Störungen	
Neurosen und Persönlichkeitsstörungen	12,5 %
psychosomatische Störungen	11,6 %
Suchterkrankungen	1,8 %
affektive Psychosen (Manie, Depression)	1,3 %
Schizophrenie	0,4 %
hirnorganische Störungen, z. B. Demenz	1,3 %
sonstige organische Hirnschädigungen	0,6 %
Summe	29,5 %

Tab. 11: Epidemiologie seelischer Störungen in Deutschland[2]

13.1.3 Definitionen

Hoffmann und Hochapfel definieren psychosomatische Medizin wie folgt:

> »Psychosomatische Medizin ist die Lehre von den körperlich-seelisch-sozialen Wechselwirkungen in der Entstehung, im Verlauf und in der Behandlung von menschlichen Krankheiten. Sie muß ihrem Wesen nach als eine personenzentrierte Medizin verstanden werden« (Hoffmann & Hochapfel, 2004, S. 195).

Hoffmann und Hochapfel definieren, was psychosomatische Medizin ist. Elzer beschreibt, wie psychosomatische Störungen verstanden werden können:

> »Psychosomatische Erkrankungen sind komplexe Krankheitsbilder, die einen somatischen und einen psychischen Krankheitsanteil aufweisen. Diese beiden Anteile können unterschiedlich in Beziehung stehen:

2 Die Daten sind der Prävalenzstudie von Dilling (1984) und der Kohortenstudie von Schepank (1987), später Franz et al. (2000) entnommen. Die Lifetime-Prävalenz beträgt 48 Prozent (Wittchen, 1999).

1. Der somatische Anteil kann sich durch eine Störung der Organfunktion äußern, ohne dass das Organ morphologisch verändert d.h. geschädigt ist (psychogen). Die Ursache ist ein psychischer Konflikt oder eine traumatische Erfahrung.
2. Der somatische Anteil beruht auf einer genetischen oder erworbenen Disposition und wird durch die Aktualisierung eines psychischen Konflikts oder einer traumatischen Erfahrung manifest (psychosomatisch).
3. Der somatische Anteil kann die primäre Ursache für eine sekundäre psychische oder körperliche Störung im Sinne einer Reaktion sein (somatopsychisch oder somatogen).

Die psychischen und emotionalen Anteile der körperlichen Erkrankungen haben eine neurotische Qualität« (Elzer, 2013, S. 13).

Es macht Sinn, die Gruppe der psychosomatischen Störungen näher zu unterteilen in psychogen, psychosomatisch und somatogen (somatopsychisch). Die Bezeichnung »psychosomatisch« ist oft zu unspezifisch; es bestehen unterschiedliche Wechselbeziehungen, die in Tabelle 12 dargestellt sind.

	Wechselbeziehungen von Psyche (P) und Soma (S)			klassische Einteilung	Beispiele
1	Psyche beeinflusst Soma	P ⇨ S	psychogen	Konversionsphänomene	psychogene Lähmung, Schmerzzustände
				funktionelle Störungen, somatoforme Störungen	Schwindel, Schmerzzustände, Herzrhythmusstörungen
2	Soma und Psyche beeinflussen sich wechselseitig	S ⇔ P	psychosomatisch	»Psychosomatosen«, Organkrankheiten mit psychosozialen Komponenten	Asthma bronchiale, Colitis ulcerosa, Ulcus ventriculi, Migräne, Neurodermitis
3	Soma beeinflusst Psyche	S ⇨ P	somatogen (somatopsychisch)	somatogene Störung	reaktive Depression, Angstanfälle, Schmerzzustände bei somatischer Erkrankung

Tab. 12: Wechselbeziehungen zwischen Soma und Psyche – psychogen, psychosomatisch, somatogen

13.1.4 Einteilung der psychosomatischen Störungen

Die Definition psychosomatischer Krankheitsbilder kann in Hinblick auf verschiedene Kriterien erfolgen. Die klassische Einteilung der psychoanalytischen Psychosomatik hat einen ätiologischen, ursächlichen Anspruch:

1. *Konversionsstörungen* (Freud, 1885); siehe hierzu ausführlich Kapitel 13.2.1.1

2. *Psychosomatosen oder Organneurosen* (Alexander, 1951); siehe hierzu ausführlich Kapitel 13.2.1.2

3. *funktionelle Störungen* oder *somatoforme Störungen:* Früher wurden sie »psychovegetative Störungen« genannt, heute spricht das ICD-10 von »somatoformen Störungen«. Hierbei handelt es sich um vielgestaltige Funktionsstörungen von Organen oder Organsystemen, ohne dass das Organ morphologisch geschädigt ist; es funktioniert dysfunktional. Sie sind den Konversionsstörungen ähnlich. Wir verstehen die funktionellen Symptome primär als somatischen Ausdruck von Affekten, meist von Angst, sie sind Angstäquivalente.

   Beispiele: Herzrhythmusstörungen, Schwindelzustände, Tinnitus, Hyperventilationstetanie, Schmerzzustände, Hauterkrankungen und viele andere mehr
4. *somatogene oder somatopsychische Störungen*: Es handelt sich um sekundäre psychosomatische oder neurotische Störungen, die durch das Vorliegen einer primär somatischen Krankheit psychisch verstärkt werden oder entstanden sind. Man spricht von »psychischer Überlagerung«. Sie stellen eine pathologische Krankheitsverarbeitung (Coping) der primären Störung dar.

   Beispiele: Schmerzzustände, Depression, Angstattacken nach Operationen, Krebserkrankung, Herzinfarkt etc.

Schwere Krankheiten stellen in der Regel eine narzisstische Kränkung für den Patienten dar, die einer weiteren innerpsychischen und interpersonellen Verarbeitung bedarf.

Die Verhaltenstherapie hat das generelle Modell, dass Störungen die Folge von Lernprozessen sind. Das Klassifikationssystem ICD ist deskriptiv nach Symptomen und Organsystemen geordnet und besitzt keinen ätiologischen Anspruch.

13.2 Allgemeine Psychosomatik

Unter der allgemeinen Psychosomatik subsumiert man Konzepte und Modelle, die die Symptombildung oder Organwahl zu erklären versuchen. Die ältesten und bekanntesten sind die psychoanalytischen Modelle.

13.2.1 Psychoanalytische Modelle

Diese Modelle sind im Laufe der psychoanalytischen Theoriegeschichte entstanden. Teilweise wurden einige Theorien wieder verworfen; so wurden lange Zeit spezifische psychische Konflikte und Persönlichkeitstypen angenommen, die bestimmte Erkrankungen zur Folge hätten. Allgemein ist die Frage der Organwahl weiter offen.

13.2.1.1 Das Modell der Konversion (Freud, 1895)

Es handelt sich um das erste und älteste Modell zur Psychosomatik und Neurosenlehre. Freud beschrieb – zusammen mit Breuer – das Phänomen der Konversion (lat. *conversio*: Umwandlung) in seinen Behandlungsberichten hysterischer Neurosen: »Bei der Hysterie erfolgt die Unschädlichmachung der unverträglichen Vorstellung dadurch, daß deren Erregungssumme ins Körperliche umgesetzt wird, wofür ich den Namen der Konversion vorschlagen möchte« (Freud, 1894a, S. 63).

Die Konversionsphänomene wurden bei hysterischen Störungen, den ersten Krankheitsbilder der Psychoanalyse, beschrieben; Hysterie und Konversion waren damals identisch. Sie betrafen ausschließlich pseudoneurologische Funktionsstörungen der Willkürmotorik, zum Beispiel psychogene Lähmung, Pseudospastik oder Gangstörung, und der Sensorik wie psychogene Blindheit, Taubheit, Ohnmachten etc. Somatische Befunde der Motorik und Sensorik waren damals nur durch eine neurologische körperliche Untersuchung zu erheben, heute sind sie durch apparative Methoden genauer zu objektivieren. Für den Patienten sind diese Beschwerden organische Krankheiten, die psychische Bedeutung ist ihnen meist nicht bewusst. Es handelt sich auch nicht um eine bewusste Simulation des Patienten. Der Arzt erlebt diese Störung als unangemessen und unecht (Gegenübertragung), weshalb Patienten mit Konversionsphänomenen in der Organmedizin oft nicht ernst genommen werden (»Psycho-Ei«).

Das Konversionsmodell basiert auf Freuds Triebtheorie (Energien: Libido und Destrudo):

1. Ein starker seelischer Triebkonflikt (sexuelle oder aggressive Impulse, heftige Affekte oder Wünsche) werden vom Gewissen nicht zugelassen: Es-Über-Ich-Konflikt.
2. Der Triebwunsch wird abgewehrt, vom Bewusstsein ferngehalten, kann aber nicht völlig verdrängt werden.
3. Die psychische Energie wandelt sich in körperliche Innervationen der Motorik oder Sensorik um und bildet ein Symptom, das als Ersatz für den Konflikt den Betreffenden entlastet. Dabei verschwinden die unerträglichen Affekte, sie sind abgespalten (dissoziiert), die Energie ist in der Störung gebunden.
4. Das Symptom fungiert als Symbol und drückt den Konflikt körpersprachlich und interpersonell aus.

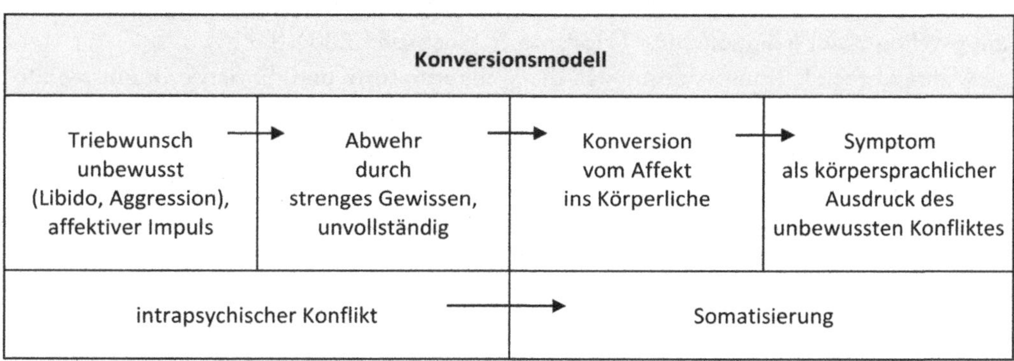

Abb. 9: Das Konversionsmodell nach Freud

Die Symptome haben mehrere Determinanten (Hoffmann & Hochapfel, 2004, S. 200):

1. phänomenal: »pseudoneurologische« Symptome, ohne organpathologischen Befund;
2. kommunikativ: körpersprachliche Ausdrucksphänomene, demonstrativ, dramatisch;
3. psychodynamisch: Symbolbildung zur scheinbaren Lösung eines unbewussten Konfliktes.

Die Symptome sind ihrem Wesen nach psychogene (vgl. Tab. 12), quasi funktionelle Störungen ohne morphologische Schädigung des Organs. Lange anhaltende Konversionsstörungen können sekundär eine Schädigung, zum Beispiel eine Fehlhaltung oder Atrophie der Muskulatur bewirken.

Nach Freud stellen Triebkonflikte die Ursache von Konversionsstörungen dar. Heute werden auch andere Konflikte, zum Beispiel Beziehungskonflikte, die aber schlecht von Triebkonflikten zu trennen sind, als Ursache für Konversionsphänomene angesehen. Der Psychosomatiker von Uexküll nannte Konversionsstörungen »Ausdruckskrankheiten« (zit. n. Hoffmann & Hochapfel, 2004, S. 215): Ein Konflikt oder eine traumatische Erfahrung wird körpersprachlich ausgedrückt. US-amerikanische Psychosomatiker (vgl. Rangell, 1978) haben das Konversionsmodell von der Motorik und Sensorik auch auf andre Organsysteme zum Beispiel das Vegetativum übertragen. Diese Ausweitung hat aber den Nutzen des Konversionsbegriffs verwässert. Die Symptombildungen im vegetativen Nervensystem lassen sich mit dem Modell der Psychosomatosen von Alexander besser verstehen.

Das Konversionsmodell ist heute auch außerhalb der psychoanalytischen Krankheitslehre gültig. Die alte Diagnose »Hysterie« ist aus dem ICD-10 gestrichen worden zugunsten der »histrionischen Persönlichkeitsstörung« (lat. *histrio*: Schauspieler) F60.4 und der »dissoziativen Störung (Konversionsstörung) F44. Das Verschwinden des Terminus Hysterie ist einer Political Correctness geschuldet: In dem Wort Hysterie steckt das griechische Wort *hystera* (Gebärmutter); darin spiegelt sich das sexualisierte Übertragungsgeschehen im Umgang mit hysterischen Patientinnen wider: In der Antike bestand die Fantasie, dass eine hysterische Frau sexuell unbefriedigt sei, nach einem Kind verlange und dabei die Gebärmutter im Körper umherschweife.

13.2.1.2 Das Modell der Organneurose (Alexander, 1951)

Synonyme für den Begriff der Organneurose sind »Psychosomatose« und »Organkrankheiten mit psychosozialer Komponente« (Hoffman & Hochapfel, 2004, S. 215).

Während Freuds Konversionsmodell die Willkürmotorik und die Sensorik mit pseudoneurologischen Symptomen fokussierte, stehen bei Alexander, der die Chicagoer Schule der Psychosomatik begründete, die inneren Organe (Lunge, Herz-Kreislauf, Magen, Darm etc.) im Zentrum. Hierzu zählten die von ihm so bezeichneten »heiligen Sieben«: Ulcus pepticum, Colitis ulcerosa, Asthma bronchiale, essenzielle Hypertonie, atopische Neurodermititis, Hyperthyreose und rheumatoide Arthritis. Er nannte sie »psychogene organische Störungen«. Nach seinem Modell ist bei den inneren Organen die neuroendokrinologische Homöostase (Gleichgewicht des sympathischen und parasympathischen Anteils des vegetativen Nervensystems) gestört. Das vegetative (oder autonome, viszerale) Nervensystem steuert bekanntermaßen die Organe des Brust- und Bauchraumes, die glatte Muskulatur (Gefäße) und die exokrinen Drüsen (z. B. Nebenniere, Drüsen der Magenschleimhaut etc.). Alexanders Hypothese ist, dass »Organneurosen« durch chronisch unterdrückte affektive Spannungszuständen entstehen.

Alle vegetativen Organsysteme – außer der Niere und Nebenniere – werden gleichzeitig sympathisch und parasympathisch innerviert, wodurch sich ein fließendes Gleichgewicht

(Homöostase) ergibt, bei Lunge und Herz-Kreislauf sympathisch aktiviert durch Adrenalin und parasympathisch beruhigt durch Acetylcholin. Beim Magen-Darm-Trakt ist es genau umgekehrt: Der Parasympathikus aktiviert die Verdauung, sympathisch wird die Verdauung minimiert. Alexander spricht von der Bereitstellung des Organismus zur aktiven Handlung (Verhalten von »Kampf oder Flucht«, engl. *fight or flight*) durch den Sympathikus bzw. vom Rückzug des Organismus zum passiven Verhalten (Erholung und Ernährung, engl. *rest and digest*) durch den Parasympathikus. Diese vegetativen Funktionen werden sympathisch und parasympathisch sowohl zentral vom Gehirn als auch von Zentren im Rückenmark und von außerhalb des Rückenmarks gelegenen Nervenknoten (Ganglien) gesteuert (sympathisch: thorakolumbales System, parasympathisch: craniosacrales System).

Der zentrale Konflikt bei psychosomatischen Störungen liegt nach Alexander in einem Autonomie-Abhängigkeits-Konflikt, wobei der Autonomie (Aktivität zu Kampf oder Flucht) der Sympathikus und der Abhängigkeit (Passivität für Ruhe und Ernährung) der Parasympathikus zuzuordnen ist.

Beide (sympathische und parasympathische) Bereitstellungen können pathologische Auswirkungen mit sich bringen, wenn sich in einer Situation das Vegetativum entsprechend bereitstellt, es aber aufgrund eines psychischen inneren Konfliktes nicht zu einer Abfuhr und Befriedigung kommen kann und damit eine Rückkehr in die Homöostase verhindert wird.

> *Beispiel:* Durch einen Aggressionskonflikt (Kampf-oder-Flucht-Verhalten) wird das Herz-Kreislauf-System ständig aktiviert, es kommt aber durch Hemmung nicht zu einer Abfuhr; der Körper stellt also seine Funktion lang anhaltend bereit, ohne dass der Zustand beendet wird. So könnte zum Beispiel eine essenzielle Hypertonie entstehen.

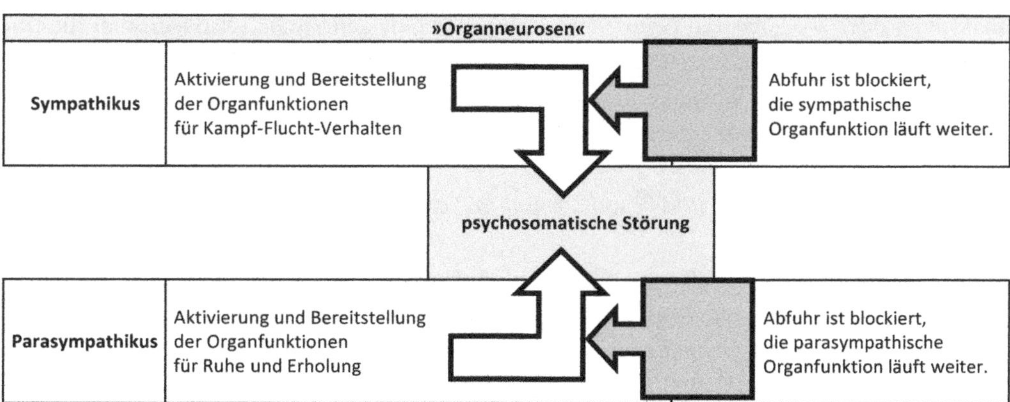

Abb. 10: Modell der Organneurosen nach Alexander

Die fehlende Abfuhr bzw. Befriedigung der Organfunktionen und die ausbleibende Rückkehr in das Gleichgewicht führen zu einer anhaltenden Veränderung der Organfunktionen und können zu einer morphologischen Veränderung des Organs führen. Von Uexküll sprach daher von »Bereitstellungskrankheiten« im Gegensatz zu den Ausdruckskrankheiten beim Konversionssyndrom (zit. n. Hoffmann & Hochapfel, 2004, S. 215).

> *Beispiele:* Ein ungelöster Aggressionskonflikt führt zu Daueranspannung der Gefäße mit erhöhter Herzarbeit: Hypertonie und später Gefäßkrankheiten sind die Folge. Oder: Gesteigerte orale Wünsche führen zu erhöhter Magensekretion, der Störung des Gleichgewichts von Säure und Schleim, zu Erosionen der Magenschleimhaut, gegebenenfalls mit Helicobacter pylori, was zu Gastritis und Ulcus führt.

Kritisch ist hierzu anzumerken, dass Alexander eine Spezifität emotionaler Faktoren bei psychosomatischen Störungen postulierte, also annahm, dass bestimmte psychische Konflikte zu bestimmten Krankheiten führten. Er glaubte eine Theorie krankheitsspezifischer Konflikte aufstellen zu können. Diese Hypothese konnte aber in den letzten Jahrzehnten nicht verifiziert werden. Die Organwahl ist sehr viel unspezifischer und variabler. Dennoch ist das Modell wichtig und brauchbar, um die Störungen im Bereich des vegetativen Nervensystems zu verstehen. Dabei spielen auch genetische oder auf andere Weise erworbene somatische Dispositionen bei unterschiedlichen Krankheitsbildern eine Rolle – so etwa bei Colitis ulcerosa, Morbus Crohn, Formen von Asthma bronchiale und Neurodermitis.

Alexanders Modell der »Organneurosen« beschreibt damit psychosomatische Krankheitsbilder, bei denen eine somatische Disposition und eine psychosoziale Komponente im Sinne von aktuellen Konflikten zusammenwirken. Im ICD-10 wird diese Gruppe unter F54 »Psychologische Faktoren oder Verhaltensfaktoren bei anderenorts klassifizierten Krankheiten« bezeichnet. Alexanders Modell ist auch ein Betrag zum Stresskonzept, das allerdings komplexere Wechselwirkungen zwischen zentralen, zerebralen und peripheren Funktionen des Nervensystems aufweist.

Das relativ neue Konzept der »Epigenetik« ist sehr gut mit dem Konzept der »Psychosomatosen« oder »vegetativen Neurosen« kompatibel, da genetische Dispositionen für eine Erkrankung durch psychosoziale Faktoren (Konflikte, Traumen, *life events*, Verluste etc.) aktiviert werden können: Warum erkrankt ein Patient mit einer genetischen Disposition jetzt und nicht zu einem anderen Zeitpunkt?

13.2.1.3 Das Modell der De- und Resomatisierung (Schur, 1955)

Schur (Wien, London) stellte ein plausibles und allgemeines Konzept der psychosomatischen Symptombildung auf. Es geht davon aus, dass die Entwicklungs- und Reifungsvorgänge des gesunden Kindes als fortlaufender Prozess einer Desomatisierung (Abzug der Affekte aus dem Körper) zu verstehen sind. Am Anfang der kindlichen Entwicklung werden alle psychischen Reaktionen sehr körperlich und primärprozesshaft erlebt und ausgedrückt; im Laufe der Entwicklung tritt das Körperliche zugunsten des Psychischen und der Symbolbildung durch Sprache immer mehr in den Hintergrund (Sekundärprozess) und es kommt zur Desomatiserung.

> *Beispiel:* Aus der ungebremsten analen Wut eines dreijährigen Kleinkindes wird beim Erwachsenen die Wut zum sozial verträglichen Ärger und Handlungsmuster. Statt mit

Fäusten auf einen Gegner loszugehen, wendet er sich an einen Rechtsanwalt, der den Gegner juristisch angreift.

Triebverzicht und Sublimation fördern das Sozialverhalten, aber auch neurotische und psychosomatische Reaktionen. Eine psychosomatische Symptombildung stellt den umgekehrten Weg dar: die Resomatisierung im Sinne einer Wiederbesetzung des Körpers. Unlösbare Konflikte werden über regressive Prozesse wieder körperlich primärprozesshaft erlebt und ausgedrückt; kindliche Reaktionsmuster, Wünsche und Ängste werden wiederbelebt. Dabei ist zu beachten, dass nicht der ganze Körper oder alle psychischen Funktionen auf ein früheres biografisches Funktionsniveau (meist der Kindheit) regredieren, sondern nur bestimmte Organsysteme oder Ich-Funktionen.

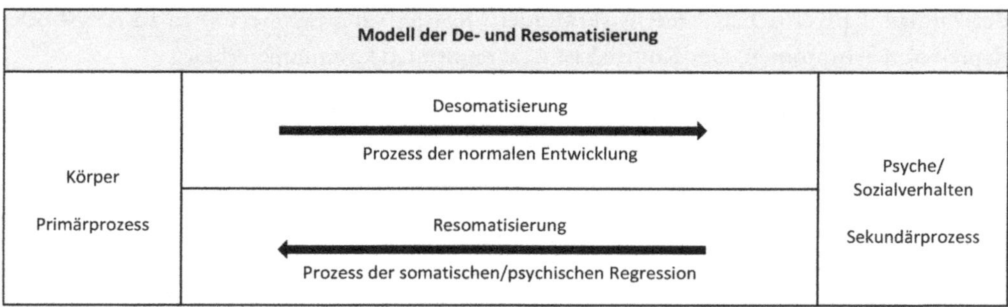

Abb. 11: De- und Resomatisierung nach Schur

13.2.1.4 Das Alexithymie-Modell (Marty & de M'Uzan, 1963)

Psychosomatische Patienten erwecken häufig den Eindruck, als seien sie unfähig, ihre körperlichen Beschwerden und Empfindungen emotional wahrzunehmen und zu beschreiben; sie wirken gefühlsarm und fantasielos. Die französischen Psychosomatiker Marty und de M'Uzan sahen in dieser klinischen Erfahrung den Hauptmechanismus für die Entstehung psychosomatischer Störungen und sprachen von einer Alexithymie (alexithym = eigene Gefühle nicht lesen können).

Die psychosomatische Symptombildung wird durch einen »psychischen Defekt« einer spezifischen Persönlichkeitsstruktur verursacht, die sich auszeichnet durch

- ein operationales (sachlich konkretes, fantasieloses, sprachlich verarmtes) Denken,
- eine Ich-Störung mit Beziehungsstörungen,
- eine Regression auf ein archaisches Abwehrsystem mit aggressiven und autoaggressiven Tendenzen durch eine Somatisierung
- und eine projektive Verdoppelung (Hoffmann & Hochapfel, 2004, S. 204).

Zur Kritik dieses Modells der psychosomatischen Persönlichkeitsstörung ist anzumerken, dass es relativiert werden muss: Einerseits mag es für einen Teil von psychosomatischen Patienten zutreffen, die keinen Zugang zu ihren körperlichen Empfindungen und Gefühlen haben, andererseits handelt es sich um eine spezifische Abwehrstruktur.

13.2.1.5 Das Modell der zweiphasigen Abwehr (Mitscherlich, 1967)

Mitscherlich (Frankfurt a. M.) hat ein Modell vorgeschlagen, das die Beziehung zwischen bewussten und unbewussten Affekten und den körperlichen Korrelaten in einem zweiphasigen Abwehrmodell darstellt. Dabei wird ein seelischer Konflikt zunächst auf eine neurotischen, das heißt affektiven Ebene abgewehrt (z. B. Angst, Depression), wobei die Ich-Funktionen (Denken, Wahrnehmen) eingeschränkt sind. Besteht der Druck des Konfliktes fort, erfolgt eine weitere Verdrängung in körperliche Abwehrvorgänge und somatische Symptombildung (z. B. Schmerz). Häufig ist die Entwicklung von Körpersymptomen für das psychische, neurotische Leiden entlastend – der Patient leidet jetzt unter körperlichen Beschwerden. Er flüchtet in die körperliche Krankheit mit allen Folgen des Krankheitsgewinns. Umgekehrt ist das Aufgeben des körperlichen Symptoms, zum Beispiel in der Therapie, mit der Zunahme psychischen Leidens verbunden: Körperlicher Schmerz wird zu Angst oder depressiven Symptomen. Der Konflikt ist jetzt emotional kommunizierbar.

Modell der zweiphasigen Abwehr

Konflikt bewusst	
Konflikt vorbewusst	
Konflikt unbewusst	
1. Phase der Verdrängung	mit neurotischer Symptombildung z.B. Angst, Depression
2. Phase der Verdrängung	mit somatischer Symptombildung z.B. körperlicher Schmerz

Abb. 12: Zweiphasige Abwehr nach Mitscherlich

13.2.1.6 Embodiment, embodied memories

Seit etwa 20 Jahren wird in der psychoanalytischen Theorie der Begriff Embodiment diskutiert, vor allem von Psychoanalytikern, die im wissenschaftlichen Diskurs mit anderen Disziplinen wie den Kognitionswissenschaften stehen. Embodiment heißt Verkörperung – oder besser: »Verleiblichung« – und meint in diesem Kontext, dass Bewusstseinsvorgänge ein Äquivalent in körperlichen Reaktionen haben (Mimik, Gestik, nonverbale Körpersprache). Man könnte von einem Körpergedächtnis sprechen, in dem komplexe körperliche Erfahrungen abgelaufen sind, die später ins Bewusstsein vordringen können (z. B. über Geruchs- oder Schmerzassoziationen). Dies ist in klinischen Beobachtungen insbesondere bei Patienten mit traumatischen Erfahrungen beschrieben worden. Es ist der umgekehrte Weg vom Körper zur Psyche. Die Annahme ist, dass der Körper über »sensomotorische Koordinationen« diese

Erinnerung konstruiert. Dieser Ansatz mag nicht gerade revolutionär sein, wie sich die *embodied cognitive science* sieht. Es ist gesichert, dass es keine Emotion ohne eine körperliche Reaktion gibt und umgekehrt jede körperliche Aktivität eine Emotion induziert.

Revolutionär ist allerdings der Ansatz von *embodied memories* für die klinische Arbeit: Wenn es entwicklungspsychologisch um Erfahrungen vor der Fähigkeit zur Symbolisierung und von noch nicht Repräsentiertem oder – wie Leuzinger-Bohleber (2017, S. 164) Green (2011) zitiert um »a representation of the absence of representation« – geht, können körperliche Sensationen (z.B. Dissoziationen) des Patienten oder sein Agieren in der therapeutischen Beziehung als embodied memories verstanden werden. Die Wege zum Unbewussten gelten nicht nur für den Patienten, sondern auch für den Analytiker, der in der Gegenübertragung durch spontane Assoziationen (z.B. Bilder) Nichtrepräsentiertes in Worte fassen kann. Leuzinger-Bohleber (2017, S. 178) weist in diesem Zusammenhang auf die Bedeutung der Spiegelneurone als Äquivalente von Identifizierungen hin.

13.2.1.7 Stressmodelle unter psychoanalytischen Aspekten

Absolventen der Medizin und Psychologie sind mit den neuroendokrinologischen Grundlagen des Phänomens Stress vertraut. Stressreaktionen und Angst haben eine lebenswichtige Signalfunktion, die der Abwehr von Gefahren dient. Die klassischen Modelle der Homöostase und der »emergency reaction« nach Cannon (1939) sowie das »general adaption syndrome« nach Selye (1950) beschreiben physiologische Reaktionen des Körpers, insbesondere des Vegetativums, auf eine reale oder fantasierte Gefahr, die Angst auslöst. Nach Roth (2001, S. 284) läuft eine normale Stressreaktion in zwei Phasen ab:

1. Erstreaktion: Das Gehirn erkennt die belastende Situation, was zu einer subkortikalen und kortikalen Aktivierung führt. Hypothalamus, mesolimbisches System und Amygdala spielen bei der Steuerung des vegetativen Nervensystems die zentrale Rolle. Die subkortikale Reaktion in den Hirnstrukturen Amygdala und Hypothalamus geht der Aktivierung in der Hirnrinde (Kortex) voraus. Noradrenalin wird im Locus caeruleus ausgeschüttet; im Hypothalamus wird das sympathische Nervensystem über den Hirnstamm (Sitz der Hirnnervenkerne) im Nebennierenmark aktiviert, Adrenalin und Noradrenalin werden ausgeschüttet, gelangen über das Blut ins Gehirn und verstärken damit die Stresssymptome, die eine Verhaltensbereitschaft zum Fliehen oder Kämpfen steigern. Parasympathische Aktivitäten für Ruhe und Erholung werden blockiert.
2. Spätreaktion: Wenige Minuten später kommen weitere Prozesse über die Amygdala und den Hypothalamus unter Einbeziehung der Hypophyse in Gang und wirken ebenfalls auf die Nebennierenrinde: Der Hypothalamus setzt spezielle Botenstoffe frei, die auf die Hypophyse wirken: Corticotropin Releasing Factors (CRF). Über das Pfortadersystem der Hypophyse wird Adrenocorticotropes Hormon (ACTH) in die Blutbahn ausgeschüttet, was zur Freisetzung von Glucocorticoiden aus der Nebennierenrinde (z.B. Cortisol) führt. Es sorgt für die Bereitstellung von Energie im Stoffwechsel (Glukose und Fettsäuren), es schützt Zellen vor Entzündungen und wirkt im lymphatischen System immunsuppressiv. In einer negativen Rückkopplung hemmt das Cortisol im Hypothalamus die weitere Freisetzung von CRF und damit von ACTH im Hypophy-

senvorderlappen, damit sich der Organismus nicht »überdreht«. Ferner werden andere Antistresshormone (Neuropeptid Y) und körpereigene Opioide produziert (Beta-Endorphine), die die Alarmreaktion (z. B. Schmerzen) in Grenzen halten.

Simpel gesagt: Es findet im Gehirn und im vegetativen Nervensystem ein Kampf zwischen aktivierenden und beruhigenden Mechanismen statt; die Amygdala spielt für die Emotionen die zentrale Rolle und bewirkt eine Aktivierung (»Aufregung«), der Hippocampus hat in Verbindung mit dem Kortex eine beruhigende Funktion unter Nutzung kognitiver Prozesse (»Ruhe«).

Kurzer oder mäßiger Stress ist per se nicht schädlich, sondern wirkt belebend und aktivierend. Dauerstress dagegen beschädigt nachweislich die Zellstrukturen (Dendriten) des Hippocampus, anhaltende Angst reduziert die Wahrnehmungs- und Denkfunktion. Wenn die Stressoren anhaltend beseitigt sind, können sich die Nervenzellen des Hippocampus auch wieder regenerieren.

Den Terminus Stress, der aus der Ingenieurwissenschaften (Materialprüfung) kommt, verwendet die psychoanalytische Krankheitslehre nicht; es gibt keine psychoanalytische Stresstheorie. Nichtsdestotrotz beschreibt die psychoanalytische Theorie nicht nur Phänomene, sondern benennt auch implizit Ursachen von Stress im Sinne einer anhaltenden Überforderung der psychischen und somatischen Kapazitäten eines Menschen; das Konzept der psychischen Abwehr kann analog zur zellulären und humoralen, somatischen Abwehr gesetzt werden; in beiden Fällen bricht die Abwehr teilweise oder ganz zusammen.

Bei akuten traumatisierenden Vorgängen (z. B. Gewalterfahrung) kommt es zur Reizüberflutung, dem Versagen der Abwehr mit Einschränkungen von Ich-Funktionen und körperlichen Funktionen. Neue Abwehrmechanismen werden gebildet, zum Beispiel Verleugnung, Dissoziation oder Identifikation mit dem Aggressor, um die existenzielle Bedrohung und Todesangst abwehren zu können und nicht psychisch aufzugeben. Das *general adaption syndrome* von Selye mit Alarmreaktion, Widerstandsphase und Erschöpfung besteht nicht nur aus physischen Vorgängen. Hinzu kommt der Verlust in das Vertrauen zu Menschen mit der Folge eines Gefühls der Hilflosigkeit und Vereinsamung.

Nicht nur Traumen, sondern auch akute und chronische psychische Konflikte bedeuten für den Patienten Stress, insbesondere dann, wenn eine Abfuhr und Befriedung der Erregung (Ärger, Wut, Ohnmacht) nicht stattfindet oder wichtige Bedürfnisse (nach Ruhe) anhaltend nicht befriedigt werden. Deswegen kann das allgemeine Modell der Organneurose von Alexander auch als psychoanalytisches Stressmodell verstanden werden.

Chronische seelische und körperliche Störungen bedeuten eine Art Dauerstress; das gilt für Patienten mit Depressionen, Angststörungen und Zwängen genauso wie für Patienten mit Schmerzen, vegetativen oder funktionellen Störungen (z. B. Tinnitus).

Ein wesentlicher Beitrag für die Stresstheorie liefert die psychoanalytische Theorie der psychischen Entwicklung. Die Befriedigung von triebhaften Bedürfnissen (Nahrung) des Säuglings und Kleinkindes findet letztlich immer in einer Objektbeziehung (Körperkontakt, Kommunikation) statt. Sie sollte verlässlich und empathisch sein und körperliche Unlustzustände und Trennungsängste auffangen. Die Bindungs- und Objektbeziehungstheorien von Bowlby und Winnicott sind nicht nur für die psychische Entwicklung des Kindes, sondern auch für die körperliche Reifung und Gesundheit bis ins Erwachsenenalter von Bedeutung. Spitz, der von einem triebtheoretischen Ansatz ausging, beschreibt die somatischen Folgen eines mangelnden emotionalen Kontaktes zu Bezugspersonen, wenn eine emotionale Vernachlässig (Deprivation) zu einer anaklitischen Depression bis hin zum Schwächung des Immunsystems und eventuell zum Tod führen kann.

Die klinische Erfahrung aus analytischen Therapien zeigt, dass Menschen mit einer Tendenz zu Angststörungen (Panikattacken, generalisierte Angststörung) in ihrer frühen Kindheit unzureichende Beziehungserfahrungen und traumatische Erfahrungen gemacht haben, sodass sie mit der Emotion Angst nicht angemessen und alleine umgehen können; sie brauchen ein sicherheitsspendendes Objekt und können – physiologisch gesehen – in der Spätphase der Stressreaktion (s. o.) beruhigende, parasympathische Funktion selbst nicht ausreichend herstellen. Ihre erhöhte Angstbereitschaft hat zudem organische Korrelate, ein gut ausgebautes neuronales Netz der Angstreaktion, das durch Medikamente blockiert und durch Psychotherapie zurückgebildet werden kann.

Auch ohne Defizite in der Bindungs- und Ablösungserfahrung zeigen gesunde Kleinkinder einen erhöhten Stresslevel, der am Cortisolspiegel im Speichel gemessen werden kann, wenn sie zum Beispiel in einer Krippe oder im Kindergarten mit zu großem Personalwechsel betreut werden (Vermeer & van Ijzendoorn 2006; Kihlbom, 2012).

Für eine gesunde körperliche, psychische und soziale Entwicklung eines Menschen sind nicht nur ausreichende materielle Ressourcen notwendig (Nahrung, Wohnung, Bildung), sondern auch ausreichende positive psychische Erfahrungen, angefangen beim Körperkontakt von Geburt an bis hin zu Konfliktsituationen mit relevanten Menschen, die Separation und Individuation ermöglichen. Vonseiten der Neurobiologie wurden wesentliche Brücken zur Psychosomatik geschlagen, in denen die Bedeutung der vielfältigen Ansätze der Psychoanalyse hervorgehoben werden (Ruegg, 2011, S. 21ff.).

13.2.1.8 Epigenetik

Ein weiteres Modell für die Krankheitslehre der psychosomatischen Störungen, Neurosen und Psychosen stellt die relativ junge wissenschaftliche Disziplin der Epigenetik dar. Die Epigenetik ist eine Subdisziplin der Biologie und beschäftigt sich mit den reversiblen biochemischen Modifikationen der DNA. Gene sind keine automatisch aktiven Programme für biochemische Prozesse; sie benötigen einen »Genschalter« (»Promotor« oder »Enhancer«), der sie an- und ausschaltet; dieser Schalter ist den Gensequenzen der DNA vorgelagert; dieses An- und Abschalten erfolgt über »Transkriptionsfaktoren«, die mit der Umwelt in Verbindung stehen. Umweltgifte, nichtstoffliche Signale, aber auch akute und lange zurückliegenden emotionale Erfahrungen wirken als Transkriptionsfaktoren. Dieser Prozess heißt »Genregulation«; dadurch wird die Produktion von Proteinen, die die Körpervorgänge bestimmen, gesteuert. So werden zum Beispiel durch RNA-Interferenzen Genabschnitte der DNA stumm geschaltet, wodurch die Produktion von spezifischen Proteinen verhindert wird.

Die epigenetische Forschung hat ihre Erkenntnisse zunächst durch Tierexperimente gewonnen. Sie konnte aufzeigen, wie psychische und soziale Erfahrungen eine genetische Disposition des Menschen für eine körperliche oder seelische Erkrankung (z. B. Autoimmun- und Stoffwechselerkrankungen, Depressionen, posttraumatische Belastungsstörungen) aktivieren und eine manifeste Erkrankung starten. Die Forschung kann belegen, dass eine transgenerationale Weitergabe von anhaltenden Stresszuständen, Mangelerfahrung oder Traumen auf spätere Generationen stattfindet – bis hinein in den Stoffwechsel des Gehirns (z. B. Serotoninmangel bei Depression, Angststörung und Trauma).

13.3 Spezielle Psychosomatik

Unter spezieller Psychosomatik verstehen wir die einzelnen psychosomatischen Krankheitsbilder unter folgenden Aspekten: Beschwerden des Patienten, klinisches Bild, Epidemiologie, Ursachen, Psychodynamik, Übertragung und Gegenübertragung, Therapie und gegebenenfalls Prognose.

In der Regel kontaktieren Patienten bei Beschwerden zunächst einen Arzt; bald oder erst allmählich stellt sich heraus, dass es sich um eine psychogene, psychosomatische oder somatopsychische Erkrankung handelt. Was sind die therapeutischen Konsequenzen? Die sogenannte Patientenedukation und die lerntheoretisch begründete Verhaltensmedizin bieten symptombezogene Interventionen an, die im Umgang mit den Symptomen und der Krankheitsverarbeitung durchaus hilfreich sein können. Vermutlich findet nur ein kleinerer Teil der Patienten den Weg in eine tiefenpsychologisch fundierte oder analytische Kurzzeit- und Langzeitpsychotherapie – meist nach mehrjähriger Odyssee. Dies setzt einen Leidensdruck und eine Motivation beim Patienten voraus, die tieferen, das heißt unbewussten Zusammenhänge zu erkennen und zu bearbeiten.

Im Folgenden wird eine Auswahl von Krankheiten vorgestellt, die in das breite Spektrum der psychosomatischen Krankheitsbilder fallen und auch in die Gruppen der Neurosen, Persönlichkeitsstörungen und psychiatrischen Krankheitsbilder hineinreichen.

Die früher zum Beispiel von Alexander postulierten Konfliktspezifitäten oder Persönlichkeitstypen konnten nicht verifiziert werden; die psychosomatischen Zusammenhänge sind sehr viel individueller und komplexer, die Frage der Organwahl bleibt weiterhin offen. Dennoch lassen sich bei einigen Krankheitsbildern charakteristische Konflikte klinisch identifizieren. Umso bedeutender ist die Kenntnis der Psychodynamik in der Psychogenese des einzelnen Patienten und im Geschehen von Regression, Übertragung und Gegenübertragung.

13.3.1 Konversionsstörung und Dissoziation

Das Modell der Konversionsstörung wurde in Kapitel 13.2.1.1 beschrieben. Patienten, die unter einer Hysterie litten, zeigten häufig körperliche Konversionsstörungen und/oder dissoziative Störungen des Bewusstseins im Sinne von Spaltungen in der Wahrnehmung, im Denken und Fühlen, gelegentlich auch Depersonalisations- und Derealisationsphänomene. Gegenüber Freuds Zeiten hat sich das Krankheitsbild der Hysterie verändert und an Dramatik verloren. Ein »Arc de cercle« oder hysterische Ohnmachtsanfälle sind in Europa seltener geworden; Phänomene der Konversion und Dissoziation zeigen sich heute weniger dramatisch ausgestaltet.

Klinisch handelt es sich um vielfältige somatische und psychische Symptome, die den Patienten zum Hausarzt, Internisten, Neurologen, Gynäkologen oder in die Notfallambulanz führen, wo keine somatischen Ursachen gefunden werden können. Am Ende einer somatischen Odyssee werden diese Patienten zum Psychiater und Psychotherapeuten geschickt. Das Gesamtbild, insbesondere der psychische Befund und die Patient-Arzt-Interaktion, lassen die Diagnose deutlich werden. Während Symptome wie Amnesie, Dämmerzustände, Stupor, Fugue oder Depersonalisation für eine Dissoziation sprechen und den Neurosen zuzurechnen sind, sind Konversionsstörungen weniger dramatisch und direkt zu erkennen und erscheinen im Medizinbetrieb.

Die Ursachen können vielfältig sein: die Aktualisierung eines Konflikts aus der ödipalen oder den präödipalen Entwicklungsphasen oder ein Trauma, insbesondere sexuelle Missbrauchserfahrungen. Eine genaue Anamneseerhebung wird psychodynamisch relevante Befunde aufzeigen. Es können aber auch nur akute psychosoziale Belastungen dissoziative Symptome erzeugen wie zum Beispiel eine »transiente globale Amnesie«, die mit Gedächtnisverlust, Orientierungslosigkeit, Derealisations- und Depersonalisationsgefühlen für Stunden einhergeht; die Ursache liegt in anhaltendem »Stress«, Konflikten und psychischer Überlastung, die zu einer Störung der Funktion des Hippocampus führen.

Die Hauptabwehrmechanismen der Konversion und Dissoziation sind Verleugnung, Spaltung und Verdrängung insbesondere der Affekte. Es finden sich zudem Identifizierungen und Suggestibilität mit Problemen anderer Menschen, am stärksten in einer Gruppe oder Masse (Massenhysterie). Dadurch kommt es zu Hyperemotionalität und der dramatischen Ausgestaltung von Emotionen. Das Selbst wird verändert erlebt und es erfährt eine Regression.

Die Beziehung zwischen Patient und Arzt bzw. Therapeut zeichnet sich meist durch eine emotional aufgeladene Atmosphäre aus, der Patient wirkt dadurch besonders interessant und erfährt auffällig mehr Zuwendung; zudem ist die Beziehung latent oder offen erotisiert und verführerisch, bis Missverständnisse, Ärgernisse und Zurückweisungen auftreten, die wiederum als narzisstische Kränkung und Anlass zum Agieren sowohl des Patienten als auch des Arztes geben können. Dies ist besonders bei Patienten mit einer hysterischen Neurose oder Persönlichkeitsstörung zu spüren. Von therapeutischer Seite ist es wichtig, um das Potenzial von Dramatisierung, Verführung und Agieren zu wissen und eine empathische professionelle Distanz zu wahren. Je nach Ursache wird sich die der Störung zugrunde liegende Psychodynamik in der therapeutischen Beziehung in Szene setzen und übertragen. Das psychoanalytische Setting stellt wie ein drittes Objekt einen strukturierenden Faktor dar.

13.3.2 Somatoforme Störung und Somatisierungsstörung

Somatoform bedeutet: körperlich ausgestaltet. Bei somatoformen Störungen handelt sich um körperlich ausgedrückte Konflikte, die früher als »vegetative Dystonie« oder »funktionelle Störungen« bezeichnet wurden. Dem Arzt werden wechselnde körperliche Beschwerden angeboten, oft einhergehend mit der Forderung nach wiederholter körperlicher Untersuchung, obgleich keine somatischen Ursachen gefunden werden konnten. Häufig verlaufen diese Störungen langwierig und chronisch. Es sind überwiegend jüngere Frauen betroffen.

Hoffmann und Hochapfel weisen auf eine erhöhte Inzidenz von Patienten mit sexuellem Missbrauch hin (Hoffmann & Hochapfel, 2004, S. 238).

Eine Somatisierung kann als psychischer Abwehrmechanismus gegen einen seelischen Konflikt oder eine traumatische Erfahrung verstanden werden. Eine spezifische Psychodynamik für dieses breite Krankheitsbild ist nicht zu erkennen. Das körperliche »Präsentiersymptom« ist vergleichbar mit einem Eintrittsbillett für die Zuwendung des Arztes. Schmerzen oder Symptome des Kopfes, des muskuloskelettalen Systems der Wirbelsäule und Gelenke, des Magen-Darm-Trakts, des Urogenitalsystem sowie der Haut bieten sich als Präsentationsorgane besonders an. Auffällig ist der Übertragungsaspekt, der von rein somatisch denkenden Ärzten nicht verstanden wird. Der Patient »hat nichts« und wird ohne Diagnose weggeschickt.

13.3.2.1 Somatoforme autonome Funktionsstörung

Der Zusatz »autonom« weist darauf hin, dass es sich um Störungen von Organen des autonomen, vegetativen Nervensystems handelt. Im ICD-10 wurde diese Gruppe eingeführt, im DSM-IV existiert diese Diagnose nicht. Es handelt sich im Gegensatz zu den »somatoformen Störungen« um eine große Krankheitsgruppe; die Beschwerden führen den Patienten zum Haus- und Facharzt, der nach der körperlichen Abklärung keinen organpathologischen Befund erheben kann. An dieser Stelle sollte der Arzt den Patienten für einen Perspektivwechsel gewinnen und ihm mitteilen, dass sein Körper zwar gesund sei, aber eine gestörte Organfunktion aufweise; es handle sich um eine funktionelle Störung, die für den Patienten die Funktion habe, bedeutsame Konflikte und eine Überforderung körperlich auszudrücken (z. B. »zu viel Stress, Burn-out-Syndrom«, »Sorgen, Kummer«).

Es können alle Organsysteme betroffen sein, zum Beispiel: Kopf (Spannungskopfschmerz), vestibuläres System (Schwindel, Tinnitus), respiratorisches (Hyperventilation), kardiovaskuläres (Herzrhythmusstörungen, Herzneurose), gastrointestinales (Reizmagen, Colon irritabile, Diarrhoe), urogenitales System (Blasen-, Prostataentzündungen, Sexualstörungen), Haut. Diese Beschwerden gehen einher mit einer allgemeinen vegetativen Reizbarkeit, diffuser Nervosität, Ermüdung, häufig mit Schlafstörungen. Das Hauptsymptom ist nur die Spitze des Eisberges.

Psychodynamisch handelt es sich um eine Somatisierung von akuten oder frühen Konflikten oder traumatischen Erfahrungen; die Beschwerden drücken eine bewusste oder unbewusste Angst aus, die durch die Zuwendung des Arztes beseitigt werden soll. Der Patient kennt die Ursachen seiner Beschwerden nicht, der Arzt auch nicht, zumindest sollte ein psychosomatisch denkender Arzt die psychische Verursachung in Erwägung ziehen und den oben beschriebenen Perspektivwechsel einleiten. Hoffmann und Hochapfel (2004, S. 245) unterscheiden zwischen einem psychovegetativen Korrelat und einem psychovegetativen Äquivalent: Beim Korrelat wird die vom Patienten wahrgenommene Angst durch vegetative Symptome wie zum Beispiel Herzklopfen, Schwitzen und Schwindel begleitet und verstärkt, er spürt die Angst; beim Äquivalent ersetzt das vegetative Symptom die Angst, der Patient hat keine Angst; dies sei besonders bei chronischen Verläufen zu beobachten, während das Korrelat eher bei akuten Beschwerden auftrete.

Die psychoanalytischen Modelle von Schur (De- und Resomatiserung) sowie von Mitscherlich (zweiphasige Abwehr) lassen sich zum Verständnis der Symptomatik und auch im Gespräch mit dem Patienten nutzen in dem Sinne, dass er etwas ihn Belastendes körperlich ausdrücke. So gesehen ist sein Körper sein Verbündeter, der ihm dies mitteilen muss.

13.3.2.2 Hypochondrische Störungen

Im ICD-10 wird die Hypochondrie bzw. die hypochondrische Störung bei den somatoformen Störungen abgehandelt; eigentlich gehört sie zu den Angststörungen, weil ein Hypochonder Angst hat, eine körperliche Krankheit zu haben, zum Beispiel Krebs (Kanzerophobie); er neigt zur ängstlichen Selbstbeobachtung, zu katastrophischen Fantasien und entsprechendem Agieren. Umgangssprachlich versteht man unter einem Hypochonder einen »schwermütigen, eingebildeten Kranken« (Duden, 1963, S. 280), was die Verwandtschaft zur Depression ausdrückt. Hypochondrion heißt das, was unter dem Brustknorpel liegt, die Organe des Ober- und Unterbauchs. Bei hypochondrischen Störungen ist das gefährliche, zerstörerische Objekt im eigenen Körper und kann nicht, wie bei der Phobie, äußerlich gemieden werden. Es gibt akute, symptomatische Ängste, die erst dann eine hypochondrische Qualität annehmen, wenn die emotionale und kognitive Wahrnehmung von Körperempfindungen einem magischen Denken anheimfällt. Es gibt aber auch chronische Verläufe im Sinne einer Persönlichkeitsstörung bis hin zu wahnhaften, paranoid anmutenden und depressiven, das heißt psychotischen Zustandsbildern. Schilder wies bereits 1923 auf ein gestörtes Körperbild hin; die ängstliche Beschäftigung mit dem eigenen Körper kann Ersatz für eine internalisierte Objektbeziehung sein, die wie ein zerstörerisches Introjekt wirkt. Wie bei jeder Form von Angststörung wird im Arzt ein beruhigendes, Schutz gewährendes, letztlich mütterliches Objekt gesucht, dessen Beruhigung aber eine geringe Halbwertszeit hat, sodass er immer wieder erneut aufgesucht werden muss. In der Gegenübertragung des Arztes wird, ähnlich wie bei depressiven Patienten, die Enttäuschung, Wut, Aggression und Hilflosigkeit spürbar, die der Patient autoaggressiv gegen sich selbst richtet und somit den Arzt oder Therapeuten als versagendes Objekt unausgesprochen anklagt, sich abwendet und sich hoffnungsvoll einem neuen Arzt zuwendet.

Patienten mit hypochondrischen Störungen suchen selten psychotherapeutische Hilfe auf, weil sie von der biologisch-organischen Verursachung ihrer Empfindungen und Fantasien überzeugt sind. Hypochondrische Symptome treten aber auch bei anderen seelischen Störungen, zum Beispiel bei Depressionen und Persönlichkeitsstörungen auf.

13.3.2.3 Schmerzstörungen

Der Schmerz ist der »bellende Hund des Körpers«, heißt es ich China. Schmerz ist das somatische Äquivalent zur Angst. Angst und Schmerz haben eine Signal- und Schutzfunktion; beide weisen somatische, psychische und soziale, das heißt kommunikative Aspekte auf. Körperlicher Schmerz ist oft vom seelischen nicht zu trennen. Der Schmerz, den zum Beispiel der Verlust einer geliebten Person auslöst, löst simultan körperliche und psychische

Reaktionen aus; ist er abgespalten, und tritt in dissoziierter Form zum Beispiel nur körperlich auf, liegt eine pathologische Verarbeitung vor. In extremen Stresssituationen, zum Beispiel bei einer körperlichen Verletzung oder psychischen Bedrohung, kann anfangs die Schmerzempfindung unterdrückt werden, um ein Funktionieren im Notfall zu ermöglichen; die Wahrnehmung des Schmerzes und der Zusammenbruch bis hin zum Schockzustand wird aber kommen.

Schmerzen sind schlecht objektivierbar und werden subjektiv unterschiedlich wahrgenommen. So können hypoxisch ausgelöste Schmerzen verleugnet werden, zum Beispiel beim akuten Herzinfarkt; sie können auch intensiv im Brustraum empfunden werden, wo keine körperlichen Ursachen vorliegen, zum Beispiel bei der Herzneurose. Beides hat eine psychopathologisch relevante Bedeutung im Erleben oder Verleugnen einer Todesangst.

Im Leben eines Menschen spielt die Erfahrung von körperlichem Schmerz – genauso wie die Emotion Angst – eine wichtige entwicklungspsychologische und damit psychodynamische Rolle. Körperliche Schmerzen werden in Objektbeziehungen bei Krankheit, Gewalt, Strafe etc. erfahren und sie werden anderen Objekten in unterschiedlichen psychosexuellen Phasen aus Frustration, Wut und Aggression zugefügt. Schmerz und Angst können auch lustvoll erlebt werden, sowohl in der infantilen Zeit (Angstlust) als auch im Erwachsenenalter (Sexualität).

In der psychosomatischen Medizin sind besonders die chronischen Schmerzstörungen therapeutisch von Interesse. Es gibt die Theorie des Schmerzgedächtnisses, dass sich Schmerzerfahrungen von der sensorischen Wahrnehmung unabhängig machen und als Lernprozesse zentral gespeichert werden. Dies zeigt sich beispielsweise beim Phantomschmerz, bei dem kortikal ein Fuß repräsentiert und durch fehlende hemmende Rückkopplungen schmerzhaft wahrgenommen wird, obwohl er peripher nicht mehr existiert.

Anhaltende somatoforme Schmerzstörungen

Die häufigsten chronischen Schmerzstörungen betreffen die Wirbelsäule bzw. das muskuloskelettale System (HWS-Schulter-Arm-Syndrom, LWS-Syndrom) und den Kopf (Spannungskopfschmerz, psychogene Migräne, Neuralgien, Bruxismus etc.). Die somatische Medizin findet bei der Untersuchung keine körperlichen Ursachen für die anhaltenden und oft quälenden Schmerzen; auch wenn zum Beispiel degenerative Veränderungen des Skeletts zu finden sind, erklären sie nicht ihre Intensität. Sie treten in Verbindung mit akuten und chronischen emotionalen Belastungen und Konflikten des Patienten auf und haben eine körpersprachliche Bedeutung, die als Konversionsstörung oder funktionelle Störung verstanden werden kann. Nach dem Modell der zweiphasigen Abwehr (Mitscherlich) braucht der Patient die körperlichen Schmerzen zur Abwehr von schmerzlichen Gefühlen wie zum Beispiel Wut oder Trauer, die nicht bewusst werden dürfen.

Physiotherapie kann die Symptomatik durch die körperliche Zuwendung mit passiven und aktiven Methoden positiv beeinflussen, lindern, die Abwehr stabilisieren, aber die zugrunde liegenden Konflikte und Traumen nicht bearbeiten. Die psychodynamischen Ursachen sind individuell, vielfältig und nicht auf einen generellen Konflikt, zum Beispiel ohnmächtige Wut bei einem Abhängigkeitskonflikt, zurückzuführen.

Fibromyalgiesyndrom

Synonyme sind Weichteilrheumatismus, Tendomyopathie und *chronic widespread pain*. Wie der Name sagt, besteht eine Schmerzhaftigkeit von Muskelfasern, genauer: von Sehnenansätzen. Die Diagnose stützt sich darauf, dass elf von 18 charakteristischen Sehnenansatzpunkten *(tender points)* druckschmerzhaft sind; die Rheumaserologie ist negativ. Die Patienten leiden zudem unter Schlafstörungen und chronischer Müdigkeit. Ein bis drei Prozent der Bevölkerung seien daran erkrankt, diese Häufigkeit entspricht dem Vorkommen der Borderline-Persönlichkeitsstörung. Trotz dieser klaren Hauptsymptomatik geht man von Subgruppen mit unterschiedlichen biologischen Faktoren aus. Betroffen sind überwiegend Frauen im mittleren Alter, die eine längere, chronische Krankheitskarriere mit erheblichem Leidensdruck aufweisen. Überzufällig häufig lassen sich traumatische Erfahrungen in der Kindheit und Jugendzeit feststellen: körperliche und sexuelle Gewalt sowie emotionale Vernachlässigung (Ecker-Egle & Egle, 2003, S. 574). Therapeutisch erhalten diese Patientinnen in der Regel Physiotherapie, Antidepressiva und Antiepileptika, selten finden sie den Weg in eine Psychotherapie; empfohlen wird Gruppenpsychotherapie im Rahmen eines multimodalen Therapiekonzepts. Aus psychodynamischer Sicht kann das Krankheitsbild als eine chronifizierte Somatisierung einer Traumatisierung mit depressiver Entwicklung verstanden werden.

Komplexes regionales Schmerzsyndrom

Synonyme sind Morbus Sudeck, sympathische Reflexdystrophie (SRD) und *complex regional pain syndrome* (CRPS). Es handelt sich um eine seltene, aber schwerwiegende Erkrankung. Betroffen ist meist eine Extremität (Arm, seltener Bein), die entzündlich, schmerzhaft angeschwollen ist und trophische Störungen aufweist. Die Ursache sind Frakturen, zum Beispiel des Radius, Operationen oder stumpfe Traumen. Man unterscheidet Verletzungen mit und ohne Nervenschädigung. Die Verläufe sind langwierig (Monate, Jahre) und nicht immer günstig. Das Krankheitsbild hat etwas Unheimliches; die genauen Ursachen sind letztlich noch unklar. Gesichert ist, dass es sich um eine vegetative Störung des Zentralnervensystems mit Schädigung der peripheren Region (Arm, Bein) handelt. Die Therapien sind physiotherapeutisch, medikamentös und schmerztherapeutisch (Sympathikusblockade). Die Beschwerden des Patienten werden ärztlicherseits anfangs häufig verleugnet und bagatellisiert; die somatische Medizin bestreitet einen psychischen Faktor. Aus psychosomatischer Sicht kann das CRPS als eine Art Körperschemastörung verstanden werden, als gehöre die verletzte Extremität – wie bei einem neurologischen Neglect – nicht mehr zum Körper. In der Anamnese lassen sich nicht selten traumatische Ursachen oder gravierende psychische Konflikte vergleichbar einer Konversionsstörung mit primärem Krankheitsgewinn (Entlastung in Konfliktsituation) identifizieren. Nix und van Houdenhove umschreiben ein pathogenetisches Modell des CRPS:

> »Wie der psychogene Schmerzpatient erwirbt auch der SRD-Patient aufgrund seiner Entwicklung in Kindheit und Jugend eine biographische Disposition im Sinne der von Engel beschriebenen Pain-Proneness, die mit einer Latenz von Jahrzehnten in eine SRD münden kann. [...] Voraussetzung für das Auftreten einer SRD ist vielmehr das zeitliche Zusammenfallen eines körperlichen Traumas mit einer Lebenssituation, die durch psychosoziale Belastungsfaktoren besonders ›angespannt‹ ist« (Nix & van Houdenhove, 2003, S. 595).

13.3.3 Organische Störungen mit psychosozialen Komponenten

Unter dieser Überschrift sind unter anderem die von Alexander genannten Organneurosen oder Psychosomatosen (»holy seven«) und andere Krankheiten gemeint, die organische und psychische Anteile aufweisen können. Es werden hier vier Organbereiche (Lunge, Magen-Darm, Haut und Herz-Kreislauf) unter psychosomatischen Aspekten vorgestellt.

Therapeutisch bedeutsam ist, dass bei diesen Erkrankungen eine tiefenpsychologische oder analytische Psychotherapie nur ein Teil eines multidisziplinären Therapiekonzeptes sein kann, mit dem Ziel einer besseren Krankheitsverarbeitung (vergleichbar einem Trauerprozess), Bearbeitung der mit der Erkrankung verbundenen Störungen der Objektbeziehungen und des Narzissmus sowie einem emotionalen und kognitiven Verstehen der Konflikte und Stressoren, die zu einer akuten körperlichen Dekompensation führen. So können die Patienten durch die begleitende Psychotherapie die Genese ihrer somatischen und psychischen Vulnerabilität, ihre Grenzen und Potenziale erkennen, mit dieser Disposition der chronischen Krankheit gesünder umzugehen. Dies geschieht oft durch die Bearbeitung von Krisen während der Therapie im Sinne eines Wiederholungszwangs zum Beispiel in Form von Asthmaanfällen, Schüben von Ulcera, Ileitis, Colitis oder Neurodermitis. Je nach Schweregrad der akuten Erkrankung muss die Psychotherapie unter Umständen unterbrochen und somatischen Therapien den Vorrang gegeben werden. Das Fühlen, Verbalisieren, Erleben und Bearbeiten von emotionalen Anteilen von Konflikten oder Traumen in einer sicheren therapeutischen Beziehung dürfte im Zentrum einer Psychotherapie stehen, um die doppelte oder zweiphasige Abwehr der Somatisierung aufzulockern und zu überwinden. Aus psychodynamischer Sicht dürften neben aufdeckenden auch zeitweise stützende Techniken indiziert sein.

13.3.3.1 Asthma bronchiale

Asthma bronchiale ist eine obstruktive Atemwegserkrankung, bei der durch Spasmen der Bronchien mit Schleimbildung das Ausatmen erschwert ist und der Patient unter einer starken Atemnot leidet. Ein Asthmaanfall ist ein medizinischer Notfall, wenn der Patient diesen durch Selbstmedikation nicht beherrschen kann. Er geht mit Todesangst einher und kann lebensgefährlich werden. Ein Status asthmaticus erfordert eine Klinikeinweisung. Die Diagnose erstreckt sich auch über die anfallsfreie Zeit, die durch eine Dauer- oder Notfallmedikation abgedeckt wird. Asthma bronchiale kann Kinder ab dem zweiten Lebensjahr und Erwachsene betreffen. Es gibt vier Ursachenkomplexe: allergische, infektiöse, chemisch-physikalische und psychische.

Emotionen, insbesondere konfliktbesetzte, haben generell Einfluss auf die Atemfunktion, insbesondere auf den Atemwiderstand. Körperlicher und psychosozialer Stress kann Asthmaanfälle, gleich welcher Ursache, auslösen. Bei dem organisch bedingten Asthma spielen psychische Ursachen ebenfalls eine Rolle; so ist bei einem allergischen (intrinsischen, atopischen) Asthma eine konflikthafte psychosoziale Situation des Patienten an dem Auslösen eines Anfalls beteiligt. Das psychogene Asthma dürfte primär Ausdruck eines unbewussten Konfliktes zum Beispiel um Autonomie versus Abhängigkeit sein. Bei Asthmapatienten ist häufig die Ambivalenz zu erkennen, dass sie zunächst versuchen, alleine mit der pulmonalen Obstruktion klarzukommen, dann aber doch medizinische Hilfe in Anspruch nehmen müssen. Der Asthmaanfall ist dann wie ein Hilferuf, der die Zuwendung erzwingt.

Bei Kindern mit Asthma ist durch die Obstruktion, die frühestens im zweiten oder dritten Lebensjahr, also in der analen Phase der Autonomieentwicklung, beginnt, die Mutter-Kind-Beziehung besonders eng, kontrollierend und wegen der Anfälle von Luftnot angstbesetzt. Dies stellt einen Konflikt für die Autonomiebestrebungen des Kindes dar, der Körper pfeift das Kind regelrecht zurück. Interessant ist, dass sich kindliches Asthma häufig durch die Adoleszenz »auswächst«, wie Kinderärzte sagen, wenn die Separation gelingt.

Empfohlen wird eine Kombination von internistisch-pharmakologischer Therapie, Physiotherapie (Atemtherapie), Entspannungsverfahren (z. B. autogenes Training) – und Psychotherapie (Verhaltenstherapie oder psychodynamische Psychotherapie).

13.3.3.2 Magen-Darm-Erkrankungen

Hierzu gehören eine Reihe von heterogenen Krankheiten wie Geschwüre im Magen oder Zwölffingerdarm, entzündliche Erkrankungen des Dünn- oder Dickdarms (Morbus Crohn, Colitis ulcerosa). Funktionelle Störungen des Ober- bzw. Unterbauchs, zum Beispiel das Colon irritabile, gehören organbezogen auch in diese Gruppe, sie werden aber als somatoforme autonome Funktionsstörung ausreichend erklärt (vgl. Kapitel 13.3.2.1).

Ulcus ventriculi und duodeni (Synonym: Ulcus pepticum) ist ein durch die Magensäure entstandenes Geschwür. Vorläufer sind Entzündungen der Magenschleimhaut (Gastritis), die durch ein Ungleichgewicht (Dyspepsie) von Magensäure und schützendem Schleim entstehen. Die Symptome sind heftige Oberbauschmerzen entweder nach dem Essen oder nachts als Nüchternschmerz (Duodenalulcus). Männer mittleren Alters sind häufiger betroffen. Eine genetische Disposition wird angenommen; diätetische Faktoren wie Kaffee, Rauchen, Alkohol kommen hinzu. Konflikte schlagen bei vielen Menschen auf den Magen. Die Ulcuserkrankungen sind trotz somatischer Faktoren typische Stresskrankheiten im Sinne von Uexkülls »Bereitstellungskrankheiten«: Der Magen stellt sich auf Nahrung ein, im Sinne einer oralen Erwartung, die nicht befriedigt wird. Die Geschichte der Ulcuskrankheiten ist interessant: Früher wurden sie als psychosomatische Krankheiten verstanden, die somatischen Therapien waren konservativ (Rollkuren) oder operativ (Vagotomie, Magenresektion); durch neue Medikamente wie Cimetidin und die späteren Protonenpumpenblocker traten Magenoperationen in den Hintergrund. Mit der Entdeckung der Rolle des Helicocbacter pylori bei der Entstehung des Ulcus wurde das Krankheitsbild zu einer Infektionserkrankung. Inzwischen ist gesichert, dass das Bakterium nur eine mögliche Ursache sein kann; viele Menschen haben eine solche Infektion durchgemacht, ohne einen Ulcus zu entwickeln, andere haben ein Ulcus ohne Helicobacter-Infektion. Die heutige Standardtherapie ist eine medikamentöse mit Protonenpumpenblockern und Antibiotika, es gibt aber hierbei auch Therapieresistenzen. Das Verständnis der Ulcuserkrankungen ist heute letztlich wieder das alte: Es handelt sich um eine psychosomatische Erkrankung mit somatischen und psychischen Ursachen.

Morbus Crohn, Colitis ulcerosa: Hier liegt eine chronische entzündliche Darmerkrankung mit teilweise sehr schweren Verläufen vor, die operative Eingriffe erforderlich machen. Die

Ursachen sind immer noch unklar, genetische Dispositionen und immunologische Faktoren im Sinne einer Autoaggressionserkrankung werden angenommen. Psychische Faktoren wie zum Beispiel Abgrenzungen, Ablösungen und Trennungen *(life events)*, die Konflikte des Selbstwertgefühls und Autonomie versus Abhängigkeit bedeuten, können akute Schübe begünstigen. Hinzu kommen emotional gehemmte oder alexithyme Persönlichkeitsstrukturen.

Die psychodynamische Psychotherapie von Patienten mit Ulcera oder entzündlichen Darmerkrankungen ist neben einer spezifischen somatischen, internistischen Therapie eine ergänzende Therapiekomponente. Mehrere Studien weisen darauf hin, dass der Krankheitsverlauf durch Psychotherapie positiv beeinflusst und akute Schübe reduziert werden konnten (vgl. Kapitel 13.2.1.8 zur Epigenetik).

13.3.3.3 Neurodermitis

In den vorherigen Kapiteln haben wir uns mit der Lunge und dem Darm als innere Häute des Körpers beschäftigt, die im Austausch mit der äußeren Welt (Luft, Nahrung) stehen und störanfällig sein können. Die äußere Haut ist ein großes Organ des Menschen, das durch das vegetative Nervensystem somatischen und psychischen, insbesondere emotionalen Einflüssen unterliegt. Als Beispiel für eine psychosomatische Erkrankung soll die Neurodermitis erwähnt werden.

Die Neurodermitis (synonym: endogenes Ekzem, atopisches Ekzem) gehört nach Alexander auch zu den »holy seven«. Die Patienten leiden unter einem starken Juckreiz, der durch Kratzen zu Entzündungen führt. Es gibt eine Komorbidität mit dem Asthma bronchiale, dessen intrinsische, allergische Form durch eine Atopie bedingt ist. Es sind Säuglinge, Kinder und Erwachsene betroffen. Der Körperkontakt, zum Beispiel zwischen Mutter und Baby, ist durch das schmerzhafte Ekzem oft erheblich belastet. Tritt die Neurodermitis erst im Erwachsenenalter auf, sind auch hier Nähe-Distanz-Konflikte festzustellen.

13.3.3.4 Herz-Kreislauf-Erkrankungen

Von den Herz-Kreislauf-Erkrankungen sollen hier unter psychosomatischen Aspekten kurz die essenzielle Hypertonie, Herzrhythmusstörungen, koronare Herzkrankheiten und die Herzneurose behandelt werden. Das Herz ist das Organ, das wohl am stärksten direkt auf emotionale Einflüsse von innen und außen reagiert; viele Sorgen gehen ans Herz, jemand ist herzlos oder nimmt sich vieles sehr zu Herzen, das Herz wird gebrochen, es hüpft vor Freude, wir grüßen herzlich und vieles mehr. Die Herzaktion ist ein Synonym für Leben.

Oft weisen Erkrankungen des Herz-Kreislauf-Systems auf eine bestehende psychische Ursache oder Mitverursachung durch psychische Faktoren hin. Bis auf die Herzneurose bedürfen diese Krankheitsbilder primär einer medikamentösen oder somatischen Therapie, sekundär kommen Entspannungsverfahren, Verhaltenstherapie und psychodynamische Einzel- und Gruppentherapien zur Anwendung.

Die *essenzielle Hypertonie* ist eine sehr häufige Erkrankung, die mit zunehmendem Alter auftritt. Es gibt auch junge Erwachsene, die an arterieller Hypertonie leiden, ohne dass fassbare organische Ursachen (Gefäß- oder Nierenerkrankungen) gefunden werden können.

Die Hypertonie besteht oft über viele Jahre beschwerdefrei. Es werden genetische Dispositionen und psychische Ursachen diskutiert. Die Hypertonie passt zu Alexanders oder von Uexkülls Theorien psychosomatischer Krankheiten, dass chronische emotionale (Ärger, ohnmächtige Wut, Feindseligkeit) oder narzisstische (Selbstwertkompensation durch Ehrgeiz) Konflikte das sympathische Nervensystem in eine ständige Bereitschaft von Kampf oder Flucht bringen, ohne dass diese Emotionen ausreichend abgeführt werden können und die Anspannung reduziert werden kann.

Herzrhythmusstörungen können sowohl Ausdruck einer behandlungsbedürftigen somatischen Erkrankung als auch einer psychischen funktionellen Störung sein. Das kardiovaskuläre System ist genauso wie die Lunge und die Haut bei nahezu jedem bewussten und auch unbewussten emotionalen Vorgang über das vegetative Nervensystem beteiligt. Psychosoziale Konflikte und Stress im Sinne einer chronischen Überforderung können sich als paroxysmale Tachykardien oder -arhythmien bis zum Vorhofflimmern äußern.

Koronare Herzkrankheiten äußern sich als Angina pectoris und Herzinfarkt. Durch körperliche und soziale Risikofaktoren wie Hypertonie, Hyperlipidämie, Diabetes, Nikotinabusus, Bewegungsarmut, Adipositas und psychischen Stress kommt es zu arteriosklerotischen Veränderungen der arteriellen Gefäße des Herzens, bis eine relevante Minderdurchblutung des Herzmuskels eintritt, zunächst ein ischämischer Schmerz und dann ein Infarkt mit Narbenbildung des Myokards. Die Verleugnung der körperlichen Prodromalsymptome korreliert mit psychischen Strukturen der Persönlichkeit, was zu einer irreversiblen Organschädigung führen kann. Danach treten häufig reaktive depressive Störungen durch die körperlichen Einschränkungen und narzisstische Kränkung der Verwundbarkeit im Sinne einer somatopsychischen Störung auf.

Bei der *Herzneurose* oder Herzphobie handelt sich um subjektiv erlebte Schmerzen wie bei einem Herzinfarkt. Es sind überwiegend organgesunde junge Männer betroffen; psychodynamisch liegt meist ein Autonomie-Abhängigkeits-Konflikt vor, bei dem eine reale oder fantasierte Trennung von einem sicherheitsspendenden Objekt unbewusst große Angst auslöst bzw. Todesgefahr bedeutet und die Anwesenheit eines beruhigenden Objektes (Mutter, Partner, Arzt) erzwungen wird.

13.3.4 Störungen der Sexualität

Die Bedeutung der menschlichen Sexualität war lange der »Markenkern« der Psychoanalyse; losgelöst von der biologischen Fortpflanzungsfunktion hat die Sexualität eine wichtige psychische und soziale Funktion und damit eine Störanfälligkeit. Freuds Triebtheorie (vgl. Kap. 1.4) – mit den Triebenergien Libido und Destrudo – und die Entdeckung der infantilen Sexualität als Vorstufe der reifen Sexualität sind essenzielle Bestandteile der psychoanalytischen Theorie und Krankheitslehre, auch wenn spätere psychoanalytische Theorien der Objektbeziehung oder zum Narzissmus den Trieben wenig bis keine Bedeutung beimessen. Freud beschrieb 1910 sein umfassenderes Verständnis von Sexualität, die über »die Entleerung der Geschlechtsstoffe bewirkenden Vornahmen« hinausgehe:

> »[W]ir rechnen zum Sexualleben auch alle Betätigungen zärtlicher Gefühle, die aus der Quelle der primitiven sexuellen Regungen hervorgegangen sind, auch wenn diese Regungen eine Hemmung ihres ursprünglichen sexuellen Zieles erfahren oder dieses Ziel gegen ein anderes, nicht sexuelles vertauscht haben. Wir sprechen darum auch lieber von Psychosexualität, legen so Wert darauf, daß man den seelischen Faktor des Sexuallebens nicht übersehe und nicht unterschätze. Wir gebrauchen das Wort Sexualität in demselben Sinne wie die deutsche Sprache das Wort ›lieben‹. Wir wissen auch längst, daß seelische Unbefriedigung mit allen ihren Folgen bestehen kann, wo es an normalem Sexualverkehr nicht mangelt« (Freud, 1910k, S. 120).

Ein psychoanalytischer Therapeut sollte bereits in der Phase der Diagnostik und Befunderhebung mit dem Patienten auch über einen wichtigen Bereich des Lebens sprechen: sein Sexualleben. Seelische Störungen weisen häufig Ein- oder Durchschlafstörungen, aber auch »Beischlafstörungen« auf. Die Sexualität ist bei den meisten Menschen ein sensibler und damit störanfälliger Bereich des Lebens. Es kann sich dabei um sekundäre, komorbide Störungen handeln, zum Beispiel als depressive Anhedonie, Versagensangst und Konflikte in der Partnerbeziehung, wobei sowohl aktuelle als auch chronische Ursachen von psychodynamischer Relevanz sein können. Sexuelle Funktionsstörungen können auch partnerabhängig sein. So erlebt eine Patientin etwa Unlust und Schmerzen mit einem Partner, mit einem anderen dagegen nicht. Die Dynamiken beider Partner können eine negative Kollusion bilden, die einer befriedigenden sexuellen Beziehung im Wege steht.

In diesem Kapitel geht es um primäre Sexualstörungen, die Bestand der Psychodynamik eines Menschen und partnerunabhängig vorhanden sind. Die psychoanalytische Entwicklungspsychologie betont die »Zweizeitigkeit« der psychosexuellen Entwicklung, dass sich die reife Sexualität des Menschen entlang den Körperzonen aus den einzelnen Partialtrieben der jeweiligen kindlichen Entwicklungsphasen über die Pubertät, die unter dem Einfluss biologischen Reifung steht, schließlich im frühen Erwachsenenalter entfaltet. Die reife Sexualität weist daher orale, anale und infantil-genitale Partialtriebe und ihre Modalitäten von Sadismus, Masochismus, Voyeurismus und Exhibitionismus in rudimentärer Form auf (vgl. Kap. 1.5 und 2.2.1).

Sexualstörungen (Perversionen, Funktionsstörungen) haben ihre Ursachen damit in der Regel in der infantilen Psychosexualität, in der Triebwünsche an Objekte gerichtet werden, diese zur Befriedigung einander brauchen und ihre erste Bewährungsprobe in der Adoleszenz erfahren. Nicht umsonst manifestieren sich neurotische, psychosomatische oder psychotische Störungen erstmals im oder nach dem Triebschub der Adoleszenz und im frühen Erwachsenenalter.

13.3.4.1 Perversion, Paraphilie

Der Terminus Perversion wurde im DSM durch »Paraphilie« und im ICD-10 durch »Störungen der Sexualpräferenz« ersetzt. Freud hatte die Perversionen als ursprüngliche Anlage der menschlichen Sexualität aufgefasst:

> »Wir fanden so, daß bei diesen Personen die Neigungen zu allen Perversionen als unbewußte Mächte nachweisbar sind und sich als Symptombildner verraten, und konnten sagen, die Neurose sei gleichsam ein Negativ der Perversion. Angesichts der nun erkannten großen Verbreitung der

Perversionsneigungen drängte sich uns der Gesichtspunkt auf, daß die Anlage zu den Perversionen die ursprüngliche allgemeine Anlage des menschlichen Geschlechtstriebes sei, aus welcher das normale Sexualverhalten infolge organischer Veränderungen und psychischer Hemmungen im Laufe der Reifung entwickelt werde. Die ursprüngliche Anlage hofften wir im Kindesalter aufzeigen zu können; unter den die Richtung des Sexualtriebes einschränkenden Mächten hoben wir Scham, Ekel, Mitleid und die sozialen Konstruktionen der Moral und Autorität hervor« (Freud, 1905d, S. 132).

Berner (2008, S. 582) unterscheidet bei der Perversion drei psychodynamische Faktoren:

1. »Perversion ist eine Regression auf infantile Formen der Sexualbetätigung (Oralität, Analität, Phallizität im Sinne der Ausschließlichkeit, Voyeurismus-Exhibitionismus, Sadismus-Masochismus).«
2. »Diese Regression wird durch ödipale Kastrationsangst und Verdrängung eingeleitet. In der agierten Szene selbst spielt aber Verleugnung und Spaltung als Abwehrform die entscheidende Rolle […].«
3. »Die Idealisierung eines (meist unlebendigen) Fetisches sichert die Verleugnung des Geschlechtsunterschiedes und steht damit auch für den Phallus der Frau […].«

Stoller (1979) sieht in der Perversion eine erotische Form des Hasses; Morgenthaler (2004) vergleicht sie mit einer Plombe des Ichs.

Neben den oben genannten Präferenzstörungen gibt es noch Pädophilie, Transvestitismus und Sodomie, die komplexere Ursachen haben dürften. Die klinische Erfahrung zeigt, dass Menschen mit einer Perversion sich selten in psychotherapeutische Behandlung begeben. Es fehlt ihnen oft der Leidensdruck; wenn er doch vorhanden ist, stehen häufig Partnerschafts- und Beziehungskonflikte durch die besondere sexuelle Präferenz im Vordergrund.

13.3.4.2 Sexuelle Funktionsstörungen

Die Symptome sexueller Funktionsstörungen können durch verschiedene unbewusste Konflikte oder isolierte Fantasien ausgelöst sein und im Kontext einer komplexeren seelischen Störung (Neurose, Persönlichkeitsstörung, psychosomatische Störung oder auch Psychose) stehen. Es finden sich regelmäßig Konflikte zwischen Es und Über-Ich, in denen ein Triebwunsch mit dem Gewissen oder mit Moralvorstellungen kollidiert, was durch das Ich intrapsychisch nicht integriert werden kann. Durch die Körperlichkeit der Sexualität kommen narzisstische Probleme besonders zum Tragen (Ich-Ideal). Ängste vor ungewollter Schwangerschaft oder das Gegenteil in Form eines leistungsorientierten Kinderwunsches können das Begehren belasten.

Die Physiologie der sexuellen Reaktion besteht aus zerebral und peripher gesteuerten vegetativen Abläufen; so ist die Erektion des Penis eine parasympathische Aktivität (Ruhe und Genuss), die Ejakulation dagegen eine sympathische, die eine gewisse Aktivität abverlangt.

Zu unterscheiden sind Störungen des sexuellen Verlangens (Appetenz), der Erregung und des Orgasmus.

Störung der Appetenz: Verringerte oder gar fehlende sexuelle Lust (Anhedonie) findet sich bei beiden Geschlechtern. Die Gründe dafür können sehr unterschiedlich sein: traumatische Erfahrungen (sexueller Missbrauch, körperliche Gewalt), Formen von Depressionen, Hemmungen, narzisstische Störungen (Selbstwertkonflikte, Leistungs- und Erfolgsorientierung) bis hin zu Ängsten, insbesondere Versagensängste bei Männern.

Störung der Erregung: Fehlende oder unvollständige Erektion bei Männern; bei Frauen Lubrikationsstörung, Dyspareunie, Frigidität, Vaginismus. Auch hier sind verschiedene Ursachen wie traumatische Erfahrungen sowie unbewusste Konflikte, Ängste und Fantasien von körperlicher Beschädigung bei Dyspareunie (Schmerzen) und Vaginismus (Scheidenkrampf) häufig anzutreffen.

Störung des Orgasmus: Vorzeitige, verzögerte oder keine Ejakulation beim Mann; bei der Ejaculatio praecox führen unbewusste Ängste vor dem weiblichen Körper (z.B. Beschädigungs-, Kastrationsangst) zu einem schnellen Höhepunkt und Rückzug des Penis. Anorgasmie bei der Frau: Gesichert ist, dass der weibliche Orgasmus auch mit einer Ejakulation von Sekreten einhergeht. Multipel verursachte Widerstände, Ängste, Schuld- und Schamgefühle vor dem Kontrollverlust können das Erleben des körperlichen und psychischen Höhepunkts verhindern.

Die Störung des Orgasmus kann sich bei beiden Geschlechtern auch postkoital auf das fehlende Gefühl der psychischen Befriedigung beziehen, wenn zum Beispiel aggressive oder depressive Verstimmungen sowie Scham- und Schuldgefühle auftreten. Häufig treten solche Verstimmungen auch bei bzw. nach der Masturbation auf.

Hypersexualität: Gesteigerte sexuelle Aktivitäten (Nymphomanie bei der Frau oder Donjuanismus beim Mann) können zwanghafte und süchtige Bedeutungen haben, indem sie der Abwehr von Depressionen und Selbstwertkonflikten dienen sollen. Die Fähigkeit, eine psychische und körperliche Befriedigung im Sinne der Befriedung von Reiz- und Erregungszuständen zu erfahren, ist durch das – im tieferen Sinn – unbefriedigte Begehren oder durch die Überbetonung des narzisstischen Begehrtwerdens eingeschränkt.

13.3.5 Essstörungen

Essen und Trinken sind fundamentale biologische und psychische Bedürfnisse und Triebe, die in einem sozialen Kontext von Beziehungen befriedigt werden. Die psychosexuelle Entwicklung des Menschen beginnt mit der existenziell wichtigen oralen Phase des Säuglingsalters. Der orale Modus dient der Triebbefriedigung, erfolgt anfangs in einer Abhängigkeitsbeziehung zu einem Objekt mit dem Ziel der Selbstregulation und Kohärenz; er bleibt über die ganze Lebensspanne weiter Bestandteil des Lebens. Nahrungsmittel sind existenzielle Objekte, die durch Inkorporation in einer Objektbeziehung Befriedung verschaffen. Die Selbstpsychologie spricht von Selbstobjekten (Krueger, 1997). Nahrungsmittel sind somit auch Selbstobjekte zur Regulation elementarer narzisstischer Bedürfnisse (bei der Adipositas und in der Gier der Bulimie) oder in der Abwehr, da sie unbewusst intrusiv und bedrohlich für die Autonomie und das Körperbild fantasiert werden (Anorexie und im Erbrechen bei der Bulimie). Der Prozess der Nahrungsaufnahme ist durch vielfältige Konflikte störanfällig.

Im Deutschen werden diese drei Essstörungen als Magersucht, Ess-Brechsucht und Fettsucht bezeichnet; hierin drückt sich der Sucht- und Zwangscharakter und der immanente Abhängigkeitsaspekt dieser Störungen aus. Sucht kommt etymologisch von »Siechtum« und nicht von »Suchen«; dies beinhaltet, dass eine Sucht oft mit dem Leben nicht vereinbar ist.

Aus psychodynamischer Sicht besteht die Frage, ob es sich überhaupt um getrennte Krankheitsbilder handelt; bei vielen Patientinnen und Patienten können Wechsel zwischen allen drei Essstörungen beobachtet werden. Dennoch möchten wir separat auf die drei wichtigsten Krankheitsbilder eingehen: Anorexia nervosa, Bulimia nervosa und Adipositas. Bulimarexie und Binge Eating sind Zwischenformen. Essstörungen kommen klinisch sowohl monosymptomatisch als auch polysymptomatisch im Sinne einer Komorbidität mit anderen Störungen, zum Beispiel Neurosen oder Persönlichkeitsstörungen, vor. Äußerlich kann zur Diagnostik der Essstörungen der Body-Mass-Index (BMI) herangezogen werden, der von der amerikanischen Versicherungswirtschaft entwickelt wurde:

$$\text{BMI} = \frac{\text{Körpergewicht (kg)}}{\text{Quadrat der Körpergröße (m}^2\text{)}}$$

Der BMI definiert nach der Weltgesundheitsorganisation (WHO, 2004) die Gewichte wie in Abbildung 13 dargestellt.

Body-Mass-Index (BMI)							
Untergewicht			Normalgewicht	Übergewicht			
ernst	moderat	gemäßigt		präadipös	Grad I	Grad II	Grad III
< 16	16–17	17–18,5	18,5–25	25–30	30–35	35–40	> 40
Anorexia nervosa			Bulimia nervosa		Adipositas		permagna
	Bulimarexia		Binge eating disorder				

Abb. 13: Gewichtsklassen nach BMI (WHO, 2004)

Der BMI setzt als Normalgewicht für Männer (20–25) und Frauen (19–24) leicht unterschiedliche Werte. Kritisiert wird, dass er hinsichtlich des Fettanteils des Körpers nichts aussagt; es kann sich bei einem großen Teil des Gewichts auch um Muskelmasse handeln, zum Beispiel im Fall von Bodybuilding. Der BMI berücksichtigt zudem nicht die Kategorie Alter, wobei sich die Relation von Muskel- und Fettanteil im Lauf des Lebens ändert. Zur medizinischen Diagnostik werden andere Messmethoden wie z. B. der *waist-to-hip ratio* (WHR) herangezogen. Im ICD-10 sind Anorexie und Bulimie dem Kapitel F »Psychische und Verhaltensstörungen« und die Adipositas dem Kapitel »Endokrine, Ernährungs- und Stoffwechselkrankheiten« zugeordnet. Warum die Adipositas keine psychische Störung sein soll, ist nicht nachvollziehbar.

13.3.5.1 Anorexia nervosa

Bei der Anorexia nervosa (Synonyme: Magersucht, Pubertätsmagersucht) besteht das Hauptsymptom in einem süchtigen Verhalten, um dünn und mager zu sein. Man könnte auch von einem »Schlankheitswahn« sprechen, da subjektiv ein starkes Untergewicht und ein abgemagerter Körper als Ideal empfunden werden. Normalgewichtigkeit wird als »fett« und unästhetisch erlebt. 95 Prozent der Anorexie-Patienten sind weiblich. Der Krankheitsbeginn liegt meist in der frühen und mittleren Pubertät. Die Prävalenz beläuft sich auf ca. ein Prozent der Bevölkerung. Risikogruppen sind Tänzerinnen, Turnerinnen, Models etc.; das Ideal dieser Gruppen ist ein schlanker Körper. Die Hypothese, dass die Anorexie epidemiologisch zugenommen habe, ist nicht gesichert. Es gibt Hinweise auf ein erhöhtes Vorkommen in oberen Sozialschichten. Auch wird zumindest für bestimmte Formen eine genetische Hypothese durch die Zwillingsforschung postuliert.

Klinisch sind verschiedene Formen der Anorexie bekannt: von der kurzzeitigen magersüchtigen Phase in der Pubertät, die spontan verschwindet, bis hin zu längeren Phasen mit Krankheitswert, aber ohne größere akute Gefährdung für die Gesundheit; klinisch relevant sind schwere Verläufe mit akuter und gegebenenfalls chronischer Gefährdung der Gesundheit sowie mit Todesfolge. Etwa 15 Prozent der Fälle von Anorexia nervosa verlaufen tödlich durch schwache Immunabwehr oder Elektrolytstörungen (z. B. Pneumonie, Asystolie).

Die DSM-IV-Klassifikation unterscheidet zwischen einem asketischen Typ *(restricting type/non-purgingtype)*, der das Gewicht ausschließlich durch Hungern reduziert, anfangs mit und später ohne Hungergefühl, und einem hyperorektiven Typ *(binge eating/purging type)*, der neben dem selektiven Hungern (kalorienarmes Essen) auch phasenweises Erbrechen, Laxantien- oder Diuretika-Missbrauch und motorische Hyperaktivität aufweist. Ungünstig für die Prognose seien Laxantienabusus, prämorbide Fettsucht, Suchtmittelabusus, Komorbidität mit einer Persönlichkeitsstörung (narzisstische oder Borderline-Persönlichkeitsstörung) oder auch schizophrene Psychosen (häufig bei Männern) und schlechte soziale und berufliche Anpassung. Günstig sei ein früher Beginn vor dem 16. Lebensjahr.

Die Anorexie ist die einzige psychosomatische Störung, die es fertigbringt, einen biologischen Reifungsschritt rückgängig zu machen. Die Symptomatik ist vielschichtig:

1. Verleugnung der Krankheit, wenig bis kein Leidensdruck
2. starke Gewichtsabnahme (BMI weniger als 17,5) bis zur Kachexie ohne verursachende Organkrankheit
3. chronische Obstipation
4. umfassende sekundäre Folgen des Hungerzustandes: sekundäre Amenorrhö, reduzierter Grundumsatz, erniedrigte Körpertemperatur, Akrozyanose, Hypokaliämie, Karies durch Mangelernährung, Osteoporose, gegebenenfalls Polyneuropathie und zentrale neurologische Veränderungen
5. Störung des Essverhaltens nach dem asketischen oder hyperorektiven Typ
6. motorische Überaktivität: Unter Verleugnung der eigenen körperlichen Schwäche werden körperliche Maßnahmen und asketische Trainingsprogramme (z. B. Joggen) zur Gewichtsreduktion angewendet.
7. Körperbild- und Wahrnehmungsstörung: Der Körper sei nicht abgemagert, einzelne Körperteile, zum Beispiel die Oberschenkel, seien immer noch zu dick.
8. Verleugnung des Hungers: Anfängliche Hungergefühle werden unterdrückt (»Ich brauche so etwas nicht«).
9. depressive Störungen bei ca. 50 Prozent der Fälle
10. Kontakt- und Beziehungsstörung mit sozialer Isolation (»splendid isolation«).

Trotz ähnlicher Symptomatik lassen sich unterschiedliche Schweregrade und Verläufe beobachten, was nahelegt, dass der Anorexie verschiedene Krankheitsursachen zugrunde liegen. Es gibt Hinweise auf eine genetische Disposition (Zwillingsforschung) zumindest bei einer kleinen Gruppe der Betroffenen. Durch psychoanalytische Diagnostik und Behandlungen sind unterschiedliche Niveaus der Störung bekannt: (1) eine Anorexie mit frühen, präödipalen Störungsursachen (psychosenah oder Persönlichkeitsstörungen), (2) mit traumatischer Ursache (Vernachlässigung, Missbrauch), (3) mit späteren, ödipalen Störungsursachen (Konversionsstörung), (4) als vorübergehende Reaktion in der Pubertät bzw. Adoleszenz (Identitätssuche).

Gemein ist allen, dass die Anorexie erst mit der Pubertät auftritt und die auslösende Situationen oft banal erscheinen, etwa Beschämung durch andere Menschen, meist Familienmitglieder, über den sich entwickelnden Körper.

Psychodynamisch sind folgende neurotische Konflikte zu finden:

1. *Abwehr der weiblichen Sexualität und Identität:* Der in der Pubertät reifende Körper (Brust, weibliche Körperformen), eigene sexuelle Lust und das erotische Interesse anderer werden als Bedrohung für das Selbst erlebt. Manchmal wird dieses Thema schon bei Beginn der Pubertät zu vermeiden versucht, manchmal bricht es erst später nach einer zeitweise normalen Entwicklung und Reifung, oft nach seelischen Kränkungen, auf. In der Regel findet sich unbewusst eine Ablehnung der weiblichen Rolle, dick zu sein wird unbewusst mit Schwangersein assoziiert. Psychoanalytisch gesehen findet eine Regression und Verschiebung von der genitalen Phase der Pubertät auf die orale Phase der Kindheit mit Kontrolle der Nahrungszufuhr statt. Der Essvorgang wird als eine Art Penetration bzw. Inkorporierung fantasiert und muss genauestens kontrolliert werden: Quantitativ wenig, qualitativ kalorienarm – zum Beispiel nur Mineralwasser, Äpfel, evtl. etwas Magerjoghurt. Essen wird mit Scham besetzt und erfolgt meist heimlich und nicht in Gesellschaft.
2. *Hohe Ambivalenz gegenüber der Mutter, ablehnende Beziehung zum Vater:* Die Anorexie-Patientinnen sind auffällig ambivalent an ihre Mutter gebunden, sie haben eine starke bewusste oder unbewusste Abhängigkeit und dyadische Verschmelzungswünsche; andererseits sind starke Autonomiewünsche gegenüber der Mutter spürbar. Man könnte auch sagen, es geht um Wünsche und Enttäuschungen. »Im Hunger wird die Abhängigkeit des Ich von der Natur, vom eigenen Körper und insbesondere von der Fürsorge der Mutter in charakteristischer Weise erlebt« (Hoffmann & Hochapfel, 2004, S. 357).
3. *Die Väter – oder Männer allgemein – werden häufig als triebhaft und bedrohlich erlebt:* Auch hier schwankt die Beziehung zwischen dem Wunsch nach Anerkennung und Enttäuschung.

In den meisten Fällen sind die familiären Beziehungen auf den ersten Blick intakt und nicht sonderlich pathologisch, sodass die Ausbildung einer Anorexie schwer nachvollziehbar erscheint. Ein differenzierter Einblick in die Psychodynamik zeigt aber bei der Patientin eine Angst vor den biologischen, psychischen und sozialen Ebenen des Erwachsenwerdens und eine Stagnation bzw. eine Regression der Identitätsentwicklung einschließlich der sexuellen.

Die Anorexie lässt sich auch als Autonomie-Abhängigkeits-Konflikt verstehen. Die Patienten sind oft sehr ehrgeizig, leistungsorientiert (Schule), intelligent und wirken angepasst und frühreif (Musterkinder). Umso erstaunlicher ist es, dass sie diese Entwicklung in der Pubertät abstoppen, quasi die Notbremse ziehen, beginnen ihren Körper mit dem Anstreben eines unrealistischen Körperideals zu traktieren und damit sowohl in Hinblick auf die kognitive Leistungsfähigkeit als auch affektiv und sozial regredieren. Dieser Ehrgeiz richtet sich auf die Beherrschung des Körpers, darauf sich von den »primitiven« oralen und genitalen Bedürfnissen unabhängig zu machen. Die Betroffenen behandeln sich selbst bzw. ihren Körper nicht gut, sind zu sich wie eine strenge, lustfeindliche, kalte Mutter, die das bedürftige, hungrige Kind unter Hinweis auf ein strenges Ideal abweist. Dadurch entsteht eine »splendid isolation«, eine grandiose Einsamkeit. Durch die Nahrungsverweigerung wird versucht, sich als autonomes Individuum zu erleben. Dieser idealisierte Umgang mit sich selbst und dem eigenen Körper stellt eine Autoaggression, im Extremfall sogar eine Gefährdung des Lebens dar; diese Autoaggression wird aber nicht als solche erlebt.

Die therapeutische Beziehung ist dadurch gekennzeichnet, dass die Patientin einen Appell aussendet als hilfloses, kindliches, aber auch differenziertes und »vernünftiges« Wesen. Im Laufe der therapeutischen Beziehung wird deutlich, dass sie die angebotene Hilfe nicht annehmen kann, diese als Bedrohung für die eigene Autonomie ansieht: Sie leidet nicht wirklich, ist zu sich selbst nicht ehrlich und auch nicht zum Therapeuten (z. B. Vortäuschen eines höheren Gewichtes).

Anorexie-Patienten sind häufig noch jugendlich und nicht volljährig. Sie kommen selten aus eigenem Antrieb oder Leidensdruck zu einer Therapie. Meist sind es die Eltern oder Lehrer, die sie zum Aufsuchen eines Therapeuten bewegen, sodass es oft schwierig ist, ein gutes Arbeitsbündnis herzustellen. Es bietet sich die Einbeziehung der gesamten Familie in einer Familienberatung oder Familientherapie an. Schwere Fälle von Anorexia nervosa bedürfen wegen der vitalen Gefährdung der stationären pädiatrischen, internistischen, intensivmedizinischen Therapie, gegebenenfalls auch mit Sondenernährung.

Die stationäre Behandlung in einer psychosomatischen Klinik ist indiziert, wenn eine ambulante Therapie nicht zustande kommt. Hierbei ist eine »modifizierte konfliktorientierte (psychoanalytische) Therapie in Kombination mit einem verhaltenstherapeutischen Behandlungsprogramm« die Therapie der Wahl. Systemische Familientherapie kommt ebenfalls im ambulanten Bereich zum Einsatz.

Halbwegs kompensierte Anorexien können auch durch eine ambulante Gruppen- oder Einzeltherapie (psychoanalytisch, verhaltenstherapeutisch oder basierend auf anderen speziellen Therapiekonzepten, z. B. an Zentren für Essstörungen) gut profitieren. Hier hat sich insbesondere die »Fokale Psychodynamische Psychotherapie« bewährt (Friederich et al., 2013).

13.3.5.2 Bulimia nervosa

Bulimie – aus dem Griechischen: »Heißhunger«, »Stierhunger« – wird im Deutschen auch Ess-Brech-Sucht genannt. Gemeint ist das anfallartige und rauschhafte Essen, das Hineinschlingen von großen, hochkalorischen Nahrungsmengen und anschließendes Erbrechen.

Dem Anfall gehen oft innere Kämpfe voraus. Nach der gierigen Befriedigung setzt die Angst vor Gewichtszunahme ein und führt zum Erbrechen.

Die Prävalenz liegt bei ca. zwei bis vier Prozent der jungen erwachsenen Frauen; es sind fast ausschließlich weibliche Jugendliche und jüngere Frauen betroffen. Die Erstmanifestation tritt durchschnittlich später ein als bei der Anorexie, wobei der Bulimie nicht selten eine Anorexie oder Adipositas vorausgeht. In den letzten Jahrzehnten hat das Krankheitsbild zugenommen.

Da Patientinnen in der Regel normalgewichtig oder eher adipös sind, fällt das Krankheitsbild nicht auf; liegt gleichzeitig eine Anorexie vor, spricht man von einer Bulimarexie. Bulimikerinnen leiden im Gegensatz zu Anorektikerinnen unter ihren Störungen; sie führen die Fressanfälle und das Erbrechen heimlich durch und haben Schamgefühle. Dadurch findet ein sozialer Rückzug statt, wodurch das Denken an Nahrungsmittel und der Kampf um die Gier großen Raum einnehmen. Neben massiven Geldausgaben für Nahrungsmitteln ist der körperliche Schaden eher gering: Schleimhautentzündungen, Zahnschäden durch die Magensäure, evtl. Herzrhythmusstörungen durch eine Hypokaliämie.

Der Bulimie liegt ein Selbstwertkonflikt (narzisstischer Konflikt) zugrunde. Als Ursachen sind klinisch emotionale Vernachlässigungen und nicht ausreichend befriedigte orale Bedürfnisse in der frühen Kindheit zu finden. Bulimie stellt einen inneren Kampf zwischen oraler Gier und einem strengen Gewissen (Über-Ich) und Ich-Ideal dar. Es handelt sich um eine Verschiebung und Regression auf die orale Phase. Das Ich (Selbstwertgefühl, Narzissmus) ist schwach entwickelt oder durch Regression in seinen Funktionen, zum Beispiel zur Frustrationstoleranz oder Angstbewältigung, eingeschränkt. Das Essen wird zu einem Ersatz- und Selbstobjekt, über das jederzeit verfügt werden kann, das gierig, süchtig verlangt wird und dann bedrohlich (Übergewicht) wieder herausgewürgt werden muss.

Es handelt sich auch hier um eine zweiphasige Verdrängung bzw. Verschiebung im Sinne Mitscherlichs auf eine konkretistische somatische Ebene, mit der eine depressive Störung abgewehrt werden kann. Gelingt es in der Therapie, die agierende Suchtebene zu verlassen, dürfte der Selbstwertkonflikt, den es durchzuarbeiten gilt, in Form einer Depression Gestalt annehmen.

Wie bei der Anorexie finden sich bei der Bulimie frühe und reifere Störungsniveaus mit einer Nähe zu schweren narzisstischen und Borderline-Persönlichkeitsstörungen, wobei sich meist noch andere Symptome wie Selbstverletzungen, massive affektive Schwankungen, Trieb- und Affektdurchbrüche zeigen. Spätere Ursachen können auch hysterische Konflikte aufweisen, die dann als Konversionsstörung mit psychogenem Erbrechen zu verstehen sind.

Für die Therapie der Bulimie gelten die gleichen Prinzipien wie für die Anorexie mit dem Unterschied, dass keine Gefährdung für das Leben besteht. Bulimie-Patientinnen haben in der Regel keine Körperschemastörung, sie sind kontakt- und beziehungsfähiger und damit therapeutisch zugänglicher als Patientinnen mit einer Anorexie.

13.3.5.3 Adipositas

Die Adipositas (Synonyme: Fettleibigkeit, Fettsucht) wird vom ICD-10-GM (2014) unter E66.00 – bei den »endokrinen, Ernährungs- und Stoffwechselkrankheiten« geführt; ein

BMI von 25 bis 30 wird »Übergewicht«, ein BMI über 30 »Adipositas« und über 40 »Adipositas permagna« zugeordnet

Mehr als die Hälfte aller Kinder in den Industriestaaten sind durch falsche Ernährung (Fast Food, Snacks, Industrienahrung, Süßigkeiten, gesüßte Getränke) und Bewegungsmangel übergewichtig: Man spricht von infantiler Fettsucht. Gesichert scheint, dass diese zur Anlage von Fettzellen (hyperplastische Form) führt, die eine Gewichtsreduktion im Erwachsenenalter erschwert. Ab dem 40. Lebensjahr sind die Hälfte der Erwachsenen in Deutschland übergewichtig, mehr Männer als Frauen, wobei sich in unteren sozialen Schichten deutlich mehr Adipöse finden. Fett und Kohlenhydrate (Zucker, auch in verdeckter Form) führen zu Übergewicht und Adipositas. Es handelt sich somit um eine »Wohlstandserkrankung« mit epidemischen Folgen, zum Beispiel Stoffwechselerkrankungen wie Diabetes mellitus.

Von Bedeutung sind ferner kulturspezifische, interkulturelle Aspekte eines anderen Schönheitsideals: In Afrika bedeutet Fettleibigkeit Fruchtbarkeit der Frau und Wohlstand beim Mann.

Die Adipositas entsteht durch eine höhere Nahrungsaufnahme gegenüber dem körperlichen Verbrauch, meist über einen längeren Zeitraum. Entspricht die tägliche Aufnahme dem Verbrauch, bleibt das Übergewicht bestehen. Freyberger (nach Hoffmann & Hochapfel, 2004, S. 370) unterscheidet, ähnlich wie bei der Alkoholkrankheit, mehrere Typen:

- Rauschesser (Fressattacken, Heißhunger auf große Mengen)
- Daueresser (ständiges, andere Tätigkeiten begleitendes Essen, z. B. vor dem Fernseher)
- Nimmersatte (trotz reichlichem Essen ein Gefühl, nicht richtig satt zu werden)
- Nachtesser (Essen als Beruhigung, gegen das Gefühl der Einsamkeit, bei Schlafstörung)

Welche Rolle Hormone wie das Neuropeptid Leptin bei der Verursachung der Adipositas spielen, ist noch nicht ausreichend erforscht. Bei einem kleineren Teil der adipösen Patienten spielen endokrine (genetische oder erworbene) Stoffwechselstörungen eine Rolle. Überwiegend ist die Adipositas aber durch ungesunde Ernährungs- und Verhaltensweisen und intrapsychische Konflikte bedingt. Die Nahrung und die orale Befriedigung stellen eine zentrale Interaktion zwischen Mutter und Kind dar: Das Stillen (!) des Babys, das Füttern ist mehr als nur Kalorienzufuhr, es bedeutet eine komplexe Interaktion und ist damit störanfällig. Denkbar sind Konnotationen von Frustration und Essen als Überstimulierung (orale Intrusion, Missachtung eigener Bedürfnisse, Ablenkung, »den Mund stopfen«) oder Unterstimulierung durch ständige Mangelerfahrung.

Psychodynamisch sehen wir bei Patienten mit Adipositas ähnliche Befunde wie bei denen mit Bulimie: geringe Frustrationstoleranz, Abwehr von Gefühlen, die mit Unlust, Angst, Traurigkeit, Alleinsein und Kränkungen zusammenhängen. Nahrungszufuhr ist Spannungs- und Unlustabfuhr, Beruhigung, Tröstung bei Enttäuschung und letztlich eine Ersatzbefriedigung. Menschen mit einem ungelösten Konflikt auf der oralen Stufe oder einer Regression in diese Phase sind besonders anfällig für Essstörungen wie die Adipositas und andere Süchte (z. B. Alkohol, Nikotin). Es besteht eine Abhängigkeit von einem schnell verfügbaren Objekt, wozu sich Nahrungsmittel gut eignen.

Beziehungskonflikte und Kränkungen werden mit einer Regression auf oralem Niveau kompensiert. Insbesondere süße, zuckerhaltige Nahrungsmittel wirken wie ein tröstendes Objekt, das schnell inkorporiert werden kann und zunächst beruhigend wirkt.

Wie bei den meisten psychosomatischen Störungen ist die Psychotherapie ein Teil des Gesamttherapieprogramms. Bei der Adipositas sind medizinische (bis hin zur Magenoperation), gesundheitsförderliche Maßnahmen (Bewegung), Ernährungsberatung und verschiedene Formen von Psychotherapie indiziert. Aus der Verhaltenstherapie wäre die »Verhaltensanalyse« mit Protokollierung des Essverhaltens hilfreich, um das Ausmaß und den situativen Aspekt des Essens aufzuzeigen sowie einer Verdrängung und Verleugnung entgegenzuwirken. Radikale Diäten und zahlreiche (oft teure) Diätprogramme zum Abnehmen haben einen schnellen Effekt, der aber binnen weniger Monate meist zum alten oder sogar höherem Gewicht führt (»Jojo-Effekt«).

Psychodynamische Einzel- und Gruppentherapien eignen sich, um den psychischen Konflikt oder die Traumatisierung, die dieser Abhängigkeitserkrankung zugrunde liegt, aufzuarbeiten. Das Übergewicht ist ein Symptom, nicht die Haupterkrankung. Nur langfristig besteht eine Chance, das biologische Belohnungssystem im Gehirn, das diese Störung unterhält, durch eine multimodale Therapie zu verändern.

13.4 Diagnostik und Setting bei psychosomatischen Erkrankungen

Die Diagnostik bei Patienten mit psychosomatischen Krankheiten ist aus der Perspektive des Arztes (körperliche Untersuchung) oder Psychotherapeuten (Psychodiagnostik) letztlich die gleiche. Mit der Erkenntnis, dass es sich um eine psychosomatische Störung handelt, ist aber die Anerkennung anderer Therapieverfahren für die Behandlung des Patienten notwendig. Dies setzt die Fähigkeit zur interdisziplinären Kommunikation mit anderen »Behandlern« und fachliche Kompetenzen in Hinblick auf das Krankheitsbild voraus. In einer laufenden Therapie kann die Kommunikation des analytischen Psychotherapeuten mit einem Haus- oder Facharzt oder anderen Berufsgruppen (z. B. Physiotherapeut) das Übertragungs-Gegenübertragungsgeschehen stören und das Abstinenzgebot verletzen. Wenn die interdisziplinäre Kommunikation unumgänglich wird, ist das Setting dann zeitweise ein anderes; es muss vorher mit dem Patienten besprochen und vereinbart werden, wenn beispielsweise weitere therapeutische Maßnahmen indiziert sind (z. B. diagnostische oder stationäre Reha-Maßnahmen sowie Medikamente; vgl. Kap. 15). Bestenfalls kann der Patient selbst mit beiden Therapeuten kommunizieren und beide Therapiekonzepte integrieren.

Ein weiteres Problem stellt die körperliche Untersuchung und Befunderhebung des Patienten dar, die in der Regel nicht in Personalunion von Arzt und Psychotherapeut erfolgen soll, da hier zwei Rollen aufeinandertreffen, die die Übertragung und Gegenübertragung stören können. In psychosomatischen Kliniken ist der somatisch zuständige Arzt ein anderer als der Psychotherapeut. In der ambulanten Psychotherapie wird der körperliche Befund an den Haus- oder Facharzt delegiert. Schwierig ist das Setting, wenn ein psychotherapeutisch tätiger Haus- oder Facharzt die Psychotherapie bei seinem Patienten durchführen möchte, den er vorher somatisch behandelt hat. Eine »Fachpsychotherapie« wie die der Richtlinien-

Psychotherapie erfordert die Trennung der beiden Rollen; der Psychotherapeut delegiert die körperliche Untersuchung an den Hausarzt. In der hausärztlichen »psychosomatischen Grundversorgung« soll umgekehrt das psychosomatische Verständnis in die ärztliche, somatische Behandlung des Patienten integriert werden. Wie ein solches psychodynamisches Arbeiten in einer Hausarztpraxis aussehen kann, zeigt eine Studie über die Interaktionen in der ärztlichen Allgemeinpraxis *Fünf Minuten pro Patient*, herausgegeben von Balint und Norell (1977).

13.5 Psychotherapie im stationären Setting

Patienten mit seelischen Erkrankungen werden in ambulanten und stationären Therapiesettings behandelt. Zur stationären Versorgung gehören Akutkliniken und Rehabilitationskliniken. Patienten können in Akutkliniken direkt eingewiesen werden, die Aufnahme in eine Reha-Klinik (Fachklinik) ist mit Wartezeiten und Klärung der Kostenübernahme durch die Krankenkasse oder Rentenversicherung verbunden.

Es gibt zudem vollstationäre und teilstationäre Einrichtungen, zum Beispiel psychosomatische Tageskliniken. Andernorts hat der Autor kritisiert, dass psychiatrische Kliniken inzwischen den Titel »Klinik für Psychotherapie« und zunehmend »Klinik für Psychosomatik« quasi im Schilde führen, ohne dass die nötige konzeptuelle und personale Kompetenz erkennbar ist (Elzer, 2015).

In Deutschland gibt es zahlreiche Fachkliniken für Psychotherapie und Psychosomatik, die aus somatisch orientierten Kurkliniken in renommierten Kurorten entstanden sind. Psychosomatische Abteilungen an Kliniken der Regel- oder Maximalversorgung eines gemeindenahen Krankenhauses sind selten; Universitätskliniken haben psychosomatische Abteilungen, die entweder der inneren Medizin oder der Psychiatrie angeschlossen sind. Meist erfüllen diese Abteilungen auch Konsiliar- und Liaisondienste auf Stationen anderer Fachdisziplinen, wo (z. B. laut Homepage der Klinik für Psychosomatik der Uniklinik Göttingen) bis zu 30 Prozent der Patienten behandlungsbedürftige psychische und psychosomatischen Probleme haben.

13.5.1 Indikation zur stationären Psychotherapie

Wie in der Medizin gilt auch in der Psychosomatik das Prinzip »ambulant vor stationär«, was ganz im Interesse der Kostenträger ist, die häufig Anträge auf stationäre Behandlung unter Hinweis auf das ambulante Versorgungsangebot ablehnen, auch wenn dieses wegen langer Wartezeiten und regionaler Unterversorgung nicht in Anspruch genommen werden kann.

Im klinischen Alltag können sich für Psychotherapeuten – wenn auch sehr selten – Indikationen für die stationäre Einweisung von Patienten mit seelischen Störungen ergeben. Wenn es sich um eine Gefahr für das Leben des Patienten, zum Beispiel durch akute Suizidalität (z. B. bei Depression oder Persönlichkeitsstörungen) oder somatische Dekompensation (z. B. bei Anorexie) handelt, ist eine stationäre Behandlung in einer Akutklinik angezeigt.

Häufiger ergibt sich die Indikation für eine stationäre Behandlung in einer psychosomatischen Fachklinik, wenn (1.) der Patient aus seinem familiären und beruflichen Umfeld herausgenommen werden sollte, um eine weitere Dekompensation zu vermeiden, und (2.) wenn das ambulante Therapieangebot durch Unterversorgung nicht besteht oder die wöchentliche Therapiefrequenz eine Unterdosierung darstellt und ein dichtes Therapieangebot notwendig ist. Die dritte Indikation besteht darin, dem Patienten, der für eine Art von Psychotherapie nicht ausreichend motiviert ist, einen besseren Zugang zu seinen Symptomen und zu seiner inneren Welt zu verschaffen; hierzu eignen sich Kliniken mit einem breiten multimodalen Therapiekonzept mit Psycho-, Körper- und Soziotherapie.

Hoffmann und Hochapfel (2004, S. 463) nennen noch weitere Indikationen wie eine Komorbidität mit einer behandlungsbedürftigen somatischen Erkrankung, zum Beispiel vor oder nach einem schweren operativen Eingriff wie einer Transplantation, oder unklare komplexe Krankheitsbilder mit schwerwiegenden Symptomen (Beispiel: ungeklärtes Anfallsleiden, Verdacht auf Hysteroepilepsie). Als Kontraindikationen nennen die Autoren ein laufendes Rentenbegehren, mangelnde Motivation und eine hohe Regressionsbereitschaft. Eine weitere Kontraindikation dürfte in einer Suchterkrankung (Alkoholabhängigkeit, Drogen- oder nicht-stoffgebundene Sucht) bestehen, für die spezialisierte Fachkliniken für Suchtkrankheiten nach vorausgegangener Entgiftungsbehandlung zuständig sind.

Bei den meisten Patienten ergibt sich nach einer mehrwöchigen stationären oder teilstationären Behandlung die Notwendigkeit einer ambulanten Kurz- oder Langzeitpsychotherapie im Einzel- oder Gruppensetting.

13.5.2 Multimodale Therapie im stationären Setting

Es gibt Fachkliniken mit monomodalen und solche mit multimodalen Therapiekonzepten. Monomodal meint, dass nur Therapiemethoden einer Psychotherapierichtung zur Anwendung kommen: psychoanalytisch orientiert, verhaltenstherapeutisch oder systemische Therapie.

Hier soll der multimodale Ansatz vorgestellt werden, der dem Patienten ein breites therapeutisches Angebot bietet, sich mit seinen seelischen Problemen auseinanderzusetzen.

Die entsprechenden Kliniken bieten ein Wochenprogramm an – für alle Patienten gleich oder individuell zusammengestellt. Es gibt ein dichtes verbindliches Therapieprogramm, das Enke (1965) als bipolares Modell in einen »Therapieraum« im Gegensatz zum »Realraum« bezeichnet hat. Janssen (1987) favorisierte ein integratives Modell von beiden »Räumen« (beide zitiert nach Hoffmann & Hochapfel, 2004, S. 460). In einer psychosomatischen Klinik werden individuelle und kollektive regressive Prozesse einer Gruppendynamik angestoßen, die an Thomas Manns Roman *Zauberberg* (1924), der in einem Lungensanatorium hoch über Davos spielt, erinnert. Die scheinbar therapiefreien Räume und Zeiten der Patienten wirken in ihre Therapien hinein, verursachen Übertragungs- und Gegenübertragungsphänomene, die nicht nur ein Feld zum Agieren (»Kurschatten«) bieten, sondern auch wertvolles Material für den Therapieprozess sein können. Insbesondere die vielfältige Gruppendynamik in einer offenen Klein- und Großgruppe von Patienten muss therapeutisch genutzt werden.

Es handelt sich um eine »Therapiegemeinschaft auf Zeit« von Patienten, in der vielfältige Übertragungen zum therapeutischen Personal (Medizin, Psychologie, Pflege, Ergo-, Physio-, Musik-, Sporttherapie etc.) entstehen, die in einem Teamkonzept und in Teamkonferenzen nicht nur zum Verständnis des Patienten zusammenkommen, sondern auch in verschiedenen therapeutischen Settings in Form von Interventionen beim Patienten ankommen und ihn erreichen müssen. Merkle (2014, S. 276) betont in Anlehnung an Janssen die integrative und reflektierende Teamarbeit, in der jedes Teammitglied eine professionelle Nähe-Distanz-Beziehung zum Patienten eingeht und seinen Beitrag zum therapeutischen Ganzen leistet.

Ein multimodales Therapiekonzept besteht zum Beispiel aus analytischer Einzel- und Gruppenpsychotherapie mit verhaltenstherapeutischen, themenzentrierten, psychoedukativen Gruppen, Entspannungstechniken, Gestaltungs- bzw. Ergotherapie, Physiotherapie, Musik- und Bewegungstherapie sowie Sport und Erlebnisorientierung (Exkursionen). Dies setzt ein psychodynamisch qualifiziertes Personal verschiedener Berufsgruppen voraus.

14 Psychodynamische Therapie der schizophrenen Psychosen

Ulrich Ertel

Um die multifaktorielle Genese der psychotischen Störung abzubilden, hat sich in der Psychiatrie das mittlerweile geläufige Vulnerabilitäts-Stress-Modell oder das bio-psycho-soziale Modell etabliert. Ein derartig breit angelegtes Modell ermöglicht zum einen die Integration und Zusammenführung ätiologischer Konzepte verschiedener Ausrichtungen wie die der Neurobiologie und der verschiedenen psychologischen Therapieschulen, zum anderen aber auch ihre integrierte Anwendung in Gestalt einer multimodalen Therapie. Heute erscheint es als Alltagswissen, dass nicht nur biochemische Prozesse des neuronalen Systems, sondern auch psychosoziale Belastungen wie die Beziehungen des Patienten zu seinen primären Bezugspersonen, die affektive Atmosphäre in der Familie und traumatische Ereignisse Faktoren bei der Entstehung der Erkrankung sein können.

Zumeist werden dabei Belastungen innerhalb des psychosozialen Feldes durch Konflikte mit dem Partner, den Angehörigen und dem Arbeitsplatz betont, die den Prozess und den Ausgang der psychotischen Erkrankung erschweren und komplizieren. Es handelt sich also um Konflikte als Folge oder Auswirkung der Krankheit, die zudem überwiegend als Folge eines Defektes bzw. einer Defizienz aufgefasst wird. Jedoch erscheint eine psychodynamische Sicht- und Denkweise mit der Fokussierung auf die intrapsychischen »Stressoren« und die daraus resultierenden interpersonellen Konflikte, die die psychotische Krankheit mitbestimmen oder gar verursacht haben könnten, bislang noch randständig. Psychotische Störungen sind Beziehungsstörungen, die in gescheiterten, entgleisten oder traumatisierenden Beziehungen entstanden sind und die die Beziehungen zu anderen massiv affizieren.

Die Frage, was das Spezifische eines psychodynamischen Ansatzes ausmacht, lässt sich nach einem Blick auf die theoretischen Erklärungsversuche der Schizophrenie und die verschiedenen daraus abgeleiteten therapeutischen Strategien mit dem Verweis auf eine Beziehungskatastrophe beantworten, die sich auf eine problematische Biografie bis hin zu traumatischen Ereignissen beziehen lässt. Neuere Untersuchungen belegen die Auswirkungen von Traumata und schweren Entbehrungen in der Kindheit auf die Entwicklung von Psychosen (vgl. zusammenfassend Kapfhammer, 2012, 2013).

14.1 Konflikt und Dilemma

Psychotische Symptome sind aus der Not geborene, aktive Ich-Leistungen (Mentzos, 2006). Sie entsprechen einer Kompromissbildung, stellen eine dysfunktionale Lösung eines existenziellen interpersonellen und intrapsychischen Dilemmas und Versuche einer Reparatur und Restitution von Selbst und Objekt zur Sicherung des psychischen Überlebens dar. Sie sind funktional (Mentzos, 2009) und lassen sich in ihrer verborgenen Bedeutung entschlüsseln. Nach Müller (2009, S. 761) bewirke eine wahnhafte Symptomatik zunächst eine Entlastung, weil sie die Verwirrung und die Fragmentierungszustände durch Rückgriff auf idealisierte Wahnobjekte eindämmen kann und dadurch die »existentiell vermisste narzisstische Kohärenz wahnhaft zu erleben hilft«.

Vor allem Benedetti (1992), Mentzos (1991, 2001) und Lempa und Kollegen (Lempa et al., 2016) haben im deutschsprachigen Raum Theorien vorgelegt, die frühere Ansätze wie das »Need-Fear-Dilemma« (Burnham, 1969), den Antagonismus zwischen Autonomie und Abhängigkeit (Mahler, 1979), den Konflikt zwischen philobatischen und oknophilen Strebungen (Balint, 1999) sowie zwischen Narzissmus und Antinarzissmus (Racamier, 1982) integrieren und weiterdenken. Rey (1996) beschreibt aus objektpsychologischer Sicht ein agora-klaustrophobisches Dilemma: Viele Patienten – zu denen man hier auch die psychotischen Patienten zählen kann – finden keine Sicherheit, weil sie sich zu nahe an ihren Objekten gefangen fühlen und dann eine klaustrophobische Reaktion entwickeln; wenn sie dieser Situation jedoch entkommen wollen, werden sie agoraphobisch mit einer Angst vor leeren Räumen und bedrohlicher Auflösung, sie können eine Sicherheit weder mit Objekten noch ohne sie finden.

Steimer-Krause (1996) hat in mikroanalytischen Untersuchungen anhand der mimisch-gestischen Interaktionen die unbewusste nonverbale Beziehungsregulation von Schizophrenen und Gesunden untersucht. Die Forschungsergebnisse zeigen, dass schizophrene Patienten mit ihren Gesprächspartnern eine spezifische Beziehungsstruktur, eine »negative Intimität« herstellen: Ein emotional positives Miteinander – bei gleichzeitiger Aufrechterhaltung der Beziehung – wird verhindert. Die schizophrenen Versuchsteilnehmer bewirkten bei ihren Gesprächspartnern, dass diese »stellvertretend für sie ein Verhaltensmuster der Distanzierung« zeigten, sodass sich »die gesunden Probanden sehr schnell selbst die Verhaltensanweisung geben, sich von diesen Partnern, den Patienten, fern zu halten« (Steimer-Krause, 1996, S. 455). Steimer-Krause beschreibt eine kohärente Struktur, »Bindung im Sinne eines positiv gefärbten Miteinanders oder sozialen Engagements zu verhindern bei gleichzeitiger Übergabe der Gesprächsinitiative an den Partner« (ebd., S. 458). Der schizophrene Patient praktiziert eine Form der Antikommunikation, um die für ihn gefährliche Nähe einer Objektbeziehung und zugleich deren Verlust zu kontrollieren.

Die ursprüngliche Theorie des Konflikts wandelte sich zu einer Theorie des Dilemmas. Das Dilemma besteht in der Unfähigkeit, eine Beziehung zu sich selbst – der eigenen Identität – und zugleich zu anderen aufrechtzuerhalten und die intrapsychische und interpersonelle Ebene miteinander zu vermitteln. Die unter neurotischen Bedingungen lösbare Aufgabe, man selbst zu bleiben, wenn man mit anderen in Beziehung tritt, mutiert zu einem Dilemma: Der Versuch der Bewahrung einer eigenen Identität lässt sich entweder nur um den Preis eines narzisstischen oder autistischen Rückzugs, gefolgt von extremer Isolation und Aufgabe der sozialen Bindung und Integration, bewerkstelligen oder um den Preis des Verlustes der eigenen Identität und Existenz qua Auflösung der Ich-Grenzen und fusionärer Verschmelzung in der Beziehung zu anderen. Auf die affektiven oder bipolaren Psychosen bezogen lässt sich das Dilemma zwischen Selbstwert bzw. autonomer Wertigkeit und Objektwert ansiedeln: ein Selbst, das entweder völlig vom Objekt abhängt und zum Pol der absoluten Dominanz eines archaischen und drakonischen Über-Ichs neigt (Depression) oder ein Selbst, das sich unter Aufgabe des Über-Ichs und jeglicher Objektabhängigkeit auf die Seite von Grandiosität und Omnipotenz schlägt (Manie).

Die dilemmatischen intrapsychischen Strukturen der Patienten lassen sich regelmäßig auf seit der Kindheit bestehende dilemmatische interpersonelle Beziehungsstrukturen beziehen, die sich durch eine unklare Ich-Abgrenzung bzw. subtile wechselseitige Eingriffe in die Identität des Anderen auszeichnen. Bei der Genese scheinen eine Störung des Affektdialogs zwischen Mutter und Kind, mangelnde Kontingenzerfahrung im Sinne einer mangelnden Wirkmächtigkeit im interpersonellen Kontext und eine gestörte Erfahrung von Reziprozität eine Rolle zu spielen (Lempa et al., 2016).

Nach den Ergebnissen der finnischen Adoptionsstudie (Tienari et al., 1985) ist bei genetischer Belastung der Ausbruch einer manifesten Schizophrenie nur dann zu erwarten, wenn sich pathologische familiäre Beziehungsstrukturen ausbilden: Bei nach der Geburt adoptierten Kindern schizophrener Eltern war der Prozentsatz von Psychosen und schwerwiegenden psychischen Erkrankungen signifikant höher als bei der Kontrollgruppe der genetisch unbelasteten adoptierten Kinder, was zunächst die genetische Hypothese unterstützt. Bemerkenswerte Differenzen zwischen den Gruppen traten aber nur bei den Familien auf, deren Kommunikationsmuster als gestört eingestuft wurden, das heißt, dass sich der Effekt durch genetische Vorbelastung nur in Verbindung mit einem pathologischen Familienklima zeigte und in Verbindung mit einem gesunden, möglicherweise protektiven Familienklima nicht in Erscheinung trat. Die pathologischen Beziehungsstrukturen sind demnach, ohne die Ursache der Erkrankung darzustellen, für den Ausbruch und Verlauf der Erkrankung von entscheidender Bedeutung, was auch auf die zunehmende Bedeutung epigenetischer Einflüsse bei der Erkrankung verweist.

Lempa und Kollegen beschreiben zwei Gruppen von Patienten, die ihr bedrohtes Identitätsgefühl auf zwei unterschiedliche Arten zu bewahren versuchen: Die eine Gruppe erhält sich ein Gefühl für ihre Identität nur im Rückzug und in der Abkapselung, also durch Vermeidung der Wünsche nach Nähe, Bindung und Abhängigkeit, die als Bedrohung ihrer Identität empfunden werden (Lempa et al., 2016). Diese Patienten zeigen eine extreme Selbstbezogenheit, isolieren sich, lassen niemanden an sich heran und versuchen Sehnsucht nach Nähe und Hilfe schlicht zu verleugnen oder zu entwerten. Dem entspricht das unmögliche Ideal, sich abgehoben über alle Schwächen und Abhängigkeiten zu stellen.

Die andere Gruppe von Patienten ist sich ihrer Identität nur in der Abhängigkeit und Fusion, in der Einheit mit anderen sicher, sodass eigenständige, selbstbezogene Tendenzen, die eine Differenz zum Objekt deutlich machen könnten, als gefährlich für die eigene Existenz empfunden werden. Die Strebungen nach Fusion und Objektbezogenheit führen zu einer extremen Anhänglichkeit und Unselbstständigkeit, Diese Patienten klammern sich an, erwarten jedwede Hilfe vom Anderen, ohne einen eigenen Anteil beizutragen. Durch Delegation von Verantwortung und Hilfe versuchen sie eine Welt herzustellen, in der es keine Differenzen, keine Selbstständigkeit und keine Trennung gibt.

Es geht also beim psychotischen Dilemma um einen radikalen Antagonismus, um Paradoxien, die einer Vermittlung nicht zugänglich sind, weil sie sich auf einer nicht repräsentierten, nicht symbolisierten, präverbalen Ebene befinden. Die präsymbolische Repräsentanz ist bereits gestört und damit auch die Konstituierung der Realität, des Selbst und des Anderen. »Es entsteht dadurch das existentielle Problem, sein Erleben nicht als Selbst-Erleben konfigurieren zu können. Damit ist es auch unmöglich, seine Wünsche und Motivationen (Triebe) in einer Interaktion oder interpersonellen Situation zu positionieren« (Lempa et al., 2016, S. 22).

Hier zeigt sich das Fehlen einer vermittelnden dritten Instanz, eines Denkvorgänge ermöglichenden triangulären Raums, der – sofern rudimentär vorhanden – unter dem Dilemma implodiert, eine selbstreflexive Kompetenz oder auch Alpha-Funktion nach Bion (1967a), eine Instanz, die zwischen den beiden antagonistischen Polen, die sich abstoßen und zugleich aneinander gefesselt sind, vermitteln kann. Diese Instanz ist die Symbolisierung, durch die sich erst so etwas wie eine persönliche Identität herausbildet und aufrechterhalten lässt. Identitätsbildung impliziert eine Anerkennung des Anderen und der Verbundenheit und Gleichheit mit ihm und zugleich eine Anerkennung der Differenz und damit einer Trennung, und ist an eine symbolische Darstellung gebunden. Was beim Psychotiker fehlt,

> »ist ein Spielraum des Denkens und Verhaltens, der es ermöglicht, sich selbst so zu erleben, dass der andere nicht nur narzisstisches Duplikat oder leblos bleibt. Die psychoanalytische Haltung ist darum bemüht, diese tödliche Entgegensetzung des Entweder-Oder, des Einen-oder-Anderen aufzulösen, indem ein Zwischenraum geschaffen wird, der Übergänge ermöglicht und buchstäblich Zeit (er)schafft. Winnicott spricht von einem ›Übergangsraum‹, einem Raum intersubjektiver Erfahrung, in dem Objekt und Symbole entstehen können« (Küchenhoff et al., 2017, S. 66).

Die bei vielen Psychotikern anzutreffende Verleugnung der Differenz zwischen Selbst und Objekt, eine Verwerfung des Anderen, führt zu einer massiven Störung von Symbolisierung und Triangulation, die extrem beängstigende Zustände zur Folge haben kann, ohne Unterschied zwischen mir und dem Anderen, Zustände, in denen der Andere mit dem Ergebnis einer kosmischen Einsamkeit des Selbst überwältigt wird, oder Zustände, in denen das Selbst vom Anderen mit der Konsequenz einer Vernichtung überwältigt wird und die Identität verloren geht. Es gibt keine Möglichkeit der Identifikation und damit der Übernahme einer gesellschaftlichen Rolle, weil diese als dilemmatisch erlebt wird und gleichermaßen den Schrecken der Vernichtung oder Isolation verursacht. Hier kann man bereits auf die Aufgabe der Therapie schließen: dem Patienten im therapeutischen Prozess die Möglichkeit zu geben, seine eigene Identität im zwischenmenschlichen Austausch mit dem Anderen und in der Identifikation zu entwickeln und bewahren.

14.2 Die Rolle der Angst

In Freuds Arbeit »Hemmung, Symptom und Angst« (1926d), in der er die Zustände der Angst den libidinösen Stadien zuordnete, ist die primitivste Angst die des Objektverlustes. Bei der Schizophrenie geht es eher um die Panik, das Realitätsgefühl völlig zu verlieren, was in eine Art Apokalypse münden kann, die dramatische Gegenmaßnahmen in Gestalt akuter psychotischer Symptomatik nach sich zieht. Es ist eine Frage der Realität um jeden Preis, selbst wenn die Psychose zum Verlust der mit den anderen geteilten sozialen Realität führt.

In der Angsttheorie Bions (1962) sind die Gefühle als präverbale, körperlich-sensorische Zustände – er nennt sie Beta-Elemente – zunächst ungebunden jenseits einer Form psychischer Integration präsent. Der Mutter fällt die Aufgabe zu, diese »rohen«, unverdauten emotionalen Erfahrungen aufzunehmen, ihnen damit einen psychischen Raum zur Verfügung zu stellen, sie in sich zu bewahren und zu einem geeigneten Zeitpunkt zurückzugeben, sodass das Kind die Mutter als einen Container erleben kann, der eine denkende Verarbeitung anregt und das Kind dadurch in die Lage versetzt, vorher Unverstandenes und damit ängstigende Erfahrungen als Verdautes und damit Verstandenes in sich aufzunehmen. Durch diesen Prozess der Umwandlung von Beta-Elemente in Alpha-Elemente wird aus einem interaktionellen ein intrapsychischer Prozess: Das Kind vermag über die durch die Containerfunktion der Mutter angeregte Ordnung des chaotischen Erlebens in einem zunehmend stärker umgrenzten psychischen Raum eine eigene Denkfähigkeit zu entwickeln. Wenn der Prozess der Umwandlung durch die Mutter misslingt, verbleiben die Alpha-Elemente in einem rohen, psychisch unverdauten Zustand, der für das kindliche Ich eine traumatisierende mit »namenloser Angst« (Bion, 1962) verbundene Gefahr darstellt, die deshalb so groß ist, weil sie mangels eines umgrenzten Raumes psychisch nicht gebunden werden kann. Der Mangel an Containment des primären Objektes treibt den Patienten dazu, in eine dissoziierte Welt zu entkommen. Pathologische Eingriffe der Eltern in das Denken des Kindes können zu Verwirrung und falschen Identitäten führen und den psychischen Rückzug des Kindes und sein zwanghaftes Bedürfnis fördern, unerträgliche Geisteszustände durch Projektion und Externalisierung loszuwerden. Wirkliche emotionale Erfahrung wird somit nur durch gelingendes Containment in einem Bedeutungsraum möglich.

Klein (1972a) betonte die Bedeutung des Objektes für die Bewältigung der Angst, die dann entstehe, wenn die Bedürfnisse des Säuglings aufgrund der Abwesenheit der Mutter nicht befriedigt werden. Für Klein stellt die Bewältigung dieser ersten, sehr primitiven und oft traumatischen Ängste einen entscheidenden Motor für die Ich-Entwicklung dar.

Indem sie die Gefahren, die durch äußere Objekte bzw. deren Abwesenheit hervorgerufen wurden, durch die Gefahren, die durch innere Objekte des Kindes drohen, ergänzte, erweiterte sie die von Freud getroffene Unterscheidung von Real- und Signalangst, sodass sich durch deren Verknüpfung eine Annäherung an den klinischen Alltag in der Behandlung nicht nur psychotischer Patienten ergab, wo die Unterscheidung zwischen äußeren und inneren Gefahrenquellen häufig misslingt. Für Klein liegt die primäre Angstquelle in inneren Objekten: Projizierte destruktive Fantasien führen zur Verfolgungsangst; in der depressiven Position führt die Sorge zur Angst, dem Objekt Schaden zugefügt zu haben.

Ogden versteht sein Konzept des autistisch-berührenden Modus – neben dem depressiven und paranoid-schizoiden Modus der ursprünglichere – als »sensorisch dominierter, vorsymbolischer Modus der Erfahrungsbildung, der menschlichem Erleben ein gutes Maß an Begrenzung sichert sowie die Anfänge eines Gefühls für den Ort, an dem dieses Erleben stattfindet« (Ogden, 2006, S. 84). Dieser Modus setzt eine sich entwickelnde und fortlaufende Form der Erzeugung von Erfahrung in Gang und stellt nicht eine begrenzte Entwicklungsphase oder Position dar, der man entwachsen oder die man überwinden muss, sondern ist als integrale Dimension des gegenwärtigen Funktionierens des Ich zu betrachten.

Sinneserfahrung in einem autistisch-berührenden Modus hat eine Rhythmik, die sich zu einer Seinskontinuität entwickelt, eine Grenze, die den Anfang der Erfahrung eines Raumes, eines Ortes und einer Oberfläche bildet, die den Säugling Dinge und Lebendigkeit fühlen lässt; sie hat Eigenschaften wie Form, Härte, Kälte, Wärme und Textur. Ogden beschreibt häufige Manifestationen von autistisch-berührender Angst: Ängste, in endlose, grenzenlose, formlose Räume zu fallen, erschreckende Gefühle der Fäulnis, des Auslaufens von Körperinhalten und Flüssigkeiten. Die in diesem Modus erzeugten Abwehrmechanismen sind auf die Wiederherstellung der Kontinuität, der begrenzten sensorischen Oberfläche und der Rhythmik ausgerichtet, auf der die frühe Integrität des Selbst ruht. Psychotische Ängste auf dieser Ebene führen zu einer Annihilationsangst, einem katastrophischen Gefühl der Auflösung, gegen die sich das Kind nur durch den Versuch einer vollständigen Abschottung von Austauschprozessen mit der Umwelt schützen kann, was zu einem autistischen Abwehrmanöver führt. Das Ergebnis eines solchen Zusammenbruchs kann der Einschluss in absolut starre Empfindungsmuster sein.

Der paranoid-schizoide Modus zeichnet sich nach Ogden dadurch aus, dass das Selbst als ein Container mit einer Grenze und einem Inhalt erfahren wird. Wenn diese Struktur einer Entbehrung ausgesetzt ist, wird das Kind in eine Abhängigkeitsbeziehung versetzt, die zunächst physisch wahrgenommen wird, die Qualität der Affekte und Gedanken ist an die Körperlichkeit gebunden. Der Zusammenbruch auf der paranoid-schizoiden Ebene manifestiert sich im Gefühl des Gefangenseins in einer asymbolischen Welt allmächtiger innerer Objekte, in der Gedanken und Gefühle als Dinge und Kräfte erfahren werden, die das Selbst besetzen oder bombardieren. Die psychotische Angst in diesem Modus manifestiert sich in der Angst vor absoluter Abhängigkeit, um dann mit bösen Elementen angefüllt und durch diese zerstört zu werden. Die wesentlichen Abwehrmechanismen bestehen aus Spaltung und projektiver Identifizierung. Je heftiger und katastrophischer der Patient Trennung und Frustration erfahren hat, desto destruktiver sind die Abwehrkräfte und desto ausgeprägter sind die psychotischen Ängste, die sich vor allem in der Angst vor Vergeltung und Verfolgung, im Gefühl beobachtet zu werden, äußern. Die Gefahr liegt in der Zerstörung der Symbolisierungsfähigkeit und damit einer klaren Subjekt-Objekt-Differenzierung, die zum Verblassen der Realität führt.

Nach Winnicott (1991) kommt es in frühester Kindheit zu einem Zusammenbruch der Mutter-Kind-Bindung, der den Säugling zwingt, emotionale Vorgänge auf sich zu nehmen, die er nicht allein bewältigen kann. Er weicht dem Erleben der Angst infolge primitiver Seelenqualen aus, indem er Abwehrorganisationen psychotischer Natur aufbaut, das heißt, er ersetzt die äußere Realität durch eine selbst erzeugte innere, wodurch das Erleben kritischer Lebensereignisse unmöglich gemacht wird. Im Nicht-Erleben des Zusammenbruchs der Mutter-Kind-Bindung zum Zeitpunkt seines Auftretens in frühester Kindheit erschafft das Kind einen psychischen Zustand, in dem es in der Angst vor einem Zusammenbruch lebt, der sich bereits ereignet hat, aber nicht erlebt wurde.

14.3 Die Rolle der Aggression

Jeder Therapeut, der mit psychotischen Patienten arbeitet, kennt die massive Angst, die psychotischen Entäußerungen anzunehmen und zu verdauen. Er erlebt verschiedene Formen des Weg- und Ausgestoßen-Werdens durch den Patienten, eine Unfähigkeit, zu denken, die Bion (1959a) als Folge der Angriffe auf Verbindungen konzipiert hat. Die Denkstörungen und heftigen Affekte des Therapeuten korrespondieren also mit einer massiven Abwehr des Patienten, Erfahrungen als psychische Realität anzuerkennen. Man begegnet der ganzen Bandbreite von kalter Verachtung bis hin zu Wut, Hass und gewalttätigen Angriffen. Dient nun diese Aggression dem Psychotiker dazu, die Angst vor seinem Objekthunger zu bewältigen, der ihn wieder in die oben genannte dilemmatische Situation bringen und ihm damit den Boden seiner Realität entziehen würde?

Freud hat seine Logik der Paranoia folgendermaßen ausgedrückt: »Ich *liebe* ihn ja nicht … ich *hasse* ihn ja, weil *er mich verfolgt*« (Freud, 1911c, S. 56; Hervorh. i. O.). Nach Freud ist es eine Frage der Annäherung an das Objekt und seiner Liebesgefühle, die so erschreckend werden, dass sie das Selbst bedrohen und sich in einen Verfolger verwandeln. Der dadurch entladene Hass schützt die selbstbezogenen Tendenzen vor einer Katastrophe, indem er Ich-Grenzen und das bedrohte Realitätsgefühl wiederherstellt. Zugleich werden wieder Beziehungen zu Objekten möglich, die jedoch paranoid durch ihre verfolgenden Qualitäten in Schach gehalten werden.

> *Ein kleines Beispiel:* Ein Patient kam wie immer in die psychotherapeutische Praxis und nahm im Wartezimmer Platz, während seine Krankenkassenkarte eingelesen wurde. Als der Therapeut die Tür zum Behandlungszimmer öffnete, um ihn hereinzubitten, begann er plötzlich laut und erregt zu rufen: »Lassen Sie mich in Ruhe!«, um sogleich die Praxis zu verlassen. So demonstrierte der Patient auf der einen Seite deutlich seinen Wunsch nach einer Beziehung und zugleich die Angst vor einem Verlust seiner Identität, der er durch eine Projektion seines Wunsches nach einer Beziehung auf den Therapeuten zu entkommen suchte.

Es stellt sich immer die Frage, welche Funktion die Aggression des Patienten hat, was er mittels seiner Aggression bewirken bzw. verteidigen will. Der Patient im obigen Beispiel bringt zum Ausdruck, dass er seine Identität verlieren könnte, wenn er sich nicht durch seine wütende Reaktion vom Behandler distanzieren und sich so von seinen eigenen objektbezogenen Strebungen durch Projektion entledigen würde. Racamier drückte dies so aus:

> »Für einen Psychotiker ist der Feind also das Objekt. Es ist feindlich, weil es existiert: für den Psychotiker besteht die Gefahr darin, vom Objekt angesogen, in das Objekt hinein gesogen und völlig von ihm verschlungen zu werden. Dass das Objekt durch die Projektionen, die ihm zugesendet werden, gefährlich wird, wissen wir; es lauert aber eine noch dringendere Gefahr hinter diesen Peripetien: das Objekt ist allein deshalb Feind, weil es besetzt ist. Weshalb ist es hassenswert und wird gehasst? Weil es geliebt wird!« (Racamier, 1982, S. 79)

14.4 Die Rolle des Narzissmus

Bei Psychotikern beobachtet man oft eine starke Bindung an paradiesische Zustände, Racamier (2012) spricht über das »Inzestuelle« als verkleidetes Substitut für einen Akt inzestuöser Natur, welches er mit dem Konzept des »Antödipus« verbindet. Nach Lempa besteht der Narzissmus des Schizophrenen weniger darin – wie es typisch wäre für eine manische Konstitution –, Grenzen und Tabus zu überschreiten und sich alle verbotenen Boni zu verschaffen; der Schizophrene versuche sich vielmehr in einem Phantasma »als Hyper-Existenz und Hyperindividualität über alle Schwächen und Abhängigkeiten bis hin zur Vorstellung der Selbsterzeugung zu erheben« (Lempa, 2001a, S. 61), die in eine Verleugnung der Tatsache mündet, dass das eigene Leben anderen – der Verbindung eines Elternpaares – geschuldet ist. Dieser Narzissmus verleugnet damit jedwede Triangulierung und Abhängigkeit, »der antödipale Held braucht weder Selbstaufklärung noch Hilfe von anderen, er lebt nach eigenen Gesetzen und ohne Neid und Dankbarkeit« (Küchenhoff, 2012, S. 76).

Die Abwehrmechanismen der Psychotiker sind nicht nur intrapsychisch, sondern auch interpersonell wirksam. Aebi und Schneider (2004) weisen darauf hin, dass psychotische Menschen zur Verhinderung ihrer Fragmentierung und narzisstischen Stabilisierung in hohem Ausmaß darauf angewiesen sind, ihre Umgebung entsprechend ihren inneren Notwendigkeiten und Bedürfnissen zu gestalten und dabei eine äußerst beeindruckende Fähigkeit und Stärke, ja gar Gewalttätigkeit entfalten können. Die Umgebung wird unweigerlich einbezogen, verändert, beeinflusst, manipuliert, oftmals ohne dass sie den Ursprung dieser Beeinflussung zu erkennen vermag. Racamier spricht in diesem Zusammenhang von »engrenage«, das heißt einer Verzahnung des Patienten mit seiner Umwelt. Er beschreibt auch die sich in der Behandlung einstellende narzisstische Verführung:

> »Unmerklich wird sich bei ihm das Gefühl einschleichen, er sei die einzige Person auf der Welt, die in der Lage sei, diesen Patienten zu verstehen; er hält sich für unersetzbar, der Patient ist in ihm drin, er beherbergt ihn; ebenso ist er selber im Patienten drin: zusammen bilden sie eine Welt, sie erschaffen sich gegenseitig. Diese ›Diade‹ erträgt keinen Einfluss der äußeren Wirklichkeit, und allein schon das Vorhandensein eines anderen stellt eine Intrusion dar« (Racamier, 1982, S. 99).

Diese Position des »standing above all« läuft jedoch Gefahr, sich in ihr Gegenteil zu verwandeln und einer Art Selbstauslöschung, einem »Sich-zum-Verschwinden-Bringen« Platz zu machen, um dem unerträglichen Verlust jeglicher Differenz zwischen Selbst und Objekt zu entkommen. Hier liegt auch die Gefahr von Suizidalität.

14.5 Die Entwicklung der psychoanalytischen Behandlung von Psychotikern

Lange Zeit war der Mainstream der psychoanalytischen Gemeinschaft – abgesehen von der manchmal hyperkritischen Haltung der Psychiatrie – sehr skeptisch gegenüber der Möglichkeit eines psychoanalytischen Verständnisses und der Behandlung von Psychosen. Freud vertrat zunächst die Auffassung, dass die »narzisstischen Neurosen«, so nannte er die Psychosen, keine nachhaltige Übertragung zeigten, sodass die Bedingung für die analytische Arbeit wegfällt. Viele nach ihm stimmten überein, eine Psychose als ein Zeichen eines Defekts oder einer Schwäche des Ichs zu betrachten und unterstützende Maßnahmen zu empfehlen. Freud hat jedoch sein ganzes Leben hindurch Psychotiker behandelt, sich über die Genese und den Mechanismus der Erkrankung Gedanken gemacht und darüber einen intensiven Austausch mit Kollegen gepflegt (Aebi & Schneider, 2016).

Von psychoanalytischer Seite wurde die Fähigkeit zur Übertragung bei Psychotikern lange Zeit bestritten. Paradigmatisch wurde immer wieder eine Bemerkung von Freud zitiert: »Sie zeigen keine Übertragung und darum sind sie auch für unsere Bemühung unzugänglich, durch uns nicht heilbar« (Freud, 1916–17a, S. 465). Er war sich hier mit Abraham einig, der bereits 1908 ausgeführt hatte, dass im Gegensatz zur Neurose die »Dementia praecox die Fähigkeit zur Sexualübertragung, zur Objektliebe vernichte« (ebd., 1908b, S. 136). Der Schizophrene zeige sich zur Übertragung unfähig, weil er im Zuge seines narzisstischen Rückzugs auf eine objektlose, autoerotische Entwicklungsstufe regrediere. Zudem ist bei Freud, darauf hat Maier (2006) hingewiesen, nicht ausschließlich von einer fehlenden Übertragung bei den Psychosen die Rede – bei der Dementia praecox und bei der Paranoia kann die Neigung zur Übertragung fehlen –, es gebe nämlich auch die Variante, dass »die Übertragungsfähigkeit im wesentlichen negativ« (Freud, 1912b, S. 373) geworden sei.

Im Fall Schreber beschreibt Freud (1911c) ausführlich dessen Übertragungen und äußert sich zu Übertragungsvorgängen bei Psychosen generell. Er ging also nicht von einer generell fehlenden Übertragungsfähigkeit bei den Psychosen aus, sondern nahm an, dass bei ihnen die Übertragungsneigungen stärker zur negativen als zu einer positiven Seite tendierten, sodass sie sich letztlich der therapeutischen Beeinflussbarkeit entzögen.

Searles (1974) war sich mit anderen Autoren, die sich ab den 1960er Jahren mit der psychoanalytischen Therapie Schizophrener befassten, einig, dass eine Objektbeziehung von Anfang an bestehe und dass, wenn der Schizophrene nicht mehr auf ein pur solipsistisches Stadium regrediere, er analog zum »Normalen« und Neurotiker Übertragungsphänomene zeigen müsse. Diese Wende war die Folge einer Korrektur des Freud'schen Libidokonzepts und des »primären Narzissmus«. So geht es nach Laplanche und Pontalis nicht mehr an,

> »sie [Übertragungsneurosen und narzisstische Neurosen] durch die einfache Anwesenheit oder das Fehlen der Übertragung zu unterscheiden. Tatsächlich nimmt man heute an, dass bei den Psychoneurosen das scheinbare Fehlen der Übertragung meistens nur einer der Aspekte der den Psychotikern eigenen Weise der Übertragung – die intensiv sein kann – ist« (Laplanche & Pontalis, 1972, S. 560).

Und Thomä und Kächele schreiben kurz und bündig:

> »Tatsächlich sind alle Patienten übertragungsfähig. Deshalb ist es hinfällig, hysterische, phobische und zwangsneurotische Syndrome tautologisch als Übertragungsneurosen zu definieren, und sie den narzisstischen Neurosen gegenüberzustellen. Die verschiedenen Krankheitsgruppen unterscheiden sich in Form und Inhalt der Übertragung voneinander und nicht dadurch, dass einige keine Übertragung aufweisen« (Thomä & Kächele, 1985, S. 77).

Nach Lempa (2001b) gab es einige Pioniere, deren Beiträge zu einer Polarisierung führten: Einige beharrten auf der klassischen Methode und versuchten, die passenden und effektiven Interpretationen und Deutungen zu finden (Rosen, 1962), andere machten den Versuch, mittels Zuneigung und Wertschätzung zu versuchen, den Schaden in der frühen Kindheit durch therapeutische Maßnahmen zu beheben. So ging es Sechehaye (1955) darum, als Analytikerin die Rolle einer »guten Mutter« zu übernehmen und durch die symbolische Befriedigung fundamentaler Bedürfnisse der Schizophrenen frühkindliche Versagungen wiedergutzumachen.

»In diesen Anfängen gab es ›harte Väter‹ und ›weiche Mütter‹, aber keineswegs ein kombiniertes Paar von Eltern« (Lempa, 2001b, S. 113f.). Rückblickend könne man in dieser Polarisierung auch eine durch den Schizophrenen provozierte Angst vor einer radikalen Infragestellung der Identitätsgrundlagen der Behandler sehen.

Der Therapeut fühle sich entweder gezwungen, auf seinem Realitätsbegriff zu bestehen, indem er seine Theorien und die psychoanalytische Methode (oder die psychiatrische Exploration und Diagnose) als Schutzschild vor dem und gegen den Patienten benutze und versuche, ihn zu bekehren bzw. eines Besseren zu belehren. Oder aber er lasse sich vom Patienten dazu verführen, dessen Realitätsbegriff zu teilen und die Therapie in eine Koalition gegen die etablierte Realität und die Gesellschaft zu verwandeln. Einerseits war der Patient das Opfer der Feindseligkeit seiner Umgebung, die Psychose ein Defekt oder eine Mangelkrankheit, andererseits war er ein Wesen mit konstitutionell übermäßiger Destruktivität und Aggression oder Projektion. Beide Seiten ließen sich auch als Reaktionen auf die Bedrohung der Realität der Analytiker im Sinne von Gegenübertragungsreaktionen betrachten. Bald erkannte man, dass beide Verfahren nicht funktionierten. Es ging nicht darum, den Schaden zu beheben oder gar wiedergutzumachen, sondern dem Patienten zu inneren Strukturen zu verhelfen.

Der kleinianischen Schule folgend wandelte sich das Bild des aggressiven Patienten, der den Therapeuten mit seinen Projektionen angreift, zu dem eines Patienten, der mittels seiner Projektionen seine Objektbeziehungen kommuniziert. Der Therapeut übernimmt mütterliche Funktionen in Gestalt eines Containments, indem er die unerträglichen Affekte in für den Patienten verdauliche Elemente verwandelt.

Searles (1974) beschrieb die Versuche der Schizophrenen, den Analytiker verrückt zu machen, damit Erfahrungen aus der Biografie des Patienten inszenierend, der dann wiederum den Analytiker zu behandeln versucht. Der Analytiker könne unzugängliche Patienten ansprechen, indem er ihre Bemühungen, Therapeut des Analytikers zu sein, ernst nehme und ihre Wahnvorstellungen auf ihre Bedeutung für die Beziehungsrealität der Patienten überprüfe. Ein Verdienst von Searles war sein gewichtiger Hinweis, dass man sich der Gefahr aus dem Zusammenprall von Patient und Analytiker nur durch die Bearbeitung und Überwindung des Gegenübertragungswiderstandes gegen die Bedrohung der Identität des Analytikers stellen kann.

Von Benedetti (1992) stammen viele hilfreiche Konzepte für die psychotherapeutische Behandlung von an Psychosen erkrankten Patienten. Dazu gehören unter anderem: die Therapie als existenzielle Begegnung, das Verständnis von Symptomen als Ausdruck einer progressiven Psychopathologie, das Übergangssubjekt als therapeutisches Hilfsmittel und die Unterscheidung von wahninternen und wahnexternen Deutungen sowie die Bereitschaft des Therapeuten, seine Subjektivität zur Verfügung zu stellen und neue geteilte Erfahrungen mit dem Patienten zu machen, diesem beim Übergang von der Krankheit zur Normalität hilft, wobei Krankheit nicht vernichtet, sondern aufgehoben wird.

Mit seinem Konzept des »Übergangssubjektes« empfahl Benedetti (ebd.), Räume zwischen der Psychose und der Realität zu konstruieren und zeigte, wie die Kommunikation seiner Träume und Ideen in Form von Amplifikationen als therapeutische Gegenreaktionen wie ein Brückenbau zwischen zwei zunächst inkompatiblen Realitäten wirken kann. Wenn der Psychotiker nicht alle Anteile seines eigenen Ich bei sich und in sich bewahren kann, erweist sich der Übergangsraum einer gemeinsam gestalteten Subjektivität als hilfreich und verändernd. Das »Übergangssubjekt« setzt die Bereitschaft des Therapeuten voraus, seine Subjektivität zur Verfügung zu stellen und dem Patienten durch neue, gemeinsam geteilte Erfahrungen den Übergang von der Krankheit in eine mit den anderen teilbare Realität zu erleichtern.

Er unterschied zwischen wahnexternen und wahninternen Interpretationen. Die wahnexterne Deutung stellt den expliziten Wahninhalt zwar infrage, ersetzt ihn aber durch den Verweis auf die latente, positive Intention. Sie impliziert also eine Konfrontation der Wahnvorstellung mit unserer Realität, indem sie sich an den durch den Wahn zum Ausdruck gebrachten unbewussten Wunsch wendet. Der Patient fühle sich aber durch ein solches Vorgehen häufig angegriffen und verstärke seine Abwehrformation. Die wahninterne Deutung

> »zielt darauf, dass der Therapeut bereit ist, in den Wahn seines Pat. wie in eine inszenierte Handlung, die sich am Rande der normalen Realität abspielt, einzutreten, freilich immer er selbst bleibend, bis zu dem Zeitpunkt, wo es ihm gelingt, dem Patienten das ›progressive Symbol‹ anzubieten, das die Szene von selbst erweitert, so dass schließlich auch unsere logische Realität im ehemaligen Raum des Wahns Platz findet. Eine Auseinandersetzung mit dem Wahn als solchem findet hier nicht statt. Vielmehr wird eine phantasmatische Kommunikation innerhalb der vom Wahn diktierten Grenze angestrebt« (Benedetti, 1992, S. 87).

Als Beispiel dient ihm der Fall eines psychotischen Kindes, dem Gottes Stimme befiehlt, seinen Vater zu töten. Die Therapeutin reagiert, indem sie die Bibelgeschichte vorliest, in der Gott Abraham befiehlt, seinen Sohn zu opfern. Diese Intervention beruht auf der Botschaft an den Patienten, dass Gott ihn auf die Probe stellen wolle und ihm zwar befehle zu töten, ihn aber dennoch nicht zu einem Mörder machen wolle. Die Wahnvorstellung des Patienten wird also weder ödipal gedeutet, noch für irreal erklärt, sondern zum Ausgangspunkt für die Neugestaltung der Situation durch eine »antipsychotische Intention« (ebd., S. 88), die den Wahn durch therapeutische Gegenvorstellungen erweitert und so in eine Zone zwischen Wahn und Realität transformiert, die einen Dialog ermöglicht.

Neben dem oft quälenden und destruktiven Charakter der Symptome ist ihre kreative Leistung nach Benedetti – neben dem Rahmen einer psychotherapeutischen Beziehung – besonders gut in schöpferischen Gestaltungen des Patienten wie im Bild oder in einer Skulptur erfahrbar. Zusammen mit seinem langjährigen Mitarbeiter Peccicia entwickelte er die psychoanalytisch-kunsttherapeutische Methode des »Progressiven Therapeutischen Spiegelbilds« (Benedetti & Peciccia, 1999): In einem kreativen Dialog mit abwechselnd von Therapeut und Patient gezeichneten Bildern versucht der Therapeut vorsichtig in die hermetische Welt des Kranken vorzudringen und das kranke Selbstbild zu rekonstruieren. Es sei wichtig, diese kreative Leistung in der künstlerischen Darstellung, in den Symptomen und in der Art der Beziehungsgestaltung wahrzunehmen, die aber die kreative Symbolleistung vonseiten des Therapeuten in seiner Art der Rezeption, der Resonanz und Antwort voraussetzt. Aus den Beiträgen des Patienten und des Therapeuten entstehe im Rahmen einer »dialogischen Positivierung« die Kraft des Gestaltwandels.

In der Vorstellung der Behandlung als gemeinsames Werk, als Begegnung in einer therapeutischen Beziehung zeigt sich die große Einfühlsamkeit und der Respekt Benedettis gegenüber den Patienten. Mit dieser Haltung grenzte er sich deutlich von einer Psychiatrie ab, deren vorrangiges Ziel eine Beseitigung der Symptome ist und für die ein verstehender Zugang zu psychotischen Symptomen lange Zeit undenkbar erschien.

Um dem Patienten Vertrauen und Zuversicht zu vermitteln hält Volkan (1995) die interpretative Arbeit für nützlich, selbst wenn anfangs keine richtigen Einsichtsprozesse zustande kommen. Zur Herstellung eines Bezuges zwischen äußeren und inneren Erfahrungen schlägt er zu Beginn einer Behandlung »verbindende Interpretationen« vor, um den Kontakt mit der Realität zu erleichtern.

Er interpretierte die Magenschmerzen, die einen schizophrenen Patienten auf dem Weg zum Therapeuten beim Anblick eines Polizisten überfielen, indem er sagte, der Patient habe den Polizisten als zu schlimm empfunden, um ihn zu verdauen. Volkan schlägt vor, die Interpretationen auf die introjektive (depressive) Seite und nicht auf die Externalisierung (paranoide Seite) zu richten.

Mit den Schwierigkeiten, in die der Analytiker gerät, wenn er Patienten, die sich exzessiv in seelische Rückzüge begeben, erreichen will, beschäftigt sich Steiner (1998). Auch Patienten, die »die ganze Idee des Verstandenwerdens grundsätzlich hassen und versuchen, sie zu verleugnen und jeden sinnvollen Kontakt loszuwerden, brauchen den Analytiker, um zu erfassen, was vor sich geht, und um ihre Situation und ihre missliche Lage zu erkennen« (ebd., S. 193). Wenn der Analytiker nicht davon ablasse, dem Patienten zu deuten, was er gerade denkt, fühlt und tut, werde das Containment von Angst geschwächt, weil der Patient das Gefühl bekomme, dass der Analytiker die vom Patienten projizierten Elemente in ihn zurückdränge. Da das Interesse des Patienten darauf gerichtet sei, wie er seinen Analytiker erlebt, seien in solchen Fällen eher Deutungen angebracht, die einen Bezug auf das nehmen, was im Analytiker, als auf das, was im Patienten vorgeht. Steiner nennt sie analytikerzentrierte im Kontrast zu patientenzentrierten Deutungen, die eher das aufgreifen, was der Patient in Verbindung mit seinem Motiv und der dazugehörigen Angst denkt, tut und wünscht. Es sei also hilfreich, wenn der Analytiker eher beschreibe, wie er sich vom Patienten gesehen und erlebt fühlt, indem er Formulierungen wählt wie: »Sie erleben mich als …«, »Sie fürchten, dass ich …«, oder »Sie waren erleichtert, als ich…« (ebd., S. 193f.). Damit kann sich der Analytiker eher auf die Angst des Patienten, in seiner Realität negiert zu werden, einstellen und schafft eine weniger bedrohliche Übergangszone.

Man könnte schizophrene Patienten grob nach ihrem Grad der Symbolisierungsstörung einordnen, das heißt nach der Fähigkeit des Patienten, über sich selbst nachzudenken und seine Symptome und Beschwerden mit seiner inneren Situation in Verbindung zu bringen. Aber die Patienten, die diese Fähigkeit mitbringen, sind selten. So sind die klassische Einstellung und Technik – wenn überhaupt – nur bei einer sehr geringen Anzahl von Patienten anwendbar. Jemand, der nicht die Rolle eines Patienten übernehmen kann, weil er Identifikation als Vernichtung erlebt, wird die Couch oder sogar den Therapeutensitz als alles andere als ein professionelles Werkzeug betrachten.

Zur Behandlung des psychotischen Dilemmas

Lempa (2001b, S. 144ff.) schlägt – darin Benedetti (1992) und Mentzos (2009) folgend – einen weiteren Weg zur Behandlung psychotischer Patienten vor, der in der Aushandlung der therapeutischen Beziehung besteht: Der Analytiker solle Mitteilungen, die er vom Patienten empfängt, nicht interpretieren, sondern als Thema im Dialog aufwerfen. Zur Veranschaulichung führt Lempa das Beispiel eines Patienten an, der nach seiner Entscheidung für die Therapie zur ersten Sitzung mit dem ernsthaften Plan der Auswanderung in ein bestimmtes Land erscheint. In diesem Fall würde man nicht die Position eines wissenden Meisters einnehmen und den Auswanderungswunsch als Angst des Patienten vor der Therapie oder als protektive Maßnahme vor dem Analytiker interpretieren, sondern das Für und Wider einer Emigration diskutieren und auch darüber sprechen, inwieweit der Patient mit einer solchen Entscheidung zufrieden wäre. Es geht also darum, der Falle der psychischen Inbesitznahme des anderen oder durch den anderen zu entfliehen, sich über Realitätskonzepte zu streiten, einen Machtkampf zwischen objektiver Realität und wahnhafter Verkennung zu führen.

Psychotische Symptome werden als ein verzweifelter Versuch angesehen, den Glauben an die Zuverlässigkeit der subjektiven Realität aufrechtzuerhalten, als Versuch, die Realität durch wahnhafte Konkretionen zu stabilisieren. Die optimale therapeutische Antwort besteht darin, sich nicht von der konkreten Bedeutung der wahnhaften Symptomatik verwirren zu lassen, sondern ihre Fundierung in der Beziehungsgeschichte des Patienten, die ihm zunächst keine andere Ausdrucksmöglichkeit lässt, anzuerkennen.

Die klassische psychoanalytische Behandlungstechnik ging davon aus, dass das psychotische Dilemma symbolisch repräsentiert und damit für Deutungen erreichbar ist. Die psychodynamische Therapie der Schizophrenie erfordert jedoch eine spezifische Technik, um die überwiegend präsymbolischen Muster erfahrbar, denkbar und symbolisierbar zu machen und sie in Probleme zu verwandeln, die der Patient einsehen und psychisch bearbeiten kann. Diese Technik wird ausführlich in der Monografie von Lempa et al. (2016) beschrieben.

Die psychodynamische Behandlung wird nicht als Alternative zu anderen Behandlungsformen, wie zum Beispiel der medikamentösen Therapie, angesehen, sondern als eine in vielen Fällen sinnvolle Ergänzung. Das Medikament bekommt ohnehin in jeder psychodynamischen Behandlung eine Bedeutung, da sich mit ihm als etwas Drittem Fantasien verknüpfen, die in die Behandlung einbezogen und reflektiert werden müssen. Küchenhoff (2017, S. 17f.) spricht von »pharmakotropen« Übertragungen und Gegenübertragungen.

In der psychodynamischen Psychosentherapie hat sich dazu eine Modifikation der klassischen Behandlungstechnik bewährt. Die Behandlung wird meist im Sitzen durchgeführt. Neben einer Haltung der Abstinenz ist der Analytiker auch als reale Person präsent und interveniert etwa in Krisensituationen auch ganz real. Mentzos (1991) schlägt drei verschiedene Settings vor, die in der Psychosentherapie anwendbar sind.

Entsprechend der psychoanalytischen Theorie, nach der pathologische Beziehungsstrukturen eine wesentliche Rolle bei der Genese und dem Verlauf der Erkrankung spielen, besteht die Therapie der schizophrenen Psychose darin, diese Strukturen, die vorerst keinerlei bewusster Erkenntnis zugänglich sind, dem Erkrankten verstehbar und einsichtig zu machen. Da diese pathologischen Beziehungsmuster nach dem Wiederholungszwang die Tendenz haben, sich auch in der Beziehung zwischen Analytiker und Patient zu reaktualisieren, besteht das wesentliche therapeutische Moment darin, diese oft schwierigen Übertragungs- und Gegenübertragungssituationen konstruktiv zu handhaben. Erst dadurch kann es gelingen, die therapeutische Beziehung zu einem Modell der Überwindung des schizophrenen Dilemmas werden zu lassen, wobei man seine eigene Identität bewahren und sich zugleich im Austausch mit dem Therapeuten befinden kann. Gelingt dieser Neuanfang in der therapeutischen Beziehung durch die Erfahrung des Patienten, dass man seine eigene Identität in der Beziehung zu anderen nicht einbüßt, verlieren zwischenmenschliche Austauschprozesse ihre bedrohliche Qualität und ein Verständnis des persönlichen und familiären Hintergrunds der Erkrankung wird möglich.

Nach Lempa et al. (2016) lassen sich drei Phasen in der Behandlung unterscheiden:

In der ersten Phase kommt es für den Analytiker auf die Vermeidung der Wiederholung pathologischer Beziehungsmuster aus der Vorgeschichte des Patienten an, indem er sich durch die Arbeit an seiner Gegenübertragung sein Denken, seinen symbolischen Übergangsraum erhält. So neigen viele Patienten unbewusst zu einer Konstellierung der Beziehung zum Analytiker in der Form, dass sie ihn zu einer Übernahme der Verantwortung und Ich-Funktionen nötigen.

Hier komme es darauf an, auf diese Anklammerungstendenzen weder aversiv zu reagieren noch das Rollenangebot unreflektiert zu übernehmen. Bei eher abweisenden und feindseligen Patienten sei es wesentlich, nicht in eine komplementäre Haltung zu geraten, sondern den Kontakt zu den objektsuchenden und anhänglichen Selbstanteilen des Patienten nicht abreißen zu lassen. Nur mittels der Fähigkeit, sich zugleich verwickeln zu lassen und zu distanzieren sowie seine Gegenübertragungswiderstände zu bearbeiten und zu überwinden, kann sich der Analytiker auf die Problematik des Patienten, die sich in der therapeutischen Beziehung aktualisiert, einlassen.

Das wesentliche Moment der Behandlung stellt in dieser Phase demnach die Arbeit an der eigenen Gegenübertragung mit dem Ziel dar, sich die Möglichkeit des Denkens, des symbolischen Übergangsraums zu erhalten. Erst dadurch werden Kontingenzerfahrungen für den Patienten möglich, die für die Überwindung des schizophrenen Dilemmas wesentlich sind. Benedetti spricht in diesem Zusammenhang von existenzieller Begegnung zwischen Therapeut und Patient.

Durch eine Verhandlung der therapeutischen Beziehung und durch eine neue Erfahrung in der therapeutischen Beziehung kann dann in einer zweiten Phase das psychotische Dilemma bewusst gemacht werden. Wenn ein Patient zum Beispiel herablassend und abwertend davon spricht, dass der Therapeut ihn ja nur anpassen und von der Verrücktheit seiner Ideen abbringen wolle, kommt es darauf an, nicht die destruktiven und narzisstischen Anteile des Patienten gegenüber dem Therapeuten zu deuten, sondern mit ihm in einen ernsthaften Dialog einzutreten, mit der Annahme, dass der Patient in seiner subjektiven Sicht auch Recht haben könnte. Erfahrungen in der therapeutischen Beziehung, in denen der Analytiker modellhaft die auf ihn übertragene dilemmatische Problematik symbolisch repräsentieren kann, ermöglichen dem Patienten, eine Distanz zu seiner eigenen Problematik zu erlangen, sie auszuhalten und zu reflektieren, sodass sich das psychotische Dilemma bei günstigem Verlauf in eine symbolisierbare und in seine Biografie integrierbare Problematik verwandeln kann.

> *Beispiel:* Ein Patient neigte nach einer schweren paranoid-halluzinatorischen Psychose zu endlosen monomanischen Vorträgen in Begriffen aus der Computersprache über die Gründe für seine Erkrankung, die er in Fehlfunktionen seines Gehirns (»Konnektom«) lokalisierte, sodass der Analytiker nicht zu Wort kam und Mühe hatte, sich Gehör zu verschaffen. Dies erschien dem Analytiker wie eine Waffe, die der Patient benutzte, um einen Kontakt zu vermeiden oder mit anderen Worten und sozusagen positiviert: Dies war die einzige Möglichkeit des Patienten, sich auf den Therapeuten und die Situation einzulassen. Der Analytiker verstand dieses Verhalten als einen Schutz des Patienten vor dem Realitätsbegriff des Analytikers und versuchte, sich auf eine anstrengende Übersetzungsarbeit einzulassen und die Theorien des Patienten in seine zu übersetzen und umgekehrt, um so einem Streit über die Realitätsvorstellungen zu entgehen. Erst nach längerer Zeit konnte der Patient »verbindende« Interventionen bezüglich seiner Beziehungsgeschichte, seiner Biografie und Übertragung tolerieren. Das hätte aber nicht funktioniert, wenn der Analytiker zu früh auf seinem Konzept bestanden hätte, ohne dem Patienten diplomatisch die Möglichkeit zu geben, Beziehungen zu einer Realität aufzunehmen, die mit anderen geteilt werden kann.

Bei einem günstigen Verlauf wird dann in einer dritten Phase der Behandlung zunehmend möglich, die Erkrankung in ihrer Genese zu verstehen und mehr auf klassische analytische Weise zu arbeiten.

Ziel ist es also auch, einen Raum zu schaffen, der es dem Patienten ermöglicht, sich für seine eigenen Produktionen – nicht nur die psychotischer Art – zu interessieren und diese auch als eigene Empfindungen und Ideen aus einer ihn zunächst verfolgenden und fremden Außenwelt zu erleben. Der Analytiker wird Gedanken und Hypothesen zur mentalen Verarbeitung und Verdauung des Patienten anbieten, die der Patient auf seine Weise aufgreifen und anwenden kann. Die verschiedenen Hypothesen haben die Funktion, den Charakter von Ambivalenz, Zweifel und Unsicherheit in die psychische Realität zurückzubringen, wohingegen die psychotischen Abwehrmechanismen dazu tendieren, den Ambivalenzkonflikt zu leugnen und das Subjekt in eine Welt der absoluten Sicherheit und Vorhersehbarkeit einzubetten (Gibeault, 2004).

In der Behandlung geht es angesichts heftiger Gegenübertragungsreaktionen um die Angst, die eigene Realität zu verlieren und um die dadurch induzierte Gefahr, entweder eigene psychoanalytische Theorien als Schutzschild zu benutzen oder sich in eine Koalition mit der Psychose einzulassen, indem man mit dem Patienten gegen einen Feind kämpft, wie etwa ein »intrusive« Mutter oder eine »schlechte« psychiatrische Behandlung. Der Psychiater würde an dieser Stelle vielleicht dazu verführt, das eigene Konzept von Normalität zu verteidigen bzw. dem Patienten aufzuzwingen, indem er ihm hohe Dosen an Medikamenten verabreicht und ihn von der Irrationalität seiner verrückten Wahrnehmung überzeugt.

Die starken Affekte in der Gegenübertragung geben sicherlich einen Hinweis darauf, warum sich Kollegen von einer intensiven Begegnung mit psychotischen Patienten fernhalten. Und sie machen es verständlicher, warum sich der Therapeut manchmal zu sehr in eine psychiatrische, objektivierend-beobachtende Position drängen lässt, um den Patienten von den scheinbar sicheren Gründen wissenschaftlich gesicherten Wissens aus zu behandeln. Andererseits kann das therapeutische Engagement auch in einen Heilungseifer münden, der sich über die Anerkennung des Fremden, Unverständlichen und Andersartigen hinwegsetzt. Beide Seiten verweisen auf die Notwendigkeit, das Dilemma zwischen dem Pol des wissenden Überengagements und dem Pol des von Resignation und Stillstand begleiteten Rückzuges auszuhalten. An dieser Stelle ist es hilfreich, sich vor Augen zu führen, dass die psychodynamische Psychotherapie zumeist nur einen Bestandteil der therapeutischen Arbeit darstellt, die für den psychotischen Patienten neben den notwendigen sozialpsychiatrischen Behandlungsformen nützlich sein kann.

15 Psychotherapie und Psychopharmaka

Matthias Elzer

Die gemeinsame Anwendung von analytischer Psychotherapie und Psychopharmakotherapie ist ein schwieriges und kontroverses Thema. Der Idealfall wäre, dass der Patient kein Psychopharmakon benötigt und die Psychotherapie frei von medikamentösen Einflüssen ablaufen kann. Je nach Substanzgruppe können Psychopharmaka das affektive Erleben, das Denken und zum Beispiel auch die Traumtätigkeit negativ beeinflussen. Sie haben aber auch positive Effekte, zum Beispiel dass der Patient bei Vorliegen einer schweren psychischen Störung dadurch erst in die Lage versetzt wird, das Setting und die Therapie anzunehmen.

Der Einsatz von Psychopharmaka bei schweren seelischen Störungen ist in der biologisch orientierten Psychiatrie und Medizin unumstritten. Es gibt aber auch eine kritische Bewertung in der wissenschaftlichen Diskussion, dass anhaltende spezifische Effekte auf die verschiedenen Transmitter am synaptischen Spalt nicht bewiesen seien und es sich eher um unspezifische Effekte handle. Metanalysen haben ergeben, dass zum Beispiel Antidepressiva gegenüber Placebos klinisch keine anhaltenden signifikanten Effekte zeigten außer bei Formen von schweren Depressionen (Kirsch et al., 2008).

In der Diagnostik müssen psychologische und ärztliche Psychotherapeuten differenzialdiagnostisch auch andere Therapieformen erwägen und mit dem Patienten kommunizieren – so auch die Therapie mit Psychopharmaka. Diese ist besonders bei Patienten mit einer schweren Depression von Bedeutung, gleich ob es sich um eine überwiegend biologisch bedingte, neurotische oder reaktive Form handelt; ca. 15 Prozent der Patienten mit Depressionen begehen Suizid; sie leiden zudem häufig unter schweren Ein- und Durchschlafstörungen, Ängsten und psychosomatischen Störungen. Es wäre ein Kunstfehler, wenn der Therapeut den Patienten nicht auf die Möglichkeit einer medikamentösen Therapie hinweist, auch wenn er selbst davon nicht überzeugt ist.

Patienten möchten häufig keine Psychopharmaka (»keine Chemie, keine Pillen«) einnehmen, da Ängste vor Fremdbestimmung und Beeinflussung der Persönlichkeit bestehen. Psychopharmaka weisen ernste unerwünschte Nebenwirkungen auf wie Abhängigkeit durch Benzodiazepine, (Spät-)Dyskinesien durch Neuroleptika und kardiotoxische Wirkungen von Antidepressiva, um die wichtigsten zu nennen. Dagegen wissen erfahrene Psychiatriepatienten häufig den positiven Nutzen ihrer Psychopharmaka zu schätzen. Andere Patienten sind psychotropen Phytopharmaka wie Johanniskraut nicht abgeneigt, wenngleich diese Stoffe auch erhebliche Nebenwirkungen haben können. Einige Patienten vertrauen homöopathischen »Globuli«, wobei sie sich meist nicht für Informationen über die Substanz, behauptete Wirkungsweise und Nebenwirkungen interessieren. Psychotrope Medikamente – gleich welcher Gruppe – haben keinen guten Ruf, der Umgang damit ist vielschichtig, mit Fantasien und berechtigten Ängsten verbunden.

Küchenhoff bezieht sich in dem Band *Psychoanalyse und Psychopharmakologie* (2016, S. 15) auf Cabaniss and Roose (2005), die darauf hinweisen, dass laut neueren Untersuchungen davon ausgegangen werden kann, dass 20 bis 35 Prozent der Analysepatienten Psychopharmaka einnehmen. Er verweist auch auf die deutschen S3-Behandlungsleitlinien zur unipolaren Depression, dass bei der Behandlung von Patienten mit einer schweren Depression die Kombinationsbehandlung von Medikation und Psychotherapie der Monotherapie mit Psychopharmaka überlegen sei.

Psychopharmaka sind für Psychoanalytiker und psychodynamisch arbeitende Psychotherapeuten so etwas wie der ungeliebte Vetter, mit dem man nichts zu tun haben und mit dem man sich nicht öffentlich zeigen möchte. Nichtsdestotrotz gehört er zur therapeutischen Familie. Bestimmte Patienten brauchen aber beide Verwandte. Ein psychologischer Analytiker kann den psychiatrischen Vetter gut meiden, ein ärztlicher weniger. Wenn letzterer selbst die Psychopharmakotherapie übernimmt, ist er Psychoanalytiker und Psychiater in einer Person und hat wahrscheinlich zwei Rollen, die die Übertragung und Gegenübertragung verändern. Küchenhoff spricht von »Diskurswechsel« (Küchenhoff, 2016, S. 16).

Im Folgenden werden verschiedene Konstellationen der psychopharmakologischen Co-Therapie diskutiert.

15.1 Externe Parallelbehandlung

Der Patient nimmt vom Haus- oder Facharzt verordnete psychotrope Medikamente ein. Es besteht also eine »externe Paralleltherapie« zur Psychotherapie. Meist handelt es sich um ein Medikament aus der Gruppe der Antidepressiva. Die Verantwortung liegt außerhalb der psychotherapeutischen Beziehung beim verordnenden Arzt. Hier wären vier Unterkonstellationen denkbar:

1. Die parallele Pharmakotherapie wird vom Patienten und dem Therapeuten als indiziert und hilfreich aufgefasst; sie beeinflusst die therapeutische Beziehung nicht oder kaum merklich. Veränderungen der Dosis oder das Absetzen werden zwischen dem verordnenden Arzt und dem Patienten kommuniziert; der Therapeut wird darüber informiert. Dies wäre der günstigste Fall der Mitbehandlung.
2. Ein ungünstiger Fall wäre gegeben, wenn die Pharmakotherapie gegen das Verständnis der Therapie und damit gegen die therapeutische Beziehung stattfände. Der Patient befindet sich dann in einem Loyalitätskonflikt zwischen dem Arzt und dem psychologischen oder ärztlichen Psychotherapeuten; es könnte zur Übertragungskonstellation eines zerstrittenen Elternpaares passen und zu einem Agieren des Patienten und Mitagieren durch den Therapeuten führen; Entwertung und Rivalisieren von Arzt und Therapeut um die »richtige Therapie« sind zumindest unbewusst vorhanden.
3. Denkbar wäre auch, dass der psychologische oder ärztliche Psychotherapeut die Notwendigkeit einer psychopharmakologischen Intervention sieht und diese an den Haus-

oder Facharzt delegiert. Hier geht der Wunsch nach Mitbehandlung vom Psychotherapeuten meist aus der Sorge um die sich verschlechternde psychische Verfassung seines Patienten hervor. Dies kann bei zunehmender Suizidalität oder auch bei längeren Therapieunterbrechungen relevant sein. Für den Therapeuten bedeutet es das Eingeständnis seiner Grenzen und ist ein wichtiges Material in der analytischen Therapie.

4. Ein extremer Fall der externen Mitbehandlung wäre die Unterbrechung der ambulanten Psychotherapie und Überweisung in eine stationäre Interimsbehandlung einer psychiatrischen Klinik, Fachklinik oder Reha-Einrichtung. Gründe dafür können sein, dass das ambulante Setting für die therapie- und krankheitsbedingte Regression des Patienten nicht ausreicht und der Patient zum Beispiel wegen hochakuter Suizidalität, massiver Antriebsstörung oder psychotischer Angst ein anderes intensiveres Setting benötigt. Solche Therapieunterbrechungen oder -abbrüche werden als eine persönliche Niederlage oder Fehleinschätzung der Indikation verarbeitet. Geht nach der stationären Phase die ambulante Therapie weiter, so bestehen Raum und Zeit, die Bedeutungen dieser Unterbrechung zu verstehen und zu bearbeiten. Wird die Therapie nicht wieder aufgenommen, wäre es sinnvoll, diesen Abbruch zusammen mit dem Patienten in einem Abschlussgespräch zu reflektieren. Besonders fatal wäre ein unbewusstes Agieren des Therapeuten, der auf diese Weise seinen anstrengenden Patienten loswerden möchte. Bei Patienten mit schweren affektiven Störungen, Schizophrenien, Borderline-Persönlichkeitsstörung oder Suchtkrankheit sollte die Möglichkeit einer stationären Interimsbehandlung oder Krisenintervention zu Therapiebeginn thematisiert und als »Parameter« eingeführt und gehandhabt werden.

15.2 Interne Parallelbehandlung

Psychologische Psychotherapeuten sind in der glücklichen Lage, keine Medikamente verschreiben zu dürfen, da dies in die Zuständigkeit und Verantwortung der Ärzte fällt. Oben haben wir diskutiert, dass auch ärztliche Psychotherapeuten eine Pharmakotherapie nach außen verlagern können oder tolerieren müssen. Jetzt geht es darum, dass der analytische Therapeut selbst die Verordnung eines Psychopharmakons übernimmt und verantwortet. Der analytische Psychotherapeut eröffnet eine zweite parallele Rolle, nämlich die des Psychiaters. Die Abstinenz und gleichschwebende Aufmerksamkeit wird verlassen, das Übertragungsgeschehen wird beeinflusst oder gar gestört. Insbesondere psychoanalytisch arbeitende Psychiater oder Psychoanalytiker, die mit psychotischen oder schwer persönlichkeitsgestörten Patienten arbeiten, haben aufgrund ihrer Sozialisation und klinischen Erfahrung oft eine größere Gelassenheit und einen anderen Zugang zu seelisch schwerkranken Patienten als psychologische Psychotherapeuten.

So fragte ein Patient seinen Therapeuten vor Therapiebeginn, was er tun würde, wenn er als Patient in der Therapie »verrückt« würde. Der Analytiker antworte: »Mit Ihnen gemeinsam versuchen zu verstehen, was das Verrückte wäre und warum es jetzt stattfindet.« Nach einer Pause schob er hinterher: »Außerdem bin ich, wie Sie wissen, auch Psychiater.« Diese unanalytisch klingende mehrdeutige Bemerkung hatte die Bedeutung: »Hier kann eigentlich nichts passieren, nur Mut!« Diese Grundhaltung spielte in der Therapie dieses Patienten immer wieder eine Rolle, da er Angst hatte, er sei mit seinen verrückten Ideen und labilen Affekten nicht zu halten, auszuhalten und werde weggeschickt. Das Medikament gehört dann zum Gesamtsetting und hat eine »Containing-Funktion«.

Häufig kommen Patienten mit einem Therapiewunsch zum Erstgespräch und haben vom Hausarzt ein Antidepressivum und befristet Benzodiazepine wegen depressiver oder psychosomatischer Störungen verordnet bekommen. Die Medikation kann hilfreich sein, die Phase der probatorischen Sitzungen und Wartezeit zu überbrücken. Der analytische Therapeut kann in der diagnostischen und probatorischen Phase auch vorschlagen, befristet ein Psychopharmakon zu nehmen, zum Beispiel bei schweren Schlafstörungen.

In laufenden tiefenpsychologischen und analytischen Therapien kann die Situation eintreten, dass eine psychopharmakologische Therapie indiziert ist, etwa bei ausgeprägter Suizidalität, schwerer Depressivität mit Antriebsstörung oder massiven Schlafstörungen. Psychoanalytisch arbeitende Psychiater übernehmen diese Verordnung oder delegieren sie nach außen; es handelt sich um ein Agieren und Mitagieren, was auf jeden Fall eine psychoanalytische Bearbeitung dieses Handelns zusammen mit dem Patienten erfordert. Der Analytiker sorgt mit der Verordnung eines Medikaments für eine Bedürfnisbefriedigung (z. B. Symptomlinderung oder -beseitigung), sie widerspricht der Abstinenzregel; sie kann aber therapeutisch wirksam und für den Therapieprozess förderlich sein.

> *Hierzu ein Beispiel:* Eine ältere Patientin, die in ihrem beruflichen und privaten Leben durch eine lang anhaltende Angststörung (Panikattacken mit Generalisierungstendenz, die ursprünglich durch einen hormonproduzierenden Tumor, Phäochromozytom, ausgelöst wurden) sehr behindert und auch lange arbeitsunfähig war, hatte die Gelegenheit, mit einer Freundin eine Fernreise zu unternehmen; die Angstkrankheit stand der Realisierung ihres Wunsches im Wege. Ihr Analytiker bot ihr nach längerem Bearbeiten dieses Konfliktes an, wegen ihrer Flugangst einen Tranquilizer (Lorazepam) einzusetzen und ihr diesen gegebenenfalls selbst zu verschreiben, was der Patientin lieber war, als ihren Hausarzt zu bitten. Bei Angstpatienten einen Tranquilizer bzw. Benzodiazepine zur verschreiben ist wegen des Abhängigkeitspotenzials als Dauermedikation obsolet, als kurze kontrollierte Anwendung dagegen weniger. Mithilfe der Medikation traute sich die Patientin, den Langstreckenflug zu unternehmen und schrieb aus dem Flugzeug eine Karte an ihren Therapeuten, die Wochen später per Post ankam. »Sehr geehrter Dr. X., Ihre Tabletten habe ich wie verordnet eingenommen. Wir sind gerade über dem Pazifik. Wenn wir abstürzen, wäre mir das ehrlich gesagt auch egal. Wir sehen uns bestimmt wieder. Ihre ...« Diese Erfahrung, dass sie eine unkomplizierte, pragmatische Hilfe bekam, die Fernreise als lang gehegten Wunsch jetzt zu realisieren, war für die ängstliche und an sich ständig zweifelnde Patientin eine wichtige Erfahrung für den weiteren Therapieverlauf. Sie brachte dem Analytiker von ihrer Reise ein Geschenk mit: drei kleine Affenfiguren (»nichts sehen, nichts hören, nichts sagen«), die in der japanisch-chinesischen Kultur für ein moralisch sittsames Leben stehen. Die Affen wurden natürlich Gegenstand der Analyse, da die Patientin selbst ein braves, pflegeleichtes Kind war; viel lieber hätte sie ihre »wilden« Seiten gezeigt; die Affen wurden »Verleug-

ner, Verschieber und Verdränger« tituliert. Die Patientin erfuhr durch ein väterliches Übertragungsobjekt eine pragmatische Unterstützung gegen die ängstlichen Bedenken ihrer Mutter und ihre Introjekte. Das Benzodiazepin spielte in der weiteren Therapie als »mother's little helper« eine Rolle. Die zugrunde liegende Psychodynamik wurde lebendiger, die Angstsymptomatik trat langsam in den Hintergrund. Als die Patientin sich wieder traute, Auto zu fahren, wurde sie wegen Überschreitung der zulässigen Geschwindigkeit geblitzt; sie erlebte das Ticket zunächst wie eine Strafe für ihr unbotmäßiges, kontraphobisches Verhalten, aber es wurde allmählich zu einer amtlichen Dokumentation ihrer wiedergewonnenen Autonomie.

In einem anderen Beispiel regt der Analytiker bei einem Patienten an, eine begrenzte Zeit ein Psychopharmakon (Escitalopram) einzunehmen, da sich zwar die depressive Symptomatik positiv veränderte, aber sich seit vielen Monaten eine zwanghaft-ängstliche Symptomatik verfestigt hatte und die Therapie stagnierte. Bei dem Vorschlag meinte der Patient mit leicht triumphierendem Ton: »Das heißt, Sie sind bei mir mit Ihrem psychoanalytischen Latein am Ende?« Analytiker: »Ja, in gewisser Weise schon. Da geht es mir, wie es Ihnen oft geht.« Er fühlte sich durch die Symptomatik gequält, die Deutungen waren wie stumpfe Werkzeuge. Die Schwäche des Analytikers und der Analyse veränderte die Übertragungs- und auch Gegenübertragung, weil der Analytiker aus einer Sorge heraus dem Patienten eine »Krücke« anbot, die ihn emotional beweglicher machen sollte. Das Medikament war ein weiterer »Dritter im Bunde«; so erlebte sich der Analytiker wie eine fürsorgliche Mutter, die sich nach dem Befinden des Patienten (Nebenwirkungen) erkundigte und die erhoffte Wirkung und Dauer der Einnahme besprach. Nach fünf Monaten konnte die Medikation abgesetzt werden, da der Patient in seiner äußeren Welt positive Erfahrungen machen konnte und in seiner inneren Welt bislang unbewusstes Material zur Sprache kam, das lange von den ausufernden Schilderungen der quälerischen Zwangsgedanken und Handlungen blockiert worden war. Das Medikament hatte offenbar eine positive Wirkung auf die Redekur, den Patienten und damit auch auf den Analytiker.

15.3 Psychoanalytische Behandlung psychotischer Patienten

Die psychoanalytische Behandlung von Patienten mit psychotischem Störungsniveau bedeutet in der Regel die Parallelbehandlung mit Psychopharmaka. Die meisten dieser Patienten kommen bereits mit einer Medikation in die Psychotherapie.

Allgemein macht eine analytische Therapie nur Sinn, wenn der Patient das Gefühl hat, dass er (1) seelisch krank ist, (2) diese Störung etwas mit seinem inneren Erleben und seiner Biografie zu tun hat und (3) er etwas über sich selbst und seine Wirkung auf andere Menschen erfahren möchte. Bei Patienten mit schizophrenen Störungen besteht häufig keine Krankheitseinsicht, sie fühlen sich nicht krank; eigene destruktive Fantasien werden projektiv nach außen gerichtet und dann ängstlich, wahnhaft in Beziehung zu anderen Menschen gesetzt (Projektion). Angst ist in der schizophrenen Psychose eine zentrale Emotion, die durch Störungen der Wahrnehmung verstärkt und durch das Denken nicht abgeschwächt werden kann. Vereinfacht ausgedrückt wirken Neuroleptika auf die zerebrale Überfunktion und Überstimulierung, die in einem Überschuss an Dopamin besteht, beruhigend. Falsch dosiert verursachen sie eine pharmakogene Denk- und Wahrnehmungsstörung und werden als chemische Zwangsjacke erlebt. Mentzos (1993) sieht den Effekt von Psychopharmaka bei psychotischen Patienten in der Reduzierung des emotionalen Drucks, wodurch Ich-Funktionen stabilisiert und psychotische Abwehrmechanismen weniger nötig werden. Die psychotische Angst des Patienten überträgt sich unmittelbar auf den Therapeuten; in seiner Gegenübertragung kann er ein Gefühl von Unsicherheit, Störung der verbalen und nonverbalen Kommunikation, körperlicher Anspannung, Angst vor aggressiven Impulsen, vielleicht eine Störung der Wahrnehmung, des Denkens und des unbefangenen Sprechens bei sich selbst feststellen. Die Einnahme des Psychopharmakons durch den Patienten hat somit auch positive Wirkungen auf den Therapeuten und seine unangenehme Gegenübertragung.

16 Zur Psychodynamik der Sucht

Klaus Kocher

16.1 Allgemeine Überlegungen

> »Ich warte mit pochendem Herzen, bis ich an der Reihe bin; ich frage mich, welche Wirkung das schwarze Latex bei mir hervorrufen wird [...] ich höre mir zu, suche in mir einen neuen Rhythmus, neue Töne, ich versuche, meiner eigenen Verwandlung zu folgen, ich bin sehr aufmerksam, am liebsten würde ich die Augen schließen, am liebsten würde ich lächeln, ich lächle, ich könnte sogar lachen, doch ich bin zu glücklich zu lächeln ... es ist ein ganz schlichtes, umfassendes Glück, das sich hier und jetzt einstellt, ohne etwas anderes zu erwarten als die absolute Vollkommenheit des ausgedehnten, schwebenden Augenblicks, und ich vermute, dass jetzt die Wirkung eingesetzt hat.«

Mit diesen eindringlichen Worten beschreibt Mathias Enard (2016) in seinem Roman *Kompass* sein erstes Opiumerlebnis und mit diesen Worten beginnt auch dieser Artikel, der sich aus psychoanalytischer Perspektive mit dem Phänomen Sucht auseinandersetzt, denn ohne das Faszinosum, das dieses Thema begleitet, bliebe die ganze subjektive Dimension, die den Süchtigen begleitet, anspornt und oftmals zerstört, farblos und unvollständig.

Es scheint ein der menschlichen Natur innewohnendes Bedürfnis zu sein, nach anderen Bewusstseinszuständen jenseits des Alltäglichen zu streben, und entsprechend hat es in allen Kulturen und zu allen Zeiten Versuche gegeben, Substanzen zu finden und zu kultivieren, die solche Zustände ermöglichen, ähnlich vielleicht wie das Streben nach einer religiösen Erfahrung, die ja ebenfalls das Erleben anderer Wirklichkeiten zum Ziel hat (König, 1982). Nicht zuletzt aus diesen Gründen finden sich in vielen Religionen auch Traditionen des Einsatzes von Rauschmitteln, um andere Bewusstseinszustände zu erreichen.

Entsprechend mag man die Behauptung formulieren, dass jede Gesellschaft von jeher ihre eigenen Umgangsformen entwickelt hat, mit den entsprechenden Genuss- und Rauschmitteln umzugehen, und zwar in dem Sinne, wie sie es verdient (Schivelbusch, 1980). Und dieser Umgang erscheint eben nicht willkürlich oder zufällig, sondern er ist stets begleitet von einer gesellschaftlichen Dialektik von Gewähren und Unterdrücken – wobei bis in die heutige Zeit immer auch Herrschafts- und Verwertungsinteressen eine prägende Rolle spielen (Amendt, 1984).

Es mag für manchen auch etwas Faszinierendes darin liegen, sich, ähnlich wie beim kindlichen Spiel mit dem Feuer, auf Erfahrungen mit Rausch- und Genussmitteln einzulassen, deren Wirkungen zu erforschen und Grenzen auszuloten. Und diese Grenzen scheinen in der

Tat fluktuierend zu sein: Es ist im Einzelfall schwer bestimmbar, wann der Gebrauch eines Suchtmittels zur Gefahr wird und wann er noch als harmlos zu betrachten ist. In unserer westlichen Kultur gibt es einen differenzierten Diskurs über die Gefahren von Suchtmitteln, der auch zeigt, wie sehr diese Bestandteil unseres Alltags geworden sind. Ab wann ist der Genuss von Alkohol gefährlich, wie viel Kaffee, Tee, Tabak kann konsumiert werden, ohne dass man von einer Abhängigkeit oder gar Sucht sprechen kann? Hat womöglich jeder irgendwo eine Seite, wo er verführbar und suchtgefährdet ist?

In jedem Falle haben die Überlegungen zur Suchtproblematik eine hohe gesellschaftliche Relevanz: Sucht ist eine spezifische Erkrankung mit erklärbaren Ursachen und in ihrer Gesamtbedeutung durchaus als Volkskrankheit zu bezeichnen. Die Statistik hierzu spricht eine deutliche Sprache: Entsprechend den Angaben der Drogenbeauftragten der Bundesregierung im Drogen- und Suchtbericht 2016 sterben jährlich mehr als 100.000 Menschen direkt an den Folgen des Tabakkonsums. Trotz eines leichten Rückgangs raucht noch durchschnittlich jeder Dritte, wobei die Anzahl rauchender Frauen noch immer leicht im Steigen begriffen ist. Für die unmittelbar mit dem Alkoholkonsum verbundenen Todesfälle wird eine Zahl von 50.000 bis 70.000 Menschen pro Jahr angegeben. Besonders das sogenannte Rauschtrinken bei Jugendlichen habe stark zugenommen. Weitere Süchte, die während der letzten Jahre stark zugenommen hätten, beziehen sich auf Glücksspiel und die sogenannte Online-Sucht (Drogenbeauftragte der Bundesregierung, 2016).

Im Unterschied zu der eher beschreibenden Herangehensweise psychiatrischer Kategorien versucht die Psychoanalyse sich der Frage nach der inneren Motivation für den Gebrauch von Suchtmitteln zu nähern. Entsprechend geht es ihr eher um die Klärung der Frage, ob es persönlichkeitsspezifische Merkmale gibt, die zum Suchtmittelmissbrauch führen und welche unbewussten Gründe hierbei eine Rolle spielen können. Unter dem Gesichtspunkt der Abwehr stellt sich die Frage, welche Affektlage durch den Suchtmittelgebrauch vermieden werden soll und vor allem, wie diese Vermeidung stattfindet, denn die nähere Betrachtung dieser unbewussten Vorgänge kann zu einem tieferen Verständnis des Phänomens des süchtigen Verhaltens einen erheblichen Beitrag leisten.

16.2 Psychoanalytische Theorien der Sucht – eine Übersicht

In der traditionellen Psychoanalyse wurde Sucht von Sigmund Freud zunächst in erster Linie als »Ersatz des mangelnden Sexualgenusses« konzeptualisiert und als Ursache des süchtigen Verhaltens wurde der Sexualtrieb bzw. dessen Verhinderung ausgemacht (Freud, 1898a). Entsprechend vermutete er auch in der exzessiven Masturbation ein süchtiges Motiv. Im Zuge seiner Untersuchungen zur Entwicklung der Sexualität stellte er einen Zusammenhang zwischen dem lustvollen Saugen des Säuglings und dem Trinken bzw. Rauchen her, wodurch die Sucht aus einer oralen Perspektive wahrgenommen wurde (Freud, 1905d). Passend hierzu verstand auch Abraham die Sucht als einen Verschiebungsvorgang, bei dem analog zur Perversion das Sexualziel vom Sexualakt auf das Suchtmittel verlagert wird (Abraham, 1908a). Entsprechend komme es zu einer Verlagerung des Triebziels auf die Vorlust und die damit verbundene Enthemmung der Persönlichkeit. Fenichel griff dieses Konzept auf und betonte den Regressionsvorgang der Sucht von der genitalen auf die orale Phase, was zu einer libidinösen Besetzung der entsprechenden Organe führe (Fenichel, 1945b). Entsprechend suche der Süchtige bei anderen Menschen oftmals vergeblich einen Zustand des Trostes und der »Sättigung«, die er schließlich im Gebrauch von Suchtmitteln finde, um so einem tiefen Gefühl des inneren Verlorenseins zu entkommen.

Radó wiederum verdanken wir die Weiterentwicklung der oben genannten Vorstellungen, die er in dem Begriff der »Initialverstimmung« auf einen Nenner zu bringen versucht (Radó, 1926b). Zugleich findet bei ihm eine konzeptionelle Verlagerung von einer triebpsychologisch motivierten zu einer ich-psychologischen Perspektive statt, bei der das Ich mithilfe des Rausches schmerzvolle bzw. deprimierende Affekte zu vermeiden sucht. Aufgrund der vermuteten Ich-Schwäche des Süchtigen erscheinen die psychischen Abwehrmöglichkeiten als nicht ausreichend, weshalb das Suchtmittel benötigt wird, um so die defizitäre Ich-Abwehr zu stärken. Im Mittelpunkt steht hier nicht mehr das Primat des Lustprinzips im Sinne der Triebbefriedigung, sondern die Vermeidung von Schmerz und Depression. Die von Radó beschriebene Initialverstimmung ergebe sich aus der Mischung einer hohen Unlustspannung und einer hochgradigen Intoleranz gegen diese Unlust (Radó, 1934), was einerseits als Ich-Schwäche im Sinne einer Frustrationsintoleranz imponiert und zum anderen auf innerseelische Zusammenhänge verweist, die durchaus im Sinne einer Grundstörung nach Balint verstanden werden können (Balint, 1970). Entsprechend dieser Labilität würden Suchtmittel gewissermaßen als künstlicher Reizschutz eingesetzt. Das Konzept des Reizschutzes wiederum ist eng verknüpft mit der Vorstellung einer schützenden Mutter, deren empathische Gegenwart das kleine Kind vor überwältigenden und potenziell traumatisierenden Affekten zu schützen vermag (Winnicott, 1959, zit. n. Wolf & Elzer, 2014, S. 288–293). Insofern kommt dem Suchtmittelgebrauch eine stabilisierende Funktion zu, die das ursprünglich ersehnte – oder schmerzlich vermisste – mütterliche Objekt kompensieren soll.

Ebenfalls auf der Basis der Ich-Psychologie argumentieren Krystal und Raskin, wenn sie die unterschiedlichen Wirkungen von Suchtmitteln – erregend und stimulierend vs. beruhigend und entspannungsfördernd – mit den Wirkungen des ursprünglichen mütterlichen Objekts in Beziehung setzen (Krystal & Raskin, 1970). Ihrer Ansicht nach verkörpert die eingenommene Substanz in magisch anmutender Weise ein Stück der guten Mutter. Diesen Vorgang der Verinnerlichung und der damit einhergehenden Modifikation der subjektiven Besetzung für den Süchtigen beschreiben sie mit dem Begriff der »Transsubstantiation«, analog zum Vorgang beim Abendmahl. Auf diese Weise wird eine ursprünglich rein chemische Substanz mit einer Affektqualität versehen, wie sie eigentlich einer Beziehung zu einem menschlichen Objekt zukommt. Dieser Verschiebungsvorgang ist, wie später noch deutlicher werden soll, von entscheidender Bedeutung für die Entfaltung der Suchtdynamik, wenn es um die Frage geht, welche unbewussten Zuschreibungen das jeweilige Suchtmittel für die entsprechende Persönlichkeit hat – und zwar unabhängig davon, ob es sich hierbei um eine stoffliche Sucht handelt oder um eine nicht stoffgebundene wie zum Beispiel bei Glücks- bzw. Computerspielen oder bei Phänomenen wie süchtigem Arbeiten oder dem süchtigen Ausüben diverser Sportarten oder anderer Tätigkeiten.

Die Entkoppelung der substanzgebundenen Eigenschaften eines Suchtmittels von seiner psychischen Bedeutung für den Süchtigen beschreibt auch Glover (1932). Ihm zufolge besteht der Haupteffekt des Mittels in seiner psychischen Wirkung auf den Süchtigen, unabhängig von dessen substanziellen Eigenschaften; im Vordergrund stehe also die Affektregulierung in dem Sinne, dass unerträgliche Gefühle abgemildert würden. Wie Glover betont, geht es in erster Linie nicht so sehr um das Herstellen eines Wohlbefindens, sondern um das In-Schach-Halten eigener unbewusster aggressiver Impulse. Die süchtige Person leide zutiefst an einem basalen unbewussten Selbsthass, den sie vermittels des Suchtmittels zu bekämpfen versuche.

Ähnlich beschreibt auch Tress (1985) aus einer objektbeziehungspsychologischen Perspektive eine Trias aus basaler Selbstentwertung, Selbstzweifel und Lebensüberdruss. Die Selbstentwertung resultiere aus der Identifizierung mit entwertenden Erfahrungen aus frühen Kindheitserlebnissen, was letztlich auf narzisstischen Verletzungen beruhe. Die süchtig machende Wirkung der jeweiligen Substanz ermögliche eine Flucht aus dem Teufelskreis dieser autodestruktiven Affekte.

Wurmser (1978) versteht die süchtige Entwicklung als Folge unerträglicher Scham- und Schuldgefühle, die in den betreffenden Personen aufgrund eines rigiden Über-Ichs eine Affektregression bewirken. Er betont die zwanghafte Seite süchtigen Verhaltens, die den Betroffenen um jeden Preis Linderung von seinem Leiden suchen lässt. Auch er geht von defizitären Abwehrkompetenzen des Ich aus, die vermittels des Suchtmittelgebrauchs kompensiert werden. In einer »Heptade« formuliert er sieben spezifische Komponenten, die süchtiges Verhalten bedingen und aufrechterhalten: fehlendes Selbstwertgefühl, Mobilisierung archaischer Abwehrmechanismen in Form von Verleugnung und Spaltung, mangelnde Symbolisierungsfähigkeit, also die Unfähigkeit zum Beispiel Affekten angemessen Ausdruck zu verleihen, die Suche nach einem Ersatz für ein verlorenes oder ersehntes Objekt, Autodestruktivität, regressive Gratifikation durch ein Suchtmittel oder eine entsprechende Handlung und schließlich die magische Besetzung dieser Substanz oder Tätigkeit. Im Rahmen dieser regressiven Vorgänge können schließlich mithilfe der eingesetzten Suchtmittel schmerzvolle innere Zustände verleugnet werden und das Suchtmittel wird in diesem Zustand gleichsam wie ein Selbstobjekt wahrgenommen, das der Aufrechterhaltung eines narzisstischen Gleichgewichts dient (Mentzos, 1987).

Rost (1987) schließlich versteht in seinen Überlegungen die Psychodynamik des Süchtigen vor dem Hintergrund entsprechender früher Kindheitserfahrungen. Im Mittelpunkt steht hierbei die Unfähigkeit der Eltern, sich ihrem Kind empathisch zur Verfügung zu stellen, das heißt einerseits die Befriedigung grundlegender Bedürfnisse nach Sicherheit und Geborgenheit zu gewährleisten und zum anderen dessen Wünsche nach Exploration und Autonomie aushalten und fördern zu können. Stattdessen gibt es in der familiären Biografie süchtiger Menschen häufig Berichte von Vätern, die als emotional schwach oder abwesend beschrieben werden oder aber körperliche Gewalt ausübten. Die Mütter hingegen werden zumeist als depressiv beschrieben oder aber übergriffig in einem narzisstisch-missbrauchenden Sinne. Als Ergebnis dieser Erfahrungen ist es dem Kind kaum möglich, eine Vorstellung ausreichend fürsorglicher und haltender Eltern zu verinnerlichen, sodass es diese Funktionen später für sich selbst verwenden könnte. Stattdessen kommt es zur Ausbildung einer Persönlichkeit mit mangelndem Selbstwertgefühl und einem tiefen Misstrauen gegenüber nahen Bezugspersonen, was wiederum den Suchtmittelgebrauch aus Gründen der Vermeidung dieser Gefühle nahelegt.

Verallgemeinernd kann die Wirkung von Suchtmitteln also in dem Sinne verstanden werden, dass ihr Gebrauch – und zwar unabhängig davon, ob es sich um eine chemische

Substanz, ein Nahrungsmittel oder eine bestimmte Aktivität handelt – dazu verhelfen soll, einen leidvollen inneren Zustand erträglich zu machen. Für den süchtigen Menschen ist es hierbei wichtig, dass die angestrebte Wirkung zuverlässig eintritt und somit eine verlässliche Größe darstellt – und dies erscheint ihm umso bedeutsamer, als er vor dem Hintergrund seiner frühen Erfahrungen bereits hochambivalente Objektbeziehungsmuster internalisiert hat, die verhindert haben, dass er in sich selbst auf gute verlässliche Selbst- und Objektrepräsentanzen zurückgreifen kann. Aus diesem Grund bleibt er in seinem Erleben auf konkrete bestätigende Zufuhr von außen angewiesen, weil diese unbelebten Objekte als verlässlicher erlebt werden als menschliche Zuwendung, die stets vor dem Hintergrund seiner frühen, hochambivalenten Introjekte wahrgenommen wird. Intensive persönliche Beziehungen bergen entsprechend stets die Gefahr der Enttäuschung und damit der Reaktivierung früher Angst- und Schamgefühle, sowie von archaischem Hass. Im Vergleich dazu ist der Gebrauch des Suchtmittels in dieser Wahrnehmung ungefährlicher, weil die Regulation der unerträglichen Affekte nicht von einer persönlichen Beziehung bedroht ist und damit risikoärmer erscheint. Insofern sind es gerade die Unbezogenheit, die Sachlichkeit und im Grunde die Objektlosigkeit, die das Suchtmittel attraktiv machen und die dann auch zunehmend persönliche Beziehungen ersetzen können.

16.3 Zur psychischen Struktur süchtiger Menschen

Im Folgenden soll der Versuch gemacht werden, vor dem Hintergrund der bisherigen Überlegungen Gedanken zu einer spezifischen Persönlichkeitsstruktur süchtiger Menschen zu konzeptualisieren. Hierbei greife ich insbesondere auf die Arbeiten von Rost (1987) und Voigtel (1996, 2015) zurück, die als Psychoanalytiker in diesem Bereich geforscht und publiziert haben. Im Hinblick auf die Frage, welches Mittel sich zum süchtigen Gebrauch eignet, können wir mit Glover (1932, zit. n. Rost, 1987) behaupten, dass jeder Stoff infrage kommt, mit dem Gefühle von Angst, Langweile und Depression bekämpft werden können – und dies schließt nicht an stoffliche Wirkung gebundene Aktivitäten ein.

Wenn wir uns in Erinnerung rufen, welche Substanzen über ein Suchtpotenzial verfügen, so können wir diese in drei Gruppen einteilen, wobei die Wirkungen jeweils auch dosisabhängig sind:

1. anregende Substanzen, die konzentrationsfördernd wirken: Hierzu zählen zum Beispiel Koffein, Kokain, aber auch verschiedene nicht stoffliche Aktivitäten (Computer- bzw. Glücksspiele), die wegen ihrer Adrenalin- und/oder Endorphinausschüttung eine stimulierende Wirkung entfalten.
2. sedierend wirkende Substanzen: zum Beispiel Benzodiazepine, Opiate, Alkohol sowie bestimmte Formen von Essverhalten, wobei durch die Nahrungsaufnahme ein Zustand regressiven Wohlbefindens erreicht werden soll.
3. bewusstseinsverändernde Substanzen: zum Beispiel LSD, Cannabis, Ecstasy, Metamphetamine, Meskalin sowie Psylocibin, das in gewissen Pilzen enthalten ist. Diese Stoffe werden wegen ihrer halluzinogenen Wirkung genommen, wodurch es zu einer assoziativen Auflockerung des Denkens kommt.

Eine besondere Stoffklasse stellt das Nikotin dar, das aufgrund seiner chemischen Eigenschaften dosierungsabhängig sowohl eine beruhigende als auch anregende Wirkung entfaltet.

All diese Wirkungen haben gewissermaßen einen gemeinsamen seelischen Angriffspunkt: den Wunsch des Konsumenten, massiven und als bedrohlich erlebten negativen Affekten, der sogenannten Initialverstimmung (Radó) entgegenzuwirken. Die Kombination aus zugrunde liegenden unerträglichen Affekten und negativem Selbstbild lässt den Gebrauch bzw. Missbrauch dieser Substanzen deshalb so verführerisch erscheinen, weil die angestrebte Wirkung das Ergebnis eines chemischen Einflusses ist und nicht von zwischenmenschlichen Begegnungen und deren potenziellen Risiken abhängt. Aufgrund seines tiefen Misstrauens – sowie den oben genannten strukturellen Einschränkungen, wie zum Beispiel erhöhte narzisstische Vulnerabilität, unintegrierte Symbiosewünsche, die Schwierigkeit, Getrenntheit zu ertragen und zu symbolisieren sowie eine mangelnde innere Triangulierung, scheint der süchtige Mensch nur schwer in der Lage zu sein, sich in seelischen Konfliktsituationen bzw. innerer Not Trost bei einem nahen Menschen zu suchen oder aber eigene innere Bilder in sich wachzurufen, die ihm helfen, dem Gefühl der Wertlosigkeit etwas Positives und Stabilisierendes entgegenzusetzen. In diesem Sinne dient die Einnahme eines Suchtmittels unbewusst zwei Zielen, die im Gebrauch zusammenfallen – der Affektmodulation und der Beziehungsvermeidung. Das Suchtmittel als unbelebtes Objekt zeichnet sich durch Verlässlichkeit aus, es ist verfügbar, sein Gebrauch ist – zumindest am Anfang – kontrollierbar, es kann insofern nicht enttäuschen, in dem Sinne, wie es die süchtige Person in der Vergangenheit so oft erlebt hat. Insofern erfüllt das Suchtmittel zwei wichtige Funktionen; es ist in seiner Wirkung ähnlich tröstend wie die Zuwendung durch einen zugewandten Menschen und zugleich ein lebloses Objekt, das eine scheinbare Autonomie für den Konsumenten aufrechterhält.

Hier zeigen sich erneut die unterschiedlichen Formen der Abwehr, von denen der süchtige Mensch Gebrauch macht. Wie bei jeder Form der Abwehr werden auch hier schwer zu ertragende Affektzustände vermieden, wobei die Abwehr von Angst und Depression im Vordergrund stehen. Verschiedene Autoren (z. B. Wurmser, 1987) haben die Abwehr von Schuld- und Schamaffekten betont, die von einem strengen Über-Ich ausgehen.

Mentzos (2009) zufolge rechtfertigt der Abwehrcharakter des Suchtmittelgebrauchs als Kompensationssystem die Einordnung der Sucht in die Kategorie der Persönlichkeitsstörungen.

Alle Abwehrformen haben als gemeinsames Ziel, den süchtigen Menschen vor quälenden Gefühlen zu schützen und diese in einer erträglichen Form oftmals auch auf Kosten einer angemessenen Realitätswahrnehmung für ihn aushaltbar zu machen. Letztlich wird hier, ähnlich wie in Zuständen des seelischen Rückzugs (Steiner, 1998) die Abwehr auch zum Schutz sowohl vor paranoiden als auch vor depressiven Ängsten eingesetzt – also vor Verfolgung und Verschlungen-Werden einerseits sowie vor Objektverlust und Schuldgefühlen andererseits. Auf diese wird Weise ein innerer Rückzugsraum geschaffen, der vor Entwertung und Verunsicherung bewahren soll.

Bezüglich der Entwicklung der süchtigen Persönlichkeit sieht Voigtel ein wesentliches Charakteristikum in der Abwehroperation der Verschiebung von Wünschen nach Schutz und Geborgenheit von einem lebenden zu einem unbelebten Objekt (Voigtel, 2015, S. 62f.) Diese erfolgt nicht zufällig, sondern findet ihre Begründung in der Persönlichkeitsentwicklung und insbesondere in den verinnerlichten Beziehungen zu den wesentlichen Bezugspersonen der Kindheit. Dies bedeutet, dass am Anfang einer süchtigen Entwicklung in der Regel eine bestimmte affektive Qualität der Beziehung zu den Elternfiguren besteht. Es kann angenommen werden, dass die elterlichen Objekte ihr Kind zwar im Hinblick auf lebensnotwendige Maßnahmen adäquat versorgen, dass jedoch die affektive Wahrnehmung und das entsprechende Eingehen auf die emotionalen Bedürfnisse des Kindes nur unzureichend erfolgen. Unter Bezugnahme auf Fonagy (2003) kann insofern von einer Beeinträchtigung der elterlichen Mentalisierungsfähigkeit gesprochen werden. So ist zum Beispiel vorstellbar, dass sich die Mutter zwar liebevoll um ihr Kind kümmert, dass dies jedoch eher der eigenen narzisstischen Bestätigung dient, als dass sie sich wirklich auf ihr Kind als unabhängiges Wesen mit eigenen Bedürfnissen einlässt. Entsprechend kann der Umgang mit ihm wenig einfühlsame, aber auch ignorante oder überstimulierende Züge tragen; häufig wechseln sich die Beziehungsstile aber auch in wenig vorhersehbarer Weise ab. Diese Unfähigkeit der inneren Bezugnahme auf das Kind erfolgt nicht bewusst, sondern kann als psychisches Erbe eigener Defizite verstanden werden, die die Mutter in ihrer Kindheit selbst erfahren hat, was auf einen transgenerationellen Zusammenhang verweist. Häufig besteht bereits aufseiten der Eltern eine Suchterkrankung.

Die Säuglingsforschung hat auf die Bedeutung einer solchen fehlenden Affektabstimmung (Stern, 1985a) aufmerksam gemacht und beschreibt als Folge eines funktionalisierenden Umgangs durch die Bezugspersonen eine tiefe Verunsicherung bezüglich der eigenen Identitätswahrnehmung des Kindes. Dies führt einerseits zu diffusen Verlassenheitsängsten und zum anderen zur Unterdrückung eigener Autonomieimpulse, da diese unbewusst als störend erlebt werden, nicht zuletzt, weil sie eine potenzielle Gefahr im Hinblick auf einen befürchteten Beziehungsabbruch oder negative Sanktionen durch die elterlichen Objekte darstellen. Nach Voigtel (2015, 1996) stellt diese innere Form des Rückzugs einen notwendigen ersten Schritt zur späteren süchtigen Entwicklung dar – er bezeichnet ihn als Überlassung. Darunter versteht er eine unbewusste Wendung hin zu einer Passivierung eigener Impulse – im Unterschied zum Beispiel zu Äußerungen narzisstischer Wut, die den verzweifelten Ausdruck eines gesunden kindlichen Narzissmus verkörpern würde und ein adäquater Ausdruck von Frustration wäre. Als Ergebnis dieser Überlassung aufgrund des funktionalisierenden Beziehungsstils der Bezugspersonen kann das Kind seine eigenen Affekte nicht mehr als zu ihm selbst gehörig begreifen, was auch eine mangelnde Entwicklung seiner Symbolisierungsfähigkeit mit sich bringt. Entsprechend wird auch die Integration unterschiedlicher Affektqualitäten ins eigene Selbst erschwert. Sein sich entwickelndes Selbstbild bleibt in enger Weise mit dem Bezugsobjekt gekoppelt, und so können sich keine angemessenen Introjekte entwickeln, die als Vorläufer einer reifen Persönlichkeitsentwicklung aufgefasst werden. Dies erklärt auch die tiefe Objektabhängigkeit vieler späterer Süchtiger von den Primärobjekten, die allerdings dann auf das Suchtmittel verschoben ist.

In dem Maße, in dem die frühe Entwicklung sich entlang der Überlassung vollzieht, weist sie auch Ähnlichkeiten mit dem Konzept des falschen Selbst nach Winnicott (1959) auf. Es kommt zu einer erheblichen Beeinträchtigung psychischer Entwicklungsmöglichkeiten, durchaus im Sinne einer Borderline-Persönlichkeitsstruktur (Rost, 1987). Letztlich kann dieser innerpsychische Vorgang als unbewusste Abwehroperation aufgefasst werden, mit deren Hilfe sich das kleine Kind sein eigenes psychisches Überleben zu sichern versucht.

In einem weiteren Schritt auf dem Weg zur späteren Suchtentwicklung erfolgt eine Regression zu einem beruhigenden Ort (Voigtel, 2015), der dadurch zu einem Ort des seelischen Rückzugs (Steiner, 1998) werden kann. Dieser weitere Abwehrvorgang erfolgt zur Absicherung der psychischen Homöostase des Kindes, weil es sich so dem funktionalisierenden Objekt nicht weiter ausgesetzt fühlen muss. Zugleich ist dieser Ort gekennzeichnet durch beruhigende sensorische Sinneserfahrungen, die nun nicht mehr in erster Linie an die konkrete Anwesenheit eines menschlichen Objekts gebunden sind, sondern eher die Qualität von etwas Atmosphärischen aufweisen, so wie es zum Beispiel durch das Saugen am Schnuller erzeugt werden kann. Dieser Rückzug wird dann zu einer eigenständigen Abwehrform ausgestaltet, indem das Kind der materiellen Zuwendung durch die Bezugsperson überproportional Wert zuschreibt, der dann entsprechend vom Objekt abgezogen wird. Dadurch erreicht das Kind eine weitere Absicherung in Bezug auf die unzuverlässige und willkürlich erscheinende emotionale Versorgung durch die elterlichen Objekte.

In einem dritten Schritt, der zur späteren Suchtentwicklung unabdingbar erscheint, erfolgt nun eine libidinöse Aufladung der Gegenstände (Voigtel, 2015), die zwar noch in einer Verbindung zum ursprünglichen Objekt stehen, dieses jedoch nicht mehr direkt repräsentieren. Mit diesem weiteren Abwehrvorgang wird letztlich die Unabhängigkeit von den ursprünglichen elterlichen Objekten mit ihrer willkürlichen Gewährung oder Verweigerung adäquater Zuwendung erreicht. Das neue Objekt repräsentiert diese zwar noch in einer gewissen Weise, zugleich verschafft sich das Kind aufgrund der uneingeschränkten Verfügbarkeit dieser Objekte jedoch eine größere Zuverlässigkeit und eine Konstanz der Bindung – und zwar gerade weil diese nun nicht mehr personell bezogen ist.

Damit sind die Grundlagen für die spätere süchtige Entwicklung geschaffen. Die Manifestation der Sucht kann dann später erfolgen, wenn zum Beispiel unter dem Separationsdruck der Adoleszenz mit ihren Versuchungen und Versagungen die zuvor durch die beschriebenen Abwehrmaßnahmen in erträglichem Maße aushaltbare Initialverstimmung aufflammt und nun nach geeigneten Mitteln gesucht wird, um diese wieder einzudämmen. In der Regel verfügt der Jugendliche dann bereits – auch aufgrund entsprechender Anregung vonseiten seiner Peergroup oder des kulturellen Umfelds – über entsprechende Möglichkeiten der individuellen Ausgestaltung seines Suchtmittelgebrauchs. Im Symptom der Sucht sind die zuvor beschriebenen Abwehrmaßnahmen enthalten und sie erhalten sich gegenseitig aufrecht. So werden beispielsweise im regressiven Rausch frühe Erfahrungen mit einem beruhigenden Ort wiederbelebt. In diesem Zusammenhang kann bei der süchtigen Erkrankung auch von einer strukturellen Störung auf dem Niveau einer Borderline-Struktur (Rost, 1987) bzw. einer gravierenden Persönlichkeitsstörung gesprochen werden (Voigtel, 2015, S. 84; Rost, 2008; Mentzos, 2009).

16.4 Psychotherapeutische Aspekte

Im Hinblick auf die Möglichkeiten einer psychotherapeutischen Behandlung süchtiger Menschen gelten im Grunde dieselben Bedingungen wie bei anderen Patienten auch. Zu beurteilen sind der Leidensdruck sowie die Fähigkeit und Bereitschaft, sich an die

Rahmenbedingungen einer psychotherapeutischen Behandlung zu halten. Dies wird eine bestimmte Gruppe von Patienten, die hierzu nicht in der Lage oder willens sind, bereits ausschließen – doch dies ist kein Spezifikum der psychotherapeutischen Arbeit mit Suchtpatienten, denn auch bei anderen Krankheitsbildern gibt es Patienten, die nicht bereit sind, sich auf einen therapeutischen Prozess einzulassen, weil ihre Ängste, Zwänge oder massive depressive Verstimmungen sie daran hindern.

Das Spektrum der Behandlungsmethoden ist breit und schließt ambulante und stationäre psychotherapeutische Maßnahmen sowie spezielle suchttherapeutische Möglichkeiten ein, die sich gezielt dem Symptom widmen. Daneben besteht eine Vielfalt von Beratungsmöglichkeiten für Suchtkranke einschließlich vielfältiger Selbsthilfegruppen für spezifische Ausprägungen der Suchterkrankung.

Im Folgenden soll es um Überlegungen im Rahmen der ambulanten psychotherapeutischen bzw. psychoanalytischen Behandlung gehen. Hierbei wird es unter Umständen zunächst notwendig sein, im Rahmen einer stationären Entzugsbehandlung die Bedingungen für einen solchen Prozess erst zu ermöglichen. Die unabdingbare Voraussetzung strikter Abstinenz erscheint diskussionswürdig, denn man würde auch von einem zwanghaften oder phobischen Patienten nicht erwarten, dass er bereits von seiner Symptomatik befreit zur Behandlung kommt. Als Grundlage jedoch sollte die Bereitschaft und Fähigkeit erwartet werden, nüchtern zu den Sitzungen zu erscheinen.

Grundsätzlich sinnvoll erscheint eine differenzialdiagnostische Abklärung zwischen einer symptomatischen gegenüber einer strukturellen Suchterkrankung. Häufig werden Suchtmittel auch von Patienten mit neurotischen Störungen im Sinne einer Selbstmedikation eingesetzt und sicherlich kommt es entsprechend häufig zu Überschneidungen der Symptomatik. So wird es im Hinblick auf die Abgrenzung von einer primär depressiven Störung im Hinblick auf die Tendenz zur Selbstentwertung sicherlich Ähnlichkeiten bezüglich des Gebrauchs von Suchtmitteln geben. Auch bei Patienten mit primär narzisstischen bzw. Borderline-Erkrankungen werden Gefühle qualvoller innerer Leere und schwankende Affektzustände häufig zum Anlass genommen, um sich mittels Rauschsubstanzen Linderung zu verschaffen.

Bei der strukturellen Suchterkrankung hingegen dient der Suchtmittelgebrauch primär der Abwehr der Initialverstimmung und stellt damit die Hauptabwehrmaßnahme zur Aufrechterhaltung des seelischen Gleichgewichts in Zeiten der Bedrängnis dar. Bei der Arbeit mit diesen Patienten ist eine sorgfältige Anamnese des Suchtmittelgebrauchs unabdingbar. Zugleich sollte der Therapeut sich bewusst sein, in welch herausragendem Maße das Suchtmittel libidinös besetzt ist, um sich so vor Enttäuschungsreaktionen zu schützen, die seine Gegenübertragung beeinträchtigen können.

Entsprechend den oben gemachten Ausführungen zur psychischen Struktur süchtiger Menschen sollte davon ausgegangen werden, dass deren Übertragungstendenzen dem Muster der Symptomgenese folgen werden, das heißt es wird in dem Sinne eine funktionalisierende Objekterwartung übertragen, dass der Therapeut sagen soll, was im Behandlungsverlauf zu geschehen hat. Dabei wird der Patient im Sinne seiner verinnerlichten Erfahrungen zunächst von einer grundsätzlichen Gleichgültigkeit seines Behandlers ausgehen.

Im Verlauf des therapeutischen Prozesses von Suchtpatienten wird es im Wesentlichen um die Themen gehen, die auch an der Entstehung der Suchterkrankung mitbeteiligt waren. Hier steht die therapeutische Auseinandersetzung mit der Initialverstimmung im Mittelpunkt und die Frage, wie dieser entgegengewirkt werden kann bzw. unter welchen Voraussetzungen ein angemessenes Selbstwertgefühl entstehen kann. Flankierend dazu wird es immer wieder um die Auseinandersetzung mit dem jeweiligen Suchtmittel gehen. Dies bedeutet, dass im Einzelfall wiederholt betrachtet werden muss, welche Bedeutung dem Erreichen einer vollständigen Abstinenz zukommt und unter welchen Bedingungen der Patient rückfällig zu werden droht – oder manifest rückfällig geworden ist. Die Arbeit an diesen zentralen Themen erfordert naturgemäß viel Feinfühligkeit und Geduld – doch ist dies nicht grundsätzlich anders als bei anderen neurotischen oder strukturell gestörten Patienten, die die Praxis des niedergelassenen Therapeuten oder Analytikers aufsuchen.

In der Regel ist es ein großer Gewinn für den therapeutischen Prozess, wenn im Rahmen eines vertieften Eingehens auf die jeweilige Lebensgeschichte das Symptom der Sucht eine biografische Einbettung erfährt und dergestalt einen Sinn bekommt. Entsprechend ist es von großer Bedeutung für den Patienten, gemeinsam eine Narration zu entwickeln, in deren Verlauf die süchtige Entwicklung vor dem Hintergrund der Lebensgeschichte verständlich wird und die süchtige Entwicklung auch als rettende Maßnahme begriffen werden kann.

Wenn es dann im weiteren Behandlungsverlauf um die Frage einer – womöglich dauerhaften – Suchtmittelabstinenz geht, wird es von entscheidender Bedeutung sein, die Affekte kennen- und verstehen zu lernen, die durch die Sucht bisher abgewehrt wurden. So wird es notwendig sein, dem Patienten einerseits ausreichend therapeutische Unterstützung anzubieten und ihm andererseits auch zuzumuten, diese bisher unerträglichen Gefühle eine Zeit lang auszuhalten und in der Behandlungsstunde auch davon zu berichten. Ziel hierbei ist es, dem Suchtdruck gegenüber Raum zu gewinnen (Voigtel, 2015, S. 125). Damit einhergehend kann eine zunehmende Differenzierung der ursprünglich so bedrohlich wirkenden Affekte erfolgen mit dem Ziel einer Benennung und eines vertieften Verstehens der jeweiligen (Beziehungs-) Geschichte. Dieser therapeutische Prozess findet vor dem Hintergrund einer sich entfaltenden Übertragungs- und Gegenübertragungsdynamik statt und unterscheidet sich im Wesentlichen nicht von jeder anderen tiefenpsychologischen bzw. psychoanalytischen Behandlung.

Im jeweiligen Einzelfall wird entschieden werden müssen, inwieweit Rückfälle im Hinblick auf den Suchtmittelgebrauch eine Pause in der ambulanten Behandlung erforderlich machen bzw. ob eine stationäre Entzugsbehandlung erforderlich ist, um den Behandlungsprozess wieder aufnehmen zu können. Entscheidend für den langfristigen Erfolg einer Behandlung wird jedoch die wachsende Fähigkeit des Patienten sein, seine Affekte zunehmend zu ertragen, ohne automatisch auf das Suchtmittel als ständig und zuverlässig verfügbares Objekt zurückgreifen zu müssen. Ob es dann unter Umständen möglich sein wird, dieses in einer gesellschaftlich und sozial angepassten Weise weiter zu konsumieren, sollte im Einzelfall thematisiert werden. Wichtig erscheint mir, dass der Therapeut die Frage der Abstinenz nicht selbst zum Fetisch macht.

Als Behandlungsziel kann die Fähigkeit des Patienten bezeichnet werden, die innere Welt seiner Gefühle in einer authentischeren Weise wahrzunehmen, anzuerkennen und mit ihnen so umzugehen, dass ein weiterer Suchtmittelgebrauch möglichst vermieden werden kann.

Damit einhergehend ist es von immenser Wichtigkeit, die Wucht der oftmals so zerstörerischen aggressiven Affekte einerseits bewusst zu machen und zugleich einen Raum dafür bereitzustellen, in dem diese – womöglich erstmals – neu erfahren und verarbeitet werden können. Dann können auch sukzessive die süchtigen Abwehrformen durch angemessenere Formen der Realitätsbewältigung ersetzt werden – mit all ihren Möglichkeiten für einen weniger destruktiven Umgang mit sich selbst und den anderen. Das bedeutet, dass in einem gelingenden therapeutischen Prozess Selbstgefühl, Ich-Funktionen, Symbolfunktion sowie die Beziehungen zu inneren und äußeren Objekten nachreifen können.

Übrig blieben dann Gefühle, die infolge der Identifikation mit dem neu erworbenen therapeutischen Objekt als wohlwollende Instanz aushaltbar sein können. Wenn wir mit Krystal und Raskin (1970) die süchtige Entwicklung als Vorgang einer »regressiven Resomatisierung« beschreiben können, wäre die Fähigkeit, auf das Suchtmittel zu verzichten, Ausdruck einer »progressiven Psychisierung«. In diesem Sinne möchte ich meine Ausführungen – vielleicht etwas pointiert – mit einem Zitat aus einem Lied der Einstürzenden Neubauten beschließen: »Meine Sehnsucht – meine Sucht – Sehnsucht ist die einzige Energie.«

17 Selbstverletzendes Verhalten, Suizidalität, Suizid

Hanni Scheid-Gerlach

17.1 Allgemeine Überlegungen

Jeder Arzt und Psychotherapeut wird im Laufe der Zeit mit Patienten konfrontiert werden, die Suizid begehen wollen. Suizidale Tendenzen, Todeswünsche, Suizidgedanken, suizidales Verhalten, Suizidversuche sowie vollendeter Suizid stellen den Therapeuten vor große behandlungstechnische Schwierigkeiten und rufen in der Gegenübertragung oft Gefühle von Angst, Ärger, Wut und aggressiver Impulsivität hervor.

Suizidale Tendenzen, Suizidversuche und Suizid selbst sind keine Krankheiten. Sie sind Symptome einer psychischen Erkrankung. Die Gründe für diese Symptomatik sind unterschiedlichster Art. Zum Beispiel sind depressive Patienten besonders gefährdet, sich zu suizidieren. Diese Patienten leiden oft unter einem geringen Selbstwertgefühl und können ihre negativen Gefühle meist nur autoaggressiv ausdrücken. 15 Prozent aller schwer depressiven Menschen begehen Suizid; bis zu 60 Prozent unternehmen Suizidversuche und 80 Prozent aller Depressionspatienten haben suizidale Gedanken. Paradoxerweise ist die Gefahr, Suizid zu begehen dann erhöht, wenn es den Patienten besser geht. In ihrer schwer depressiven Phase ist das Aktivitätslevel niedrig, somit besteht eher keine Gefahr für eine suizidale Handlung; in diesem Zustand ist ein Patient in der Regel »nicht stark genug«, um seinen Gedanken Taten folgen zu lassen. Mit einem steigenden Aktivitätslevel erhöht sich auch das Suizidrisiko, ebenso dann, wenn besondere unaushaltbare Konflikte im täglichen Leben hinzukommen, so zum Beispiel persönliche Entwertungen, die narzisstische Verletzung und Hoffnungslosigkeit nach sich ziehen.

17.2 Epidemiologie suizidalen Verhaltens

Im Jahr 2015 lag die weltweite Suizidrate bei 10,7 Suizide pro 100.000 Menschen (WHO, 2018). Nach der Weltgesundheitsorganisation (WHO) nehmen sich schätzungsweise 800.000 Menschen im Jahr das Leben. In Deutschland waren es im Jahr 2015 10.000 Menschen. Die Gruppe der achtzig- bis neunundachtzigjährigen Männer steht mit 131 Selbsttötungen (von 10.000) an der Spitze. Während die Zahl der Suizidversuche von Frauen im Vergleich zu denen von Männern höher liegt, beträgt der Anteil der Männer an den vollendeten Suiziden 75 Prozent. Die Hälfte der Suizide in Deutschland erfolgt durch Erhängen bzw. Ersticken, zehn Prozent der Selbstmörder stürzen sich in die Tiefe, acht Prozent vergiften sich, je fünf Prozent werfen sich vor Fahrzeuge (Bahn, Auto) oder erschießen sich (Statistisches Bundesamt, 2015; Rübenach, 2007).

Die Suizidraten in unterschiedlichen Ländern weltweit variieren und die Daten aus verschiedenen Quellen sind nicht übereinstimmend. Insgesamt ist die Suizidrate unter Männern aber höher als unter Frauen. Alle statistischen Daten zeigen, dass vor allem in einkommensstarken Ländern drei- bis fünfmal mehr Männer als Frauen Suizid begehen. In einkommensschwachen Ländern ist der Unterschied zwischen Männern und Frauen geringer. Die Suizidrate im ländlichen China zum Beispiel ist unter Frauen höher als unter Männern, doch hat die männliche Suizidrate in den vergangenen Jahren zugenommen.

Der Suizid ist nach WHO-Angaben in der Altersgruppe der 15- bis 29-Jährigen die zweithäufigste Todesursache überhaupt. Im Vergleich zu Männern unternehmen Frauen viermal mehr Suizidversuche. Das Suizidrisiko während Pubertät und Adoleszenz ist hoch, führt aber nur selten zum Tode. Suizidhäufigkeit bzw. Suiziderfolg nehmen mit steigendem Alter zu. Die Suizidrate in Abhängigkeit vom Alter ist unterschiedlich: In manchen Ländern hat sie ihren Höhepunkt in der Lebensmitte, in anderen steigt sie ab einem Alter von 60 Jahren an.

Im Zusammenhang mit Suizid kristallisiert sich in Deutschland eine Entwicklung in den vergangenen dreißig Jahren heraus: Die Suizidrate je 100.000 Einwohnern hat sich deutlich verringert – von 1980 (23,6) zu 2010 (11,8), steigt aber in den letzten Jahren wieder leicht an (Tab. 13).

	1950	1960	1970	1980	1990	2000	2010	2015
gesamt	22,0	22,7	23,5	23,6	17,5	13,5	11,8	13,4
Männer	30,0	30,1	31,1	31,7	24,7	20,6	16,5	18,4
Frauen	15,1	16,2	16,7	16,3	10,6	7,0	5,6	6,5

Tab. 13: Suizidraten in Deutschland pro 100.000 Einwohner (Statistisches Bundesamt, 2015)

17.3 Formen des Suizids

Wir unterscheiden zwei Formen des Suizids: die harte und die weiche Form. Die häufigsten Formen des Suizids sind Erhängen, Medikamentenüberdosis, Todessprung oder der Schienensuizid. Männer entscheiden sich meist für die »grausamen« und »harten« Arten (Erschießen, Erhängen, Todessprung), wohingegen Frauen eher Übermedikationen oder Ertrinken wählen. Manche Arten des Suizids können im kulturellen Kontext verstanden werden, so wird »Harakiri« in Japan aus Scham oder im Falle eines »Gesichtsverlustes« begangen.

Die Art des Suizids zeigt seine aggressive und destruktive Triebkraft nicht nur gegen das eigene Selbst, sondern auch gegen andere. Suizid ist ein Schock und Trauma für die hinterbliebenen Familienangehörigen und Freunde. Das Bild eines zerstörten Körpers wird tief in die seelische Struktur der Seele »eingebrannt«. Es soll aus bewusster oder unbewusster Aggression heraus eine traumatisierende Wirkung beim Betrachter hervorrufen und kann einem Rachewunsch diesem gegenüber entsprechen.

Versteckter Suizid ist die Bezeichnung für den destruktiven Effekt von Drogen- oder Alkoholmissbrauch, mit dem Menschen ihren Körper und ihre Seele durch den andauernden Konsum zerstören. Dies bezeichnen wir als »Suizid auf Raten«. Viele Verkehrsunfälle könnten versteckte Suizide im Sinne eines Ausagierens sein.

Sieht man die Literatur zum Thema Suizid durch, so wird deutlich, dass jeder Mensch an irgendeinem Lebenszeitpunkt suizidale Gedanken entwickelt. In besonderen Situationen und unter Umständen, in denen Menschen sich in einer aussichtslosen Krise erleben, können Suizidgedanken auftauchen.

Im Laufe des Lebens müssen alle Menschen bestimmte Krisen überwinden. Besonders schwierige Situationen und Erfahrungen mit dem damit einhergehenden Leid können aber die innere Gefühlswelt überfordern, womit diese Situationen kaum aushaltbar werden. Traumatische Situationen wie der Verlust (Tod) eines nahestehenden Menschen, schwere Krankheit, Verlust der Arbeit oder des Vermögens, Raubüberfälle, Unfälle oder Naturkatastrophen (Erdbeben etc.) können Auslöser für einen Todeswunsch sein. Auch Gefühle der Überforderung, die für ein Individuum nicht mehr zu ertragen sind, können Suizidgedanken und Suizidimpulse hervorrufen.

17.4 Die psychoanalytische Theorie des Suizids

Suizid ist meist ein Symptom einer akuten oder chronischen psychischen Erkrankung wie zum Beispiel schwerer Depressionen.

17.4.1 Der klassische psychoanalytische Blick

In der psychoanalytischen Theorie gilt es als erstes den Unterschied zwischen den bewussten und unbewussten Faktoren der Depression zu verdeutlichen.

Sowohl Freud (1916–1917g) als auch Abraham (1912) haben in ihrer Theorie der schweren Depression beschrieben, dass suizidale Patienten ihre Aggression unbewusst gegen sich selbst richten. Diese Patienten besitzen ein sehr strenges, verfolgendes »Über-Ich«, das das schwache »Ich« immer wieder attackiert und die aus dem »Es« kommenden aggressiven Impulse für diesen Angriff gegen das eigene Ich nutzt.

Demnach ist der Suizidimpuls eine Aggression gegen die eigene innere Welt und ist zugehörig zum »Todestrieb«. Freud war der Meinung, dass die Aggression gegen ein inneres Objekt (Introjekt) gerichtet wird, das früher durch Identifikation in die innere Struktur gelangt ist. Daher ist es möglich, das innere Objekt in der unbewussten Fantasie durch einen Suizid an sich selbst zu töten. In diesem Fall ist der Suizid ein Ausagieren und ersetzt unbewusst oft die Erinnerung an eine traumatische Kindheitserfahrung, die nicht bewältigt werden konnte und die nun aggressiv beseitigt werden soll. Das Ausagieren soll das Trauma bezwingen, das ursprünglich zu einem passiven Leiden geführt hat. In diesem Sinne ist der Suizid häufig eine Abschlusshandlung, um einen melancholischen oder schwer depressiven Gefühlszustand zu beenden.

Depressive Entwicklungen finden häufig nach realen oder fantasierten Objektverlusten statt: Häufige Enttäuschungen, narzisstische Verletzungen und Zurückweisungen durch wichtige »andere« Objekte. Diese Gefühle sind vor allem dann, wenn ein Kind noch sehr klein ist, schwer aushaltbar, da die Fähigkeit, negative Gefühle zu ertragen, im Kleinkind noch nicht ausreichend vorhanden ist. Diese Flut von negativen Empfindungen führt zu Unsicherheitsgefühlen mit ambivalenten Liebes- und Hassregungen. Als innere Reaktion entsteht dann in der seelischen Struktur eine negative Repräsentanz des enttäuschenden Objektes, das unbewusst gehasst wird. In diesem Fall ist der Suizid gegen das eigene Selbst gerichtet, gleichzeitig wird damit aber auch das unbewusste Hassobjekt wie in einem Rachefeldzug ermordet.

Patienten in einem suizidalen Zustand finden meist keinen anderen Weg, um ihrem inneren Konflikt zu entfliehen. Selbst wenn sie versuchen, dem Wiederholungszwang zu entkommen, sind sie unfähig, für sich selbst einen Ausweg zu finden: »Beim Suizid kreist die unbewusste Phantasie oft um die Vergeltung alter Verletzungen durch unerledigte und nicht anerkannte Kämpfe aus der Kindheit« (Briggs et al., 2010, S. 15).

17.4.2 Suizid als Reaktion auf schwerwiegende narzisstische Verletzungen

In der weiteren Entwicklung der Psychoanalyse haben vor allem neue Konzepte des Narzissmus (Kohut, 1976; Kernberg, 1985; Henseler, 1974) dazu beigetragen, Suizidimpulse und Selbstmordhandlungen als Reaktionen auf schwere narzisstische Kränkungen zu verstehen. Die Theorie des Narzissmus arbeitet verschiedene Entwicklungsstufen des Selbstwertgefühls heraus, die immer auch mit der Triebentwicklung in Zusammenhang stehen.

In diesem Sinne ist die Entwicklung eines gesunden Narzissmus im Zusammenspiel mit den Objekten der Kindheit von elementarer Bedeutung. Die Entstehung eines negativen oder schwachen Narzissmus schadet dem Kind. Narzissmus kann in diesem Kontext neben der Triebregulierung als Affektregulierung verstanden werden, um sich sicher zu fühlen und von anderen gesehen und geliebt zu werden. Um sich ausreichend gut zu fühlen, benötigen wir ein emotionales Gleichgewicht der inneren Sicherheit mit Kohärenz und Kontinuität, einem Gefühl von »Behaglichkeit« sowie einem Gefühl von Selbstvertrauen. Die negativen Gefühle sollten die positiven nicht übermannen, sie sollten im Gleichgewicht stehen (Lustprinzip – Unlustprinzip).

Um zu verstehen, wie narzisstische Verletzungen entstehen, wird hier die Entwicklung des Narzissmus kurz umrissen (Henseler, 1974, S. 74ff.):

1. *Der harmonische Primärzustand:* In dieser angenommenen primären Entwicklungsstufe gilt die intrauterine Einheit von Mutter und Baby als das Grundmodell von Wohlbefinden und Harmonie. Es gibt kein Leiden und das Grundbedürfnis nach Sicherheit ist stets befriedigt.
2. *Trennung zwischen Selbst und Objekt:* Mit der Geburt stellen sich erste Unlusterfahrungen ein. In den unterschiedlichsten Phasen der Triebentwicklung (oral, anal etc.) wird das Baby und Kleinkind damit konfrontiert, dass es etwas außerhalb seines Selbst gibt, das nicht es selbst ist. Kognitive und emotionale Entwicklungen führen langsam zu Repräsentationen des Selbst (Selbstrepräsentation) und der anderen (Objektrepräsen-

tanzen). Eltern, Geschwister und andere wichtige Bezugspersonen finden ihren Platz in der inneren Welt (Objektrepräsentation). Das Baby und Kleinkind muss sich mit unangenehmen Gefühlen wie zum Beispiel Angst und Wut in der Interaktion mit anderen auseinandersetzen. Die Befriedigung mit und durch andere ist nicht vergleichbar mit dem Zustand absoluter Harmonie, den der Fötus intrauterin erlebt hat. Das Baby und Kleinkind hat keine Möglichkeit, die Frustrationsgefühle, ausgelöst durch die Abwesenheit oder die abweisenden Reaktionen der Objekte, loszuwerden; das Kind muss seine sich entwickelnden Schutz- und Abwehrmechanismen benutzen, um diese negativen Gefühle zu verarbeiten.

Es gibt vier Gruppen von Abwehrmechanismen, die sich während der Kindheit entwickeln und über das gesamte Leben hinweg bei narzisstischen Krisen verfügbar bleiben (ebd., S. 76ff.):

1. *Regression zum primären Zustand:* Dies ist die erste Möglichkeit, die einen Lösungsversuch für das innere Problem darstellt. In einem frühen Zustand der Entwicklung hat das Baby noch nicht die Fähigkeit, zwischen Fantasie und Realität zu unterscheiden. Daher wird das Baby sich, wenn es zu viele negative Gefühle verarbeiten muss, eher in den primären Zustand zurückzuziehen versuchen. Wer in diesem Zustand fixiert bleibt oder auf ihn regrediert, ist immer abhängig von der konstanten Präsenz einer anderen Person, von der man sich ungeschieden erlebt.
2. *Verleugnung und Idealisierung:* Ein anderer Weg, die negativen Gefühle loszuwerden, ist zu verleugnen, dass etwas nicht in Ordnung ist. Zusätzlich kann auf eine Form infantiler Idealisierung zurückgegriffen werden. Normalerweise geben Eltern an ihr Kind weiter, dass sie mit ihm zusammen in einer Vollkommenheit leben. Eltern betonen, wie wundervoll, liebevoll und stark das Kind ist. Sie vermitteln ihm auch die Vorstellung, dass sie allwissend und zugleich die besten Eltern seien. Es scheint, dass eine solche Idealisierung zu Beginn der Entwicklung des Kindes notwendig ist, doch sollte diese dem Kind vermittelte Idealisierung nach und nach, auf den unterschiedlichen Entwicklungsstufen, reduziert werden, damit Kind und Eltern nicht in einer wechselseitigen Idealisierung verbleiben. Die Unzulänglichkeiten aller Personen, die das Leben als Enttäuschung und Frustration begleiten, müssen in die innere Struktur des Seelenlebens integriert werden. Eltern sollten dem Kind nach und nach eine realistische Antwort auf sein Verhalten und seine Taten geben, ohne dabei destruktiv oder zu negativ zu sein. Eltern sollten ihre Beziehung mit einer hoffnungsvollen Haltung, dass ihr Kind »gut genug« aufwächst, gestalten.
3. *Anpassung an die Realität:* Ein Kind muss sich so entwickeln, dass es mit der Realität zurechtkommen kann. Dies bedeutet, dass es im Zuge seiner kindlichen Entwicklung bis hin zur Pubertät und in das Erwachsenalter hinein realisieren muss, dass bestimmte Idealvorstellungen von sich selbst und von den Eltern nicht der Realität entsprechen. Hierfür müssen Eltern auch ihre eigene Unvollkommenheit zugeben können.
4. *Verinnerlichung idealer Aspekte:* Während kein Mensch nur ideal sein kann, halten sich doch manche Aspekte des Idealbildes in unserem inneren Leben, die hilfreich sind, wenn man in einer narzisstischen Krise darauf zurückgreifen kann und die Enttäu-

schung so besser auszuhalten ist. Mit der Verinnerlichung dieses Ideal-Selbst können wir unser narzisstisches Gefühl im Gleichgewicht halten und es verleiht uns die Fähigkeit zu sagen: »Meist bin ich gut, doch manchmal bin ich es nicht.«

Patienten, die versucht sind, Suizid zu begehen, befinden sich in einem Zustand eines unausgeglichenen, unaushaltbaren inneren Konflikts, der in der Regel um ihr Selbstwertgefühl kreist. Sie wurden früh in ihrer Entwicklung mit vielen Enttäuschungen konfrontiert, wodurch narzisstische Bedürfnisse nicht befriedigt wurden, sodass sie schon in ihrer Kindheit die oben beschriebenen Kompensations- und Sicherungsmechanismen entwickeln mussten.

Es gibt drei Persönlichkeitskonstellationen, die häufig zum Suizid führen (Henseler, 1974, S. 85ff.):

1. narzisstische Persönlichkeiten mit einem inneren Idealbild des Perfektionismus und der Unfähigkeit, Frustrationen und Enttäuschungen in sich zu tolerieren, kombiniert mit einer schizoiden Struktur: Menschen mit dieser Persönlichkeitsstruktur können um Hilfe bitten und gleichzeitig den Wunsch nach Nähe, Intimität und Unterstützung abwehren. Ein »anderes Objekt« wird von dieser Persönlichkeit nicht komplett als »eigenständiges« Objekt akzeptiert, sondern wird stattdessen nur für die eigenen Unzulänglichkeiten funktionalisiert. Psychoanalytisch wird diese Form der Objektbeziehung als Selbstobjektbeziehung konzeptualisiert.
2. Persönlichkeiten mit impulsiven oder aggressiven Charakteristika, kombiniert mit einer hohen Sensibilitätsschwelle gegenüber enttäuschenden Lebensereignissen: Es sind vor allem die »kleinen Dinge« des Lebens, die diese Personen mit Angst oder Wut reagieren lassen. Solche Patienten arbeiten für gewöhnlich mit Abwehrmechanismen wie Regression, Aufspaltung, Dissoziation und Verdrängung. Bei diesen Persönlichkeitsstörungen finden sich in der Lebensgeschichte häufig sexueller Missbrauch, körperliche Gewalterfahrungen und Alkohol- oder Drogenmissbrauch. Im Erwachsenenalter sind diese Patienten impulsiv und aggressiv, haben eine geringe Frustrationstoleranz, sind oft als Borderline-Persönlichkeitsstörung diagnostiziert.
3. Persönlichkeiten mit großer Hoffnungslosigkeit und langen depressiven Phasen in ihrer Entwicklung: Der depressive Zustand dieser Patienten ist verbunden mit negativen inneren Repräsentanzen, die im Laufe der Kindheit über Introjektion und Identifikation gebildet wurden. Die »guten Objektrepräsentanzen« sind nicht angelegt, das heißt, innere gute Objektrepräsentanzen sind in der Struktur des seelischen Apparates nicht internalisiert und bilden eine »Leerstelle« im seelischen Gefüge.

Zusammenfassend lässt sich sagen, dass ein Patient mit suizidalen Tendenzen eine Persönlichkeit mit sehr schwachem Selbstwertgefühl ist. Dies bedeutet auch, dass dieser Patient seine pathologischen Mechanismen auf Menschen und Therapeuten überträgt, indem er auf niedrigem Strukturniveau mit Verleugnung, Verkennung der Realität und Idealisierung in die Interaktion eintritt. Um weiteren Enttäuschungen aus dem Weg zu gehen, werden die frühen Abwehrmechanismen wie Verleugnung oder Idealisierung weiter angewandt, was dazu führt, dass sie immer weiter zunehmen. Auf diesem Weg wird versucht, das eigene Ich zu retten. Durch das Verleugnen der Realität wehrt der Patient die Tatsache ab, dass eine Diskrepanz zwischen seinem Idealbild und der Realität besteht.

Menschen mit suizidalen Tendenzen bedienen sich regressiver Mechanismen wie dem Verleugnen der Realität oder der Idealisierung, um mit zukünftigen Enttäuschungen umzugehen. Dies erklärt das eigentümliche Verhalten einer suizidalen Person. Die innere Lösung, die diese Patienten gefunden haben, macht sie frei von aggressiven Konflikten. Sie überdecken ihre schwache innere Struktur durch idealisierte Fantasien und Realitätsverleugnung. Erst im Falle eines Zusammenbruchs der verleugnenden und idealisierenden Abwehr regrediert der Patient auf eine noch primitivere Entwicklungsstufe, zum harmonisierten Primärzustand. In diesem Sinne kann die Suizidfantasie auch als Vorstellung einer Ungeschiedenheit und Fusion mit dem primären Objekt verstanden werden. In vielen Studien wurde herausgestellt, dass im Denken der suizidalen Patienten Fantasien bezüglich des primären Harmonisierungszustandes vorhanden sind zum Beispiel Ruhe, Wärme, Freiheit, Triumph, geistige Ausgeglichenheit, Fusion und Sicherheits- bzw. Geborgenheitsgefühl. Mit diesen Fantasien wird der Tod verleugnet und der grausame Teil der Selbsttötung ist aus der Wahrnehmung entfernt.

17.4.3 Suizidfantasien

Der Körper nimmt eine zentrale Rolle innerhalb der suizidalen Fantasien ein. Diese fokussieren sich häufig auf den Wunsch, prägenitale Impulse sadomasochistischer oder einverleibender Art zu befriedigen.

Die Rachefantasie ist eine der häufigsten anzutreffenden Fantasien. Oft denken die Patienten, den anderen wird es »schon noch leidtun, wenn ich erstmal tot bin«. Mit dieser Fantasie verletzt der Patient seine Eltern oder andere Personen seiner Kindheit, von denen er sich damals nicht ausreichend geliebt gefühlt hat.

Die Selbstbestrafungsfantasie nimmt Bezug auf eine fantasierte Schuld, die häufig mit inzestösen Wünschen in Verbindung steht. Hier findet sich oft eine Verknüpfung von Erotisierung mit Schmerz und Tod. Bei perversen Persönlichkeitsstörungen findet sich generell diese Dynamik.

Bei der Mordfantasie nimmt der Körper die Rolle des »Bösewichts« ein. Er wird als verantwortlich für den inneren Wahnsinn und die Verwirrung in der Psyche des Betreffenden erlebt. Der Körper wird somit zu etwas Fremden, das umgebracht werden muss, um das »Selbst« zu retten. In diesem Fall kann der Suizid als Selbstschutz gesehen werden.

Eine weitere Fantasie ist die, »mit dem Tod zu spielen«. Hier wird die Möglichkeit des eigenen Todes in der Realität ausgeblendet. Der Gedanke an den eigenen Tod spielt während des Selbstmordversuches in der Gedankenwelt der Person keine wesentliche Rolle mehr, vielmehr werden Tötungsimpuls und Tötungshandlung wie ein Spiel erlebt.

Bei der Fusionsfantasie schließlich steht der Suizid für den Wunsch, »mit einer omnipotenten Mutterfigur zu verschmelzen«. Durch diese Vereinigung hofft der suizidale Patient, per Fantasie in einen omnipotenten, zeitlosen, gedankenlosen Frieden seiner frühkindlichen Ursprünge zurückzukehren, womit eine Distanzierung von den inneren Ansprüchen eines als elend und feindlich empfundenen Erwachsenenlebens vorgenommen werden kann.

Im Folgenden sind verschiedene Motive aufgelistet, die den Suizidakt auslösen können. Diese Motive sind oft mit den soeben beschriebenen suizidalen Fantasien verknüpft:

- der Wunsch nach innerem Frieden, da Konflikte, narzisstische Verletzungen, mentale oder somatische Krankheiten als nicht aushaltbar erscheinen
- der Wunsch frei von hohen Ansprüchen zu sein
- ein an andere gerichteter Appell
- Wut, verbunden mit der Absicht, Schuldgefühle in jemand anderem auszulösen
- die Absicht, jemanden zur Liebe zu zwingen
- der Versuch, Gefühle der Enttäuschung auszutarieren
- Autoaggressionen, da man selbst mit einem Anteil in sich selbst nicht umgehen kann (z. B. Homosexualität)
- der Wunsch, mit einer Person, die man liebt, zusammen zu sein
- der Versuch, schwere schmerzhafte Zustände von Scham zu beenden, die durch sexuellen Missbrauch oder schwerste Erkrankungen hervorgerufen wurde

17.4.4 Behandlung suizidaler Patienten

In der Behandlung suizidaler Patienten müssen wir ihnen dazu verhelfen, mit ihren Gefühlen von Enttäuschung und Aggression umzugehen, die Hass und Feindseligkeit schüren. Die Patienten sollten versuchen, sich über diese Gefühle klar zu werden und über sie zu sprechen. Vor allem die aggressiven Aspekte sollten in das Selbst integriert werden, um weiteren seelischen Schaden zu vermeiden.

Gedanken an Selbsttötung sind mit Gefühlen von Scham verbunden, über die meist, außer in Fällen von appellativen Drohungen, nicht gesprochen wird. Der Therapeut sollte den Patienten einfühlsam nach Todesfantasien und Lebensmüdigkeit fragen und durch seine Grundhaltung zu verstehen geben, dass dieses Thema kein Tabu darstellt. Gleiches gilt in Hinblick auf die Frage, ob der Patient einen Suizidversuch unternommen hat und in welcher Lebenssituation er sich damals befand.

Kernberg (1983) führt aus, dass ein besonders hohes Suizidrisiko bei Abhängigen oder Patienten mit Borderline-Persönlichkeitsstörung besteht. Dieses Risiko ist vor allem dann zu beobachten, wenn Wutausbrüche auf Enttäuschungen folgen, die dann auf andere projiziert werden. Auch bei der Antizipation von Erfolgen kann es zu Suizidimpulsen kommen, da der Fortschritt Schuldgefühle reaktivieren kann. Dasselbe gilt, wenn die therapeutische Arbeit Fortschritte macht und es zu einer negativen therapeutischen Reaktion kommt, in der unbewusste Schuldgefühle gegen sich selbst und gegen den Therapeuten gewandt werden.

Interventionsmöglichkeiten, die bei der Behandlung suizidaler Patienten in Betracht gezogen werden sollten, sind folgende:

- empathisch nach den Wünschen und Fantasien bezüglich des Suizids fragen; über dieses Tabu zu sprechen entlastet den Patienten und den Therapeuten
- entsprechend der oben genannten Theorie den Auslöser für die Enttäuschungen herausfinden, die der Patient verleugnet
- Verständnis für die Enttäuschungen, die der Patienten erlebt hat, zeigen

- bei Idealisierung des Therapeuten in der Übertragung: deutlich machen, dass alle Menschen eigene Kraft haben, sich selbst zu helfen
- auf megalomane, idealisierende Fantasien achten, die auf den Therapeuten projiziert werden
- Interpretationen geben, die die Enttäuschung mit dem unbewussten Konflikt verbinden
- über mögliche zukünftige Enttäuschungen im Leben sprechen
- nach Lösungsmodellen fragen, z. B. »Wie gehen Sie mit ihren Wünschen um?«

Die Behandlungsbeziehung zwischen dem suizidalen Patienten und dem Therapeuten ist von höchster Bedeutung. Vor allem ist es wichtig, die verdeckte Feindseligkeit, Wut und Rachsucht möglichst schnell aufzudecken und zu bearbeiten. Dies sollte offen, in einer konfrontierenden Art und Weise, angesprochen werden, da der Patient oft versuchen wird, sich selbst und seine abgewehrte Wut und Feindseligkeit hinter hochgeistigen und wohlklingenden Gefühlen zu verstecken.

In der suizidalen Depression ermöglichst erst die offene Konfrontation mit Wut, Rachemotiven und Feindseligkeit gegenüber Personen, die der Patient zu lieben vorgibt, eine Aufhebung der Illusion, den Therapeuten von seinen hohen und noblen Motiven überzeugen zu wollen. Erst im Angesicht dieser Konfrontation kann der Patient nicht mehr länger sein idealisiertes Selbstbild aufrechterhalten.

> *Beispiel:* Ein Patient erzählt von seiner großen Liebe seiner Partnerin gegenüber und dass er nicht ohne sie leben könne, sie aber ohne ihn besser dran wäre. Der Patient projiziert hier seine Aggression, die er seiner Partnerin gegenüber empfindet, auf die Freundin (»sie wäre viel besser dran ohne mich«). Wir bemerken hier, dass der Patient seine aggressiven eigenen Impulse bei sich selbst ausblendet und diese bei seiner Partnerin projektiv unterbringt. Diese Übertragungsfantasie kann auch den Therapeuten treffen – mit dem Inhalt, dass der Therapeut glücklicher wäre, wenn er den Patienten los sei.

Oftmals stellen wir fest, dass ein Patient sich zwanghaft mit selbstkritischen Gedanken beschäftigt. Entweder ist er verallgemeinernd »zu nichts zu gebrauchen« oder die Kritik ist bezogen auf bestimmte Anteile der Selbstrepräsentanz, zum Beispiel einen gefährlichen emotionalen Anteil oder einen homosexuellen Impuls. Durch den Akt des Suizids wollen die Patienten diesem Anteil oder der inneren Kritik daran entkommen. Therapeutisch sind hier Interventionen zur Über-Ich-Entlastung erforderlich, die dem Patienten einen neuen Freiraum eröffnen können.

Psychotische Patienten können Verschmelzungsfantasien haben, die teils sogar bewusst vorhanden sind, wie zum Beispiel die Fantasie, eins zu werden mit Gott oder in ein geheimes Königreich zu gelangen.

Rahmenbedingungen der Psychotherapie

18 Falldarstellung und Supervision

Alf Gerlach

Das Aufzeichnen von Daten zur besseren Erinnerung und für die Diskussion klinischen Fallmaterials mit einem Supervisor oder mit Kollegen begleitet die therapeutische Beziehung von Beginn an. In vielen Ländern sind Aufzeichnungen zum Patienten und zum therapeutischen Verlauf gesetzlich vorgeschrieben, wobei allerdings ein breites Spektrum dessen möglich ist, was diese Aufzeichnungen enthalten. Einerseits handelt es sich um konkrete Daten, zum Beispiel zur Person des Patienten, andererseits um die Darstellung therapeutischer Sequenzen, die immer nur eine subjektive Erfassung bestimmter Aspekte des therapeutischen Geschehens aus der Sicht des Behandlers sein kann. Hilfreich ist es sicher, wenn einzelne Wendungen des Patienten in wörtlicher Wiedergabe aufgezeichnet werden, da sie einen Eindruck von der Art und Weise vermitteln, wie der Patient sich, sein Leiden, seine Beziehungen und seine Vergangenheit erlebt und darstellt. Solche Protokolle einzelner Sitzungen werden am besten nachträglich verfasst, um die Aufmerksamkeit von Therapeut und Behandler nicht schon während der Sitzung auf bestimmte Aspekte zu zentrieren. Manchmal mag es reichen, nach einer Sitzung stichwortartig den Verlauf der Assoziationen und therapeutischen Interventionen festzuhalten; in anderen Fällen mag es sinnvoll sein, ausführlichere Protokolle zu erstellen, vor allem zur Vorbereitung einer Supervision oder kollegialen Intervision. Die Supervision von Behandlungsprozessen ist ein integraler Bestandteil psychotherapeutischer Ausbildung, da sie dem angehenden Therapeuten eine Auseinandersetzung mit seinen bewussten und unbewussten Haltungen, seiner Gegenübertragung, seinem Umgang mit Methode und Technik unter Anleitung eines erfahreneren Kollegen erlaubt. Hierzu muss auch der Supervisor über eine besondere Erfahrung verfügen, nicht nur in den zu vermittelnden therapeutischen Prozessen, sondern auch in der Begegnung mit dem Supervisanden. Lange Jahre hat sich für die Supervision in der Ausbildung in Psychoanalyse und Psychotherapie der Terminus »Kontrolle« gehalten, während die Supervisionsbeziehung heute als eine von beiden Beteiligten gestaltete spezifische Interaktion gesehen wird. Auch nach Ende der Ausbildung gehört regelmäßige Supervision zum »Handwerkszeug« des Therapeuten, das ihn befähigen soll, sowohl das Unbewusste seines Patienten besser zu verstehen als auch auf eigene unbewusste Anteile an der Dynamik des therapeutischen Geschehens aufmerksam zu werden. Die regelmäßige Supervision kann ergänzt werden durch kollegiale Intervision, bei der in einer kleinen Gruppe klinisches Material vorgestellt und diskutiert wird.

18.1 Klinischer Bericht

Nach Abschluss der diagnostischen Vorgespräche ist es sinnvoll, deren Inhalt und Verlauf in systematischer Form zu dokumentieren. Ein Erfassungsbogen für eine solche Dokumentation wird in Kapitel 8.8.2. dieses Buches vorgestellt. Unabhängig von dieser Erstdokumentation mag es nützlich sein, zur eigenen Reflexion, zur Vorbereitung einer Supervision oder Intervision oder auch vor dem Ablegen einer Prüfung einen solchen klinischen Bericht zu verfassen. Dieser Bericht über eine noch laufende oder schon beendete Behandlung ist in der Regel nicht einfach, da er bei der Komplexität innerseelischer Prozesse und des therapeutischen Geschehens nur eine bestimmte Auswahl von Aspekten zum Inhalt haben kann.

Als Beispiel für die Gliederung eines solchen Berichts geben wir hier das Schema wieder, das sich unserer Auffassung nach besonders in der Ausbildung in psychodynamischer Psychotherapie bewährt hat:[3]

1. Das Erstgespräch
   - Anmeldemodus, Besonderheiten der ersten Kontaktaufnahme (Überweisung? Telefonat? Mit welchen Worten meldet sich der Patient mit seinem Anliegen?)
   - Beschwerden und Symptome des Patienten (möglichst in dessen Worten); Gründe des Patienten, gerade jetzt auf den Therapeuten zuzukommen
   - Beobachtungen zum averbalen Verhalten des Patienten beim Erstkontakt (Auffälligkeiten der Begrüßung, der Bewegung des Patienten im Therapieraum, seiner Mimik und Gestik), Gestaltung der »Szene« durch den Patienten
   - spontane Eindrücke des Therapeuten
   - emotionaler Zustand des Patienten, Persönlichkeitsmerkmale, vorläufige Diagnose nach dem Erstgesprächsverlauf und psychodynamische Überlegungen
2. Lebensgeschichte des Patienten
   - persönliche Entwicklung des Patienten im Lebenslauf, Familiengeschichte und aktuelle psychosoziale Situation (schulische Ausbildung, berufliche Entwicklung, aktueller Beruf und Arbeitssituation, Ausbildung und Beruf der Eltern, Alter der Eltern zum Zeitpunkt der Geburt des Patienten, Geschwister)
   - körperliche Erkrankungen, Unfälle, traumatische Ereignisse im bisherigen Lebensverlauf, insbesondere Tod von Großeltern, Eltern oder Geschwistern, eventuell Trennung der Eltern, Verlustsituationen, Wechsel der Bezugspersonen
   - aktuelle Beziehungssituation des Patienten, Familiensituation (Kinder? – und wenn ja, deren Alter?), bei wechselnden Beziehungen Häufigkeit und Länge der Bindungen
   - Wie beurteilt der Patient seine Entwicklung in Kindheit, Jugend und Erwachsenenzeit?
   - vorherige psychotherapeutische, psychiatrische oder medikamentöse Behandlungen des Patienten

3 M. Elzer und A. Gerlach haben dieses Schema für die Ausbildung chinesischer Psychiater und Psychologen in psychoanalytisch orientierter Psychotherapie am Shanghai Mental Health Center zusammen mit Kollegen entwickelt (vgl. Elzer & Gerlach, 2014, S. 177ff.).

3. Beziehungsentwicklung zwischen Patient und Therapeut
   - vorläufige Einschätzung der spontanen Übertragung des Patienten, Überlegungen zur Gegenübertragung zu Beginn und im weiteren Verlauf der Behandlung
   - wichtige Momente und Übergänge im Verlauf der Behandlung
   - Ausschnitt eines verbalen Dialogs zwischen Patient und Therapeut; Gegenübertragungsgefühle, Einfälle und Überlegungen des Therapeuten zum Material des Patienten; erwogene, aber nicht gegebene Interventionen
4. diagnostische und psychodynamische Überlegungen
   - Überlegungen zum zentralen Konflikt (Fokus) des Patienten
   - traumatische Verursachung?
   - Wie versteht der Therapeut die Symptombildung und die unbewussten Kompromissbildungen?
   - Abwehrmechanismen des Patienten und ihre Äußerung als Widerstand
   - Gibt es Veränderungen in der Hypothesenbildung des Therapeuten im Verlauf der Behandlung?
5. Setting
   - Beschreibung der spezifischen Settingvereinbarungen mit dem Patienten und deren Begründung (Frequenz, erwartete Dauer der Behandlung, Bezahlung, Ausfallregelung)
6. Behandlungsplanung
   - Ziele der Behandlung, Entwicklung und derzeitiger Stand der Therapie, Prognose
7. Ergebnisse
   - Welche Ziele des Patienten konnten erreicht werden?
   - Welche Ziele des Therapeuten konnten erreicht werden?

18.2 Bericht an den Gutachter der Krankenkasse

In Deutschland ist vor der Einleitung einer Behandlung bei Patienten der gesetzlichen Krankenversicherung, aber auch bei Privatversicherten eine Genehmigung der vorgesehenen Leistungen durch die jeweilige Krankenkasse erforderlich. Die gesetzlichen Krankenkassen haben hierzu ein Gutachterverfahren eingerichtet (vgl. Kap. 20.2.4), in dem der Therapeut auf Antrag des Patienten hin in anonymisierter Form einen Bericht für einen Gutachter verfasst, der im Auftrag der Krankenkassen bestellt wird. Dieser Bericht umfasst wesentliche Aspekte des in Kapitel 18.1 beschriebenen klinischen Berichts, soll aber seit dem Jahr 2017 den Umfang von zwei Seiten nicht überschreiten. Der Bericht an den Gutachter soll relevante soziodemografische Daten, Symptomatik und psychischen Befund, somatischen Befund bzw. Konsiliarbericht, behandlungsrelevante Angaben zur Lebensgeschichte, zur Krankheitsanamnese, zur Psychodynamik, die neurosenpsychologische, aber auch die ICD-10-Diagnose zum Zeitpunkt der Antragstellung sowie Behandlungsplan und Prognose umfassen. Im Sprachgebrauch hat sich bei vielen Therapeuten für das Verfassen dieses Berichts der Ausdruck »ein Gutachten schreiben« festgesetzt, was oft zu einer Überhöhung der eigenen Ansprüche an den Bericht führt. Umgekehrt umfasst das Gutachten des von der Krankenkasse des Patienten beauftragten Gutachters oft nur wenige Sätze. In der Regel schließt sich die Krankenkasse der Empfehlung des Gutachters an. Kommt es zu einer Ablehnung des Antrags des Patienten, kann dieser die Einschaltung eines Obergutachters verlangen, für den der Therapeut die Argumente des Gutachters kritisch kommentiert.

Auch die Beihilfestellen für Beamte und viele private Krankenkassen fordern einen nach ähnlichen Gesichtspunkten gegliederten Bericht an einen Gutachter. Der Therapeut muss allerdings bei Berichten für private Krankenkassen in Rechnung stellen, dass diese manchmal nicht auf einen von ihnen unabhängigen Gutachter zurückgreifen, sondern einen Beratungsarzt ihrer Gesellschaft damit beauftragen, dessen Schweigeverpflichtung gegenüber der Versicherungsgesellschaft weniger strikt ist.

18.3 Supervision

Für die Gestaltung der Supervision haben sich verschiedene Möglichkeiten entwickelt. Etliche Supervisoren lassen sich mündlich über den Verlauf zurückliegender Sitzungen berichten. Andere können besser mit einem schriftlichen Bericht über eine oder mehrere der zurückliegenden Sitzungen arbeiten. Ein solcher Bericht ist vor allem dann sinnvoll, wenn es darum gehen soll, das Wechselspiel zwischen Äußerungen des Patienten und des Therapeuten möglichst genau nachzuvollziehen. Aufgabe des Supervisors, vor allem in der Aus- und Weiterbildung, ist es, Verbindungen zwischen der psychoanalytischen Theorie, insbesondere der Theorie der Technik, und ihrer Anwendung in der Arbeit mit Patienten herzustellen und zu vermitteln, immer unter Berücksichtigung der Besonderheiten des Patienten, der vorgestellt wird. Dies erfordert so nicht nur umfangreiches psychoanalytisches Wissen, sondern auch ausreichende Erfahrung in eigener Praxis und die Fähigkeit, diese Erfahrungen in Worte zu fassen. Dabei sollte der Supervisor nicht eine autoritäre, sondern eine unterstützende, kollegiale Haltung einnehmen und vor allem in der Ausbildungssituation berücksichtigen, dass der Therapeut ein Lernender ist, der in der Regel am Anfang seiner beruflichen Praxis steht. Es geht dabei darum, zusammen mit dem Therapeuten zu erkunden, wie er seinen Patienten verstanden hat, welche Assoziationen und Gegenübertragungsgefühle er bei sich selbst wahrnehmen konnte und wie er zur Formulierung seiner Interventionen gekommen ist. Dabei ist immer zu berücksichtigen, dass der Supervisand als Therapeut dem Patienten am nächsten ist, dass er in der therapeutischen Situation den Übertragungen und Projektionen seines Patienten ausgesetzt ist und dass nur er überprüfen kann, welche Überlegungen zu seinem spezifischen Patienten passen. Wenn dies gelingt, kann Supervision ein gemeinsamer kreativer Prozess werden, in dem beide Beteiligten sich als Lernende verstehen.

> *Beispiel:* Ein Supervisor reagiert auf einen Abschnitt der Behandlung, der ihm vorgetragen wird und den er nicht versteht, mit der scharf formulierten Frage: »Warum haben Sie denn das gesagt?« Der Supervisand bemüht sich, eine Antwort zu finden, die den Supervisor zufriedenstellen soll. In diesem Moment kann dies nur eine Rationalisierung sein, da kein Spielraum mehr gegeben ist, assoziativ zu erkunden, was in diesem bestimmten Moment in der Behandlung im Therapeuten vorgegangen ist und wie und

unter welchem inneren Druck er, eher intuitiv, seine Intervention formuliert hat. Alternativ dazu kann der Supervisor seine Intervention als Interesse formulieren und zum Beispiel anbieten: »Lassen Sie uns doch einmal gemeinsam erkunden, wie Sie zu dieser Intervention gekommen sind. Können Sie noch einmal in die Stunde zurückschauen und uns beiden nachvollziehbar machen, was sich zwischen dem Patienten und Ihnen ereignet hat, als Sie begannen, diese Intervention zu formulieren?«

Umgekehrt sollte der Supervisor über die besondere Fähigkeit verfügen, nicht nur intuitiv auf das dargestellte Fallmaterial zu reagieren, sondern mit dem Therapeuten Schritt für Schritt nachzuvollziehen, wie die therapeutische Situation strukturiert ist und was sich in der Beziehung zwischen Therapeut und Patient ereignet. Darauf aufbauend sollte er nachvollziehbar darstellen können, wie seine eigenen klinischen und behandlungstechnischen Überlegungen aussehen und welche Schlüsse er daraus zieht. Erst dann kann er bestimmte therapeutische Interventionen vorschlagen. Dadurch wird auch der Therapeut mit der Zeit befähigt, seine eigenen Gegenübertragungsreaktionen, therapeutischen Einstellungen und »privaten« Theorien wahrzunehmen und mit dem klinischen Material, das er vorstellt, zu verknüpfen. Kernberg (2010) hat darauf aufmerksam gemacht, dass der Supervisor, wenn auch vorsichtig und in kollegialer Atmosphäre, auch die Gegenübertragung des Therapeuten in den Supervisionsprozess einschließen sollte, wenn sie zum Verständnis des spezifischen Patienten beiträgt. Dabei soll die Supervision nicht zu einem eigenen therapeutischen Prozess für den Therapeuten werden. Tiefere und kritische Aspekte der Gegenübertragung des Therapeuten sollen benannt, deren Bearbeitung aber in die Selbsterfahrung des Therapeuten verwiesen werden.

Alle Schwierigkeiten in der Supervisionsbeziehung sollen direkt dort besprochen werden. Bei der Supervision von Ausbildungskandidaten kann es hilfreich sein, bei sich wiederholenden Schwierigkeiten ein gemeinsames Gespräch mit weiteren Supervisoren des Kandidaten vorzuschlagen, um zu klären, ob sie nur bei einem spezifischen Fall oder bei einem spezifischen Supervisor zur Beobachtung kommen oder genereller Natur sind, was eine intensivere Bearbeitung erforderlich machen könnte.

18.4 Intervision

In einer Intervision verabreden sich Psychotherapeuten als gleichberechtigte Partner in einer Kleingruppe, um sich wechselseitig ihre klinischen Behandlungen vorzustellen und auf diese Weise miteinander und voneinander zu lernen. Oft wird dabei unterschätzt, dass diese Arbeit ohne Supervisor als Gruppenleiter von der Voraussetzung abhängt, dass alle Gruppenmitglieder sich mit der gemeinsamen Idee der Arbeitsgruppe identifizieren und die für einen erfolgreichen Intervisionsprozess erforderlichen Regeln in ihrem Ich-Ideal verankert haben. Sonst geschieht es allzu leicht, dass sich die als Arbeitsgruppe geplante Sitzung in einen Ort wechselseitigen Agierens verwandelt und eine der von Bion (1971) konzeptualisierten Grundannahmen die Oberhand gewinnt.

Norman und Salomonsson haben 2006 einen Vorschlag für die Arbeit in Intervisionsgruppen vorgelegt (Norman & Salomonsson, 2006), der viel Anklang gefunden hat. Auch sie gingen von der Beobachtung aus, dass viele Gruppen eine Tendenz haben, sich in Richtung einer der drei von Bion beschriebenen Grundannahmen zu verändern, nämlich Abhängigkeit, Paarbildung oder Kampf und Flucht als unbewusste Gruppenkonstellationen. Sie bieten deshalb für die Arbeit in solchen Gruppen vorher festgelegte Verfahrensregeln an:

> »[…] Verfahrensregeln können als Behälter fungieren, der sicherstellt, dass das klinische Material mit Respekt behandelt wird. Diese Regeln ermöglichen eine Atmosphäre, in der sich jeder frei fühlen kann, seine Aufmerksamkeit den eigenen Gedanken, Bildern und Vermutungen zuzuwenden (Bion, 1987) und gleichzeitig taktvoll zu bleiben« (Norman & Salomonsson, 2006, S. 229).

Ihre Methode des »Gedanken-miteinander-Verwebens« *(weaving thoughts)* beginnt mit der Bitte an den vorstellenden Kollegen, allen Teilnehmern vor der Sitzung schriftliches Fallmaterial von in der Regel zwei Sitzungen zu überreichen, mit Schilderungen aller Hin- und Herbewegungen zwischen Patient und Therapeut. An Fakten werden nur der Beginn der Therapie, das Setting, die Häufigkeit der Sitzungen (und die genauen Wochentage), Alter und Geschlecht des Patienten mitgeteilt. Alle weiteren, insbesondere biografischen Informationen bleiben beiseite, um nicht zu Pseudoerklärungen einzuladen. Dann schweigt der vorstellende Kollege, alle anderen gehen den Text nochmals durch und teilen ihre Assoziationen und Überlegungen mit. Insbesondere das Nicht-Antworten des vorstellenden Therapeuten führt dazu, dass weiteres assoziatives Material auftaucht und in der Gruppe zur Sprache kommen kann:

> »Die jeweiligen psychischen Prozesse der Gruppenmitglieder werden durch die Wirkung der Fallvorstellung gleichzeitig angeregt, wobei jedes der Mitglieder die verschiedenen Aspekte des Materials auf seine Weise wahrnimmt und etwas anderes aufnimmt. […] Die Kommentare werden nicht bewußt vorbereitet; sie sind einfach wie Fäden in einem Gewebe: Indem die Gedanken miteinander verwoben werden, entsteht ein Muster« (Norman & Salomonsson, 2006, S. 232).

Die progressionsfördernde Wirkung dieses Rahmens kann durch einen Moderator erleichtert werden, der zum Beispiel darauf achtet, dass Mitglieder, die eine Frage zu formulieren beginnen, eher darüber nachdenken und aussprechen, was am vorgestellten Material sie zu diesem spezifischen Interesse, das in der Frage seinen Ausdruck finden sollte, geführt hat. Am Ende der Sitzung kann der vorstellende Kollege seine Eindrücke während des Zuhörens formulieren. Für den Gruppenprozess gilt aber, dass Widersprüche nebeneinander stehen gelassen werden, dass die Fäden des Gewebes nicht miteinander verknüpft werden müssen, dass aber gerade deswegen der Therapeut mit einer neuen Sicht auf den therapeutischen Prozess aus der Intervision hervorgeht.

19 Ethische Aspekte in der analytischen Psychotherapie

Reinhard Otte

19.1 »Das Moralische versteht sich immer von selbst«

Dieser Satz des Philosophen Friederich Theodor Vischer aus dessen Roman *Auch Einer* (Vischer, 1996) aus dem Jahre 1879 wurde damals zu einem geflügelten Wort. Sigmund Freud hat dieses Motto 1915 in einem Brief an den amerikanischen Neurologen und Förderer der Psychoanalyse in den USA, James J. Putnam, freudig aufgenommen und seiner Begründung aus der evolutionären Entwicklung des Menschen an anderer Stelle zugestimmt. Dass die Sache nicht ganz so einfach ist, hat nicht zuletzt das vergangene Jahrhundert gezeigt. Freud selber hat durch seine Annahmen eines Aggressionstriebes und narzisstisch-destruktiver Neigungen des Menschen starke Gegenargumente dafür geliefert, das Moralische als selbstverständlich aus der evolutionären Entwicklung des Menschen hervorgegangen zu betrachten, weil es für den Menschen in seiner Gemeinschaft von Vorteil sei.[4]

Auch in unserer Profession ist das Moralische keineswegs selbstverständlich. Seit Anfang der 1990er Jahre haben die Publikationen zu Fragen der Ethik in der Psychoanalyse und Psychotherapie sprunghaft zugenommen. Vor dem Hintergrund zunehmend bekannt gewordener Verletzungen des Abstinenzgebots in der Psychoanalyse und Psychotherapie, angefangen bei der Liebesgeschichte zwischen C. G. Jung und Sabrina Spielrein bis zu sexuellem Missbrauch nicht nur von Patienten, sondern auch in Lehranalysen, rückten die ethischen Fragen bei Grenzverletzungen in Behandlungen in den Fokus des Interesses in den psychoanalytischen Gemeinschaften und Fachgesellschaften.

Ethische Grundsätze sowie deren Umsetzung in Leitlinien und Kodifizierung in Normen sind unabdingbare Notwendigkeiten, da wir als Menschen fehlbar sind und Situationen entstehen können, in denen wir uns unserer Verantwortung nicht ausreichend bewusst sind. Unsere Patienten befinden sich als Hilfesuchende in einem besonderen Abhängigkeitsverhältnis und trotz gründlicher Selbsterfahrung sind wir vor Verstrickungen und einseitigen Befriedigungen in unseren Behandlungen nicht gefeit. Sexueller Missbrauch ist nur die Spitze des Eisbergs; auch narzisstischer und ökonomischer Missbrauch, aggressive sprachliche

4 Bis heute ist das eher eine Forderung denn eine Realität, hört doch die Moral an den eigenen Grenzen einer sozialen Gemeinschaft oft auf und ist in der Weltgemeinschaft keineswegs selbstverständlich. Der Schriftsteller und Jurist Bernhard Schlink hat das mit Bezug auf Freud und Nietzsche in seiner, in der Zeitschrift *Merkur* veröffentlichten Abschiedsvorlesung an der Humboldt-Universität Berlin überzeugend dargestellt (Schlink, 2009).

Übergriffe oder destruktive Stile im Umgang mit den Patienten widersprechen den Zielen der psychoanalytischen Behandlung und den ethischen Prinzipien in der Psychoanalyse.

Unsere Patienten kommen in Behandlung, weil sie an ihren neurotischen oder psychosomatischen Symptomen leiden. Dabei befinden sie sich häufig in einem regressiven Zustand, können nicht alle ihre Ich-Fähigkeiten nutzen und erwarten Hilfe vom Therapeuten. Oft entwickeln sie, gerade am Beginn der Behandlung, eine idealisierende Erwartungshaltung und die Hoffnung, dass der Therapeut sie von allen Konflikten, Schwierigkeiten und Lebensproblemen befreien kann. Das allerdings ist keine realistische Erwartung an die therapeutische Beziehung. Patienten erleben das Angebot des analytischen Therapeuten, in einer therapeutischen Beziehung zusammenzuarbeiten, oft als eine Einladung, alle bewussten und unbewussten Wünsche in diese einzigartige Beziehung einzubringen, ohne dabei realisieren zu können, dass die therapeutische Beziehung eine künstliche ist.

Auf der anderen Seite muss auch der Therapeut seine eigenen Gefühle, Gedanken und Impulse, die in der therapeutischen Sitzung auftauchen, für ein tieferes Verständnis seines Patienten zu nutzen versuchen. Das macht auch ihn verletzbar und verführbar, vor allem wenn er sich auch noch ganz dem Leiden des Patienten zur Verfügung stellen soll. Aufgrund seiner Ausbildung und seiner Erfahrung sollte er allerdings gegen eine Verstrickung mit dem Patienten in der Realität geschützt sein. Hier werden ethische Regeln notwendig und hilfreich, um die therapeutische Beziehung gegenüber sexuellen und narzisstischen Übergriffen zu sichern. Sie ermöglichen es dem Therapeuten, seine eigene Regression, die durch den Patienten angestoßen werden kann, kritisch zu beobachten und seine eigenen regressiven Gefühle und Impulse für ein tieferes Verständnis des therapeutischen Prozesses zu nutzen.

Zur eigenen Orientierung brauchen wir also für unser psychotherapeutisches und psychoanalytisches Handeln diese ethischen Prinzipien, um uns und unsere Patienten vor – oft unbewussten – destruktiven und narzisstischen Impulsen und Handlungen zu schützen. Dabei müssen wir unterscheiden zwischen den in justiziable Normen gegossenen Gesetzen und Richtlinien ethischer Prinzipien und den unter Selbstverpflichtung übernommenen und verinnerlichten sittlich-moralischen Einstellungen, die (noch) nicht juristisch verhandelbar (Gewissen), aber für das Handeln des Psychotherapeuten ebenfalls von grundlegender Bedeutung sind (vgl. Schilling, 2007). Psychoanalytische Kodifizierungen von ethischen Grundsätzen gehen also über normativ-juristische Normen hinaus, rechtlich relevant sind nur letztere.

In diesen Kontext gehört auch die Frage nach Behandlungsfehlern, die in der psychoanalytischen Praxis lange vernachlässigt wurde. In den vergangenen Jahren ging die Entwicklung mehr und mehr dahin, in der therapeutischen Praxis nicht mehr nur von »Fehlern« zu sprechen (Welcher Ausbildungskandidat fürchtete nicht das apodiktische Urteil: »Das ist nicht analytisch«?), sondern im positiven Sinne von einer »Fehlerkultur« auszugehen, in der Fehler auch ein Schatz sein können, der zu heben ist (Schneider, 2014). Herrmann (2016) gibt einen Überblick über diese Diskussion und teilt die Behandlungsfehler in drei Kategorien ein: (1) Verstöße gegen allgemeine und spezifische ethische Grundsätze; (2) eine unzureichende Klärung der Indikation oder mangelhafte Durchführung der Psychotherapie; (3) indizierte und korrekt durchgeführte Therapien, die jedoch erfolglos bleiben oder Nebenwirkungen oder Verschlechterungen zeitigen. In die letzte Kategorie gehört auch die schlechte Passung der Persönlichkeiten des Therapeuten und Patienten. Im ersten Fall handelt es sich eindeutig um die oben erwähnten justiziablen Normen bzw. um deren Verletzung, vom zweiten zum dritten Bereich nimmt die Möglichkeit einer juristischen Klärung und Verurteilung ab. Hier handelt es sich zunehmend um die durch Selbstverpflichtung verinnerlichten ethischen Normen.[5]

Psychoanalytische und tiefenpsychologisch fundierte Fachgesellschaften und Berufsverbände wie die DPV, DPG, DGAP, DGIP, DFT oder die DGPT[6] setzen sich intensiv mit diesen Fragen der Ethik auseinander, haben Kodices für ethisches Verhalten entwickelt und Gremien zu deren Überprüfung bei möglichen Verletzungen dieser ethischen Grundsätze sowie Schlichtungsstellen eingerichtet. Auch viele Ausbildungsinstitute haben für ihre Auszubildenden die Position eines Ethikbeauftragten geschaffen, um die Schwelle zur Meldung bei möglichen ethischen Verstößen niedriger zu setzen. Nicht zuletzt sind die Kammern mit ihren Beschwerde- und Schlichtungsstellen wichtige Anlaufadressen bei dem Verdacht auf Grenzverletzungen.

Hier sollen nun nur einige grundsätzliche Aspekte der ethischen Fragen in der Psychoanalyse und Psychotherapie diskutiert werden. Hinweise für den Rahmen, das Setting und die Behandlungstechnik wie Abstinenz, Neutralität oder Anonymität sowie die konkreten Umsetzungen der ethischen Grundsätze in normierte (Berufs-)Ordnungen der Psychotherapie (wie z. B. Schweige-, Informations- und Aufklärungs- sowie Dokumentationspflicht) finden Sie in Kapitel 20 in diesem Band und in den Berufsordnungen der Kammern.

Ethische Grundhaltungen und der Rahmen – und die Vereinbarungen darüber basieren auf ethischen Grundsätzen – sind von entscheidender Bedeutung für die psychotherapeutische Behandlung. Das Setting dient als Schutz vor Grenzverletzungen im Übertragungs- und Gegenübertragungsgeschehen für beide Seiten, den Patienten und den Analytiker. Das Nichtbefolgen ethischer Grundsätze, ob sie nun juristisch einklagbar oder von Psychoanalytikern und Psychotherapeuten durch Selbstverpflichtung verinnerlichte moralisch-sittliche Grundsätze sind, kann den Patienten großen Schaden zufügen.

Im nächsten Kapitel werden auf der Basis der vier Prinzipien der biomedizinischen Ethik diese in Bezug auf die psychoanalytische Psychotherapie diskutiert. In einem weiteren Kapitel werden wir uns mit den Widersprüchen beschäftigen, die bei ethischen Fragen auftauchen können. Ethische Prinzipien können sich zuwiderlaufen und deren Abwägung und Gewichtung kann nur in sorgfältiger Betrachtung des Einzelfalls geschehen. Auch die Infragestellung

5 Einen quer dazu liegenden Ansatz einer psychoanalytischen Ethik hat Lacan schon in den 1950er Jahren des vergangenen Jahrhunderts entwickelt. Ihm geht es nicht um eine normative Ethik und die Anpassung des Ichs an diese Normen. Eine solche Anpassung und der Anspruch der traditionellen Ethik, das »Gute« zu fordern und diesem eine souveräne und übergeordnete Position zuzuschreiben, ist für Lacan ein Hindernis auf dem »Weg des Begehrens« und der direkten Verbindung im Hier und Jetzt von Genießen und Handeln. Er formuliert als ethischen Grundsatz: »Hast Du gemäß dem Begehren, das in Dir ist, gehandelt?« Später hat Lacan diesen Ansatz weiter differenziert.

6 DPV (Deutsche Psychoanalytische Vereinigung, www.dpv-psa.de), DPG (Deutsche Psychoanalytische Gesellschaft, www.dpg-psa.de), DGAP (Deutsche Gesellschaft für Analytische Psychologie, www.cgjung.de/dgap), DGIP (Deutsche Gesellschaft für Individualpsychologie, www.dgip.de), DFT (Deutsche Fachgesellschaft für tiefenpsychologisch fundierte Psychotherapie/Psychodynamische Psychotherapie, www.dft-online.de), DGPT (Deutsche Gesellschaft für Psychoanalyse, Psychotherapie, Psychosomatik und Tiefenpsychologie, www.dgpt.de).

der tradierten psychoanalytischen »Regeln« der klassischen Psychoanalyse, wie das strenge Abstinenzgebot, kann manchmal sinnvoll sein. So plädiert etwa Ramshorn-Privitera (2013) für eine Differenzierung des Abstinenzbegriffes, wie er im Verständnis der klassischen Psychoanalyse vertreten wird. So werden zum Beispiel auch Selbstenthüllungen der Gefühle des Analytikers gegenüber seinem Analysanden oder die Akzeptanz eines Gegenübertragungsenactments in der Community diskutiert und von vielen befürwortet. Eine strenge Auslegung der tradierten psychoanalytischen Regeln kann danach ebenso wie deren Nichtbefolgung zum Schaden des Patienten sein. Treurniet (1996) hat das bereits 1996 überzeugend vertreten. Hübner (2009) erkennt in seinem Beitrag über »Notwendige Regelverletzungen« diese im analytischen Prozess (und das gilt auch für die Psychotherapie) im Übertragungs-Gegenübertragungsgeschehen als konstitutiv und deren Beachtung als förderlich.

19.2 Die vier Prinzipien der biomedizinischen Ethik

Erstmals im Jahr 1979 vorgestellt fand das Vier-Prinzipien-Modell ethischer Prinzipien, das die amerikanischen Moralphilosophen T.L. Beauchamp und J.F. Childress in *Principles of Biomedical Ethics* (2001) darlegten, in den folgenden Jahren in der Medizinethik auch im deutschsprachigen Raum weite Verbreitung und Anerkennung. Diese Prinzipien dienen als Ausgangspunkt für die Behandlung moralischer Probleme in der Biomedizin. Und Sie erweisen sich auch als gute Grundlage für die Auseinandersetzung mit den ethischen Fragen in der Psychotherapie und Psychoanalyse. Die Prinzipien sind:

1. Respekt der Autonomie des Patienten *(respect for autonomy)*,
2. Schadensvermeidung *(nonmaleficence)*,
3. Fürsorge *(beneficence)*,
4. Gerechtigkeit *(justice)*.

Das zweite und dritte Prinzip hatten in der ärztlichen Tradition der Schadensabwendung und der Fürsorge als ärztlicher Paternalismus schon immer eine große Bedeutung. Das erste Prinzip hat in den letzten Jahrzehnten mit Bezug auf die Menschenwürde an Bedeutung und Gewicht gewonnen und wurde neuerdings in Deutschland im Patientenrechtegesetz von 2014 noch gestärkt.

Eine Arbeitsgruppe der Deutschen Psychoanalytischen Gesellschaft (DPG) hat diese Prinzipien in ihrem Beitrag »Ethische Prinzipien in der Psychoanalyse« (Ehl et al., 2005) auf die Psychoanalyse angewendet und betont, wie wichtig deren konsequente Beachtung zur Vermeidung von Grenzverletzungen und Machtmissbrauch in der Psychoanalyse – und, so lässt sich selbstverständlich hinzufügen – in der Psychotherapie sind.

19.2.1 Respekt der Autonomie bzw. Selbstbestimmung des Patienten

Respekt der Autonomie bzw. Selbstbestimmung des Patienten ist das erste und dominierende Prinzip. Das Autonomieprinzip gesteht jeder Person das Recht zu, seine eigenen Ansichten zu haben, seine eigenen Entscheidungen zu fällen und Handlungen zu vollziehen, die den eigenen Wertvorstellungen entsprechen. Dies beinhaltet nicht nur negative Freiheitsrechte (Freiheit von äußerem Zwang und manipulativer Einflussnahme), sondern auch ein positives Recht auf Förderungen der Entscheidungsfähigkeit. Folglich hat der Arzt nicht nur die (negative) Verpflichtung, die Entscheidungen des Patienten zu respektieren, sondern auch die (positive) Verpflichtung, den Entscheidungsprozess selbst z. B. durch eine sorgfältige, auf die Bedürfnisse des Patienten orientierte Information zu fördern (vgl. Beauchamp & Childress, 2001).

Vor dem Hintergrund des neuen deutschen Patientenrechtegesetzes aus dem Jahr 2014, das den »mündigen Patienten« stärkt, hat dieser Grundsatz noch größere Bedeutung bekommen. Das Autonomieprinzip fordert diesen mündigen Patienten, richtet sich gegen eine wohlwollende ärztliche Bevormundung – im Sinne eines Paternalismus – und fordert die Berücksichtigung der Wünsche, Ziele und Wertvorstellungen des Patienten.

Das klingt gut, diese Wünsche können jedoch sehr widersprüchlich sein. So kann der Patient auf der einen Seite starke Anlehnungsbedürfnisse und den Wunsch nach mütterlicher oder väterlicher Fürsorge und Orientierung haben und auf der anderen Seite genau dies als Einmischung oder Bevormundung erleben. Er wünscht sich Beratung, Versorgung und Orientierung, andererseits besteht er vielleicht trotzig auf seiner Selbstbestimmung. Er wird sich dann gegen diese Abhängigkeit wehren, Vereinbarungen als aufgesetzt empfinden oder diese infrage stellen und vielleicht sagen: »Meine Therapie soll auf mehr Selbstständigkeit hinauslaufen, aber Sie zwingen mich in ein Korsett.«

So kann sich der Behandler in dem Dilemma befinden, dem Patienten einerseits eine bestimmte Stundenfrequenz anzubieten, weil er sie für indiziert hält, aber andererseits dabei auf den Widerstand des Patienten zu stoßen. Sind das nun reale persönliche Gegebenheiten bei dem Patienten, die ihn veranlassen, den Vorschlägen des Analytikers nicht zuzustimmen oder sind es Widerstände gegen eine notwendige und hinreichend tiefgehende Behandlung? Soll der Analytiker dies als Selbstbestimmung des Patienten respektieren oder soll er es als zu bearbeitenden Widerstand verstehen? Auf der Psychoanalyse basierende Psychotherapien gehen von unbewussten Konflikten aus, deren Abwehr und mangelnde Bewältigung ja gerade das Problem des Patienten mit verursacht haben, ihm aber nicht bewusst sind. Ist er also aufgrund seiner Psychodynamik überhaupt »entscheidungskompetent«?

Das Autonomieprinzip findet bei Beauchamp und Childress vor allem seinen Ausdruck in der Forderung des informierten Einverständnisses *(informed consent)*: Jede diagnostische oder therapeutische Maßnahme muss durch die ausdrückliche Einwilligung des Patienten legitimiert werden. Ein informiertes Einverständnis liegt vor, wenn der Patient ausreichend aufgeklärt worden ist, die Aufklärung verstanden hat, freiwillig entscheidet, dabei entscheidungskompetent ist und schließlich seine Zustimmung gibt (vgl. Beauchamp & Childress, 2001).

Auf die Psychoanalyse und Psychotherapie angewandt bedeutet das vor allem, für das Setting eine informierte Einwilligung mit dem Patienten zu erarbeiten. Der leidende Patient befindet sich unbestreitbar in Abhängigkeit vom Behandler, der in einer Machtposition ist. Um einen Missbrauch der Machtposition zu verhindern, ist es so wichtig, diese durch ethische Leitlinien zu begrenzen. Es kann von dem Patienten als Machtkampf empfunden werden, wenn der Analytiker auf seinem Vorschlag für ein bestimmtes Setting besteht, der Patient sich in seiner realen Lebenssituation nicht gesehen fühlt und der Therapeut die Ablehnung seines Vorschlages als Widerstand interpretiert. Hier besteht auch die Gefahr, dass der Therapeut in einer solchen Situation Gefühle der Insuffizienz, Ohnmacht und Kränkung nicht ertragen kann, diese abwehrt und sie dadurch auch nicht im Sinne projektiver Identifizierung für Deutungen nutzbar machen kann (Ehl et al., 2005). Er könnte sich dann rächen und mit seinen Interventionen und Deutungen verletzen.

19.2.2 Schadensvermeidung

Das Prinzip der Schadensvermeidung greift den schon aus der Antike stammenden traditionellen ärztlichen Grundsatz, den Patienten nicht zu schaden, auf. Primum non nocere: Der Arzt soll dem Patienten keinen Schaden zufügen. Wenn dies zunächst selbstverständlich erscheint, so muss man sich nur klar machen, dass der Arzt auch zu aktiver Fürsorge (drittes Prinzip) verpflichtet ist, also abwägen muss, ob er potenziell schädigende Maßnahmen doch zum Wohle des Patienten einleitet oder ob er davon absieht. Bei einer fortgeschrittenen Krebserkrankung kann eine Chemotherapie dem Patienten zum Beispiel eher schaden als nützten.

Auch für die Psychoanalyse und die Psychotherapie lassen sich hier einige Gesichtspunkte nennen (siehe auch Ehl et al., 2005; Kottje-Birnbacher & Birnbacher, 1995):

- klare Vereinbarungen über das Setting vor Beginn der Behandlung
- gemeinsame Wahl des Settings nach Maßgabe der psychischen Struktur, der Motivation und der realen aktuellen Lebenssituation des Patienten
- eine angenehme und gleichzeitig neutrale Gestaltung der Räumlichkeiten, wozu auch ein schalldichter Raum gehört
- Schweigepflicht gegenüber Dritten, Ausnahmen müssen erörtert werden
- Es sollten keine zu engen Beziehungen noch Loyalitäten zum Umfeld des Patienten bestehen, diese könnten einem ungestörten therapeutischen Prozess schaden.
- Nicht zuletzt kommt dem Abstinenzgebot besondere Bedeutung zu. Intime Beziehungen zum Patienten sind verboten, auch noch mindestens ein Jahr über das Ende der Behandlung hinaus und so lange, wie noch ein Abhängigkeitsverhältnis besteht.
- keine freundschaftlichen oder wirtschaftlichen Beziehungen zu Patienten
- Der Psychotherapeut kann im Übertragungs- Gegenübertragungsgeschehen auch in eigene Übertragungsmuster mit dem Patienten verstrickt werden. Um durch solche Eigenübertragungen Schädigungen des Patienten zu vermeiden, ist eine regelmäßige Super- oder Intervision angezeigt

19.2.3 Fürsorge

Zusammen mit dem Prinzip der Schadensvermeidung ist das Prinzip der Fürsorge in der traditionellen ärztlichen Ethik das oberste Gebot ärztlichen Handelns: das Wohl des Patienten fördern. Schadensvermeidung bedeutet, schädigende Interventionen zu unterlassen; das Fürsorgeprinzip verpflichtet zu aktivem Handeln.

Im Ansatz von Beauchamp und Childress steht dieses Prinzip nicht an erster Stelle, sondern gleichberechtigt neben den anderen. Die Abwägung der Prinzipien bleibt vielmehr der Entscheidung des Behandelnden im Einzelfall überlassen. Nicht nur in der Organmedizin, sondern auch in der psychotherapeutischen Behandlung können hier ethische Probleme auftauchen. So widerspricht zum Beispiel eine paternalistische, fürsorgliche Haltung dem Prinzip des Respektes vor der Autonomie des Patienten, zum Beispiel, wenn dieser zwar unter seinen Symptomen leidet, aber keine Einsicht in seine Erkrankung und seine persönliche Problematik hat oder ein »geschickter Patient« ist und deshalb konkretere hilfeleistende und supportive Interventionen angezeigt sein können. Im Extremfall kann bei bestimmten psychischen Störungen, die eine Behandlung zum Beispiel in einer Klinik oder im Strafvollzug notwendig machen, auch eine stärkere paternalistische Haltung angemessen sein, wenn der Wille des Patienten (gegen eine angemessene Maßnahme) auf mangelnder Information und Einsicht in seine Erkrankung beruht. Dass das dem Prinzip des Rechts auf Autonomie widerspricht, liegt auf der Hand und es bleibt dem Abwägen der relativen Gewichtung der Prinzipien im Einzelfall überlassen, wie der Therapeut mit der Situation umgeht.

19.2.4 Gerechtigkeit

Das vierte Prinzip fordert eine faire Verteilung von Gesundheitsleistungen. Für die Gesundheitspolitik im Allgemeinen bedeutet das eine gerechte Verteilung von Leistungen in der Gemeinschaft der Bevölkerung. Auf den einzelnen Psychotherapeuten bezogen meint das eine vernünftige Einteilung seiner eigenen Ressourcen. Ehl und Kollegen schlagen hier bezogen auf die Psychoanalyse vor, vom Prinzip der guten Passung zu sprechen. Dabei werden nicht nur diagnostische Kriterien für eine Behandlungsaufnahme berücksichtigt, sondern aufseiten des Therapeuten seine jeweilige fachliche Kompetenz und seine Erfahrungen sowie besonders auch die Passung zwischen Patient und Behandler geprüft. Dabei spielen Sympathie und Antipathie, aber auch Übereinstimmungen bzw. grundlegende Differenzen in Weltanschauung und Wertmaßstäben oder in den Vorstellungen von der Lebensgestaltung des Patienten eine Rolle. Der Analytiker sollte sich der Bedeutung dieser Anschauungen für die Beziehung bewusst werden, andernfalls wird er sich durch seine eigenen Übertragungen leicht verstricken lassen können und zu für den Patienten unangemessenen Beeinflussungen verführt sehen.

Auch zu starke Gefühle der Sympathie bis zur Verliebtheit auf der einen oder Antipathie auf der anderen Seite können den therapeutischen Prozess durch den Mangel in der Haltung der Abstinenz empfindlich stören und dem Patienten schaden (Ehl et al., S. 582f.).

Gerecht und fair kann es auch sein, auf Wünsche des Patienten einzugehen, wenn er Änderungen am Setting wünscht, zum Beispiel aufgrund von Ferien, Arbeitsplatzwechsel, Elternschaft oder anderen Veränderungen seiner Lebensumstände. Voraussetzung ist allerdings, diesen Wünschen nicht gleich nachzugeben, sondern sie zunächst zu analysieren, um dann gegebenenfalls zu einem fairen Interessenausgleich zu kommen.

19.3 Ethische Dilemmata

In der Praxis wird der Psychotherapeut sich oft in einer Zwickmühle wiederfinden und manchem Dilemma nicht entkommen. So kann zum Beispiel die Aufklärung des Patienten über die Zusammenhänge und Ursachen seiner somatoformen Beschwerden und daraus folgenden Behandlungsvorschläge (Prinzip 1) ihn so in Schrecken versetzen, dass er der Behandlung widerspricht, der Behandler nach Prinzip 2 und 3 jedoch eine Behandlung für angezeigt hält. Umfangreiche Aufklärung und Respekt vor der Autonomie des Patienten können so sogar zum Schaden des Patienten führen. Auch wird man die vier Prinzipien in einer Kurzzeittherapie oder einer tiefenpsychologisch fundierten Psychotherapie mit 25 bis 100 Stunden jeweils anders gewichten als in einer analytischen Psychotherapie oder Psychoanalyse mit 300 oder noch mehr Stunden. In dem einen Fall wird der Therapeut möglicherweise aktiver vorgehen, einen Fokus bestimmen und damit aktiv arbeiten, Vorschläge machen usw. (Prinzip 3) und in dem anderen Falle mit der Möglichkeit zu mehr Zeit und zur Entfaltung und Bearbeitung der Problematik des Patienten im Übertragungs- Gegenübertragungsgeschehen sich mehr zurückhalten (Prinzip 1). Oder der Psychotherapeut kann es bei strukturell weniger guter Integrationsfähigkeit eines Patienten für notwendig halten – oder auch sich unnötig dazu verführt sehen – dem Patienten Hilfs-Ich-Funktionen anzubieten, was nach Prinzip 3 notwendig sein, aber Prinzip 1 widersprechen kann.

In den letzten 25 Jahren ist die Situation unübersichtlicher und alte Gewissheiten der klassischen Psychoanalyse sind fragwürdig geworden. In der postklassischen Analyse sind durch Erkenntnisse unter anderem der Objektbeziehungstheorien und intersubjektiver Ansätze in der Psychoanalyse diese Grundregeln der Abstinenz und Neutralität nicht mehr so eindeutig. Fragen nach Aktivitäten wie dem Mitagieren, dem Gegenübertragungsenactment, dem Handlungsdialog und auch Selbstenthüllungen werden offener diskutiert und nicht nur als unvermeidlich, sondern auch als nützlich für die Behandlung anerkannt. Andererseits wird nach wie vor daran festgehalten, dass das persönliche Feld des Therapeuten strenger Abstinenz unterliegen sollte.

Beispiel: Ein Fallbeispiel mag verdeutlichen, dass eine Regelverletzung, in diesem Falle der strengen Abstinenz, den Verlauf einer Behandlung positiv beeinflussen und den therapeutischen Prozess wieder in Gang bringen kann. Ein zwanghaft-depressiver 45-jähriger Patient, Musiker, Stotterer und mit Störungen aus dem autistischen Spektrum in hochfrequenter Analyse verlor in der Behandlung in den Stunden schon bald sein Symptom des Stotterns fast vollkommen und schien es über Jahre zu genießen, nun frei von Angst auf der Couch sprechen zu können. Seine Selbstbezogenheit, seine gehemmte Aggressivität und Unfähigkeit, Gefühle authentisch mitzuteilen und mit mir zu teilen, insgesamt seine autistoide Rückzugsdynamik veränderte sich jedoch kaum und ich hatte in fast jeder Stunde, die ich mit Interesse und Neugier begann, nach etwa der Hälfte der Zeit das Gefühl, er lässt keinen Platz für mich. Und obwohl er kleinste Regungen von mir beobachtete – und oft falsch interpretierte – hatte ich das Gefühl, dass er mich kaum wahrnahm, sondern eine Kontrollhaltung einnahm. Stunde für Stunde berichtete er von seinen Rückzugswünschen und seiner festen Überzeugung, die Verletzungen und Kränkungen, die ihm in Kindheit und Jugend angetan worden seien, verböten es ihm, sich auf diese Welt einzulassen. Trotzig hielt er daran fest.

In einer Stunde nach fast zweijähriger Analyse – er hatte mir wieder ausgiebig davon erzählt, was er immer alles liegen lasse und nicht erledigen wolle (wozu man wissen muss, dass er auch gerne meine Rechnungen lange liegen lässt) – ließ ich spontan ein sehr ungeduldiges Seufzen hören, worauf er mich – erstmals einen Blick auf mich von der Couch aus riskierend – ansprach: »Sie sind ungeduldig?«, und ich, wieder spontan, antwortete: »Ja, ich bin ungeduldig.« Ich fügte ärgerlich hinzu: »Und ich weiß manchmal nicht mehr weiter.« (Etwas später betonte ich noch, dass ich trotzdem an der Behandlung festhielte und meine Ungeduld auszuhalten bereit sei.) Nach einem angespannten Schweigen, in dessen Verlauf ich fürchtete den Patienten so vor den Kopf gestoßen zu haben, dass er die Behandlung abbrechen könnte, sagte der Patient, dass ihm meine Bemerkung sehr wichtig sei. Er habe gedacht: »Der will doch etwas von mir. Der wird mich nicht fallen lassen.« Er fügte noch hinzu, dass er erstmals seine Gefühle der Hilflosigkeit besser aushalten und sich Veränderung vorstellen konnte. Er wirkte berührt, was er Monate später wieder aufgriff und als einen Wendepunkt in der Behandlung beschrieb. Nach zwei Jahren der Behandlung hatte er erstmals das Gefühl, eine direkte Reaktion bei mir ausgelöst und auch mich berührt zu haben. Und darüber hinaus war es für ihn wichtig, (nachdem er mich lange idealisiert hatte), dass ich anerkennen musste, ihn verletzt zu haben, wie es ihm als Kind (und Stotterer) so oft passiert war. (Seine gehemmte Aggression wurde dann später auch für ihn erlebbarer und in der therapeutischen Beziehung verhandelbar).

Der Patient und ich konnten so einen Moment erleben, der uns aus dem Teufelskreis seiner (und meiner) Ohnmachtsgefühle und seiner Opferhaltung befreit hat. Ich hätte nach den Grundsätzen der Abstinenz und Neutralität auch eine patientenorientierte Deutung geben können, etwa seine Art als seinen Wunsch deuten, mich ungeduldig und ohnmächtig zu machen, um mich auf diese Weise spüren zu lassen, wie er sich oft fühle, und dass sein Verhalten mit seiner Schwierigkeit, Aggressionen auszudrücken und zu verhandeln, zu tun habe. Solche Deutungen wären wohl im klassischen Sinne lege artis, aber es fehlt ihnen die Anerkennung der Subjektivität des Patienten und des Therapeuten. Der Patient konnte durch mein Gegenübertragungsagieren, durch meine emotionale Reaktion, das Gefühl haben, dass sein Übertragungsagieren anerkannt wurde und er mich erreicht hatte, was mir mit Deutungen bis dahin nicht so gelungen war. Denn hätte ich seine Hilflosigkeit in eine Deutung integriert, hätte ich diese im Empfinden des Patienten nicht in meinem Empfinden anerkannt, was für den Patienten, um ihn zu erreichen, mir nachträglich angezeigt scheint.[7]

19.4 Neubewertungen des therapeutischen Vorgehens und Ethik

Treurniets (1996) sieben Prinzipien einer psychoanalytischen Ethik vor dem Hintergrund der Neubewertung des Enactments in der Gegenübertragung scheinen mir auch heute noch

7 Hübner (2009) setzt sich mit solchen direkten Offenbarungen von Gegenübertragungsgefühlen als »notwendige Regelverletzungen« mit Bezug auf Beispiele bei Thomä (1996) und Kernberg (1988a) anschaulich auseinander.

aktuell für eine zeitgemäße psychoanalytische Ethik. Grundlage dabei ist, dass »neben der Deutung auch die Haltung des Therapeuten und der ›Gebrauch‹ seiner Person im Sinne eines neuen Objekts als therapeutisch wirksamer Faktor von Bedeutung ist« (ebd., S. 25). Das Feld kommunikativer Aktionsmöglichkeiten in der Psychoanalyse und der von ihr abgeleiteten Psychotherapie ist umfassender als früher angenommen. Nicht nur Abwehr, Widerstand sowie Agieren im klassischen Sinn, sondern auch Handlungsdialoge, Enactment, präverbale, subsymbolische und über den Körper vermittelte Ausdrucksformen und das Spiel können für eine therapeutische Wirksamkeit genutzt werden. Sein Vorschlag für Normen und Werte einer psychoanalytischen Ethik, wie unter anderem einer *nicht symmetrischen Gleichwertigkeit der beiden Beteiligen bei der Hervorbringung von Bedeutungen, Offenheit,* einer *nicht intrusiven bestätigenden Haltung* oder der *frei flottierenden Empfänglichkeit* (vgl. Sandler, 1976a), die sich nicht von vornherein gegen ein Mitagieren und Gegenübertragungsenactment wehrt, kann hier nicht ausführlich aufgeführt und diskutiert werden. Seine Vorschläge gipfeln in der Qualität einer *Inkorporation des Nicht-Idealen im Gewissen des Analytikers*, womit auch Ausrichtung des behandlungstechnischen Handelns des Therapeuten an einem Wirklichkeitssinn gemeint ist und »technische« Perfektion nicht sein muss.

Es bleibt jedoch das Problem, wie eine flexiblere Behandlungstechnik mit Offenheit gegenüber Gegenübertragungsenactment oder (dosierten) Selbstenthüllungen von ausbeuterischem (Macht-)Missbrauch durch den Therapeuten oder seiner einseitigen narzisstischen Befriedigung abgegrenzt werden kann und wie wir, so Treurniet, »entscheiden können, wo produktive analytische Technik endet […] und Missbrauch beginnt«? (Treurniet, 1996, S. 28) Auch wenn das Abstinenzgebot differenziert wird, behält es eine entscheidende Bedeutung. Letztlich wird unser Gewissen hier die entscheidende Rolle spielen und zur Bildung desselben sind nicht nur objektive ethische Normen und die Kodifizierung ethischer Grundsätze zur Orientierung unabdingbar, sondern auch der vertrauensvolle Austausch von Argumenten für die eigene Haltung und deren Kritik in offener Atmosphäre in Intervisionen und Supervisionen mit Kollegen (im Sinne einer Diskursethik; Habermas, 1983). Und nicht zuletzt hilft ein offenes Ohr für die Sicht des Patienten, wenn es Störungen der Kommunikation in der Therapie gegeben hat, in einer Metaposition mit dem Patienten die Störungen zu verstehen.

20 Institutionelle Vorgaben der Psychotherapie in den deutschsprachigen Ländern

Alf Gerlach

20.1 Berufsrecht und Sozialrecht

Als Berufsstand ist »Psychotherapeut« noch eine eher junge Profession, die über mehrere Jahrzehnte hinweg eine Entwicklung erfahren hat, die inzwischen in den deutschsprachigen Ländern zu eigenständigen Regelungen berufsrechtlicher und sozialrechtlicher Art geführt hat. Dabei regelt das Berufsrecht in den einzelnen Ländern, wer Psychotherapie als Heilkunde ausüben und die Berufsbezeichnung »Psychotherapeut« führen darf. Hier ist in den letzten beiden Jahrzehnten eine Entwicklung zu beobachten, die neben Regelungen für entsprechend ausgebildete Ärzte auch für Psychologen mit einem akademischen Studium den Abschluss einer staatlich anerkannten Ausbildung vorsieht. Während in Deutschland die regionalen Ärztekammern in ihren Weiterbildungsordnungen Mindestanforderungen festlegen, ist hier für Psychologische Psychotherapeuten ein eigenes Gesetz erlassen worden, das bundeseinheitliche Vorschriften beinhaltet. Über die staatliche Normierung der Ausbildungsgänge kann dann zugleich eine Festlegung erfolgen, in welchen wissenschaftlich anerkannten Verfahren oder Methoden eine solche Ausbildung absolviert werden kann. In Deutschland wurde hierzu der Wissenschaftliche Beirat Psychotherapie geschaffen, der mit wissenschaftlich ausgewiesenen Ärztlichen Psychotherapeuten, Psychologischen Psychotherapeuten und Kinder- und Jugendlichenpsychotherapeuten besetzt ist. Seine Entscheidungen sind allerdings nicht unumstritten; insbesondere gibt es eine lang anhaltende Diskussion über sein Verständnis der Evidenzbasierung der zu prüfenden Verfahren.

Dagegen wird im Sozialrecht der einzelnen Staaten festgeschrieben, welches Verfahren im Rahmen der Vergütungs- oder Erstattungsregelungen der Krankenversicherungen zur Anwendung kommen und wer diese Leistungen unter welchen Bedingungen erbringen darf. Diese Regelungen haben weitreichende Folgen für die Finanzierung der Psychotherapie in den verschiedenen Ländern. In Deutschland ist hierfür nach dem Sozialgesetzbuch der Unterausschuss Psychotherapie des Gemeinsamen Bundesauschusses zuständig, eine Körperschaft des öffentlichen Rechts, in der Vertragsbehandler und gesetzliche Krankenkassen vertreten sind. Seine Entscheidungen haben weitreichende Auswirkungen auf die Praxis der Psychotherapie in Deutschland, da dort ca. 86 Prozent der Bevölkerung in gesetzlichen Krankenkassen versichert sind.

20.2 Deutschland

20.2.1 Prävalenz von Erkrankungen mit einer Behandlungsindikation für psychoanalytische Therapie

Dilling et al. (1984) fanden bei einer Feldstudie zur Zeitpunktprävalenz in einem ländlichen bayerischen Gebiet eine Häufigkeit von 40,9 % psychischer Störungen insgesamt, wobei nach Abzug leichterer Formen 18,6 % behandlungsbedürftige Patienten blieben, davon 12,0 % mit Neurosen und Persönlichkeitsstörungen. Weitere epidemiologische Daten lassen sich der Mannheimer Verlaufsstudie von Schepank (1987) und Mitarbeitern entnehmen, die gezielt das Vorkommen psychoneurotischer und psychosomatischer Syndrome untersuchten. Dabei hielten Experten in einer ersten Querschnittsuntersuchung 22,8 % der Stichprobe von 600 Probanden einer Großstadtbevölkerung zwischen 25 und 45 Jahren für psychotherapeutisch behandlungsbedürftig. In einer Nachuntersuchung derselben Stichprobe (Kohortenstudie; Schepank, 1990) zeigte sich, dass die Befunde bei nur 11 % neuen Fällen und 11 % Nicht-mehr-Fällen relativ stabil blieben. Schepank leitete daraus eine Bedarfsschätzung ab, die für 10 % der Stichprobe eine Kurzzeittherapie für notwendig hält, für 15 % eine intensive ambulante Psychotherapie sowie für weitere 4 % eine stationäre psychotherapeutische Behandlung. Dabei ist zu berücksichtigen, dass psychogene Erkrankungen überwiegend chronifizierend und ohne wesentliche Tendenz zur Spontanremission verlaufen (vgl. Franz et al., 2000).

Als erstes Ergebnis einer Untersuchung des Max-Planck-Instituts für Psychiatrie in München konnte 1999 festgehalten werden, dass in allen Altersgruppen zwischen 18 und 65 Jahren affektive (6,3 %), Angst- (9 %) und somatoforme Störungen (7,5 %) weit verbreitet sind (Wittchen, 1999).

Aus diesen epidemiologischen Befunden allein lässt sich allerdings noch nicht ein direkter Behandlungsbedarf eruieren. Es gibt Hinweise, dass im Bereich der Psychotherapie komplexere Indikationsmodelle nötig sind, als sie üblicherweise in der Medizin verwendet werden: »Indikationsentscheidungen in der Psychotherapie sind in der Regel das Resultat komplexer Aushandlungsprozesse, bei denen Zielvereinbarungen, die Berücksichtigung vorhandener Ressourcen und die ›Passung‹ zwischen therapeutischem Angebot und den Vorstellungen der Patient(inn)en besonders bedeutend sind« (Strauß, 2000, S. 385). Hier sind weitere medizinsoziologische Untersuchungen, zum Beispiel zum Krankheitsverhalten bei psychischen Störungen, erforderlich.

20.2.2 Ambulante Versorgung mit psychoanalytischer Therapie

Die Frage der Prävalenz spielt auch in der Studie zur Ermittlung des ambulanten psychotherapeutischen Versorgungsbedarfs eine Rolle, die das Zentralinstitut für die kassenärztliche Versorgung im Auftrag des Bundesministeriums für Gesundheit und der Kassenärztlichen Bundesvereinigung durchführte (Löcherbach, 2000). Nach den dortigen Erhebungen schwankte die Erkrankungshäufigkeit an Psychoneurosen und Persönlichkeitsstörungen je nach Untersuchung in der Bundesrepublik zwischen ca. 7 und 15 %. Bei altersmäßiger Differenzierung zeigten sich bei Kindern und Jugendlichen Störungsraten von 16,2 bis 18,4 %, im Erwachsenenbereich zwischen 11,3 und 26,4 %, bei Senioren ca. 23 %. Allerdings sind diese Prävalenzdaten aus epidemiologischen Felduntersuchungen nach Ansicht der Autoren nicht unmittelbar in versorgungsbezogene Bedarfskategorien konvertierbar. Sie gehen von Anteilen der Behandlungsindikation aus, die sie mit 15 % analytische Therapie, 50 % tiefenpsychologisch fundierte Therapie und 35 % Verhaltenstherapie beziffern.

Anwendungen der psychoanalytischen Therapie sind im ambulanten Bereich unter den Bezeichnungen »analytische Psychotherapie« und »tiefenpsychologisch fundierte Psychotherapie« seit 1967 in das System der gesetzlichen Krankenversicherung integriert. Seit damals konnten Ärzte und Psychologen mit einer spezifischen Weiterbildung zunächst begrenzte Formen der Psychotherapie, wenn es um die Auswirkungen aktueller, unbewusster Konflikte ging, seit 1976 auch die auf Strukturveränderung zielende analytische Psychotherapie bei geeigneten Patienten zulasten der gesetzlichen Krankenversicherung erbringen. In der Patientenversorgung in Deutschland kommen als Anwendungen der psychoanalytischen Methode im ambulanten Bereich analytische und tiefenpsychologisch fundierte Psychotherapie als Kurzzeittherapie wie als Langzeittherapie, im Einzel- wie im Gruppensetting zum Einsatz. Ihre Wirksamkeit ist in einer Fülle von Studien belegt. Das gilt nicht nur für Besserung und Heilung psychischer und psychosomatischer Symptome, sondern auch für den Einfluss auf gesundheitsökonomische Daten wie Häufigkeit der Inanspruchnahme von Haus- und Facharzt, Krankschreibungen und stationären Behandlungen. Auch die von Ausbildungskandidaten durchgeführten Behandlungen unter Supervision wurden in dieses System integriert, das zugleich in der Psychotherapie-Richtlinie und der Psychotherapie-Vereinbarungen hohe qualitative Anforderungen an die Aus- bzw. Weiterbildung normierte. Dadurch wurde die psychoanalytische Krankenbehandlung im Bereich der Psychotherapie zu einem wichtigen Bestandteil im Gesundheitssystem, sowohl im ambulanten wie auch im stationären Bereich. Zahlreiche Menschen konnten und können also von dieser Krankenbehandlung profitieren, erleben, wie sich ihre Symptome verändern, oder erfahren, wie sie mit den Symptomen anders leben können, ihr Verständnis für sich selbst und ihre Mitmenschen erweitern, ihre inneren Konflikte bewusster erleben und ihre eigene Dynamik besser verstehen, die sie immer wieder in die gleichen schwierigen Beziehungskonstellationen gebracht hat.

20.2.3 Stationäre Behandlung mit psychoanalytischer Therapie

Franz und Kollegen hatten in einer epidemiologischen Studie für ca. 14,1 % der neurotischen, psychosomatisch erkrankten und persönlichkeitsgestörten Patienten eine stationär-psychotherapeutische Behandlungsnotwendigkeit ermittelt (Franz et al., 2000). Besonders in Deutschland gibt es zahlreihe Krankenhäuser und Abteilungen für stationäre Psychotherapie und psychosomatische Rehabilitation. Neben eigenständigen Fachkliniken für Psychosomatische Medizin finden sich inzwischen vermehrt Abteilungen an Allgemeinkrankenhäusern, die oft auch einen Konsiliar- und Liaisondienst für andere Fachabteilungen unterhalten. Ein besonderes Kennzeichen der deutschen Versorgungslandschaft sind psychotherapeutische Rehabilitationskliniken in der Trägerschaft der Rentenversicherungen.

Obwohl in den letzten beiden Jahrzehnten vermehrt verhaltenstherapeutische Konzepte in der stationären Psychotherapie zur Anwendung kommen, haben psychoanalytische Ansätze weiterhin einen begründeten Stellwert auch im stationären Setting. Dies betrifft einerseits die Orientierung psychotherapeutischer Zugänge wie Einzeltherapie, Gruppentherapie, Konzentrative Bewegungstherapie, Kunsttherapie, Musik- und Tanztherapie an einem psychoanalytischen Verständnis der Psychodynamik des einzelnen Patienten wie der Patientengruppe. Gerade die nonverbalen Verfahren eröffnen vielen Patienten, deren Reflexions- und Verbalisierungsmöglichkeiten eingeschränkt sind, erst einen Zugang zu ihrem inneren Erleben. Andererseits wirkt das therapeutische Milieu des stationären Settings als neuer Umweltfaktor auf den Patienten ein. Zusätzlich stellen psychoanalytische Ansätze der Supervision Zugangsmöglichkeiten zum Verständnis der Reaktionen des therapeutischen Teams, zum Erarbeiten neuer Zugangsmöglichkeiten zum Patienten und zur Bewältigung konflikthafter Spannungen unter den Teammitgliedern bereit. Auch im stationären Setting kann die Erfahrung des Patienten, einen neuen, ihm bisher unbekannten »Sinn« in seiner Symptomatik oder in seinen persönlichkeitsspezifischen Äußerungsmöglichkeiten zu finden, einen Besserungs- und Heilungsprozess in Gang setzen.

Viele Patienten mit Diagnosen, die auf die Notwendigkeit eines psychotherapeutischen Angebotes hinweisen, werden allerdings nach wie vor in Abteilungen ohne fachpsychotherapeutische Angebote behandelt. Diese Fehlbelegung wird sich nur über eine Ausweitung fachpsychotherapeutischer Abteilungen und eine adäquate Indikationsklärung verringern lassen.

20.2.4 Das Gutachterverfahren in Deutschland

Wenn die beabsichtigte psychotherapeutische Behandlung den Rahmen einer Kurzzeittherapie übersteigt, sieht die Psychotherapie-Richtlinie ein Gutachterverfahren zur Bewilligung der beantragten Leistungen vor. Die Gutachter werden nach fachbezogenen Kriterien gemeinsam von der Kassenärztlichen Bundesvereinigung (KBV) und den Spitzenverbänden der Gesetzlichen Krankenversicherungen bestellt. Im Gutachterverfahren stellen die Patienten einen Antrag auf Kostenübernahme für die beabsichtigte Psychotherapie an ihre Krankenkasse und der behandelnde Psychotherapeut verfasst einen Bericht über die lebensgeschichtliche Entwicklung, den psychischen und somatischen Befund, die Psychodynamik des Patienten und über Behandlungsplan, Zielsetzung und Prognose der Therapie, der in anonymisierter Form an einen Gutachter gerichtet wird. Der Gutachter nimmt sodann dem Therapeuten und der Krankenkasse gegenüber Stellung, wobei er sich in der Regel der Entscheidung anschließt. Als verlaufsbezogene Einzelfallprüfung umfasst das Gutachterverfahren dabei Aspekte der Struktur-, Prozess- und Ergebnisqualität (Rudolf & Jakobsen, 2002).

Im Gutachterverfahren werden bestimmte Sitzungskontingente beantragt, wobei diese Antragsschritte einzuhalten sind, bevor ein weiteres Kontingent beantragt werden kann. Die

Psychotherapie-Richtlinie umschreibt in der Präambel, dass sie »der Sicherung einer den Erfordernissen entsprechenden ausreichenden, zweckmäßigen und wirtschaftlichen Psychotherapie« dient. Die für den Leistungsumfang festgelegten Begrenzungen sind dabei so zu verstehen, dass sie »in der Regel« einen Behandlungserfolg erwarten lassen. Der juristische Begriff »in der Regel« lässt also einen wichtigen Spielraum offen: Trotz der vorgegebenen Grenzen bleibt der Behandler verantwortlich für die individuelle Therapieplanung und wird jeweils in Absprache mit seinem Patienten die Anzahl der erforderlichen Sitzungen und der Frequenz anpassen. Insofern kann eine Kurzzeittherapie auch durchaus zehn Sitzungen statt der in der Beantragung möglichen 24 Sitzungen umfassen. Ebenso kann ein Antrag für eine Langzeittherapie, falls erforderlich, auch über die Grenze von 100 Sitzungen in der tiefenpsychologisch fundierten Psychotherapie oder 300 Sitzungen in der analytischen Psychotherapie vom Patienten gestellt und vom Behandler mit einem Bericht an den Gutachter begleitet werden.

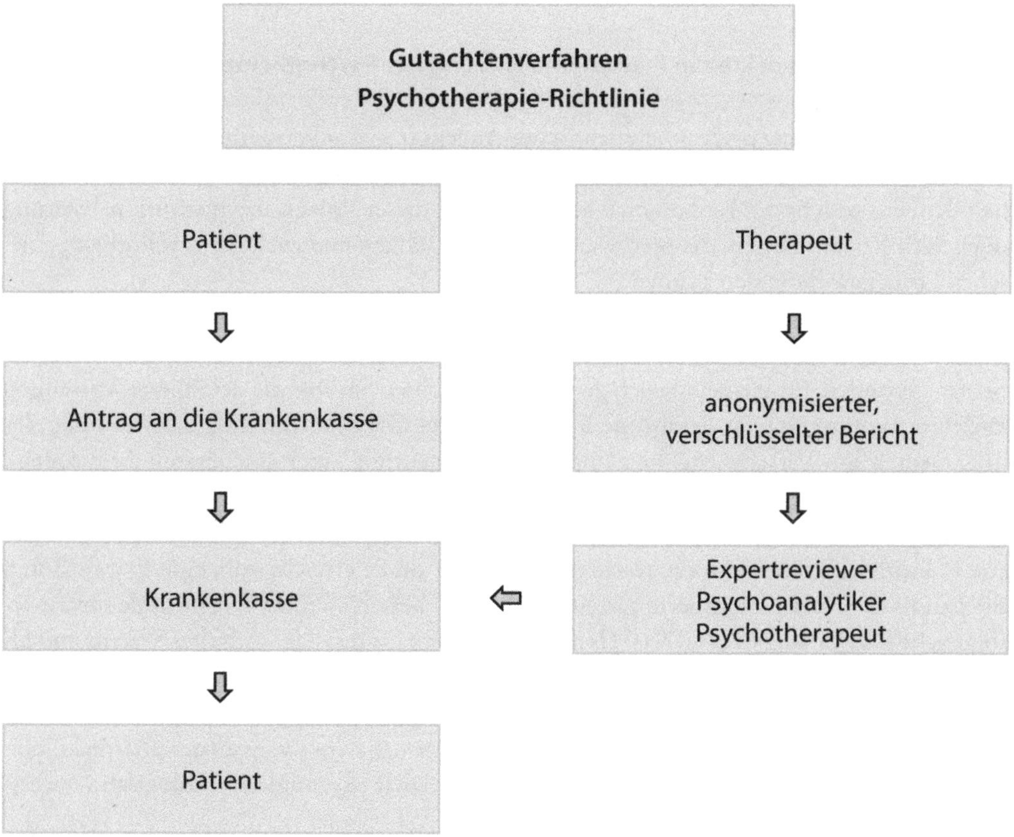

Gutachtenverfahren
Psychotherapie-Richtlinie

Patient		Therapeut
⇩		⇩
Antrag an die Krankenkasse		anonymisierter, verschlüsselter Bericht
⇩		⇩
Krankenkasse	⇦	Expertreviewer Psychoanalytiker Psychotherapeut
⇩		
Patient		

Abb. 14: Gutachterverfahren

	erster Schritt Gutachter-verfahren	zweiter Schritt Gutachter-verfahren	Wiederbeantragung über den Regelfall hinaus möglich	Frequenz
tiefenpsychologisch fundierte Therapie	60	40	+	1–2
analytische Psychotherapie	160	140	+	2–3 (4)
tiefenpsychologisch fundierte Gruppentherapie	60	20	+	1
analytische Gruppenpsychotherapie	80	70	+	1–2

Tab. 14: Schritte der Antragsstellung im Rahmen der Psychotherapie-Richtlinie 2017 (in genehmigungsfähigen Sitzungen)

20.2.5 Kritische Aspekte der Institutionalisierung der Psychotherapie

Sosehr die Einbindung psychotherapeutischer Angebote in das Versorgungssystem der Krankenkassen auch Möglichkeiten für die Behandlung ihrer Versicherten eröffnet und den Behandlern ein gesichertes Einkommen garantiert, hat dieser Prozess der Institutionalisierung doch auch Konsequenzen, die psychoanalytischem Denken und auch der psychotherapeutischen Ethik zuwiderlaufen können.

So hat die für alle Vertragspartner im Rahmen der Gesetzlichen Krankenversicherung geltende Verpflichtung zur Kodierung von Diagnosen nach der ICD-10 für Psychotherapeuten besondere Probleme mit sich gebracht. Zum einen berührt die detaillierte Mitteilung einzelner Symptome oder Syndrome im Rahmen der GKV-Abrechnung das Bemühen der Therapeuten um Verschwiegenheit und Aufrechterhaltung einer geschützten Atmosphäre zwischen sich und seinem Patienten. Andererseits dürfte mit der Vorlage des Kapitels F der ICD-10 der Endpunkt einer Auflösung der bisherigen Krankheitsbilder der Psychiatrie in kleinste deskriptiv noch beschreibbare Bestandteile erreicht sein, eine Entwicklung, die Landis als »Denosologisierung« (Landis, 2001) bezeichnet hat. Die Gründe für die erfolgreiche Einführung der ICD-10 als allgemein anerkanntes diagnostisches System und als Grundlage für die Abrechnung von Leistungen lagen in folgenden drei Aspekten: 1. der Forderung nach internationaler Kommunizierbarkeit und Vergleichbarkeit von Daten, 2. dem Drängen der Rechtsprechung nach reliablen Diagnosen, 3. dem Drängen der pharmakologischen Forschung nach biologisch begründeten und daher psychopharmakologisch verwertbaren Diagnosen.

Allerdings liegt der mit der Einführung der ICD-10 einhergehende Versuch einer Denosologisierung psychischer Krankheitsbilder quer zum psychoanalytischen Denken und zeigt einen Paradigmenwechsel an, in dem die Suche nach Erkenntnis im Sinne von Wahrheit durch ein vermeintliches Wissen im Sinne von Funktionalisierbarkeit ersetzt zu sein scheint. Reflexive und selbstwidersprüchliche Gegenstände werden in der ICD-10 auf nichtreflexive, faktische und eindeutige Gegenstände reduziert. Die bisherige Tradition der Beschreibung von Krankheitsbildern ist aufgegeben und durch Auflistung bestimmter Merkmale oder Kriterien ersetzt worden. Zur Zusammenstellung dieser Kriterien bietet die ICD eindeutig scheinende Vorgaben; Störungen sind dann keine »Krankheitsbilder« mehr, sondern durch eine Rechenoperation definierte Abweichungen von einem Normalzustand. Waren Krankheitsbilder immer mit der Vorstellung von natürlichen Krankheitseinheiten und ihrer Lehre, der Nosologie, verbunden, so gibt es nun nur noch in Kriterien aufgesplitterte, viel zahlreichere Störungen, die sich dem Bedürfnis nach einem nosologischen Denken widersetzen und sich ihm auch widersetzen sollen. Ideal der ICD-10 ist damit eine Theoriefreiheit, deren eigene zugrunde liegende Theorie, nämlich das Konzept einer vollständigen Positivierbarkeit aller, auch der psychischen Phänomene, nun nicht mehr reflektiert wird.

In eine ähnliche Richtung wirkt die inzwischen fest etablierte Forderung nach Evidenzbasierung als Leitlinie für therapeutisches Handeln und Vorgaben der normsetzenden Instanzen. Während für viele Therapeuten die Prüfung der einzelfallbezogenen Umstände eine große Rolle spielt und auch die Wahl des Therapieverfahrens in seiner Begründung beziehungsbezogen erfolgt, drängen nun andere Entscheidungskriterien für einzelne therapeutische Schritte in den Vordergrund. Diese Entwicklung hat mit der wachsenden Bedeutung von Verfahren der Qualitätssicherung in der Medizin zu tun, die den grundlegenden Paradigmenwechsel im deutschen Gesundheitssystem begleiten, der »einen Wechsel von der egalitären umfassenden Fürsorge für alle zu einer rationierten Grundversorgung für alle mit selektiven Ergänzungsoptionen für einige« (Bruns, 2000) beinhaltet. Zu dieser Qualitätssicherung gehören zum Beispiel codierbare diagnostische Schemata wie ICD-10, Outcome- und Kostenstudien für medizinische Verfahren, Erfolgs- und Fallkostenkontrollen, auch auf die einzelne Praxis oder das einzelne Krankenhaus bezogen, Überprüfung von Fortbildung durch regelmäßige Rezertifizierung, Normierung und Durchsetzung von Qualitätsparametern für alle Verfahrensabläufe in der Praxis und eben die Entwicklung evidenzbasierter Leitlinien für alle Gebiete und Bereiche.

20.3 Österreich

In Österreich ist die Ausübung von Psychotherapie als Heilkunde sowohl im Ärztegesetz wie in dem 1991 in Kraft getretenen Psychotherapiegesetz geregelt. Ärzte können die Berechtigung zur selbstständigen Ausübung von Psychotherapie mit dem von der Österreichischen Ärztekammer verliehenen Diplom für Psychotherapeutische Medizin erlangen. Die Ausbildung für andere Berufsgruppen nach dem Psychotherapiegesetz ist in zwei Teile gegliedert, ein Psychotherapeutisches Propädeutikum von zwei Jahren und ein Psychotherapeutisches Fachspezifikum von mindestens drei Jahren, das schulenspezifisch orientiert ist. Das Propädeutikum vermittelt psychologische, medizinische, psychiatrische, sonder- und heilpädagogische, sozialarbeiterische, ethische und juristische Kenntnisse, das Fachspezifikum umfasst die konkrete Ausbildung in einem anerkannten Psychotherapieverfahren mit mindestens 300 Stunden Theorie und 1.600 Stunden praktischer Erfahrung. Zum praktischen Teil gehören eine Lehrtherapie beziehungsweise -analyse, ein Praktikum, psychotherapeutische Tätigkeit unter Supervision und eine begleitende Teilnahme an einer Praktikumssupervision. Die Zugangsvoraussetzungen öffnen deutlich mehr Berufsgruppen den Weg für eine solche Ausbildung als in Deutschland.

Die Kosten psychotherapeutischer Behandlungen sind in der Regel vom Patienten selbst zu tragen, es gibt allerdings Zuschüsse einzelner Krankenkassen, die vorher beantragt werden müssen.

20.4 Schweiz

Auch in der Schweiz können Ärzte und Psychologen psychotherapeutisch tätig werden. Seit 2013 regelt das Psychologieberufegesetz die berufsrechtliche Situation von Psychologen, die nach einem Masterstudium an der Universität ein postgraduales Training in Psychotherapie absolvieren möchten. Dabei werden die Ausbildungsinstitute für Psychotherapie und deren Curricula überprüft und akkreditiert.

Psychotherapeutisch ausgebildete Ärzte mit dem Facharzttitel Psychiatrie und Psychotherapie können die psychotherapeutische Leistung direkt mit den Krankenkassen abrechnen, während psychologische Psychotherapeuten an die Delegation dieser Leistungen über einen Arzt gebunden sind, wenn die Krankenkassen die Kosten für die Psychotherapie übernehmen sollen.

21 Psychotherapeutische Aus- und Weiterbildung

Alf Gerlach

Die Begriffe Aus- und Weiterbildung verweisen auf eine unterschiedliche Systematik der Qualifizierung und Professionalisierung derjenigen Berufsgruppen, die nach deutschem Recht psychotherapeutisch tätig werden dürfen. Ärzten wird die Erlaubnis zur Ausübung der Heilkunde mit der staatlichen Approbation nach Absolvierung ihres Medizinstudiums erteilt. Grundsätzlich dürfen sie damit selbstständig ärztlich tätig werden. Sie durchlaufen danach Weiterbildungen in strukturierter Form, um in Gebieten die Qualifikation als Facharzt, darauf aufbauend eine Spezialisierung in Schwerpunkten oder in einer Zusatz-Weiterbildung zu erhalten. Die Weiterbildung erfolgt in vergüteter Ausübung der ärztlichen Tätigkeit an zugelassenen Weiterbildungsstätten unter Anleitung befugter Ärzte. Sie richtet sich nach von den Landesärztekammern verantworteten Weiterbildungsordnungen, deren Rahmenrichtlinien vom Deutschen Ärztetag beschlossen werden. Der erfolgreiche Abschluss der Weiterbildung mit einer Prüfung durch die Ärztekammer führt zur Facharztbezeichnung in einem Gebiet, zur Schwerpunktbezeichnung im Schwerpunkt eines Gebietes oder zu einer Zusatzbezeichnung.

Psychologische Psychotherapeuten und Kinder- und Jugendlichenpsychotherapeuten erhalten die Approbation erst nach einer Ausbildung, die sich an das abgeschlossene Studium der Psychologie, Pädagogik oder Sozialpädagogik anschließt. Die Inhalte dieser Ausbildung enthalten aber auch wesentliche Elemente, die Ärzte in ihrer Weiterbildung absolvieren, wenn sie psychotherapeutisch tätig werden möchten. Maßgeblich sind hierfür das 1998 verabschiedete Psychotherapeutengesetz, das die Berufe des Psychologischen Psychotherapeuten und des Kinder- und Jugendlichenpsychotherapeuten regelt, sowie die dazugehörigen Ausbildungs- und Prüfungsverordnungen.

Psychotherapeutische Ausbildungen in den Anwendungen der psychoanalytischen Methode werden in Deutschland überwiegend an privat organisierten Instituten angeboten, die von den Ärztekammern als Weiterbildungsstätten für Ärzte und von staatlichen Behörden als Ausbildungsstätten für Psychologische Psychotherapeuten und Kinder- und Jugendlichenpsychotherapeuten anerkannt sind. Die meisten dieser Institute sind in der Deutschen Gesellschaft für Psychoanalyse, Psychotherapie, Psychosomatik und Tiefenpsychologie (DGPT) organisiert, viele auch in einer psychoanalytischen Fachgesellschaft wie der DPV, DPG, DGAP oder DGIP. Ihre Curricula und Ausbildungsanforderungen kommen zu den staatlichen oder von einer Kammer gesetzten Normen hinzu und sind weniger an formalen Grundsätzen als an inhaltlichen Überlegungen orientiert.

Alle psychotherapeutischen Berufsgruppen unterliegen der Verpflichtung zur ständigen Fortbildung. Sie beginnt bei Ärzten nach Abschluss ihrer Weiterbildung, bei Psychologen nach Ende ihrer Ausbildung.

21.1 Grundlagen: Die Trias von Selbsterfahrung, Theorie und Behandlung unter Supervision

Eine erste Systematik psychoanalytischer Ausbildung wurde schon 1920 am damaligen Berliner Psychoanalytischen Institut entwickelt (Horney, 1930). Weltweit gehen die meisten psychotherapeutischen und psychoanalytischen Ausbildungsmodelle bis heute auf diese Struktur zurück, die die drei Säulen Selbsterfahrung, Theorievermittlung und supervidierte Praxiserfahrung beinhaltet. Ausbildungen zum Psychoanalytiker oder zum psychoanalytischen Psychotherapeuten umfassen in der Regel eine Ausbildungsanalyse als Selbsterfahrung, weniger häufig auch eine Selbsterfahrung in einem niederfrequenten Setting oder in einer analytischen Gruppe. In neuerer Zeit wird vermehrt die Forderung vertreten, Selbsterfahrung solle auch in dem Setting stattfinden, in dem der Therapeut später am häufigsten seine Behandlungen anbieten wird. Dem ist entgegenzuhalten, dass die Vermittlung von Erfahrung in einem speziellen Setting eher in der Behandlung von Patienten unter Supervision geleistet werden kann, während eine Ausbildungsanalyse dem angehenden Therapeuten eine Chance zu einer tiefer gehenden Auseinandersetzung mit dem eigenen Fühlen, Denken und Handeln ermöglicht, die unbewussten und bewussten Aspekte der Motivation zur Berufswahl eingeschlossen. Der bis heute gebräuchliche Begriff Lehranalyse ist insofern irreführend, als in der Selbsterfahrung gerade nichts gelehrt werden soll, sondern eher die kritische Analyse aller Identifizierungen, eingeschlossen die mit dem eigenen Ausbildungsanalytiker, im Mittelpunkt steht (Gerlach & Zepf, 2013).

Für die Theorievermittlung haben die Institute eigene Curricula entwickelt, die einerseits an der Entwicklung der Psychoanalyse in ihren verschiedenen Denkrichtungen und Praxismodellen, andererseits an den Vorgaben der Weiterbildungsordnungen für Ärzte und dem Psychotherapeutengesetz orientiert sind. Aus diesen unterschiedlichen Vorstellungen und Vorgaben entwickeln sich Spannungen, die von Ausbildern wie Auszubildenden ausgehalten und gemeinsam reflektiert werden müssen. So wird zum Beispiel die Erhebung einer Anamnese im klassisch-medizinischen Verständnis um eine Vollständigkeit der Aufzeichnung lebenswichtiger Ereignisse bemüht sein und von einer eher aktiven Haltung des Therapeuten abhängen; das psychoanalytische Erstgespräch dagegen mit einer Betonung des szenischen Verstehens unterstreicht das Hier und Jetzt der unbewussten Übertragung und Gegenübertragung und lässt dem Therapeuten mehr Raum zum Zuhören und Beobachten nicht nur der Äußerungen des Patienten, sondern auch der eigenen inneren Reaktionen. Die Behandlung von Patienten unter Supervision ist ein weiterer wichtiger Baustein psychotherapeutischer Ausbildung. Hier stellt der behandelnde Ausbildungskandidat in regelmäßiger Abfolge, meist im Verhältnis von vier Behandlungsstunden zu einer Supervisionssitzung, seine Erfahrungen mit dem Patienten und in der Behandlungssituation dar. Entscheidend ist dabei, dass nicht nur über das Setting und den äußeren Ablauf der Sitzungen berichtet wird, sondern dass das Erleben des Kandidaten, seine »innere« Arbeit mit seinem Patienten, zum Gegenstand der gemeinsamen Reflexion wird. Hilfreich sind dabei nach den therapeutischen Sitzungen geschriebene Protokolle, die aus subjektiver Perspektive des Behandlers davon berichten, welche Eindrücke der Patient beim und im Behandler hinterlassen hat. Möglichst wörtlich wiedergegebene Sequenzen vermitteln zudem ein Bild davon, welche Sprache Patient und Therapeut für ihre Begegnung finden.

Auch die formalen Mindestanforderungen in diesen drei Bereichen weisen große Unterschiede auf, je nachdem, ob die eigene Selbsterfahrung in einem analytischen Prozessgeschehen oder Theorievermittlung und Behandlungserfahrung in verschiedenen Anwendungen der psychoanalytischen Methode im Mittelpunkt stehen. In der Regel folgt der einzelne Kandidat an einem Ausbildungsinstitut verschiedenen Regelwerken, je nach dem Ziel, das er sich selbst gesetzt hat (Tab. 15).

21.2 Ausbildungsmodelle

Die beschriebene Trias von Selbsterfahrung, Theorievermittlung und therapeutischer Praxis unter Supervision ist ein Modell, das sich heute weltweit durchgesetzt hat und vor allem die psychoanalytischen und psychoanalytisch orientierten Ausbildungswege in verschiedenen Ländern prägt. Aber auch Verhaltenstherapie, systemische Familientherapie und humanistische Therapieverfahren haben diesen dreifach gegliederten Ansatz in ihre Ausbildungsgänge übernommen. In Bezug auf die Selbsterfahrung ist dabei strittig, ob sie vor allem der persönlichen Entwicklung des Ausbildungskandidaten dienen soll, also einer Erkundung von tieferen Schichten der eigenen Persönlichkeit, wie es eine Psychoanalyse anstrebt, oder ob sie als Lernmodell in der Methode erfolgen soll, die der Kandidat später in der Arbeit mit seinen Patienten anzuwenden wünscht.

Im Gegensatz zu diesem zuerst von Eitingon am Berliner Psychoanalytischen Institut der 1920er Jahre entwickelten Modell, in dem die Selbsterfahrung gleichzeitig mit Theorievermittlung und ersten Patientenbehandlungen vorgesehen ist, hat sich in den französischsprachigen Ländern eine andere Konzeptrealisierung entwickelt. Hier unterzieht sich der spätere Kandidat zunächst einer langen persönlichen Selbsterfahrung in Psychoanalyse, bevor er sich zur Ausbildung zum Psychoanalytiker oder psychoanalytischen Therapeuten bewirbt. Im Auswahlverfahren steht dann auch mehr die Frage im Vordergrund, wie weit der Kandidat eine persönliche Fähigkeit zur Selbstanalyse und zum tieferen Verständnis seiner eigenen Persönlichkeit entwickelt hat. Es ist anzunehmen, dass der Kandidat hierbei auch das Arbeitsmodell der Psychoanalyse schon in höherem Ausmaß verinnerlicht hat, sodass er seine eigenen Gegenübertragungsreaktionen früher und deutlicher auch zu einem Verständnis seiner Patienten und des analytischen Prozesses nutzen kann. Gerade in Frankreich ist auch die psychoanalytische Ausbildung deutlicher von psychotherapeutischen Ausbildungsgängen getrennt, erreicht den Bewerber in der Regel auch in einem späteren Lebensalter, in dem er schon weitere Lebenserfahrungen gesammelt hat.

Während in Deutschland zumindest die psychoanalytischen Ausbildungsinstitute bis zur Verabschiedung des Psychotherapeutengesetzes 1998 ein Bewerbungsalter von mindestens

32 Jahren und eine mindestens zweijährige Berufserfahrung voraussetzten, hat sich diese Situation in den Folgejahren entscheidend verändert. Vor allem Psychologen mit einem Universitätsabschluss haben es deutlich schwerer, ohne eine Psychotherapieausbildung einen Arbeitsplatz zu finden und wenden sich deshalb schon gegen Ende ihres Studiums häufig an ein Ausbildungsinstitut, das ihnen einen berufsqualifizierenden Abschluss als Psychologischer Psychotherapeut vermitteln soll. Aufgrund ihres jüngeren Alters haben diese Bewerber oft entscheidende Lebensphasen noch nicht durchlaufen können. Es fällt ihnen dann schwerer, spezifische Konflikte nachzuvollziehen und zu verstehen, die aber das Leben ihrer Patienten entscheidend beeinflussen. Zudem haben sich die psychoanalytischen Institute in Deutschland stärker als zuvor darauf eingelassen, die Ausbildung zum Psychoanalytiker mit der Ausbildung zum Psychotherapeuten, die deutlich stärker staatlich reguliert ist, zu verbinden. Dadurch entstehen oft Spannungen in den bewussten wie unbewussten Identifikationen mit den unterschiedlichen Zielsetzungen und Vorstellungen über die therapeutischen Prozesse. Die psychoanalytische Haltung gerät dann in einen Konflikt mit einer eher psychotherapeutischen Einstellung, die über das Ausbildungssystem zum Psychotherapeuten und die Orientierung der therapeutischen Arbeit an der Psychotherapie-Richtlinie vermittelt wird.

	PTG	Fachkunde KV	ÄK	SIPP	DGPT	DGP	IPA
	normiert das Berufsrecht für PP und KJP	sozialrechtlicher Zugang zur Abrechnungsgenehmigung	Weiterbildung zum Zusatztitel Psychoanalyse für Ärzte für Psychiatrie bzw. Psychosomatische Medizin	Regeln für den Abschluss der Ausbildung am SIPP	Regeln für den Erwerb der Mitgliedschaft in der DGPT und Normen für DGPT-Institute	Regeln für Erwerb der Mitgliedschaft in der DPG und Normen für DPG-Institute	Voraussetzungen für Mitgliedschaft in der IPA
Selbsterfahrung	120 h	240 h	250 h	begleitet in der Regel die gesamte Ausbildung	begleitet in der Regel die gesamte Ausbildung	begleitet in der Regel die gesamte Ausbildung	begleitet in der Regel die gesamte Ausbildung
Frequenz/Woche			mind. 3/Woche	mind. 3/Woche	mind. 3/Woche	3	4
Theorie	600 h	600 h	240 h	600 h	600 h		400 h regional und/oder überregional
Behandlungen unter Supervision	600 h, mind. 6 Behandlungen	10 Behandlungsfälle, insgesamt 1.000 h, 4 AP, davon 2 mit 240h, 4 TFP, davon 1 LT und 1 KZT	600 h, mind. 2 AP mit je 250 h	10 Behandlungsfälle, insgesamt 1.000h, 4 AP, davon 2 mit 240h, 4 TFP, davon 2 LT und 1 KZT	mind. 6 Behandlungen, 1.000h; 2 AP mit 250 h	2 psa. Therapien mit mindestens 3h/Woche	2 Psychoanalysen mit mindestens 4h/Woche
Supervision	mind. 150 h	mind. 250 h	nach jeder 4. Sitzung	mind. 200 h	mind. 200 h	nach jeder 3. bis 6. Sitzung, nach Erfahrungsstand	nach jeder 4. Sitzung

Tab. 15: Synopse der formalen Mindestanforderungen an die unterschieldichen Ausbildungsgänge am Beispiel eines Institutes, das »integriert« in tiefenpsychologisch fundierter und analytischer Psychotherapie ausbildet (Saarländisches Institut für Psychoanalyse und Psychotherapie, www.sipp.de)[8]

8 Legende: PTG: Psychotherapeutengesetz; KV: Kassenärztliche Vereinigung; ÄK: Ärztekammer; SIPP: Saarländisches Institut für Psychoanalyse und Psychotherapie; DGPT: Deutsche Gesellschaft für Psychoanalyse, Psychotherapie, Psychosomatik und Tiefenpsychologie; DPG: Deutsche Psychoanalytische Gesellschaft; IPA: Internationale Psychoanalytische Vereinigung; AP: Analytische Psychotherapie; TFP: Tiefenpsychologisch fundierte Psychotherapie; KZT: Kurzzeittherapie; LT: Langzeittherapie

22 Forschung und psychoanalytische Psychotherapie

Alf Gerlach und Stephan Hau

Über lange Zeit haben Psychoanalytiker überwiegend Einzelfallstudien in Form von Krankengeschichten vorgelegt. Diese sind auch bis heute wertvoll; an ihrem Beispiel lassen sich ätiologische, psychodynamische und behandlungstechnische Probleme exemplifizieren und für weitere Forschung nutzbar machen. Mit der gesellschaftlichen Forderung nach Evidenzbasierung wuchs allerdings die Einsicht, dass auch andere, empirisch basierte Studien wie Wirksamkeits- oder Prozessstudien erforderlich sind, um die analytische und tiefenpsychologisch fundierte Psychotherapie gegenüber den Kostenträgern als ausreichend, zweckmäßig und wirtschaftlich zu kennzeichnen, wie es die Psychotherapie-Richtlinie verlangt. Dies hat zu zahlreichen Anstrengungen geführt, empirische Studiendesigns zu entwerfen und durchzuführen, deren Ergebnisse dann auch dem Wissenschaftlichen Beirat Psychotherapie für die berufsrechtliche Regelung und dem Gemeinsamen Bundesausschuss der Ärzte und Krankenkassen für die sozialrechtliche Regelung und damit für die Kostenübernahme vorgelegt werden konnten (Brandl et al., 2004).

22.1 Psychotherapieforschung und evidenzbasierte Medizin

Alf Gerlach

Kriterien der evidenzbasierten Medizin spielen in der deutschen Gesundheitspolitik schon lange eine Rolle. Schon 1997 wurde eine Verpflichtung zur Qualitätssicherung im Sozialgesetzbuch V festgeschrieben: »Die Leistungserbringer sind zur Sicherung und Weiterentwicklung der Qualität der von ihnen erbrachten Leistungen verpflichtet. Die Leistungen müssen dem jeweiligen Stand der wissenschaftlichen Erkenntnisse entsprechen und in der fachlich gebotenen Qualität erbracht werden« (§ 135a; Sozialgesetzbuch V, 2001, S. 426). Eine besondere Rolle spielen hierbei die Bundesausschüsse der Ärzte und Krankenkassen, geregelt in § 92 des Sozialgesetzbuches V, die unter anderem auch für die Verfassung der Psychotherapie-Richtlinie verantwortlich zeichnen, die genaue Vorgaben enthält, welche Behandlungsmethoden bei welchen Erkrankungen auch im psychotherapeutischen Bereich in der GKV anwendbar sind. Die Bundesausschüsse der Ärzte und Krankenkassen wiederum sind in einen Koordinierungsausschuss integriert; dieser

> »soll insbesondere auf der Grundlage evidenzbasierter Leitlinien die Kriterien für eine im Hinblick auf das diagnostische und therapeutische Ziel ausgerichtete zweckmäßige und wirtschaftli-

che Leistungserbringung für mindestens zehn Krankheiten je Jahr beschließen, bei denen Hinweise auf unzureichende, fehlerhafte oder übermäßige Versorgung bestehen und deren Beseitigung die Morbidität und Mortalität der Bevölkerung nachhaltig beeinflussen kann« (§ 137e Abs. 3 Nr. 1; Sozialgesetzbuch V, 2001, S. 430).

Hier hat der Gesetzgeber also für die Leitlinienerstellung ausdrücklich eine Evidenzbasierung gefordert.

Andererseits hat der Bundesausschuss Ärzte und Krankenkassen schon 1997 eine (Verfahrens-)Richtlinie für die Bewertung neuer und etablierter Verfahren erlassen, in denen explizit auf die Kriterien der evidenzbasierten Medizin Bezug genommen wird. Dabei wurden auch Evidenzklassen festgelegt. Als Bedingung für die Aufnahme neuer Untersuchungs- und Behandlungsverfahren in die vertragsärztliche Versorgung muss seitdem in der Regel eine Studie der höchsten Evidenzklasse den Nutzen des Verfahrens, auch im Vergleich zu bereits etablierten Verfahren, belegen. Dagegen genügen für eine Beibehaltung bzw. positive Bewertung bereits etablierter Verfahren auch Studien niedrigerer Evidenzklassen. Der Ausschuss hat die Evidenzstufen folgendermaßen definiert:

»I: Evidenz aufgrund wenigstens einer randomisierten, kontrollierten Studie, durchgeführt und veröffentlicht nach international anerkannten Standards (z. B. »Gute klinische Praxis« (GCP), Consort)
IIa: Evidenz aufgrund anderer prospektiver Interventionsstudien
IIb: Evidenz aufgrund von Kohorten- oder Fallkontroll-Studien, vorzugsweise aus mehr als einer Studiengruppe
IIc: Evidenz aufgrund von zeitlichen oder räumlichen Vergleichen mit bzw. ohne die zu untersuchenden Interventionen
III: Meinungen anerkannter Experten, Assoziationsbeobachtungen, pathophysiologische Überlegungen oder deskriptive Darstellungen; Berichte von Expertenkomitees; Konsensus-Konferenzen; Einzelfallberichte«

Für unseren Bereich werden diese Kriterien relevant, wenn zum Beispiel der Arbeitsausschuss Psychotherapie-Richtlinie des Bundesausschusses der Ärzte und Krankenkassen über die Integration neuer Verfahren in die Gesetzliche Krankenversicherung zu entscheiden hat. Er wird sich dann Gedanken machen müssen, ob die genannten Kriterien auch den fachspezifischen Besonderheiten der Psychotherapie gerecht werden. Hier haben Psychoanalytiker darauf hingewiesen, dass randomisierte kontrollierte Studien unter Laborbedingungen keine versorgungsrelevanten Aussagen erlauben, diese dagegen im Hinblick auf Effektivität und Effizienz im Rahmen naturalistischer Studien möglich werden.

RCT-Studien (randomisierte und kontrollierte Studien, vgl. Kap. 22.2) haben den Vorteil, dass die Behandlungen in den jeweiligen Untersuchungsgruppen unter kontrollierten Bedingungen durchgeführt werden und die interne Validität gewöhnlich sehr hoch ist. Andererseits ist dadurch noch kein Rückschluss auf die klinische Praxis möglich, also darauf, wie repräsentativ die in den RCT-Studien untersuchten Behandlungen im Vergleich zur klinischen Alltagspraxis wirklich sind. Die externe Validität kann, trotz hoher interner Validität, nur gering ausfallen. *Alle* randomisierten kontrollierten Studien in der Psychotherapie zeigen darüber hinaus mindestens zwei schwerwiegende Nachteile, nämlich einerseits die Ausschaltung des therapeutenbezogenen Faktors, wobei verfahrensübergreifend aber gerade die Qualität der Beziehung zwischen Behandler und Behandeltem von ausschlaggebender Bedeutung für den Behandlungserfolg ist; andererseits erlauben die Ergebnisse nur Rückschlüsse auf Gruppenniveau. Wie einzelne Patienten tatsächlich auf eine Behandlung reagierten, wird nicht ersichtlich. Zwar kann eine untersuchte Gruppe insgesamt signifikante Verbesserungen bei den Nachmessungen aufweisen, es sind aber mit Sicherheit auch einige Patienten dabei, deren Zustand trotz Behandlung unverändert bleibt. Noch gravierender sind jedoch die Fälle, bei denen eine Behandlung zu Verschlechterungen führt. Wir stoßen hier auf die bekannten und in der Psychotherapieforschung eingehend diskutierten methodischen Schwierigkeiten, die auch in der berufs- und wissenschaftspolitischen Auseinandersetzung mit dem Wissenschaftlichen Beirat Psychotherapie eine Rolle spielen, der die Voraussetzungen für die wissenschaftliche Anerkennung von Psychotherapieverfahren normiert, die für Psychologische Psychotherapeuten und Kinder- und Jugendlichenpsychotherapeuten zu einer Approbation führen können. Der Wissenschaftliche Beirat hatte in den Mindestanforderungen für die Begutachtung von Wirksamkeitsstudien im Bereich der Psychotherapie festgehalten, dass neben anderen Kriterien »eine Kontrollbedingung gegeben sein muss, die im Vergleich zur Intervention erlaubt abzuschätzen, wie über die Zeit hin der Spontanverlauf oder der Verlauf unter einer anderen Therapie gewesen wäre« (Wissenschaftlicher Beirat Psychotherapie, 2010, S. 22). Grundsätzlich gehören zu kontrollierten Studien auch die Aspekte, dass die Patienten den Behandlungen zufällig zugewiesen werden und die Therapie nach Manualen durchgeführt wird. Führt man noch die Forderung nach Randomisierung hinzu, landet man natürlich bei einer Auswahl von Studien, die mit den Bedingungen des psychotherapeutischen Alltags nichts mehr gemein haben. Unter anderem von Leichsenring wurde massive Kritik an diese Forderung nach einer unbehandelten Kontroll- oder einer Placebogruppe vorgetragen:

> »Solange nur randomisierte kontrollierte Studien als Wirkungsnachweise zugelassen werden, werden (psychodynamische) Therapien längerer Dauer automatisch von einer empirischen Validierung ausgeschlossen. Das ist Politik, nicht wissenschaftliche Forschung. Heute wächst die Einsicht, dass kontrollierte Studien nicht das Non-Plus-Ultra der Psychotherapieforschung sind. Vielmehr ist eine Kombination von naturalistischen und kontrollierten Studien notwendig« (Leichsenring, 2002, S. 141f.).

Gesundheitspolitisch wird die Forderung nach Evidenzbasierung weiter zunehmen. Psychotherapie und Psychosomatische Medizin verfügen aber über einen reichen Forschungs- und Erfahrungsschatz, der teilweise schon evidenzbasiert dargestellt ist, teilweise einer weiteren Aufbereitung in dieser Richtung bedarf.

Es wird also auch eine weitere Entwicklung hin zu einer »evidence-based psychotherapy« geben. Zugleich kann die Psychoanalyse aber wissenschafts-, sozial- und kulturkritisch auf die Folgen einer Politik hinweisen, die einseitig einer bestimmten Methodologie und bestimmten Kriterien den Vorrang bei Entscheidungsfindungen einräumt.

22.2 Wirksamkeitsstudien
Stephan Hau

Die Deutsche Gesellschaft für Psychoanalyse, Psychotherapie, Psychosomatik und Tiefenpsychologie (DGPT) hat 2003 dem Wissenschaftlichen Beirat Psychotherapie (WBP) eine Übersicht über Wirksamkeitsstudien vorgelegt (Brandl et al., 2004). Die Darstellung der Wirkungsuntersuchungen zur psychoanalytischen Therapie richtete sich nach den vom WBP definierten Anwendungsbereichen und präsentierte Studien, welche die vom WBP aufgestellten Kriterien für angemessene Wirkungsstudien erfüllten. Bei der Einstufung nach Evidenzgraden folgte diese Übersicht dem Standard randomisierter und kontrollierter Studien (RCTs), die Belege für die Wirksamkeit von Therapien unter streng kontrollierten Laborbedingungen liefern. Die einzuhaltenden Laborbedingungen zielen auf die Auswahl der Patienten, die Manualisierung des therapeutischen Vorgehens, die Auswahl und die Anleitung der Therapeuten sowie die Länge der Therapie. Damit können also nur abgewandelte Formen der psychoanalytischen Therapie untersucht werden, die unter naturalistischen Bedingungen nicht anzutreffen sind. Deshalb ist es auch schwierig, die in RCTs gewonnenen Wirkungsbelege auf die Praxis der psychotherapeutischen Versorgung zu übertragen. Hierfür sind naturalistische Studien erforderlich, die sich an der Realität psychoanalytischer Verfahren in der Versorgung orientieren. Hat sich ein therapeutisches Verfahren in randomisierten und kontrollierten Studien als wirksam erwiesen *(efficacy)*, gilt dies noch lange nicht für seine Anwendung unter naturalistischen Bedingungen psychotherapeutischer Versorgung *(effectiveness)*.

Was die Wirksamkeit tiefenpsychologisch fundierter Therapien betrifft, so existieren für die meisten wichtigen Krankheitsbilder Studien, welche die Evidenz von psychodynamischer Psychotherapie (meist als manualisierte Kurzzeittherapie angeboten) belegen. Liegt eine hinreichend große Anzahl von publizierten RCT-Studien vor, können die Ergebnisse in einer Metaanalyse untersucht und verglichen werden. So wird die Wirksamkeit von psychodynamischer Psychotherapie bei Depression durch Metaanalysen von Leichsenring (2001), Cuijpers et al. (2008) oder Driessen et al. (2015) belegt.

Einige wichtige RCT-Studien mit psychoanalytischen Langzeitbehandlungen wurden in Deutschland durchgeführt. In der Münchner Depressionsstudie wurde psychoanalytische Therapie im Vergleich zu Verhaltenstherapie untersucht (Huber et al., 2012).

Am Sigmund-Freud-Institut und an mehreren Zentren in Deutschland wird zurzeit eine große RCT-Studie abgeschlossen, in der psychoanalytische mit kognitiv-behavioralen Langzeitbehandlungen chronisch depressiver Patienten verglichen wurden, die sogenannte LAC-Studie (vgl. Leuzinger-Bohleber et al., 2016). Die Hauptergebnisse der Studie waren bei Drucklegung dieses Buches noch nicht veröffentlicht.

Auch für eine weitere große Patientengruppe gibt es immer mehr Belege für die Wirksamkeit psychodynamischer Psychotherapie. Für Panikstörungen zeigen Barbara Milrod und ihre Kollegen die Wirksamkeit einer manualisierten psychodynamischen Behandlung auf (Milrod et al., 2007; Milrod et al., 2015). Zur generalisierten Angststörungen liegen Untersuchungen von Crits-Christoph et al. (2005) und von Leichsenring et al. (2009) vor und auch zur sozialen Phobie wurden Studien mit Wirksamkeitsbelegen veröffentlicht (Knijnik et al., 2004; Bögels et al., 2014). In Deutschland wurde eine große multizentrische RCT-

Studie zur Behandlung von Patienten mit sozialer Phobie durchgeführt: die SOPHO-NET Studie (Leichsenring et al., 2013, 2014). Kognitive Verhaltenstherapie und Psychodynamische Psychotherapie wurden verglichen. Beide hatten ungefähr gleiche Response-Raten, die Kognitive Verhaltenstherapie wies eine geringfügig bessere Remissionsrate auf. Beide Behandlungen erwiesen sich als gleich wirksam bei insgesamt stabilen Behandlungseffekten. In einer aktuellen Metaanalyse (Keefe et al., 2014) war Psychodynamische Psychotherapie gleich wirksam.

In Deutschland läuft zurzeit an mehreren Kliniken eine große multizentrische Untersuchung von Angstpatienten, die gleichzeitig eine Persönlichkeitsstörung aufweisen: die APS-Studie (Benecke et al., 2016). Verglichen werden analytische Psychotherapie und Verhaltenstherapie in einem RCT-Design. Mit ersten Ergebnissen ist in den nächsten Jahren zu rechnen.

Die Studien zeigen insgesamt, dass sich auch Langzeitbehandlungen im Rahmen von RCT-Designs untersuchen lassen, mit zum Teil guten Resultaten für die psychoanalytische Therapie.

Diese Liste mit Belegen für die Effektivität von psychodynamischer Psychotherapie lässt sich verlängern und zwar für somatoforme Störungen, für Persönlichkeitsstörungen, für Essstörungen, für PTBS und für Substanzmissbrauch. Lediglich zur Diagnose Zwangsstörung liegen zurzeit noch keine Studien vor. Eine Untersuchung psychodynamischer Behandlungen von Zwangspatienten ist jedoch in Vorbereitung (vgl. Leichsenring & Steinert, 2017).

In den meisten RCT-Studien werden eher kürzere Behandlungen durchgeführt. Umso aufsehenerregender war die Veröffentlichung einer Metaanalyse von Leichsenring und Rabung (2008), in der die Effekte von psychoanalytischen Langzeitbehandlungen untersucht wurden. Langzeitbehandlungen wurden als mindestens ein Jahr dauernd und als mindestens 50 Stunden umfassend definiert. Dabei zeigte sich, dass psychoanalytische Langzeitbehandlungen vor allem bei komplexen, chronischen oder multimorbiden Störungen beziehungsweise bei Patienten mit Persönlichkeitsstörungen, kürzeren Psychotherapieverfahren überlegen waren. Diese Ergebnisse wurden auch in einer Neuberechnung bestätigt (Leichsenring & Rabung, 2013).

Wir können heute davon ausgehen, dass die als wissenschaftlich basiert eingestuften Behandlungsverfahren gleich gut funktionieren und es bislang kein Verfahren gibt, das allen anderen in seiner Wirksamkeit überlegen ist. Jedoch ist deutlich geworden, dass Patienten unterschiedlich auf die einzelnen Therapiemethoden reagieren und es daher bedeutsam erscheint, dass unterschiedliche Verfahren für die Patienten bereitgestellt werden, was psychodynamische Psychotherapie und psychoanalytische Psychotherapie einschließt. Für die weitere Vertiefung bezüglich Fragen der Wirksamkeit psychodynamischer bzw. psychoanalytischer Behandlungen sei auf zwei Publikationen verwiesen: Zum einen sind dies die regelmäßig aktualisierten Cochrane Reports, in denen Studien zu bestimmten Interventionen im Gesundheitswesen zusammengefasst, bewertet und veröffentlicht werden, also auch Studien zu Psychotherapie bzw. Pychodynamischer Psychotherapie. Zum anderen ist dies das *Handbook of Evidence-based Psychodynamic Psychotherapy* (Levy & Ablon, 2009), in dem psychoanalytisch orientierte Psychotherapieforscher die Ergebnisse ihrer Forschungen zusammenfassen, aber auch die Probleme psychoanalytischer Psychotherapieforschung aufgreifen und diskutieren.

Wie bereits angedeutet, ist es nicht einfach, die geforderten Belege einer Evidenzbasierung von psychoanalytischer Langzeittherapie im Rahmen von RCT-Studien zu erbringen. Zwar ist die LAC-Studie ein Beispiel dafür, dass dies nicht unmöglich ist, dennoch sind solche Untersuchungen schwerer durchzuführen und mit erheblich mehr Aufwand und Kosten verbunden als Studien, die kürzere Psychotherapien untersuchen. Dennoch wird auf lange Sicht auch die psychoanalytische Psychotherapie nicht um den Nachweis ihrer Wirksamkeit herumkommen.

22.3 Prozessforschung
Stephan Hau

Neben der Frage, ob Psychotherapien wirksam sind, und wenn ja, wie groß die Effektstärken ausfallen, beschäftigt Psychotherapieforscher zunehmend die Frage, wie Änderungen zustande kommen, welche Faktoren und Variablen eine positive Entwicklung des Patienten unterstützen und welche nicht. Der Fokus des Interesses liegt hierbei auf dem Ablauf der Therapie und darauf, wie sich die in ihrem Rahmen stattfindenden Veränderungen beschreiben lassen. Diesen Zweig der Psychotherapieforschung bezeichnet man auch als Prozessforschung. Was passiert in den Stunden? Wie interagieren Patient und Therapeut? Welche Themen werden wie besprochen? Wie ist die Arbeitsbeziehung der Interaktionspartner? Welche Techniken werden wann angewendet? Der psychotherapeutische Prozess, wie er sich im Verlauf der Behandlung entwickelt, wird dabei mit dem Ziel untersucht herauszufinden, welche Faktoren eine positive Veränderung des Patienten begünstigen (meist ist damit eine Reduktion der Primärsymptome gemeint).

Die Psychotherapieforschung wurde dahingehend kritisiert, dass sie sich nicht ausreichend mit der theoretischen Konzeptualisierung von Veränderungsprozessen im Patienten beschäftige. Dabei muss allerdings zunächst definiert werden, was als Prozess anzusehen ist, welche Variablen untersucht werden und über welche Zeiträume hinweg dies geschieht. Im generischen Modell der Psychotherapie gehen Orlinsky und seine Mitarbeiter davon aus, dass der Prozess einer Psychotherapie schon weit vor der eigentlichen ersten Behandlungsstunde beginnt und sich auch nach der Behandlung weiter fortsetzt (Orlinsky et al., 2004). Im besten Fall fängt Prozessforschung also bereits vor Therapiebeginn an, umfasst den gesamten Therapieverlauf sowie einen katamnestischen Abschnitt, was erneute Messungen nach abgeschlossener Behandlung erfordert (in der Regel mindestens zwei Jahre nach Behandlungsabschluss).

Voraussetzung für Prozessforschung ist die Dokumentation der Behandlung, das bedeutet, dass die Behandlungsstunden aufgezeichnet werden müssen, entweder als Video- oder als Audiodatei. Die so aufgezeichneten Gespräche werden dann transkribiert und diese Verschriftungen dienen als Beurteilungsunterlage für systematisch-deskriptive Prozessforschungsstudien. Dabei werden unterschiedliche Untersuchungsinstrumente eingesetzt. Neben Fragebögen zur Selbsteinschätzung können auch inhaltsanalytische Auswertungen der Interaktion durchgeführt werden. Oft werden Experten als Beurteiler eingesetzt, die das Verhalten und die Narrationen systematisch bewerten. Neben der Beurteilung von ganzen Stunden oder längeren zeitlichen Abschnitten werden vor allem die Interaktionen zwischen

Patient und Therapeut untersucht und welche therapeutischen Techniken zum Einsatz kommen.

In der psychoanalytischen Literatur finden sich zwar viele, zum Teil berühmte Falldarstellungen, in denen die Veränderungen in den Behandlungen auf eine unkontrollierte Weise subjektiv beschrieben werden, und auch die Fallberichte, welche die Kandidaten für ihre Abschlussprüfung zum Psychoanalytiker, dem Kolloquium, anfertigen, sind unsystematische Beschreibungen der Veränderungsprozesse der jeweiligen Patienten. Mit Prozessforschung hier ist jedoch die empirische und systematische, prinzipiell replizierbare Untersuchung von Behandlungsverläufen gemeint. Aus solchen kontrollierten Untersuchungen stammen die in diesem Abschnitt zusammengestellten Ergebnisse.

David Orlinsky und seine Mitarbeiter haben über 800 Publikationen über Behandlungsprozesse zusammengestellt und generell, also schulenübergreifend ausgewertet, um zu allgemeinen Aussagen über den Zusammenhang von Prozessmerkmalen und Therapieresultaten zu gelangen (Orlinsky et al., 2004). Für den therapeutischen Prozess scheint es somit förderlich zu sein, wenn sich Patient und Therapeut über ihre Rollen und über die Behandlungsziele einig sind. Es erscheint weiterhin von Vorteil, die Patienten gezielt und deutlich auf die Therapie vorzubereiten und über die Vorgehensweise eingehend zu informieren.

Ein positiver Zusammenhang besteht zwischen der Beurteilung der Fähigkeiten des Therapeuten und dem Behandlungsresultat. Je akkurater die Deutungen des Therapeuten die Konflikte des Patienten erfassen, desto besser fällt das Behandlungsergebnis aus (Crits-Christoph et al., 1993).

Patienten, die mehr sprechen, haben mit großer Wahrscheinlichkeit auch die besseren Therapieresultate. Orlinsky und Kollegen schreiben, dass ein guter kommunikativer Kontakt zwischen Patient und Therapeut, ein empathisches Verstehen vonseiten des Therapeuten für einen positiven Zusammenhang mit dem Therapieergebnis steht und in keinem Fall in einem negativen. Auch führt die Konzentration auf emotional berührende Themen und die Bearbeitung dieser Themen über einen längeren Zeitraum zu positiven Veränderungen (Orlinsky et al., 2004). Deutlich negativ erscheint der Zusammenhang zwischen mehr direktiven Therapeuten und dem Therapieresultat, wobei die Patienten eher als gehemmt erscheinen als bei nicht-direktiven Therapeuten.

Am wichtigsten für einen positiven psychotherapeutischen Prozess scheinen jedoch das Arbeitsbündnis und die therapeutische Beziehung zu sein. In über 1.000 Prozess-Ergebnis-Studien hat sich immer wieder gezeigt, dass die Art und Weise, wie ein Patient seinen Therapeuten und die Zusammenarbeit erlebt, einen starken Zusammenhang mit dem Ergebnis aufweist. Schlicht gilt, je besser die therapeutische Beziehung, desto wahrscheinlicher ist ein positives Therapieresultat. Dabei kommt es darauf an, inwiefern es den Therapeuten gelingt, auf die Bedürfnisse ihrer jeweiligen Patienten einzugehen beziehungsweise sich auf diese einzustellen, ohne sich dabei manipulieren zu lassen.

Bis heute existiert jedoch noch kein schlüssiges, empirisch überprüftes Prozessmodell, das Veränderungsprozesse in psychoanalytischen Behandlungen beschreiben könnte. Dies gilt übrigens auch für die Fragen hinsichtlich des Settings und der Frequenz. Thomä und Kächele (1985) haben beispielsweise in ihrem Ulmer Lehrbuch die psychoanalytische Langzeittherapie als eine Aneinanderreihung von Bearbeitungsabschnitten einzelner Fokusse beschrieben, die unterschiedliche Konflikte im Patienten aufgreifen. Diese ließe sich im Prinzip endlos fortsetzen, was also im eigentlichen Sinne kein Prozessmodell ist. Die Diskussionen, ob entscheidende Veränderungen innerhalb oder zwischen den Stunden stattfinden, ob es sich um strukturelle Veränderungen innerhalb des psychischen Systems der Patienten handelt oder um Flexibilisierungen in den Möglichkeiten der Umgangsweise mit Konflikten, wenn die Patienten ihre Therapien abschließen, sind ebenso unabgeschlossen wie die Debatten darüber, mit welchen Variablen, über die einfache Symptomreduktion hinaus, sich Veränderungsprozesse in psychoanalytischen Behandlungen am besten beschreiben lassen.

23 Besonderheiten der interkulturellen Psychotherapie[9]

Alf Gerlach

In zunehmendem Umfang suchen auch Menschen mit einem vom Therapeuten unterschiedenen kulturellen Ursprung und Hintergrund psychotherapeutische Hilfe. Oft gehören sie Bevölkerungsgruppen an, die aufgrund erzwungener Flucht, Heimatverlust und Migration besonderen sozialen und psychischen Belastungen ausgesetzt sind, die zu traumatischen Neurosen, Traumafolgestörungen und Entwicklungsschäden führen können. Es handelt sich also um eine Patientengruppe, die einerseits in besonders hohem Umfang auf Psychotherapie angewiesen sind, andererseits aufgrund des anderen kulturellen Hintergrundes oft auch besondere Schwierigkeiten haben, sich in psychotherapeutische Behandlung zu begeben und einen geeigneten Therapeuten zu finden. Auch sprachliche Verständigungsschwierigkeiten können dazu beitragen, dass eine erforderliche Psychotherapie nicht zustande kommt.

23.1 Gruppenspezifische ich-syntone Einstellungen

In der interkulturellen Psychotherapie haben wir von Beginn an auf verschiedenen Ebenen mit Besonderheiten der Gestaltung von Beziehungen und Kontakten in diesen Begegnungen zu tun, die auf die Sozialisation der Beteiligten in unterschiedlichen Kulturen zurückgehen. Diese Besonderheiten sind geeignet, insbesondere Gefühle von Faszination und/oder Befremdung auszulösen – dies gilt sowohl für Patienten wie für Psychotherapeuten. Es geht dabei um für die jeweilige Gruppe ich-syntone Einstellungen und Verhaltensmuster, die wir nicht einer individuellen pathologischen Störung zurechnen können, sondern die Aspekte einer Gruppenidentität bilden, auch wenn sie unbewusst wirksam werden. Daraus resultierende Konflikte ergeben sich häufig in allen Kontakten, in denen Angehörige sich fremder Kulturen miteinander in Beziehung treten. Es trifft aber eben auch für psychotherapeutische Behandlungen mit Angehörigen einer fremden Kultur zu. Auch in der ethnologischen und in der ethnopsychoanalytischen Forschung hat dieses Thema viel Aufmerksamkeit gefunden. Psychoanalytiker wie Georges Devereux, Leon Wurmser und Vamık Volkan haben Konzepte entwickelt, um solche Schwierigkeiten im internationalen Geschäftsleben, in diplomatischen Kontakten und bei feindseligen Auseinandersetzungen zwischen verschiedenen ethnischen Gruppen besser zu verstehen. Manchmal haben sie auch intervenierend eingegriffen und Lö-

9 Der Text dieses Kapitels folgt wesentlich Überlegungen aus Gerlach (2010).

sungen möglich gemacht, zum Beispiel in bestimmten Zeiten des friedlichen Dialogs zwischen Israelis und Palästinensern oder gegen Ende der grausamen Bürgerkriege zwischen den ethnischen Gruppen des ehemaligen Jugoslawien (vgl. Volkan, 1999, 2002).

23.2 Die Bedeutung des kulturellen Milieus

Im therapeutischen Prozess geschieht die Begegnung mit einem anderen Menschen in der Regel allerdings auf dem Boden eines gemeinsam geteilten Symbol- und Sinnsystems: Vor allem die gemeinsame Sprache, aber auch die Zugehörigkeit zur gleichen Gesellschaft und oft zur gleichen Klasse mit ähnlichen Sozialisationsverläufen bilden einen Bedeutungshintergrund, der nur selten reflektiert wird. Dem »Nicht-Geteilten« hingegen wird Aufmerksamkeit geschenkt, es erzeugt »Brüche« in der Kommunikation. So wird zum Beispiel die Benutzung der von beiden geteilten Sprache, die die Muttersprach ist, kaum thematisiert; ein nicht geteilter Dialekt, erst recht eine nicht geteilte Muttersprache dagegen werden in der Regel als Teil des Beziehungsraumes thematisiert. Erst bei der Begegnung mit einem Angehörigen einer anderen sozialen Schicht, einer anderen Kultur oder eines anderen Sprachraumes werden die Zusammenhänge zwischen gesellschaftlichen, institutionellen Verhältnissen und innerseelischen Strukturen und Prozessen deutlicher. Erst dann wird der Blick dafür frei, dass auch das kulturelle Milieu darüber entscheidet, welche Triebe und Fantasien unmittelbar kulturell ausgearbeitet werden, welche nur einen indirekten Zugang zu Äußerungsmöglichkeiten erhalten und welche gänzlich unbewusst bleiben oder verdrängt werden. Diese Unterschiedlichkeit in der kulturellen Basis der Beteiligten bewirkt, dass interkulturelle Begegnungen in einem verstärkten Maße Gefühlen von Befremdung und Verunsicherung, aber manchmal auch Faszination ausgesetzt sind.

Dabei umfasst die »gemeinsamen Sprache«, die von den Angehörigen einer Kultur geteilt wird, nicht nur die verbale Kommunikation, sondern auch Gestik, Mimik, Haltung, Gebärden, also die nonverbalen Aspekte kommunikativen Verhaltens. Untersuchungen (vgl. Birdwhistell, 1970) belegen, dass ca. 65 Prozent der sozialen Bedeutungen in einem Zwei-Personen-Gespräch hierüber vermittelt werden. Aber auch diese nonverbalen Verständigungsmittel sind eng an die jeweilige Kultur gebunden. Es gibt zwar ein universelles mimisches Code-System für die menschlichen Basisaffekte, für den Ausdruck von Schmerz, Angst, Überraschung, Ekel und Zorn (vgl. Ekman, 2003; Ekman et al., 1974), die Sprache des Gesichts, ein Ausdruck von Ekel oder eine Schamesröte, werden also international, in unterschiedlichen kulturellen Kontexten, als solche begriffen; aber es sind kulturelle Standards, die darüber entscheiden, wann, wo und wie diese Affekte zum Ausdruck kommen.

23.3 Ethnisches und idiosynkratisches Unbewusstes

Für die Ethnologie, die über die Grenzen der eigenen Gesellschaft und Kultur hinausgeht, und für die Ethnopsychoanalyse hat Devereux (1978) die Idee entwickelt, dass es die ethnopsychoanalytische Arbeit erleichtert, wenn wir zwischen einem ethnischen und einem idiosynkratischen Unbewussten unterscheiden. Das ethnische Unbewusste ist von kulturtypischen Verdrängungsprozessen bestimmt, die von den für eine bestimmte Ethnie typischen Traumen ihren Ausgang nehmen und jeden Angehörigen dieser Kultur betreffen:

> »Jede Kultur gestattet gewissen Phantasien, Trieben und anderen Manifestationen des Psychischen Zutritt zu und das Verweilen auf bewusstem Niveau und verlangt, dass andere verdrängt werden. Dies ist der Grund, warum allen Mitgliedern ein und derselben Kultur eine gewisse Anzahl unbewusster Konflikte gemeinsam ist« (Devereux, 1974, S. 11).

Anders als das kulturelle Unbewusste lässt sich das idiosynkratische Unbewusste nur aus dem individuellen Schicksal des Einzelnen in seiner gegebenen Kultur verstehen. Beide Formen des Unbewussten verhalten sich komplementär zueinander, ergänzen sich also; ebenso wie soziologische und psychoanalytisch-individuelle Erkenntnisse lassen sie sich nicht gegeneinander austauschen oder aufeinander reduzieren. Das jeweilige Erkenntnisinteresse des Beobachters entscheidet darüber, welche Ebene sichtbar gemacht werden kann. Allerdings ergänzen sich dann die mit unterschiedlichen Zugangswegen gewonnenen Erkenntnisse, bilden eine »komplementaristische Einheit«. So hat Devereux für die mit den Mitteln der Psychoanalyse einerseits, durch ethnologische Beobachtung andererseits gewonnenen Ergebnisse festgehalten: »Wenn alle Psychoanalytiker eine vollständige Liste aller im klinischen Bereich feststellbaren Triebe, Wünsche und Phantasien aufstellten, so deckte sich diese Punkt für Punkt mit einer von den Ethnologen zusammengestellten Liste aller bekannten kulturellen Glaubensvorstellungen und Handlungsweisen« (Devereux, 1978, S. 78). Aber es ist eben die entsprechende Kultur, die darüber entscheidet, ob ein bestimmter Wunsch, eine spezifische Fantasie auch auf dieser kulturellen Ebene sichtbar werden dürfen und sich zum Beispiel in einer allen eigenen Handlungsweise, einem gemeinsamen Ritual oder in von allen geteilten Überzeugungen niederschlagen.

So hat zum Beispiel die Shanghaier Psychotherapeutin Zeping Xiao in ihren Überlegungen zu Anwendungen der psychoanalytischen Therapie bei Chinesen nachvollziehbar gemacht, wie chinesische Menschen sich hier in ihren spezifischen Abwehrmustern sehen, die einen Teil ihrer Gruppenidentität ausmachen: »Trotz der grundsätzlichen Annahme, dass Abwehrmechanismen universell sind, unterliegen auch sie kulturellen Einflüssen. Wir finden eine Reihe spezifisch chinesischer Abwehr- und Anpassungsmechanismen, insbesondere in Verbindung mit »passiver Aggression«, mit »Reaktionsbildung« und mit der Spannung zwischen Ohnmacht und Allmacht. Folgende häufig verwandte Idiome charakterisieren den chinesischen Weg der Handhabung von Problemen: »zurückziehen, um vorwärts zu kommen«; »Weiches gegen Hartes«; »lügen, um die Wahrheit zu verbergen«; »zwei Gesichter mit drei Schwertern«; »mit einem Lächeln im Gesicht das Messer verbergen«; »schlafen auf rauem Holz, bittere Galle trinken – versuche die Niederlage zu erinnern, um Rache zu nehmen«; »Verbirg die Nadel im Stoff!«; »Versuch, Dich mit beiden Seiten – links und rechts – gut zu stellen!« (vgl. Xiao, 2008, S. 170). Diese und ähnliche Vorgehensweisen sind im berühmten alten Militärhandbuch *Die Kunst des Krieges* von Sunzi (ca. 500 v. Chr.; Sunzi, 1988) beschrieben. Dort finden wir insgesamt 36 Strategien, die man in bewusster Planung gegen den Feind einsetzen kann. Sie lassen sich aber auch zwanglos als psychosoziale Abwehrmuster in Mentzos' Sinne verstehen (Mentzos, 1976), wenn sie als Teil der chinesischen Großgruppenidentität unbewusste Gefühls- und Wahrnehmungsmuster darstellen und entsprechende Verhaltensdispositionen steuern. Nur wer sie kennt, ist ihnen weniger hilflos ausgeliefert und kann gelassener mit ihnen umgehen.

Solche »kulturellen Vorstellungen und Handlungsweisen« können für den Therapeuten eine Quelle erheblicher Irritation werden. Die Konfrontation mit dem Fremden in der anderen und der eigenen Kultur, die zur Begegnung mit dem fremdseelischen Erleben des Gegenübers ja hinzutritt, erschweren dem Therapeuten seine Verstehensarbeit; in ihm können in dieser Situation Gegenübertragungsaffekte wach werden, deren Bewältigung ihm eine zusätzliche Arbeit aufbürdet. In der Regel kommt es zu einer Mischung von Faszination und Befremdung in der Begegnung, die sich als Gegenübertragungswiderstand auswirkt. Dieser Gegenübertragungswiderstand ist aber nicht nur Hindernis für den Verstehensversuch aufseiten des Therapeuten, sondern zugleich, wenn er bearbeitet werden kann, wichtige und oft entscheidende Quelle für ein vertieftes Verständnis von Psychodynamik und Kultur des Gegenübers.

23.4 Der ambivalente Charakter des Fremdelns

Die psychoanalytische Entwicklungspsychologie verweist darauf, dass die Möglichkeit zur Wahrnehmung von »Fremdem« und dessen Verarbeitung entscheidende Konstitutionsfaktoren der Ich-Entwicklung darstellen. Das Bewusstsein vom eigenen Selbst benötigt eine Unterscheidung zwischen Ich und Nicht-Ich, zwischen Innen und Außen. Diese Fähigkeit scheint nicht vom Beginn des Lebens an gegeben, sondern entwickelt sich aus den ersten Objektbindungen (in der Regel zur Mutter) heraus. Eine wichtige Rolle in diesem entwicklungspsychologischen Differenzierungsprozess kommt dabei der sogenannten Achtmonatsangst oder dem »Fremdeln« zu. Ein fremdelndes Kleinkind drängelt sich zwar in die Arme der ihm vertrauten Person, schaut dann aber aus dieser sicheren Position heraus mit Neugier und Faszination zum Fremden. »Fremdeln hat also in der Regel einen ambivalenten Charakter: den der Angst und Abwehr einerseits und den der Neugier und Faszination andererseits« (Cogoy, 2001). Für das Kind stabilisiert das Fremdeln seine Ich-Bildung und trägt zur Herausbildung von inneren Bildern des eigenen Selbst und des Anderen bei.

Ob nun Angst oder Faszination später bei der Begegnung mit Fremden überwiegen, hängt vom Ausgang dieses Prozesses und der weiteren Entwicklung ab; in jedem Fall bleibt aber eine Ambivalenz dem Fremden gegenüber erhalten. Cogoy hat zwei Grundkomponenten in unseren Begegnungen mit fremden Kulturen festgehalten: »1) Der Fremde mobilisiert eine aus frühen Introjektionen stammende universelle Ambivalenz; 2) Im Kontakt mit einer fremden Kultur wird der selbstverständliche ›background of safety‹ und das an ihn gebundene Gefühl von Sicherheit und Zugehörigkeit in Frage gestellt« (ebd., S. 345f.).

Beispiel: Bei meinen Lehraufenthalten in China findet jeweils zum Abschluss ein Abschiedsessen statt, bei dem reichlich Alkohol ausgeschenkt und in der gelockerten Stimmung gemeinsam gesungen wird. Sobald der Ehrengast des Abends, in der Regel einer der älteren Teilnehmer des Festessens, sich erhebt, folgt dann aber ein »überstürzter« Abschied und Aufbruch aller Festteilnehmer, der auf mich immer noch befremdlich wirkt, weil er die mir gewohnten Formen des langsamen Ausklangs und verlängerten Abschiednehmens außer Kraft setzt.

Diese Erkenntnis lässt sich nun auf alle interkulturellen Begegnungen im Rahmen von Psychotherapie übertragen. Erkenntnisleitend bleibt für uns dabei immer die Untersuchung der Prozesse von Übertragung und Gegenübertragung und der spezifischen Widerstände, die als Reaktion auf die in der Begegnung hervorgerufene Angst auftreten. Das Gefühl von Fremdheit und die mit ihr verknüpften Ängste nutzt der Therapeut also als Auslöser für eine nähere Untersuchung. Dies gilt sowohl für Aspekte der jeweils fremden Kultur wie für die verdrängten Aspekte der eigenen Kultur, die in solchen Begegnungen überhaupt erst bewusst und damit auch »fremd« werden können und dann Angst auslösen.

23.5 Gegenübertragungsängste in der interkulturellen Psychotherapie

Insbesondere Devereux (1967, S. 67ff.) hat sich mit den bei interkulturellen Kontakten möglichen Ängsten auseinandergesetzt und dabei folgende Möglichkeiten unterschieden, die ich hier in ihrer Bedeutung für psychotherapeutische Begegnungen anführe:

1. Die Begegnung mit einer fremden Kultur konfrontiert den Einzelnen oft mit Material, das er selbst verdrängt hat. Diese Erfahrung löse nicht nur Angst aus, sondern werde oft auch als Verführung erlebt. In diesem Sinne sprechen wir von einer Versuchungs- oder Triebangst.

   Beispiel: In der Begegnung zwischen Amerikanern und Europäern sind letztere oft überrascht von der Herzlichkeit, mit der ein bis dahin Unbekannter begrüßt und zu Kontakten eingeladen wird. Diesen haftet dann allerdings keinesfalls die intime Nähe an, die die Europäer mit einer auf diese Weise gepflegten Herzlichkeit verknüpfen. Die Herstellung einer für die kollektive Mentalität der Amerikaner unverbindlichen Nähe führt den Europäer oft in eine innere Situation, in der unbewusste konflikthafte Versuchungsängste mobilisiert werden.

2. Der »Narzissmus der kleinen Differenz« (Freud, 1921c) lasse uns unvertraute Ansichten und Verhaltensweisen als Kritik der eigenen auslegen, was zu einer negativen Reaktion auf sie führen könne.

   Beispiel 1: Ein iranischer Student suchte die Psychotherapeutische Beratungsstelle der Universität, an der ich damals arbeitete, kurz vor seinem Abschlussexamen auf, nachdem sein Vater verstorben war und er in der Heimat die Führung der weit verzweigten Familie übernehmen sollte. Seine Entscheidung, die Prüfungen abzusagen und die patriarchale Führungsrolle im Iran zu übernehmen, ließ mich mit Bestürzung und Ärger zurück. Zu sehr war ich an der meiner eigenen Kultur entsprechenden Haltung orientiert, dass der Abschluss des individuellen Entwicklungsganges Vorrang vor familiären Forderungen haben sollte.

Beispiel 2: Es bereitete mir große Mühe, in der Behandlung einer kurdischen Patientin ihre Reaktion auf das Ritual der Hochzeitsnacht zu verstehen. Sie erzählte mir, wie die Schwiegermutter auf dem Bettlaken, das für das Brautpaar vorbereitet war, mit Sicherheitsnadeln ein weiteres Tuch festgesteckt hatte, das nach vollzogenem Akt der Entjungferung der vor der Tür wartenden Schwiegermutter in die Hand gegeben wurde. War ich nur auf die Gefühle von Beschämung und Unterwerfung vorbereitet, so war ich erstaunt über den doch für mich spürbaren Stolz meiner Patientin auf ihre »Unversehrtheit«, den zu akzeptieren mir schwerfiel.

3. Reagieren wir auf in der eigenen Gesellschaft tabuisierte Verhaltensweisen mit offener oder geheimer Sympathie, könne dies soziale Schuldgefühle auslösen.

Beispiel: Bei einem psychotherapeutischen Erstgespräch in China stellte mir die chinesische Gesprächspartnerin zu Beginn ganz selbstverständlich einen Becher hin, den sie mit einigen Blättern grünen Tees und heißem Wasser füllte. Ich genoss diese Aufmerksamkeit, die in China jedes Gespräch begleitet, hatte aber zunächst Mühe, über diesen Aspekt der Begegnung mit meinen analytischen Kollegen zu sprechen, da ich ihn als Verletzung des üblichen Abstinenzgebotes erlebte, der ich mich nicht erwehrt hatte. Nicht das Angebot des Tees als solches, sondern dass ich diese Aufmerksamkeit genoss und mir insgeheim auch für meine Arbeit zu Hause wünschte, brachte die zunächst unbewussten Schuldgefühle hervor, die mich daran hinderten, diese Beobachtung wie jede andere mit meinen Kollegen zu teilen. Ich fürchtete, aus dem Gruppenkonsens herauszufallen, weil ich glaubte, ein Gruppentabu gebrochen zu haben.

4. Die Kommunikation zwischen dem Unbewussten des Einzelnen und des fremden Gegenübers könne sich bis zu einem Gefühl der »Verführung« steigern, auf das wir leicht mit Angst und Widerstand reagierten. Hierbei geht es im Unterschied zur ersten Möglichkeit – »Konfrontation mit Material, das wir selbst verdrängt haben« – mehr um den Vorgang der unbewussten Kommunikation, um den Prozess des Austausches selbst, der ängstigend werden könne.

Beispiel: Eine kolumbianische Patientin, die lange auf den ersten Termin mit mir hatte warten müssen, brachte eine wunderschöne Pflanze aus ihrer Heimat mit, die sie mir bei der Begrüßung schenkte. Sie gehörte einer Ethnie an, bei der ein solcher Austausch von Geschenken die Wechselseitigkeit der Beziehung betont. Ich reagierte zunächst mit Verwunderung und Distanz, bis ich meine Gegenübertragung analysieren konnte, in der das unvermutete Geschenk erotische Verführungs- und Eroberungswünsche mobilisiert hatte.

5. Auch der segmentäre Charakter der bewussten Kommunikation könne Angst erzeugen. Verstehe man nur Teilaspekte, komme es oft zu einer Überreaktion in Form des Glaubens, mehr zu verstehen als das wirklich der Fall ist.

   Beispiel: Wenn wir uns das erste Mal in einer fremden Sprache verständigen oder in einer fremden Kultur bewegen, neigen wir zu dem Glauben, mehr verstehen zu können, als dies tatsächlich der Fall ist. Aus Angst vor der Nicht-Verständigung und dem Nicht-Verstehen tendieren wir dazu, auf dem Boden des uns Bekannten Fehlstellen im eigenen Verstehensprozess zu interpretieren oder aufzufüllen. Diese Angst scheint mir besonders dann häufig beobachtbar, wenn wir in der Position einer fachlichen Autorität verharren und von unserem Gegenüber auch in dieser Position festgehalten werden. Es ist oft schwieriger, abzuwarten und in analytischer Haltung zuzuhören, als sich selbst und anderen eine Interpretation anzubieten, die sich auf Bekanntes stützt.

6. Manchmal komme es zu einer Verbindung der Abwehr gegen »Überkommunikation« auf der unbewussten Ebene mit einer Abwehr gegen »Unterkommunikation«, also mangelnde Verständigung, auf der bewussten Ebene. Ein charakteristischer Ausweg sei dann das ängstliche Kleben an »harten« Fakten und eine Einengung der Interpretationsmöglichkeiten auf die für uns psychisch erträglichen.

   Beispiel: Meine Schwierigkeit, eine besonders hübsche indische Patientin, einzige Tochter von Bürgerkriegsflüchtlingen, in ihrer Psychodynamik zu verstehen, löste sich erst auf, als ich neben meiner Abwehr, ihre idealisierende ödipale Übertragung anzunehmen – das war die »Überkommunikation auf unbewusster Ebene« –, mich mit dem Fehlen eines Konzeptes von Liebesheirat in ihrer Kultur zu beschäftigen begann. Sie war in Deutschland geboren und aufgewachsen und kam zu mir wegen eines für sie unlösbaren Gewissenskonfliktes, weil sie sich in einen Mann verliebt hatte. Hier musste ich erst auf der bewussten Ebene verstehen, dass Liebe als Grundlage einer Beziehung für ihre Eltern, aber auch für sie selbst, nicht nur ein nicht akzeptables, sondern ein ganz unbekanntes Konzept war – die »Unterkommunikation auf der bewussten Ebene«. Meine eigene Idealisierung der Liebesheirat, die mir einige Schwierigkeiten in dieser Behandlung bereitete, ließ erst nach, als ich realisierte, dass in den letzten 20 Jahren die Scheidungsquote in Deutschland zwischen 40 und 52 Prozent liegt und dass andere Kulturen mit ihrem Konzept der – oft durch die Eltern – vermittelten Heiraten in der Regel stabilere Bindungen hervorbringen.

Devereux' Liste lässt sich um folgende Möglichkeiten erweitern:

7. Scham als Widerstand bei einer Verletzung des narzisstischen Selbstideals: Führt die Konfrontation mit einem persönlich oder in der eigenen Kultur verdrängten Aspekt zu einem Gefühl der Beschämung, dass man sich dieses Faktums bisher nicht bewusst war, so kann daraus eine Tendenz zur Nichtanerkennung des in der fremden Kultur

manifesten Verhaltenszugs und eine Einengung der Möglichkeiten zu dessen psychodynamischer Interpretation resultieren.

Beispiel: Bei der analytischen Fokaltherapie eines chinesischen Doktoranden hatte ich große Mühe, seine Verpflichtungsgefühle dem Vater gegenüber zu verstehen, nachdem dieser sich offen feindselig gegen seinen Sohn gestellt hatte. Erst in Gesprächen mit chinesischen Psychotherapeuten wurde mir deutlich, wie sehr in meiner eigenen Kultur die Anerkennung und Wertschätzung der Söhne ihren Vätern gegenüber eingeschränkt ist, die mit dem Konflikt zwischen den Generationen verknüpft ist und von den Söhnen eher eine offene Rebellion gegen die Väter verlangt, zumindest eine Auseinandersetzung forciert statt nach Gemeinsamkeiten zu suchen und diese zu unterstreichen.

8. Die Begegnung mit in der eigenen Kultur verdrängten Wünschen und Fantasien kann nicht nur Versuchungsängste und Schuldgefühle mobilisieren, sondern auch starke Trennungsängste auslösen. In diesen Fällen ist weniger die inzestuös-ödipale innere Welt des Analytikers berührt, sondern die Bandbreite der präödipalen Trennungswünsche und -ängste, die zu einer Flucht vor der weiteren Auseinandersetzung mit dem bisher tabuisierten Material führen kann.

Beispiel: In den chinesischen Küstenprovinzen ist es eine lang gehegte Tradition, dass die männlichen Jugendlichen in der Pubertät zu einem weit entfernten Onkel reisen, um sich bei diesem ausbilden zu lassen. Obwohl diese kulturell übliche Trennung in der Psychogenese der neurotischen Schwierigkeiten eines meiner chinesischen Patienten eine überragende Bedeutung hatte, wurde mir dieser Umstand erst bewusst, als ich mich den eigenen Trennungsängsten stellen konnte, die durch den Bericht des Patienten angeregt waren.

In allen beschriebenen Fällen bedarf es aufseiten des Therapeuten einer selbstreflexiven Haltung, die auf die Erforschung seiner eigenen inneren Welt, vor allem seiner Gegenübertragungsreaktionen, gerichtet ist.

23.6 Die Bedeutung der Sprache

Das ethnische Unbewusste findet seinen Ausdruck auch in den sprachlichen Eigentümlichkeiten einer bestimmten Kultur, in der Art, welche Inhalte wie sprachlich dargestellt werden können und welchen affektiven Modulationen die jeweiligen Inhalte unterliegen. Auch für die Sprache als kulturell tradiertes Symbolsystem gilt, was Mentzos für die unbewusste Zielsetzung kulturspezifischer Institutionen formuliert hat: Es geht darum, »mit institutionell verankerten Handlungs- und Beziehungsmustern regressive Triebbedürfnisse zu befriedigen, Schutz- bzw. Abwehrverhalten gegen irreale, phantasierte, infantile, insgesamt nicht real begründete Ängste, Depressionen, Scham- und Schuldgefühle zu sichern« (Mentzos, 1976, S. 91). Die Sprache einer bestimmten Gesellschaft mit ihren je klassen-, schicht- und regionalspezifischen Unterschieden stellt also für jedes Individuum dieser Gesellschaft Möglichkeiten bereit, im Gleichklang mit anderen Triebwünsche zu befriedigen oder zu unterdrücken oder auch gleichförmige Abwehrmodalitäten auszubilden.

In ihrer Arbeit *The Babel Of The Unconscious* (1990) haben Amati-Mehler, Argentieri und Canestri darauf hingewiesen, dass zu jedem Individuum, auch dem einsprachigen, eine diskursive Pluralität gehört. Diese verdankt sich nicht nur den zahlreichen Variationsmöglichkeiten innerhalb einer Sprache (z. B. Dialekte, Babysprache, Liebessprache, familiäres Vokabular), sondern auch der sehr unterschiedlichen Bedeutung sowohl der gesprochenen wie der geschriebenen Sprache je nach dem aktuellen emotionalen und kulturellen Hintergrund und den besonderen Umständen, unter denen sie benutzt wird. Die Autoren greifen auf das linguistische Konzept des Polylogismus zurück, unter dem sie den gleichzeitigen Ablauf unterschiedlicher Diskurse im Individuum verstehen; diese Diskurse stehen untereinander in einem inneren Dialog. Im Falle der Mehrsprachigkeit können diese Diskurse mit den unterschiedlichen Sprachen verknüpft sein, und es käme dann darauf an, die Schwierigkeiten der Übersetzung einer Sprache oder eines Diskurses in die andere und den inneren Austausch zwischen ihnen zu verstehen.

> *Beispiel:* In diesem Sinne repräsentierte bei einer meiner Patientinnen die französische Sprache, die sie in der Analyse mit mir nicht benutzen wollte, die innere Verbindung zur Welt der Mutter, während das Deutsche, gerade weil es die zweite, fremde Sprache war, die ödipalen Gefühle für den Vater transportieren konnte, weil sie der inneren Kritik zunächst entzogen waren. Reichte auch dieser Spaltungsversuch nicht mehr aus, die inneren Konflikte der bewussten Wahrnehmung zu entziehen, musste die Patientin auf eine Aphonie (Stimmlosigkeit) als ihr Symptom zurückgreifen, die das Symbolisierungsverbot und die Symbolisierungsverweigerung besonders deutlich ausdrückte.

In seinem Bericht über die Analyse einer österreichischen Patientin, bei der sowohl Deutsch als auch Englisch Analysesprachen waren, weil sie von beiden Partnern gesprochen und verstanden wurden, hat Greenson (1982) Überlegungen angestellt, die zum besseren Verständnis der spezifischen Sprachwahl und von Sprachschwierigkeiten in der interkulturellen Begegnung hilfreich sein können. Er konnte bei seiner Patientin eine ödipale Problematik ausmachen, die zu ihrer Abneigung gehörte, die englische Sprache zu verlassen und zu bestimmten Aspekten auf Deutsch zu assoziieren; für sie war die Muttersprache die Trägerin bedeutender ungelöster Konflikte geblieben. Greenson meint, dass die neue, zweite Sprache stattdessen ein neues Abwehrsystem gegen das vergangene infantile Leben transportierte und dadurch zur Schaffung einer neuen und deshalb etwas besseren interstrukturellen Beziehung beitrug; neue Werte und neue Ich-Imagines wurden so durch zusätzliche Verdrängungsleistungen ermöglicht.

Für die interkulturelle Psychotherapie ist vor allem in der Anfangsphase einer Behandlung die Akzeptanz der in der Sprachwahl sich ausdrückenden notwendigen Abwehr- und Sublimierungsleistung der Patienten entscheidend. Denn je weiter die Ursprungskultur eines Patienten von der eigenen entfernt ist, umso deutlicher muss sich der Therapeut eine Sicht auf das ethnische wie auf das idiosynkratische Unbewusste seines Patienten offenhalten. Diese

Arbeit wird schwieriger, wenn die beiden Herkunftskulturen auch unterschiedliche Sprachräume umfassen. Ob in der interkulturellen Therapie ein Verstehensprozess möglich wird, hängt also weniger von den sprachlichen und kulturellen Unterschieden an sich ab. Vielmehr kommt es darauf an, ob das subjektive Erleben von Fremdheit in diesen Begegnungen ausgehalten und reflektiert werden kann. Die Begegnung mit einer fremden Kultur erschüttert oft unser sonst selbstverständliches Gefühl von Sicherheit im zwischenmenschlichen Umgang. Sie setzt Ängste vor einer Überflutung durch das Fremdpsychische frei und ist geeignet, in uns selbst regressive Prozesse anzuregen. Deshalb fordern diese Begegnungen in der Regel eine besondere Flexibilität und Offenheit im Umgang mit der kulturellen Andersartigkeit des Gegenübers.

23.7 Reflexion und Überwindung der narzisstischen Kränkung beim Therapeuten

Diese Anerkennung der Andersartigkeit des Patienten und seiner Kultur setzt beim Therapeuten eine Reflexion und Überwindung der narzisstischen Kränkung voraus, die mit der Konfrontation mit Fremdem in der anderen Kultur einhergeht. Denn unsere eigenen Einstellungen werden von unserem Enkulturationsprozess in einer Sprache und in einer Kultur bestimmt, der für alle mit einer universalen narzisstischen Fantasie verknüpft ist, dass »der Wahrheitsgehalt der eigenen Sprache und Kultur der beste, ja sogar der einzig mögliche sei, um die Komplexität des Lebens zu erfassen und zu verstehen« (Cogoy, 2001, S. 356).

Literatur

Abelin, E. (1980). Triangulation, the Role of the Father and the Origins of Core Gender Identity during the Rapprochement Subphase. In S. B. R. Lax (Hrsg.), *Rapprochement* (S. 151–169). New York: Jason Aronson.

Abraham, K. (1908a). Die psychologischen Beziehungen zwischen Sexualität und Alkoholismus. In *Ges. Schriften, Bd. I* (S. 29–38). Frankfurt/M.: Fischer-Athenäum.

Abraham, K. (1908b). Die psychosexuellen Differenzen der Hysterie und der Dementia praecox. In J. Cremerius (Hrsg.), *Psychoanalytische Studien II* (S. 132–145). Frankfurt/M.: Fischer.

Abraham, K. (1911). Giovanni Segantini. In J. Cremerius (Hrsg.), *Psychoanalytische Studien II* (S. 269–328). Frankfurt/M.: Fischer.

Abraham, K. (1912). Ansätze zur psychoanalytischen Erforschung und Behandlung des manisch-depressiven Irreseins und verwandter Zustände. In J. Cremerius (Hrsg.), *Psychoanalytische Studien II* (S. 146–162). Frankfurt/M.: Fischer.

Abraham, K. (1916). Untersuchungen über die früheste prägenitale Entwicklungsstufe der Libido. In J. Cremerius (Hrsg.), *Psychoanalytische Studien I* (S. 84–112). Frankfurt/M.: Fischer.

Aebi, E. & Schneider, R. (2004). Angehörige in der Psychoanalyse der Psychosen. *Z für Psa Theorie und Praxis, 19*(2), 82–200.

Aebi, E. & Schneider, R. (2016). Freud und die Psychose, nachgedacht. Überlegungen zur Theoriebildung. *Z für Psa Theorie und Praxis, 31*(3/4), 340–365.

Aisenstein, M. (2006). The indissociable unity of psyche and soma: A view from the Paris Psychosomatic School. *Int J Psychoanal, 87*, 667–680.

Alexander, F. (1951). *Psychosomatische Medizin.* Berlin: de Gruyter.

Altmeyer, M. & Thomä, H. (2006). *Die vernetzte Seele. Die intersubjektive Wende in der Psychoanalyse.* Stuttgart: Klett-Cotta.

Amati-Mehler, J., Argentieri, S. & Canestri, J. (1990). The Babel of the Unconscious. *Int J Psychoanal, 4*, 569–583.

Amendt, G. (1984). *Sucht, Profit, Sucht.* Frankfurt/M.: Zweitausendeins.

Anzieu, D. (1985). *Le Moi-peau.* Paris: Bordas.

Arbeitskreis OPD. (2009). *Operationalisierte Psychodynamische Diagnostik OPD-2. Das Manual für Diagnostik und Therapieplanung.* Bern: Huber.

Argelander, H. (1970a). *Das Erstinterview in der Psychotherapie.* Darmstadt: Wissenschaftliche Buchgesellschaft.

Argelander, H. (1970b). Die szenische Funktion des Ichs und ihr Anteil an der Symptom- und Charakterbildung. *Psyche – Z Psychoanal, 24*, 325–345.

Aron, L. (1996). *A meeting of minds: Mutuality in psychoanalysis.* Hillsdale: Analytic Press.

Aserinsky, E. & Kleitman, N. (1953). Regularly occurring periods of eye motility and concomitant phenomena during sleep. *Science, 118*(3062), 273–274.

Balint, E. & Norell, J. S. (Hrsg.). (1977). *Fünf Minuten pro Patient. Eine Studie über die Interaktionen in der ärztlichen Allgemeinpraxis.* Frankfurt: Suhrkamp.

Balint, M. (1965a). *Die Urformen der Liebe und die Technik der Psychoanalyse.* Bern/Stuttgart: Huber/Klett.

Balint, M. (1965b). The doctor's therapeutic function. *Lancet, 285*(June 05), 1177–1180.

Balint, M. (1969). *Die Urformen der Liebe und die Technik der Psychoanalyse.* Frankfurt/M.: Fischer.

Balint, M. (1970). *Therapeutische Aspekte der Regression – Die Theorie der Grundstörung.* Reinbek bei Hamburg: Rowohlt.

Balint, M. (1999) [1960]. *Angstlust und Regression.* Stuttgart: Klett-Cotta.

Baltes, P. (1990). Entwicklungspsychologie der Lebensspanne: Theoretische Leitsätze. *Psychologische Rundschau, 41*, 1–24.

Baranger, M. & Baranger, W. (2018) [1961/62]. Die analytische Situation als dynamisches Feld. *Psyche - Z Psychoanal*, 72, 739-784.

Bardé, B. & Mattke, D. (Hrsg.). (1993). *Therapeutische Teams. Theorie – Empirie – Klinik.* Göttingen/Zürich: Vandenhoeck & Ruprecht.

Bateman, A. (1998). Thick and thin-skinned organizations and enactment in borderline and narcissistic disorders. *Int J Psychoanal, 79*(1), 13–25.

Bateman, A., Brown, D. & Pedder, J. (2011). *Introductionto Psychotherapy. An outline of psychodynamic principles and practice.* London: Routledge.

Bateman, A. & Holmes, J. (2005). *Introduction to Psychoanalysis. Contemporary Theory and Practice.* London: Routledge.

Beauchamp, T. & Childress, J. (2001). *Principles of Biomedical Ethics.* New York/Oxford: Oxford University Press.

Benecke, C., Huber, D., Staats, H., Zimmermann, J., Hans, M. & Deserno, H. (2016). A comparison of psychoanalytic therapy and cognitive behavioral therapy for anxiety (panic/agoraphobia) and personality disorders (APD study): Presentation of the RCT study design. *Z Psychosom Med Psychoether, 62*(3), 252–269.

Benedetti, G. (1992). *Psychotherapie als existentielle Herausforderung.* Göttingen: Vandenhoeck & Ruprecht.

Benedetti, G. & Peciccia, M. (1999). Rehabilitation von chronisch schizophrenen Patienten durch das positivierende therapeutische Spiegelbild. In *Forum der psychoanalytischen Psychosentherapie* (Bd. 1, S. 93–106). Göttingen: Vandenhoeck & Ruprecht.

Benjamin, J. (2009). A relational psychoanalysis perspective on the necessity of acknowledging failure in order to restore the facilitating and containing features of the intersubjective relationship (the shared third). *Int J Psychoanal, 90*(3), 441–450.

Benjamin, J. & Atlas, G. (2015). The ›too muchness‹ of excitement: Sexuality in light of excess, attachment and affect regulation. *Int J Psychoanal, 96*(1), 39–63.

Berner, W. (2008). Perversion. In W. Mertens & B. Waldvogel (Hrsg.), *Handbuch psychoanalytischer Grundbegriffe* (S. 582–585). 3. überarb. u. erw. Aufl. Stuttgart: Kohlhammer.

Bion, W. (1959a). Angriffe auf Verbindungen. In E. Spillius (Hrsg.), *Melanie Klein Heute. Entwicklungen in Theorie und Praxis. Bd. 1: Beiträge zur Theorie* (S. 110–129). München/Wien: Internationale Psychoanalyse.

Bion, W. (1959b). Eine Theorie des Denkens. In *Melanie Klein Heute. Enwicklungen in Theorie und Praxis. Bd. 1: Beiträge zur Theorie* (S. 110–129). München/Wien: Internationale Psychoanalyse.

Bion, W. (1962). *Lernen durch Erfahrung.* Frankfurt/M.: Suhrkamp.

Bion, W. (1965). *Transformationen.* Frankfurt/M.: Suhrkamp.

Bion, W. (1967a). Notes on memory and desire. *The Psychoanalytic Forum, 2(3).*

Bion, W. (1967b). *Second Thoughts.* London: William Heinemann.

Bion, W. (1970). *Aufmerksamkeit und Deutung.* Frankfurt/M.: Brandes & Apsel.

Bion, W. (1971). *Erfahrungen in Gruppen und andere Schriften.* Stuttgart: Ernst Klett Verlag.

Bird, B. (1957). A specific peculiarity of acting out. *JAPA, 5*, 630–647.

Birdwhistell, R. (1970). *Kinesics and Context: Essays on Body Motion Communication.* Philadelphia: University of Pennsylvania Press.

Blos, P. (1963). *Adoleszenz. Eine psychoanalytische Interpretation.* 3. Aufl. Stuttgart: Ernst Klett.

Boesky, D. (1982). Acting out: A reconsideration of the concept. *Int J Psychoanal, 63*, 39–55.

Boesky, D. (1990). The psychoanalytic process and its components. *Psychoanal Q*, 550–584.

Bögels, S., Wijts, P., Oort, F. & Sallaerts, S. (2014). Psychodynamic Psychotherapy versus Cognitive Behavious Therapy for Social Anxiety Disorder: An Efficacy and Partial Effectiveness Trial. *Depression and Anxiety, 31*(5), 363–373.

Bohleber, W. (1999). Psychoanalyse, Adoleszenz und das Problem der Identität. *Psyche – Z Psychoanal, 53*(6), 507–529.

Bohleber, W. (2000). Die Entwicklung der Traumatheorie in der Psychoanalyse. *Psyche, 54(9–10)*, 797–839.

Bohleber, W., Fonagy, P., Jimenez, J., Scarfone, D., Varvin, S. & Zysman, S. (2013). Für einen besseren Umgang mit psychoanalytischen Konzepten, modellhaft illustriert am Konzept »Enactment«. *Psyche – Z Psychoanal, 67*(12), 1212–1250.

Borens, R. (2013). Der analytische Akt als symbolisches Geschehen. *Jb Psychoanal, 66*, 171–194.

Bourdieu, P. (1980). *Sozialer Sinn.* Frankfurt/M.: Suhrkamp.

Bowlby, J. (1958). The nature of the child's tie to his mother. *Int. J. Psychoanal, 39*, 350–373.

Bowlby, J. (1969). *Bindung. Eine Analyse der Mutter-Kind-Beziehung.* München: Kindler.

Brandl, Y., Bruns, G., Gerlach, A. & u. a. (2004). Psychoanalytische Therapie. Eine Stellungname für die wissenschaftliche Öffentlichkeit und für den Wissenschaftlichen Beirat Psychotherapie. *Forum der Psychoanalyse, 20*(1), 6–125.

Briggs, S., Lemma, A. & Crouch, W. (2010). *Relating to Self-harm and Suicide.* London: Routledge.

Bruns, G. (2000). Rationierung statt Fürsorge – Qualitätssicherung als Hebel eines Paradigmenwechsels in der Medizin. Vortrag am Frankfurter Psychoanalytischen Institut, 15.09.2000.

Burnham, D. (1969). *Schizophrenia and the need-fear-dilemma.* New York: Int. Univ. Press.

Cabaniss, D. & Roose, S. (2005). Psychoanalysis and phramacology. New research, new pragmatism. *Clinical Neuroscience Research, 4,* 399–403.

Cannon, W. (1939). *The Wisdom of the Body.* New York: Norton.

Cassorla, R. (2011). What happens before and after acute enactments? An exercise in clinical validation and the broadening of hypotheses. *Int J Psychoanal, 93,* 53–80.

Cassorla, R. (2013). In search of symbolization: the analyst's task of dreaming. In H. Levine, G. Reed & D. Scarfone (Hrsg.), *Unrepresented states and the construction of meaning. Clinical and theoretical contributions.* London: Karnac.

Civitarese, G. (2008). Immersion versus interactivity and analytic field. *Int J Psychoanal, 89*(2), 279–298.

Clarkin, J., Yeomans, F. & Kernberg, O. (2001). *Psychotherapie der Borderline-Persönlichkeit. Manual zur Transference-Focused Psychotherapy.* Stuttgart: Schattauer.

Cogoy, R. (2001). Fremdheit und interkulturelle Kommunikation in der Psychotherapie. *Psyche – Z Psychoanal, 55*(4), 339–357.

Crits-Christoph, P., Barber, J. & Kurcias, J. (1993). The Accuracy of Therapists' Interpretations and the Development of the Therapeutic Alliance. *Psychotherapy Research, 42*(2), 25–35. doi: https://doi.org/10.1080/105033093123313

Crits-Christoph, P., Conolly Gibbons, M., Narducci, J. & Schamberger, M. (2005). Interpersonal Problems and the Outcome of Interpersonally Oriented Psychodynamic Treatmend of GAD. *Psychotherapy: Theory, Research, Practice, Training, 42*(2), 211–224. doi:10.1037/0033-3204.42.2.211.

Cuijpers, P., van Straten, A., Andersson, G. & van Oppen, P. (2008). Psychotherapy for depression in adults: a meta-analysis of comparative outcome studies. *J Consult Clin Psychol, 76*(6), 909–922. doi:10.1037/a0013075

Danckwardt, J. & Wegner, P. (2007). Performance as annihilation or integration? *Int J Psychoanal, 88*(5), 1117–1133.

Deserno, H. (1990). *Die Analyse und das Arbeitsbündnis.* München: Verlag Internationale Psychoanalyse.

Deserno, H. (1992). Zum funktionalen Zusammenhang von Traum und Übertragung. *Psyche – Z Psychoanal, 46*(10), 959–978.

Deserno, H. (Hrsg.). (1999). *Das Jahrhundert der Traumdeutung.* Stuttgart: Klett-Cotta.

Deserno, H. (2002). Freuds Traumdeutung und spätere Traumauffassungen. In S. Hau & W. Leuschner (Hrsg.), *Traum-Expeditionen* (S. 47–70). Tübingen: Diskord.

Deserno, H. (2007). Traumdeutung in der gegenwärtigen psychoanalytischen Therapie. *Psyche – Z Psychoanal, 61*(9/10), 913–942.

Deserno, H. (2008). Arbeitsbündnis. In W. Mertens & B. Waldvogel (Hrsg.), *Handbuch psychoanalytischer Grundbegriffe* (S. 74–80). 3. überarb. u. erw. Aufl. Stuttgart: Kohlhammer.

Devereux, G. (1967). *Angst und Methode in den Verhaltenswissenschaften.* München: Hanser.

Devereux, G. (1974). *Normal und anormal. Aufsätze zur allgemeinen Ethnopsychiatrie.* Frankfurt/M.: Suhrkamp.

Devereux, G. (1978). *Ethnopsychoanalyse. Die komplementaristische Methode in den Wissenschaften vom Menschen.* Frankfurt/M.: Suhrkamp.

Diamond, D., Clarkin, J., Levine, H., Levy, K., Foelsch, P. & Yeomans, F. (1999). Borderline Conditions and Attachment. *Psychoanal. Ing., 19*(5), 831–884.

Dilling, H. & Freyberger, H.-J. (Hrsg.). (1999). *Taschenführer zur Klassifikation psychischer Störungen. Mit Glossar und diagnostischen Kriterien. ICD-10: DCR-1 0.* Bern: Huber.

Dilling, H., Weyrer, S. & Castell, R. (1984). *Psychische Erkrankungen in der Bevölkerung.* Stuttgart: Enke.

Döll-Hentschker, S. (2008). *Die Veränderung von Träumen in psychoanalytischen Behandlungen: Affekttheorie, Affektregulierung und Traumkodierung.* Frankfurt/M.: Brandes & Apsel.

Domhoff, G. (1995). *Finding meaning in dreams. A quantitive approach.* New York: Plenum Press.

Dornes, M. (1993). *Der kompetente Säugling. Die präverbale Entwicklung des Menschen.* Frankfurt/M.: Fischer.

Dornes, M. (1997). *Die frühe Kindheit. Entwicklungspsychologie der ersten Lebensjahre.* Frankfurt/M.: Fischer.

Driessen, E., Hegelmaier, L., Abbass, A., Barber, J., Dekker, J., Van, H., Jansma, E.P. & Cuijpers, P. (2015). The efficacy of short-term psychodynamic psychotherapy for depression: A meta-analysis update. *Clin Psychol Rev., Dec. 42,* 1–15.

Drogenbeauftrage der Bundesregierung (2016). Drogen- und Suchtbericht. URL: www.drogenbeauftragte.de (22.10.2016).

Duden. (1963). *Das Herkunftswörterbuch. Die Etymologie der deutschen Sprache.* Mannheim: Dudenverlag.

Duden. (1963). *Etymologie. Herlunftswörterbuch der deutschen Sprache.* Mannheim: Dudenverlag.

Dulz, B. (2000). Über die Aktualität der Verführungstheorie. In F. Kernberg, B. Dulz & U. Sachsse (Hrsg.), *Handbuch der Borderline-Störungen* (S. 11–25). Stuttgart: Schattauer.

Ecker-Egle, M.-L. & Egle, U. (2003). Fibromyalgie. In U. Egle, S. Hoffmann, K. Lehmann & W. Nix (Hrsg.), *Handbuch Chronischer Schmerz* (S. 571–582). Stuttgart: Schattauer.

Eckstaedt, A. (1989). *Nationalsozialismus in der »2. Generation«. Psychoanalyse von Hörigkeitsverhältnissen.* Frankfurt/M.: Suhrkamp.

Ehl, M., Helbing-Tietze, B., Lücking, I., Pollmann, I., Ruff, W., Wrage, I. & Zinke, A. (2005). Ethische Prinzipien in der Psychoanalyse. *Psyche – Z Psychoanal, 59*(6), 573–586.

Ehlert-Balzer, M. (1996). Das Trauma als Objekt-Beziehung. Veränderungen der inneren Objekt Welt durch schwere Traumatisierung im Erwachsenenalter. *Forum der Psychoanalyse, 12*(4), 291–314.

Eissler, K. R. (1966). Bemerkungen zur Technik der psychoanalytischen Behandlung Pubertierender nebst einigen Überlegungen zum Problem der Perversion. *Psyche, 20*(10/11), 837–872.

Ekman, P. (2003). *Emotions Revealed: Recognizing Faces and Feelings to Improve Communication and Emotional Life.* New York: Times Books.

Ekman, P., Friesen, W. & Tomkins, S. (1974). Facial Affect Scoring Techniques. A First Validity Study. In S. Weitz (Hrsg.), *Nonverbal Communication. Readings with Commetary* (S. 34–50). New York: Oxford University Press.

Ellman, S. & Weinstein, L. (2012). When theories touch: an attempted integration and reformulation of dream theory. In P. Fonagy, H. Kächele, M. Leuzinger-Bohleber & D. Taylor (Hrsg.), *The Significance of Dreams: Bridging Clinical and Extraclinical Research in Psychoanalysis* (S. 109–126). London: Karnac.

Elzer, M. (2013). Skript Psychosomatik und Neurosenlehre. Hochschule Fulda.

Elzer, M. (2015). Der Geist der (Verhaltens-)Medizin ist leicht zu fassen. Ein kritischer Kommentar zum Verschwinden des psychodynamischen Verständnisses in der Behandlung seelisch Kranker. In S. Mentzos & A. Münch (Hrsg.), *Widerstände gegen ein psychodynamisches Verständnis der Psychosen, Forum der psychoanalytischen Psychosentherapie* (S. 125–134). Göttingen: Vandenhoeck & Ruprecht.

Elzer, M. & Gerlach, A. (Hrsg.). (2014). *Psychoanalytic Psychotherapy. A Handbook.* London: Karnac.

Elzer, M. & Gerlach, A. (2015). Konkrete Vorschläge zur Reform der psychoanalytischen Ausbildung in der DPV. *DPV-Informationen, 58*, 24–26.

Enard, M. (2016). *Kompass.* Berlin: Hanser.

Enke, H. (1965). Bipolare Gruppenpsychotherapie als Möglichkeit psychoanalytischer Arbeit in der stationären Psychotherapie. *Zeitschrift für Psychotherapie und medizinische Psychologie, 15*, 116–121.

Erdheim, M. (1982). *Die gesellschaftliche Produktion von Unbewußtheit. Eine Einführung in den ethnopsychoanalytischen Prozeß.* Frankfurt/M.: Suhrkamp.

Ermann, M. (2008). Gegenübertragung. In W. Mertens & B. Waldvogel (Hrsg.), *Handbuch psychoanalytischer Grundbegriffe* (S. 233–239). Stuttgart: Kohlhammer.

Erikson, E. (1954). The dream specimen of psychoanalysis. *Journal of the American Psychoanalytic Association, 2*, 5–56.

Erikson, E. (1966). *Identität und Lebenszyklus.* Frankfurt/M.: Suhrkamp.

Erikson, E. (1968). *Kindheit und Gesellschaft.* 3. Aufl. Stuttgart: Klett.

Ermann, M. (2014). *Der Andere in der Psychoanalyse. Die intersubjektive Wende.* Stuttgart: Kohlhammer.

Faimberg, H. (1988). The telescoping of generations. Genealogy of certain identifications. *Contem Psa, 24*, 99–118.

Fairbairn, W. (1952). Object relationships and dynamic struchture. In ders., *Psychoanalyttic studies on the personality* (S. 137–151). London: Tavistock.

Fairbairn, W. (1953). *Das Selbst und die inneren Objektbeziehungen.* Gießen: Psychosozial-Verlag.

Fast, I. (1991). *Von der Einheit zur Differenz. Psychoanalyse der Geschlechtsidentität.* Frankfurt/M.: Fischer.

Fenichel, O. (1945a). Neurotisches Ausagieren. In ders., *Aufsätze. Band II* (S. 340–349). Gießen: Psychosozial-Verlag.

Fenichel, O. (1945b). *Psychoanalytische Neurosenlehre. Bd. II.* Gießen: Psychosozial-Verlag.

Ferenczi, S. (1933). Sprachverwirrung zwischen den Erwachsenen und dem Kind. *Internationale Zeitschrift für Psychoanalyse, 19*(1–2), 5–15.

Ferenczi, S. (1967). Sprachverwirrung zwischen den Erwachsenen und dem Kind. *Psyche, 21*(4), 256–265.

Ferro, A. (1992). *Das bipersonale Feld. Konstruktivismus und Feldtheorie in der Kinderanalyse.* Gießen: Psychosozial-Verlag.

Ferro, A. (1999). *The bi-personal field.* London: Routledge.

Ferro, A. (2009). Tranformationen in Traum und Figuren im psychoanalytischen Feld. Vorüberlegungen zu den Unterschieden zwischen den theoretischen Modellen in der Psychoanalyse. *Psyche – Z Psychoanal, 63*(1), 51–80.

Ferro, A. & Basile, R. (2009). The universe of the field and its inhabitants. In A. Ferro & R. Basile (Hrsg.), *The analytic field. A clinical concept.* London: Karnac.

Ferro, A. & Civitarese, G. (2015). *The analytical field and its transformations.* London: Karnac.

Fischmann, T., Leuzinger-Bohleber, M. & Kächele, H. (2012). Traumforschung in der Psychoanalyse. Klinische Studien, Traumserien, extraklinische Forschung im Labor. *Psyche – Z Psychoanal, 66*(9–10), 833–861.

Fiss, H. (1999). Der Traumprozß. Auswirkung, Bedeutung und das Selbst. In H. Bareuther, K. Brede, M. Ebert-Saleh, K. Grünberg & S. Hau (Hrsg.), *Psychoanalytische Beiträge aus dem Sigmund-Freud-Institut 1: Traum, Affekt und Selbst* (S. 181–212). Tübingen: edition diskord.

Fonagy, P. (2003). *Bindungstheorie und Psychoanalyse.* Stuttgart: Klett-Cotta.

Fonagy, P. & Target, M. (2001). Mit der Realität spielen. Zur Doppelgesichtigkeit psychischer Realität von Borderline-Patienten. *Psyche – Z Psychoanal, 55*(9–10), 961–995.

Fonagy, P. & Target, M. (2003). *Psychoanalyse und die Psychopathologie der Entwicklung.* Stuttgart: Klett-Cotta.

Fonagy, P., Gergely, G., Jurist, E. L., J. & Target, M. (2002). *Affect Regulation, Mentalization, and the development of Self.* New York: Other Press.

Foulkes, D. (1999). *Children's Dreaming and the Development of Consciousness.* Cambridge: Harvard Universities Press.

Foulkes, S. (1974). *Gruppenanalytische Psychotherapie.* München: Verlag Internationale Psychoanalyse.

Franz, M., Lieberz, K. & Schepank, H. (Hrsg.). (2000). *Seelische Gesundheit und neurotisches Elend. Der Langzeitverlauf in der Bevölkerung.* Wien: Springer.

French, T. (1954). *The integration of behavior. Voll. II: The integrative process in dreams.* Chicago: University of Chicago Press.

Freud, A. (1968). Über Agieren. In dies., *Die Schriften der Anna Freud. Band IX.* Frankfurt/M.: Fischer.

Freud, A. (2006) [1936]. *Das Ich und die Abwehrmechanismen.* Frankfurt/M: Fischer Taschenbuch Verlag.

Freud, S. (1895b). Über die Berechtigung, von der Neurasthenie einen bestimmten Symptomkomplex als »Angst-Neurose« abzutrennen. In GW I (S. 315–342). Frankfurt/M.: Fischer.

Freud, S. (1894a). Die Abwehr-Neuropsychosen. In GW I (S. 59–74). Frankfurt/M.: Fischer.

Freud, S. (1895d). Zur Psychotherapie der Hysterie. In GW I (S. 252–312). Frankfurt/M.: Fischer.

Freud, S. (1896b). Weitere Bemerkungen über die Abwehr-Neuropsychosen. In GW I (S. 387). Frankfurt/M.: Fischer.

Freud, S. (1898a). Die Sexualität in der Ätiologie der Neurosen. In GW I (S. 491–516). Frankfurt/M.: Fischer.

Freud, S. (1900a). *Die Traumdeutung.* GW II. Frankfurt/M.: Fischer.

Freud, S. (1905d). *Drei Abhandlungen zur Sexualtheorie.* In GW V (S. 33–143). Frankfurt/M.: Fischer.

Freud, S. (1905e). Bruchstück einer Hysterie-Analyse. In GW V (S. 161–286). Frankfurt/M.: Fischer.

Freud, S. (1906a). Meine Ansichten über die Rolle der Sexualität in der Ätiologie der Neurosen. In GW V (S. 149–159). Frankfurt/M.: Fischer.

Freud, S. (1908b). Charakter und Analerotik. In GW VII (S. 203–220). Frankfurt/M.: Fischer.

Freud, S. (1909b). Analyse der Phobie eines fünfjährigen Knaben. Frankfurt/M.: Fischer.

Freud, S. (1909d). Bemerkungen über einen Fall von Zwangsneurose. In GW VII (S. 381–383). Frankfurt/M.: Fischer.

Freud, S. (1910k). Über »wilde« Psychoanalyse. In GW VIII (S. 118–125). Frankfurt/M.: Fischer.

Freud, S. (1910d). Die zukünftge Chance der psychoanalytischen Therapie. In GW VIII (S. 104–115). Frankfurt/M.: Fischer.

Freud, S. (1911b). Formulierungen über die zwei Prinzipien des psychischen Geschehens. In GW VIII (S. 229–238). Frankfurt/M.: Fischer.

Freud, S. (1911c). Psychoanalytische Bemerkungen über einen autobiographisch beschriebenen Fall von Paranoia (Dementia paranoides). In GW VIII (S. 239–316). Frankfurt/M.: Fischer.

Freud, S. (1912b). Zur Dynamik der Übertragung. In GW VIII. (S. 364–374). Frankfurt/M.: Fischer.

Freud, S. (1912e). Ratschläge für den Arzt bei der psychoanalytischen Behandlung. In GW VIII (S. 376–387). Frankfurt/M.: Fischer.

Freud, S. (1913c). Zur Einleitung der Behandlung. In GW VIII (S. 454–478). Frankfurt/M.: Fischer.

Freud, S. (1913i). Die Disposition zur Zwangsneurose. In GW VIII (S. 442–452). Frankfurt/M.: Fischer.

Freud, S. (1914c). Zur Einführung des Narzißmus. In GW X (S. 137–170). Frankfurt/M.: Fischer.

Freud, S. (1914g). Erinnern, Wiederholen und Durcharbeiten. In GW X (S. 126–136). Frankfurt/M.: Fischer.

Freud, S. (1915a). Bemerkungen über die Übertragungsliebe. In GW X (S. 306–321).

Freud, S. (1915b). Zeitgemäßes über Krieg und Tod. In GW X (S. 324–355). Frankfurt/M.: Fischer.

Freud, S. (1915c). Triebe und Triebschicksale. In GW X (S. 210–232). Frankfurt/M.: Fischer.

Freud, S. (1915e). Das Unbewusste. In GW X (S. 264–303). Frankfurt/M.: Fischer.

Freud, S. (1916d). Einige Charaktertypen aus der psychoanalytischen Arbeit. In GW X (S. 364–391). Frankfurt/M.: Fischer.

Freud, S. (1916–17a) [1915–17]. *Vorlesungen zur Einführung in die Psychoanalyse.* GW XI. Frankfurt/M.: Fischer.
Freud, S. (1916–1917g). Trauer und Melancholie. In GW X (S. 428–446). Frankfurt/M.: Fischer.
Freud, S. (1918b). Aus der Geschichte einer infantile Neurose. In GW XII (S. 27–157). Frankfurt/M.: Fischer.
Freud, S. (1919a). Wege der psychoanalytischen Therapie. In GW XII (S. 183–194). Frankfurt/M.: Fischer.
Freud, S. (1920g). *Jenseits des Lustprinzips.* In GW XIII (S. 1–69). Frankfurt/M.: Fischer.
Freud, Sigmund (1921c). *Massenpsychologie und Ich-Analyse.* In GW XIII (S. 71–161). Frankfurt/M.: Fischer.
Freud, S. (1923a). »Psychoanalyse« und »Libidotheorie«. In GW XIII (S. 211–233). Frankfurt/M.: Fischer.
Freud, S. (1923b). *Das Ich und das Es.* Frankfurt/M.: Fischer.
Freud, S. (1923c). Bemerkungen zur Theorie und Praxis der Traumdeutung. In GW XIII (S. 301–314).
Freud, S. (1923e). Die infantile Genitalorganisation. In GW XIII (S. 293–298).
Freud, S. (1924b). Neurose und Psychose. In GW XIII (S. 387–391). Frankfurt/M.: Fischer.
Freud, S. (1926d). *Hemmung, Symptom und Angst.* In GW XIV (S. 111–205). Frankfurt/M.: Fischer.
Freud, S. (1924d). Der Untergang des Ödipuskomplexes. GW XIII (S. 395–402). Frankfurt/M.: Fischer.
Freud, S. (1933a). *Neue Folge der Vorlesungen in die Psychoanalyse.* GW XV. Frankfurt/M.: Fischer.
Freud, S. (1937c). Die endliche und die unendliche Analyse. In GW XVI (S. 59–99). Frankfurt/M.: Fischer.
Freud, S. (1940a). Abriss der Psychoanalyse. In GW XVII (S. 63–123). Frankfurt/M.: Fischer.
Freud, S. (1991). Wir und der Tod. *Psyche – Z Psychoanal, 45*(2), 132–142.
Freud, S. & Breuer, J. (1893a). Über den psychischen Mechanismus hysterischer Phänomene: Vorläufige Mitteilung. In GW I (S. 81–98). Frankfurt/M.: Fischer.
Freud, S. & Breuer, J. (1895d) [1893–95]. *Studien über Hysterie.* In GW I (S. 75–312). Frankfurt/M.: Fischer.
Freudenberger, H. (1974). Staff Burn-Out. *Journal of Social Issues, 30*(1), 159–165.
Friederich, H.-C., Herzog, W., Wild, B. & Schauenburg, H. (2013). Fokale Psychodynamische Psychotherapie der Anorexia Nervosa. *Psychotherapie im Dialog, 14*(4), 36–40.
Gabel, S. (1991). Monitoring the state of the self in dreams. *Psychoanal Contemporary Thought, 14*(3), 425–451.
Gemeinsamer Bundesausschuss. (2017). Psychotherapie-Richtlinie. In M. Dieckmann, A. Dahm & M. Neher (Hrsg.), *Faber-Haarstricke. Kommentar Psychotherapie-Richtlinien* (S. 103–122). 11. Aufl. München: Elsevier.
Gergely, G., Fonagy, P. & Target, M. (2003). Bindung, Mentalisierung und die Ätiologie der Borderline-Persönlichkeitsstörung. In P. Fonagy & M. Target, *Frühe Bindung und psychische Entwicklung* (S. 219–232). Gießen: Psychosozial-Verlag.
Gerlach, A. (1985). *Psychosoziale Abwehr in der psychoanalytischen Gruppentherapie.* Frankfurt/M.: Peter Lang.
Gerlach, A. (1995). Kastrationsangst und oraler Neid in der eigenen und fremden Kultur. *Psyche, 49*(9/10), 965–988.
Gerlach, A. (2010). Großgruppenidentität und psychosoziale Abwehr. Arbeiten mit dem ethnischen Unbewussten. *Forum Psychoanal, 26*(3), 241–254.
Gerlach, A. & Haag, A. (2000). Trennungstraumata in der chinesischen Kulturrevolution. In A. Gerlach, *Die Tigerkuh. Ethnopsychoanalytische Erkundungen* (S. 123–137). Gießen: Psychosozial-Verlag.
Gerlach, A. & Zepf, S. (2013). Kommentar zu Kernbergs Aufsatz »Suicide Prevention for Psychoanalytic Institutes and Societies«. *Gruppenpsychother. Gruppendynamik, 49*(1), 20–35.
Gibeault, A. (2004). Travailler avec les psychotiques: Stratégie thérapeutique et tactique interprétative dans la psychose. 3ème Conférence Annuelle de la F. E. P. Helsinki. Vortrag.
Gill, M., Newman, R. & Redlich, F. (1954). *The initial interview in psychiatric practice.* New York: Int. Univ. Press.
Glover, E. (1932). On the Aetiology of Drug-Addiction. *Int. Journal of Psychoanalysis, 13*, 298–328.
Green, A. (2011). *Die tote Mutter.* Gießen: Psychosozial-Verlag.
Greenacre, P. (1968). The psychoanalytic process, transference, and acting out. *Int J Psychoanal, 49*, 211–218.
Greenberg, J. & Mitchell, S. (1983). *Object relations in psychoanalytic theory.* Cambridge: Harvard University Press.
Greenson, R. (1966). Comment on Dr Limentani's paper. *Int J Psychoanal, 47*, 282–285.
Greenson, R. (1967a). *Technik und Praxis der Psychoanalyse. Band 1.* Stuttgart: Klett-Cotta.
Greenson, R. (1967b). *The Technique and Practice of Psychoanalysis Vol. I.* New York: Int. Universities Press, Inc.
Greenson, R. (1970). The exceptional position of the dream in psychoanalytic practice. *Psychoanal. Q, 39*, 519–549.
Greenson, R. (1981). *Technik und Praxis der Psychoanalyse.* Stuttgart: Klett-Cotta.
Greenson, R. (1982). Die Muttersprache und die Mutter. In ders., *Psychoanalytische Erkundungen* (S. 13–24). Stuttgart: Klett-Cotta.
Habermas, J. (1983). *Moralbewusstsein und kommunikatives Handeln.* Frankfurt/M.: Suhrkamp.
Hallschmid, M. & Born, J. (2006). Der Schlaf der Vernunft gebiert Wissen. In M. Wiegand, F. von Spreti & H. Förstl (Hrsg.), *Schlaf & Traum* (S. 75–106). Stuttgart: Schattauer.

Hampton, J., Harrison, M., Mitchell, M. & Prichard, J. (1975). Relative contributions of history-taking, physical examination, and laboratory investigation to diagnosis and management of medical outpatients. *Br Med J, 31*(2), 486–489.

Hartmann, E. (1995). Making connections in a safe place: Is dreaming psychotherapy? *Dreaming, 5*(4), 213–228.

Hartmann, E. (1999). Träumen kontextualisiert Emotionen. Eine neue Theorie über das Wesen und die Funktionen des Träumens. In H. Bareuther, K. Brede, M. Ebert-Saleh, K. Grünberg & S. Hau (Hrsg.), *Traum, Affekt und Selbst* (S. 115–157). Tübingen: edition diskord.

Hartmann, E. (2011). *The nature and functions of dreaming.* Oxford: Oxford University Press.

Hartung, T., Hinz, E. & Schäfer, D. (2016). *Wie viel Richtlinie verträgt die Psychoanalyse? Eine kritische Bilanz nach 50 Jahren Richtlinien-Psychotherapie.* Gießen: Psychosozial-Verlag.

Hau, S. (2004). Psychoanalytic dream theories – new developments and clinical implications. Vortrag auf dem China Annual Meeting for Psychoanalysis, Shanghai, 1.–3. September 2004.

Hau, S. (2009). *Unsichtbares sichtbar machen. Forschungsprobleme in der Psychoanalyse.* 2. Aufl. Göttingen: Vandenhoeck & Ruprecht.

Haubl, R. (2008). Gruppe. In W. Mertens & B. Waldvogel, *Handbuch Psychoanalytischer Grundbegriffe* (S. 271–275). 3. überarb. u. erw. Aufl. Stuttgart: Kohlhammer.

Heigl-Evers, A. & Heigl, F. (1975). Gruppentherapie: interaktionell – tiefenpsychologisch fundiert (analytisch orientiert) – psychoanalytisch. *Grpsych. Grdyn., 8,* 132–157.

Heigl-Evers, A. & Heigl, F. (1979). Die psychosozialen Komrpromißbildungen als Umschaltstellen innerseelischer und zwischenmenschlicher Beziehungen. *Grpsych. Grdyn., 12,* 310–325.

Heimann, P. (1950). On Counter-transference. *International Journal of Psycho-analysis, 31,* 81–84.

Heimann, P. (1996). Über die Gegenübertragung. *Forum der Psychoanalyse, 12*(2), 179–184.

Henseler, H. (1973). Die Entwicklung der menschlichen Sexualität. In D. Ohlmeier (Hrsg.), *Psychoanalytische Entwicklungspsychologie* (S. 69–84). Freiburg: Rombach.

Henseler, H. (1974). *Narzißtische Krisen. Zur Psychodynamik des Selbstmordes.* Reinbek: rororo.

Herold, R. & Weiß, H. (2008). Übertragung. In W. Mertens & B. Waldvogel (Hrsg.), *Handbuch psychoanalytischer Grundbegriffe* (S. 799–811). Stuttgart: Kohlhammer.

Herrmann, A. (2016). Behandlungsfehler und Fehlerkultur in der psychoanalytischen Praxis. *Psyche – Z Psychoanal, 70*(7), 585–617.

Hinz, H. (2014). Objektbeziehung, Objektbeziehungstheorie. In W. Mertens (Hrsg.), *Handbuch psychoanalytischer Grundbegriffe* (S. 643–650). Stuttgart: Kohlhammer.

Hobson, A. (2009). REM sleep and dreaming: towards a theory of protoconschiousness. *Nature Reviews, 10*(11), 803–813.

Hobson, A. & McCarley, R. (1977). The brain as a dream-state generator. *Am J Psychiatr, 134*(12), 1335–1348.

Hochheimer, W. (1953). Zur Analyse des therapeutischen Feldes. *Psyche – Z Psychoanal, 11,* 648–675.

Hoffmann, I. (1994). Dialectical thinking and therapeutic action in the psychoanalytic process. *Psychoanal Q, 63,* 187–219.

Hoffmann, S. (1979). *Charakter und Neurose.* Frankfurt/M.: Suhrkamp.

Hoffmann, S. & Hochapfel, G. (1999). *Neurosenlehre, Psychotherapie und Psychotherapeutische Medizin.* 6. Aufl. Stuttgart: Schattauer.

Hoffmann, S. & Hochapfel, G. (2004). *Neurotische Störungen und Psychosomatische Medizin.* 7. Aufl. Stuttgart: Schattauer.

Hoffmann, S. & Hochapfel, G. (Hrsg.). (2009). *Neurotische Störungen und Psychosomatische Medizin.* Stuttgart: Schattauer.

Horney, K. (1930). Die Einrichtungen der Lehranstalt (mit Anhang: Richtlinien für die Lehrtätigkeit des Institutes). In Deutsche Psychoanalytische Gesellschaft (Hrsg.), *10 Jahre Berliner Psychoanalytisches Institut* (S. 48–52). Wien: Internationaler Psychoanalytischer Verlag.

Huber, D., Zimmermann, J., Henrich, G. & Klug, G. (2012). Comparison of cognitive-behaviour therapy with psychoanalytic and psychodynamic therapy for depressed patients – A three-year follow-up study. *Z Psychosom Med Psychother, 58*(3), 299–316.

Hübner, W. (2009). Notwendige Regelverletzungen. Der Analytiker als Vermittler zwischen der Welt der inneren und der Welt der äußeren Objekte. *Psyche – Z Psychoanal, 63*(1), 22–47.

Ivey, G. (2008). Enactment controversies: A critical review of current debates. *Int J Psychoanal, 89*(1), 19–38.

Jacobs, T. (1986). On countertransference enactments. *J Am Psychoanal Assoc, 34,* 289–307.

Jacobson, E. (1973). *Das Selbst und die Welt der Objekte.* Frankfurt/M.: Suhrkamp.

Jacobson, E. (1977). *Depression.* Frankfurt/M.: Suhrkamp.

Jaenicke, C. (2014a). Die Entstehung und Entwicklung der Intersubjektivitätstheorie. In P. Potthoff & S. Wollnik (Hrsg.), *Die Begegnung der Subjekte. Die intersubjektv-relationale Perspektive in Psychoanalyse und Psychotherapie* (S. 63–78). Gießen: Psychosozial-Verlag.

Jaenicke, C. (2014b). *Die Suche nach Bezogenheit. Eine intersubjektiv-systemische Sicht auf therapeutische Interaktion.* Frankfurt/M.: Brandes & Apsel.

Janssen, P. (1987). *Psychoanalytische Therapie in der Klinik.* Stuttgart: Klett-Cotta.

Joseph, B. (1989). *Psychisches Gleichgewicht und psychische Veränderung.* Stuttgart: Klett-Cotta.

Kapfhammer, H.-P. (2012). Trauma und Psychose, Teil I. *Neuropsychiatrie, 26*(4), 171–178.

Kapfhammer, H.-P. (2013). Trauma und Psychose, Teil II. *Neuropsychiatrie, 27*(1), 21–37.

Karstens, R. (1973). Erwachsenenalter und Beruf in psychoanalytisch-entwicklungspsychologischer Sicht. In D. Ohlmeier (Hrsg.), *Psychoanalytische Entwicklungspsychologie* (S. 107–132). Freiburg: Rombach.

Keefe, J., McCarthy, K., Dinger, U., Zilcha-Mano, S. & Barber, J. (2014). A meta-analytic review of psychodynamic therapies for anxiety disorders. *Clin Psychol Rev, 34*(4), 309–323. doi:10.1016/j.cpr.2014.03.004.

Kern, J. (1987). Transference Neurosis as a Waking Dream. Notes on a Clinical Enigma. *Journal of the American Psychoanalytic Association, 35*, 337–366.

Kernberg, O. (1976). *Objektbeziehungen und Praxis der Psychoanalyse.* Stuttgart: Klett-Cotta.

Kernberg, O. (1981). Structural interviewing. *Psychiatric Clin North Am, 4*, 165–195.

Kernberg, H. (1983). *Borderline-Störungen und pathologischer Narzißmus.* Frankfurt/M.: Suhrkamp.

Kernberg, O. (1985). *Objektbeziehungen und Praxis der Psychoanalyse.* Stuttgart: Klett-Cotta.

Kernberg, O. (1988a). Probleme mit der Übertragung bei schweren Charakterpathologien – ich-psychologische und objektbeziehungs-theoretische Aspekte. In P. Kutter (Hrsg.), *Die psychoanalytische Haltung* (S. 305–330). München, Wien: Verlag Internationale Psychoanalyse.

Kernberg, O. (1988b). *Schwere Persönlichkeitsstörungen. Theorie, Diagnose, Behandlungsstrategien.* Stuttgart: Klett-Cotta.

Kernberg, O. (2010). Psychoanalytic Supervision: The Supervisor's Tasks. *Psychoanalytic Quarterly, 79*(3), 603–627.

Kestenberg, J. (1989). Neue Gedanken zur Transposition. *Jb Psychoanal, 24*, 163–189.

Khan, M. (1962). Dream psychology and the evolution of the psychoanalytic situation. *The International Journal of Psycho-Analysis, 43*, 21–31.

Khan, M. (1963). The concept of cumulative trauma. *Psychoanalytic Study of the Child, 18*, 286–306.

Khan, M. (1976), The changing use of dreams in psychoanalytic practice. In search of the dreaming experience. *Int J Psychoanal, 57*(3), 325–330.

Kihlbom, M. (2012). *Krippenbetreuung in Schweden: Erfahrungen und Diskussion.* URL: http://www.psychoanalyse-aktuell.de/artikel/detail/news/krippenbetreuung-in-schweden-erfahrungen-und-diskussion (30.10.2017).

Kirsch, I., Deacon, B., Huedo-Medina, T., Scoboria, A., Moore, T. & Johnson, B. (2008). *Initial Severity and Antidepressant Benefits: A Meta-Analysis of Data Submitted to the Food and Drug Administration.* doi: https://doi.org/10.1371/journal.pmed.0050045

Klein, M. (1972a). Bemerkungen über einige schizoide Mechanismen. In dies., *Das Seelenleben des Kleinkindes und andere Beiträge zur Psychoanalyse* (S. 101–125). Reinbek: Rowohlt.

Klein, M. (1972b). *Das Seelenleben des Kleinkindes und andere Beiträge zur Psychoanalyse.* Reinbek bei Hamburg: rororo studium.

Klüwer, R. (1983). Agieren und Mitagieren. *Psyche, 49*(9), 828–840.

Knijnik, D., Kapczinski, F., Chachmovich, E., Margis, R. & Eizirik, C. (2004). Psychodynamic group treatment for generalized social phobia. *Rev Bras Psiquiatr, 26*(2), 77–81.

Kohut, H. (1976). *Narzißmus. Eine Theorie der psychoanalytischen Behandlung.* Frankfurt/M.: Suhrkamp Taschenbuch Wissenschaft.

Kohut, H. (1977). *Die Heilung des Selbst.* Frankfurt/M.: Suhrkamp.

Kohut, H. (1981). *Die Heilung des Selbst.* Frankfurt/M.: Suhrkamp Taschenbuch Wissenschaft.

König, K. (2014). Charakterneurose. In W. Mertens (Hrsg.), *Handbuch psychoanalytischer Grundbegriffe* (S. 143–148). 4 Aufl. München: Kohlhammer.

König, R. (1982). Über einige ethno-soziologische Aspekte des Drogenkonsums in der Alten und Neuen Welt. In G. Völger & K. Welck (Hrsg.), *Rausch und Realität* (S. 26–26). Reinbek: Rowohlt Taschenbuch Verlag.

Körner, J. (2008). Regression – Progression. In W. Mertens & B. Waldvogel (Hrsg.), *Handbuch psychoanalytischer Grundbegriffe* (S. 633–639). Stuttgart: Kohlhammer.

Kottje-Birnbacher, L. & Birnbacher, D. (1995). Ethische Aspekte der Psychotherapie und Konsequenzen für die Therapieausbildung. *Psychotherapeut, 40*, 59–68.

Kramer, M. (1993). The selective mood regulatory function of dreaming: an update and revision. In A. Moffit, M. Kramer & R. Hoffmann (Hrsg.), *The functions of dreaming* (S. 139–164). Albany: State University of New York Press.

Kramer, M. (2007). *The dream experience.* New York: Routledge.

Krueger, D. (1997). Food as selfobject in eating disorder patients. *Psychoanalytic Review, 84*(4), 617–624.

Krystal, H. & Raskin, H. (1970). *Drug Dependence.* Detroit, MI: Wayne State University Press.

Kübler-Ross, E. (1971). *Interviews mit Sterbenden.* Stuttgart: Kreuz.

Küchenhoff, J. (1998). *Teilstationäre Psychotherapie. Theorie und Praxis.* Stuttgart: Schattauer.

Küchenhoff, J. (2012). *Psychose.* Gießen: Psychosozial-Verlag.

Küchenhoff, J. (Hrsg.). (2016). *Psychoanalyse und Psychopharmakologie. Grundlagen, Klinik, Forschung.* Stuttgart: Kohlhammer.

Küchenhoff, J. (2017). Die Analyse der therapeutischen Beziehung und die Psychopharmakotherapie. In J. Küchenhoff (Hrsg.), *Psychoanalyse und Psychopharmakologie* (S. 13–33). Stuttgart: Kohlhammer.

Küchenhoff, J., Prause, K. & Schulz, G. (2017). Engagenement und Respekt. Psychotherapeutische Haltung und Erziehungsarbeit in der Psychotherapie mit psychotisch erlebenden Menschen. *Psyche Z Psychoanal*, 71(1), 60–81.

Kutter, P. & Müller, T. (2008). *Psychoanalyse.* Stuttgart: Klett-Cotta.

Lacan, J. (1953). Funktion und Feld des Sprechens und der Sprache in der Psychoanalyse. In ders, *Band I* (S. 71–169). Berlin/Weinheim: Quadriga.

Lacan, J. (1962/1963). *Das Seminar. Buch X. Die Angst.* Wien: Turia + Kant.

Lacan, J. (1966). *Schriften. Band I.* Berlin/Weinheim: Quadriga.

Laimböck, A. (2011). *Das psychoanalytische Erstgespräch.* Frankfurt/M.: Brandes & Apsel.

Landis, E. A. (2001). *Logik der Krankheitsbilder.* Gießen: Psychosozial-Verlag.

Lang, H. (2015). *Der gehemmte Rebell. Struktur, Psychodynamik und Therapie von Menschen mit Zwangsstörungen.* Stuttgart: Klett-Cotta.

Langer, S. (1954). *Philosophy in a New Key: A Study in Symbolism of Reason, Rite and Art.* 6. Aufl. Cambridge: New American Library.

Laplanche, J. (1988). *Die allgemeine Verführungstheorie.* Tübingen: Edition diskord.

Laplache, J. & Pontalis, J.-B. (1972). *Das Vokabular der Psychoanalyse.* Frankfurt/M.: Suhrkamp.

Laufer, M. & Laufer, M. (1989). *Adoleszenz und Entwicklungskrise.* Stuttgart: Klett-Cotta.

Leichsenring, F. (2001). Comparative effects of short-term psychodynamic psychotherapy and cognitive-behavioral therapy in depression. A meta-analystic approach. *Clinical Psychology Review, 21*(3), 401–419.

Leichsenring, F. (2002). Zur Wirksamkeit tiefenpsychologisch fundierter und psychodynamischer Therapie. Eine Übersicht unter Berücksichtigung von Kriterien der Evidence-Based Medicine. *Z Psychosom Med Psychother, 48*(2), 139–162.

Leichsenring, F. & Rabung, S. (2008). The effectiveness of long-term psychodynamic psychotherapy: a meta-analysis. *Journal of the American Medical Association (JAMA), 300*(13), 1551–1564.

Leichsenring, F. & Rabung, S. (2013). Zur Kontroverse um die Wirksamkeit psychodynamischer Therapie. *Zeitschrift für Psychosomatische Medizin und Psychotherapie, 59*(1), 13–32.

Leichsenring, F., Salzer, S., Beutel, M., Herpertz, S., Hiller, W., Hoyer, J., Huesing, J., Joraschky P., Nolting, B., Poehlmann, K., Ritter, V., Stangier, U., Strauss, B., Stuhldreher, N., Tefikow, S., Teismann, T., Willutzki, U., Wiltink, J. & Leibing, E. (2013). Psychodynamic therapy and cognitive-behavioral therapy in social anxiety disorder: a multicenter randomized controlled trial. *American Journal of Psychiatry, 170*(7), 759–767.

Leichsenring, F., Salzer, S., Beutel, M., Herpetz, S., Hiller, W., Hoyer, J., Huesing, J., Joraschky, P., Nolting, B., Poehlmann, K., Ritter, V., Stangier, U., Strauss, B., Tefikow, S., Teismann, T., Willutzki, U., Wiltink, J. & Leibing, E. (2014). Long-term effects of psychodynamic therapy and cognitive-behavioral therapy in social anxiety disorder. *American Journal of Psychiatry, 171*(10), 1074–1082.

Leichsring, F., Salzer, S., Jager, U., Kächele, U., Kreische, R., Leweke, F., Rüger, U., Winkelbach, C., Leibing, E. & Leibing, C. (2009). Short-term psychodynamic psychotherapy and cognitive-behavioral therapy in generalized anxiety disorder: a randomized controlled trial. *American Journal of Psychiatry, 166*(8), 875–881.

Leichsenring, F. & Steinert, E. (2017). Short-term psychodynamic therapy for obsessive-compulsive disorder: A manual-guided approach to treating the »inhibited rebel«. *Bull Menninger Clin, 81*(4), 341–389. doi: 10.1521/bumc_2017_81_07.

Lempa, G. (2001a). Der psychotische Konflikt. In M. Wolf (Hrsg.), *Selbst, Objekt und der Grundkonflikt* (S. 55–65). Frankfurt/M.: Brandes & Apsel.

Lempa, G. (2001b). Einzeltherapie. Desymbolisierung, Versprachlichung – Modifikation der Behandlungstechnik auf Grund des schizophrenen Dilemmas. In F. Schwarz & C. Maier (Hrsg.), *Psychotherapie der Psychosen* (S. 110–117). Stuttgart: Thieme.

Lempa, G., von Haebler, D. & Montag, C. (2016). *Psychodynamische Psychotherapie der Schizophrenen.* Gießen: Psychosozial-Verlag.

Leuzinger-Bohleber, M. (1987). *Veränderungen kognitiver Prozesse in Psychoanalysen. Bd. 1: Eine hypothesengenerierende Einzelfallstudie.* Ulm: PSZ Verlag.

Leuzinger-Bohleber, M. (1989). *Veränderungen kognitiver Prozesse n Psychoanalysen. Bd 2: Fünf aggregierte Einzelfallstudien.* Berlin: Springer.

Leuzinger-Bohleber, M. (2002). Traum und Gedächtnis – Psychoanalyse und Cognitive Science im Dialog. In S. Hau, W. Leuschner & H. Deserno (Hrsg.), *Traum-Expeditionen* (S. 165–182). Tübingen: Diskord.

Leuzinger-Bohleber, M. (2017). Embodiment und die Annäherung an das Nicht-Repräsentierte. In M. Leuzinger-Bohleber, S. Arnold & M. Solms (Hrsg.), *Das Unbewusste. Die Brücke zwischen Psychoanalyse und Neurowissenschaften* (S. 163–195). Göttingen: Vandenhoeck & Ruprecht.

Leuzinger-Bohleber, M., Kallenbach, L. & Schoett, M. (2016). Pluralistic approaches to the study of process and outcome in psychoanalysis. The LAC depression study: a case in point. *Psychoanalytic Psychotherapy, 30*(1), 4–22.

Levenson, E. (2006). Response to John Steiner. *Int J Psychoanal*, 321–324.

Levine, H., Reed, G. & Scarfone, D. (Hrsg.). (2013). *Unrepresented states and the construction of meaning. Clinical and theoretical contributions.* London: Karnac.

Levinson, N. (2003). Panel on »Acting out and/or enactment«. *Int J Psychoanal, 84*(1), 151–155.

Levi-Strauss, C. (1949). *Die elementaren Strukturen der Verwandtschaft.* Frankfurt/M.: Suhrkamp.

Levy, R. & Ablon, S. (Hrsg.). (2009). *Handbook of Evidence-based Psychodynamic Psychotherapy.* New York: Springer.

Lewin, B. (1948). Interferences from the Dream Screen. *International Journal of Psychoanalysis, 29*, 224–231.

Lewin, B. (1953). Reconsideration of the Dream Screen. *Psychoanalytic Quarterly, 22*, 174–199.

Lewin, B. (1999). Traumpsychologie und die analytische Situation. In H. Deserno (Hrsg.), *Das Jahrhundert der Traumdeutung* (S. 113–139). Stuttgart: Klett-Cotta.

Lewin, K. (1936). *Grundlagen der topologischen Psychologie.* Bern: Huber.

Lidz, T. (1974). *Das Menschliche Leben. Die Entwicklung Der Persönlichkeit Im Lebenszyklus.* Frankfurt/M.: Suhrkamp.

Löcherbach, P. (2000). *Indikatoren zur Ermittlung des ambulanten psychotherapeutischen Versorgungsbedarfs.* [Schriftenreihe des Bundesministeriums für Gesundheit, Bd. 125.] Baden-Baden: Nomos.

Lorenzer, A. (1970). *Sprachzerstörung und Rekonstruktion. Vorarbeiten zu einer Metatheorie der Psychoanalyse.* Frankfurt/M.: Suhrkamp.

Lorenzer, A. (1972). *Zur Begründung einer materialistischen Sozialisationstheorie.* Frankfurt/M.: Suhrkamp.

Lown, B. (1996). *The Loss of Healing.* New York: Houghton Miffin.

Mahler, M. (1979). *Symbiose und Individuation.* Stuttgart: Klett-Cotta.

Mahler, M., Pine, F. & Bergman, A. (1978). *Die psychische Geburt des Menschen. Symbiose und Individuation.* Frankfurt/M.: Fischer.

Maier, C. (2006). Übertragungspsychose. Ein Beitrag zur Begriffsbestimmung. *Psyche Z Psychoanal, 60*(4), 291–318.

Mann, T. (1991) [1924]. *Der Zauberberg.* Frankfurt/M.: Fischer

Marty, P. & de M'Uzan, M. (1963). La pensée opératoire. *Rev Franc Psychoanal, 27*, 345–356.

McLaughlin, J. (1991). Clinical and theoretical aspects of enactment. *JAPA, 39*, 551–614.

Meltzer, D. (1984). *Dreamlife. A re-examination of the psycho-analytical theory and technique.* Pertshire: The Clunie Press.

Mentzos, S. (1976). *Interpersonale und institutionalisierte Abwehr.* Frankfurt/M.: Suhrkamp.

Mentzos, S. (1980). *Hysterie. Zur Psychodynamik unbewusster Inszenierungen.* München: Kindler.

Mentzos, S. (1987). *Neurotische Konfliktverarbeitung.* Frankfurt/M.: Fischer.

Mentzos, S. (1991). *Psychodynamische Modelle in der Psychiatrie.* Göttingen: Vandenhoeck & Ruprecht.

Mentzos, S. (1993). *Psychodynamische Modelle in der Psychiatrie.* Göttingen: Vandenhoeck & Ruprecht.

Mentzos, S. (1995). *Depression und Manie. Psychodynamik und Therapie affektiver Störungen.* Göttingen: Vandenhoeck & Ruprecht.

Mentzos, S. (2001). Der bipolare Mensch und sein Dilemma. In M. Wolf (Hrsg.), *Selbst, Objekt und der Grundkonflikt.* Frankfurt/M.: Brandes & Apsel.

Mentzos, S. (2006). Das Unbewußte in der Psychose. In M. Buchholz & G. Gödde (Hrsg.), *Das Unbewußte Bd. 3: Das Unbewußte in der Praxis. Erfahrungen verschiedener Professionen.* Gießen: Psychosozial-Verlag.

Mentzos, S. (2009). *Lehrbuch der Psychodynamik. Die Funktion der Dysfunktionalität psychischer Störungen.* Göttingen: Vandenhoeck & Ruprecht.

Merkle, W. (2014). Theory and Practice of inpatient psychoanalytic psychotherapy. In M. Elzer & A. Gerlach (Hrsg.), *Psychoanalytic Psychotherapy. A Handbook* (S 271–278). London: Karnac.

Merleau-Ponty, M. (1973). *Vorlesungen I.* Berlin/New York: de Gruyter.

Mertens, W. (2001). Was bleibt von Freuds Traumpsychologie? *Z für Psychoanal Theorie und Praxis, 16*(2), 123–148.

Mertens, W. (2011). *Psychoanalytische Schulen im Gespräch. Band 2: Selbstpsychologie, Post-Selbstpsychologie, relationale und intersubjektive Kritik.* Bern: Huber.

Milch, W. & Hartmann, H.-P. (2004). Selbstpsychologie. In W. Mertens (Hrsg.), *Handbuch psychoanalytischer Grundbegriffe* (S. 868–873). Stuttgart: Kohlhammer.

Milrod, B., Leon, A., Busch, F., Rudden, M., Schwalberg, M., Clarkin, J., Aronson, A., Singer, M., Turchin, W., Klass, E.T., Graf, E., Teres, J. J. & Shear, M. (2007). A randomized controlled clinical trial of psychoanalytic psychotherapy for panic disorder. *Am J Psychiatry, 164*(2), 307–389.

Milrod, B., Leon, A., Busch, F., Rudden, M., Schwalberg, M., McCarthy, K., Gross, C., Sharpless, B.A., Leon, A.C. & Barber, J. (2015). Psychotherapies for panic disorder: a tale of two sites. *J Clin Psychiatry, 77*(7), 927–935. doi:10.4088/JCP.14m09507

Mitscherlich, A. (1967). Bedingungen der Chronifizierung psychosomatischer Krankheiten. Die zweiphasige Abwehr. In dies. (Hrsg.), *Krankheit als Konflikt. Studien zur psychosomatischen Medizin 2* (S. 42–54). Frankfurt/M.: Suhrkamp.

Money-Kyrle, R. (1978). *The Collected Papers of Roger Money-Kyrle.* Clunie Press.

Morgenthaler, F. (1974). Die Stellung der Perversionen in Metapsychologie und Technik. *Psyche – Z Psychoanal, 28*(12), 1077–1098.

Morgenthaler, F. (1986). *Der Traum.* Frankfurt/M.: Fischer Taschenbuch.

Morgenthaler, F. (2004). *Homosexualität, Heterosexualität, Perversion.* Gießen: Psychosozial-Verlag.

Moser, U. (1991). Vom Umgang mit Labyrinthen. Praxis und Forschung in der Psychoanalyse – eine Bilanz. *Psyche – Z Psychoanal, 45*(4), 315–334.

Moser, U. (2003a). Traumtheorien und Traumkultur in der psychoanalytischen Praxis (Teil I). *Psyche – Z Psychoanal, 57*(7), 639–657.

Moser, U. (2003b). Traumtheorien und Traumkultur in der psychoanalytischen Praxis (Teil II). *Psyche – Z Psychoanal, 57*(8), 729–750.

Moser, U. & von Zeppelin, I. (1996). *Der geträumte Traum. Wie Träume entstehen und sich verändern.* Stuttgart: Kohlhammer.

Müller, T. (2009). Die psychotische Transformation der Persönlichkeit. *Psyche – Z Psychoanal, 63*(8), 748–772.

Müller, T. (2014). Rahmen, Setting. In W. Mertens (Hrsg.), *Handbuch psychoanalytischer Grundbegriffe* (S. 790–798). 4. Aufl. Stuttgart: Kohlhammer.

Niedecken, D. (2016). Feld und Szene. *Jb Psychoanal, 72*, 211–237.

Niederland, W. (1980). *Folgen der Verfolgung: Das Überlebenden-Syndrom.* Frankfurt/M.: Suhrkamp.

Nielsen, T. (2000). A review of mentation in REM and NREM sleep: »Covert« REM sleep as a possible reconciliation of two opposing models. *Behavioral and Brain Sciences, 23*(6), 793–1121.

Nix, W. & van Houdenhove, B. (2003). Komplexes regionales Schmerzsyndrom. In U. Egle, S. Hoffmann, K. Lehmann & W. Nix (Hrsg.), *Handbuch Chronischer Schmerz* (588–598). Stuttgart: Schattauer.

Norman, J. & Salomonsson, B. (2006). »Gedanken miteinander verweben« Eine Methode für psychoanalytische Fallvorstellungen und -diskussionen in Intervisionsgruppen (peer groups). *Internationale Psychoanalyse, 1*, 221–248.

Nunberg, H. & Federn, E. (1977). *Protokolle der Wiener Psychoanalytischen Vereinigung.* Frankfurt/M.: Fischer.

Ogden, T. (1988). Die projektive Identifizierung. *Forum der Psychoanalyse, 4*, 1–21.

Ogden, T. (2005). *This art of psychoanalysis: dreaming undreamt dreams and interupted cries.* London/New York: Routledge.

Ogden, T. (2006). *Frühe Formen des Erlebens.* Gießen: Psychosozial-Verlag.

Ogden, T. (2007). A new reading of the origins of object relations theory. In L. Fiorini, T. Bokanowski & S. Lewkowicz, *On Freud's »Mourning and Melancholia«* (S. 123–144). London: Psychoanalytic Association.

Ohlmeier, D. (1976). Gruppeneigenschaften des psychischen Apparates. In D. Eicke (Hrsg.), *Die Psychologie des 20. Jahrhunderts. Bd. II.* Zürich: Kindler.

Orlinsky, D., Rønnestad, M. & Willutzki, U. (2004). Fifty years of psychotherapy processoutcome research: Continuity and change. In M. Lambert (Hrsg.), *Bergin and Garfield's handbook of psychotherapy and behavior change* (S. 307–389). 5. Aufl. Hoboken: Wiley.

Panizza, S. (2011). Enactment or acting-out? Vortragsmanuskript IPA-Congress. Mexico.

Pfeiffer, C. (1999). *Innerfamiliäre Gewalt gegen Kinder und Jugendliche und ihre Auswirkungen.* Hannover: KFN.

Pflichthofer, D. (2008). Performanz in der Psychoanalyse. Inszenierung – Aufführung – Verwandlung. *Psyche – Z Psychoanal, 62*(1), 28–60.

Pontalis, J.-B. (1974). Dream as an object. *Int Rev Psycho-Anal, 1*, 125–133.

Pontalis, J.-B. (1999). Der Traum als Objekt. In H. Deserno (Hrsg.), *Das Jahrhundert der Traumdeutung* (S. 205–223). Stuttgart: Klett-Cotta.

Potthoff, P. (2014). Abriss der Relationalen Psychoanalyse. In ders & S. Wollnik (Hrsg.), *Die Begenung der Subjekte. Die intersubjektiv-relationale Perspektive in Psychoanalyse und Psychotherapie* (S. 43–61). Gießen: Psychosozial-Verlag.

Potthoff, P. & Wollnik, S. (Hrsg.). (2014). *Die Begegnung der Subjekte. Die intersubjektiv-relationale Perspektive in Psychoanalyse und Psychotherapie.* Gießen: Psychosozial-Verlag.

PT-RL (2017). Richtlinie des Gemeinsamen Bundesausschusses über die Durchführung der Psychotherapie. Veröffentlicht im Bundesanzeiger (BAnz AT 15.02.2017 B2).

Quint, H. (1988). *Die Zwangsneurose aus psychoanalytischer Sicht.* Berlin: Springer.

Rabinowitz, I., Luzzatti, R., Tamir, A. & Reis, S. (2004). Length of patient's monologue, rate of completion, and relation to other components of clinical encounter: observational intervention study in primary care. *British Medical Journal, 328,* 501–502.

Racamier, P. (1982). *Die Schizophrenen.* Berlin: Springer.

Racamier, P. (2012). *Der Inzest und das Inzestuelle.* Wien: Turia + Kant.

Radebold, H. (1973). Mittleres, höheres und hohes Lebensalter. In D. Ohlmeier (Hrsg.), *Psychoanalytische Entwicklungspsychologie* (S. 133–177). Freiburg: Rombach.

Radó, S. (1926a). Das Problem der Melancholie. *Internationale Zeitschrift für Psychoanalyse, 13*(4), 439–455.

Radó, S. (1926b). The Psychic Effect of Intoxicants. *Int. Journal of Psychoanalysis, 7,* 396–413.

Radó, S. (1934). Psychoanalyse der Pharmakothymie. *Int Z Psa, 20,* 16–32.

Ramshorn-Privitera, A. (2013). Die Abstinenzregel in der psychoanalytischen Behandlungspraxis. *Psyche – Z Psychoanal, 67*(12), 1191–1211.

Rangell, L. (1978). Das Konversionsmodell. In G. Overbeck & A. Overbeck (Hrsg.), *Seelischer Konflikt – körperliches Leiden* (S. 17–45). Reinbek: Rowohlt.

Reich, W. (1933). *Charakteranalyse. Technik und Grundlagen.* Berlin: Selbstverlag.

Reiche, R. (1990). *Geschlechterspannung. Eine psychoanalytische Untersuchung.* Frankfurt/M.: Fischer Taschenbuch Verlag.

Renik, O. (1993). Analytic interaction: Conceptualizing technique in light of the analyst's irreducible subjectivity. *Psychoanal Q, 62,* 553–571.

Renik, O. (1999). Playing one's cards face up in analysis: An approach to the problem of self-disclosure. *Psychoanal Q, 68*(4), 521–539.

Rey, H. (1996). *Universals of Psychoanalysis in the Treatment of Psychotic and Borderline States: Factors of Space-Time and Language.* London: Free Association Books.

Richter, H.-E. (1969). *Eltern, Kind und Neurose. Die Rolle des Kindes in der Familie.* Reinbek: Rowohlt.

Richter, H.-E. (1972). *Patient Familie. Entstehung, Struktur und Therapie von Konflikten in Ehe und Familie.* Reinbek: Rowohlt.

Rizzolatti, G. & Sinigaglia, C. (2008). *Empathie und Spiegelneurone. Die biologische Basis des Mitgefühls.* Berlin: Edition Unseld.

Rodenbeck, A., Gruber-Rüther, A. & Rühter, E. (2006). Affekte im Traum und Wachleben – eine Affekthypothese des Traumes. In M. Wiegand, F. von Spreti & H. Förstl (Hrsg.), *Schlaf & Traum* (S. 115–130). Stuttgart: Schattauer.

Rohde-Dachser, C. (1982). *Das Borderline-Syndrom.* 2. Aufl. Bern: Hans Huber.

Rohde-Dachser, C. (2008). Sexualität als inneres Theater. Zur Psychodynamilk der Hysterie. *Psyche – Z Psychoanal, 62*(4), 331–355.

Rosen, J. (1962). *Direct psychoanalytic psychiatry.* London: Grune & Stratton.

Rost, W.-D. (1987). *Psychoanalyse des Alkoholismus.* Stuttgart: Klett-Cotta.

Rost, W.-D. (2008). Die ambulante Suchttherapie in der Praxis des Psychoanalytikers. In K.W. Bilitza (2008). (Hrsg.), *Psychotherapie der Sucht. Psychoanalytische Beiträge zur Praxis* (S. 67–79). Göttingen: Vandenhoeck & Ruprecht.

Roth, G. (2001). *Denken, Fühlen, Handeln. Wie das Gehirn unser Verhalten steuert.* Frankfurt/M.: Suhrkamp.

Rotmann, M. (1973). Latenzzeit und Adolezenz in psychoanalytischer Sicht. In D. Ohlmeier (Hrsg.), *Psychoanalytische Entwicklungspsychologie* (S. 85–106). Freiburg: Rombach.

Rübenach, S. (2007). *Todesursache Suizid.* Wiesbaden: Statistisches Bundesamt.

Ruby, P. (2011). Experimental Research on Dreaming: State of the Art and Neuropsychoanalytic Perspectives. *Frontiers in Psychology, 2,* Article ID 286. doi:10.3389/fpsyg.2011.00286

Rudolf, G. & Jakobsen, T. (2002). Analytische und tiefenpsychologisch fundierte Psychotherapie im Gutachterverfahren. *Forum Psychoanal, 18,* 381–386

Ruegg, J. (2011). *Gehirn. Psyche und Körper. Neurobiologie von Psychosomatik und Psychotherapie.* 5. Aufl. Stuttgart: Schattauer.

Rupprecht-Schampera, U. (1997). Das Konzept der »Frühen« Triangulierung als Schlüssel zu einem einheitlichen Modell der Hysterie. *Psyche – Z Psychoanal, 51*(7), 637–664.

Sandler, J. (1961). Sicherheitsgefühl und Wahrnehmungsvorgang. *Psyche – Z Psychoanal, 15*(2), 124–131.

Sandler, J. (1976a). Countertransference and role reponsiveness. *Int Rev Psa, 3,* 43–48.

Sandler, J. (1976b). Gegenübertragung und Bereitschaft zur Rollenübernahme. *Psyche – Z Psychoanal, 30*(4), 297–305.

Sandler, J., Dare, C. & Holder, A. (1979). *Die Grundbegriffe der psychoanalytischen Therapie.* Stuttgart: Klett-Cotta.

Sandler, J. & Dreher, A. (1999). *Was wollen die Psychoanalytiker? Das Problem der Ziele in der psychoanalytischen Behandlung.* Stuttgart: Klett-Cotta.

Sandler, A.-M. & Sandler, J. (1985). Vergangenheits-Unbewußtes, Gegenwarts-Unbewußtes und die Deutung der Übertragung. *Psyche, 39*(9), 800–829.

Sassenfeld, A. (2012). *Relationale Psychotherapie. Grundlagen und klinische Perspektiven.* Gießen: Psychosozial-Verlag.

Scharff, J. (2009). Verwickeln und Entwicklen – das analytische Paar und das Sexuelle. *Psyche – Z Psychoanal, 563*(1), 1–21.

Scharff, D. & Scharff, J. (2011). *Das interpersonelle Unbewusste. Perspektiven einer beziehungsorientierten Psychoanalyse.* Gießen: Psychosozial-Verlag.

Schepank, H. (1987). *Psychogene Erkrankungen der Stadtbevölkerung.* Berlin, Heidelberg, NY: Springer.

Schepank, H. (1990). *Verläufe. Seelische Gesundheit und psychogene Erkrankungen heute.* Berlin, Heidelberg, NY: Springer.

Schilder, P. (1923). *Das Körperschema. Ein Beitrag zur Lehre vom Bewusstsein des eigenen Körpers.* Berlin: Springer.

Schilling, R. (2007). Das Handeln des Psychoanalytikers, die psychoanalytische Situation und die Frage der Ethik. *Psyche – Z Psychoanal, 61*(1), 1–33.

Schivelbusch, W. (1980). *Das Paradies, der Geschmack und die Vernunft.* München/Wien: Carl Hanser Verlag.

Schlink, B. (2009). Das Moralische versteht sich von selbst. *Merkur, 63*, 557–569.

Schmidt, M. (2003). Inszenieren, Erinnern, Erzählen – Zur Abfolge therapeutischer Veränderung. *Psyche – Z Psychoanal, 57*(9/10), 889–903.

Schneider, G. (2014). Es gibt nichts Wahres im Unwahren, wohl aber das Richtige im Falschen. *Jahrb Psychoanalyse, 69*, 15–47.

Schultz, H. (2008). On premature termination (drop out, forced termination). Unveröffentlichtes Manuskript des chinesisch-norwegischen Trainingsprogramms für Psychotherapie in Peking.

Schur, M. (1955). Comments on the metapsychology of somatization. *Psychoanal Study Child, 19*, 119–164.

Schwartz, H. (2012). Intersubjectivity and dialecticism. *Int J Psychoanal, 93*(2), 401–425.

Searles, H. (1974). *Der psychoanalytische Beitrag zur Schizophrenieforschung.* München: Kindler.

Sechehaye, M. (1955). *Darstellung einer neuen psychotherapeutischen Methode und Tagebuch der Kranken.* Bern: Huber.

Selye, H. (1950). *The Physiology and Pathology of Exposure and Stress.* Montreal: Acta Medical Publisher.

Siegel, J. (2005). REM Sleep. In M. Kryger, T. Roth & W. Dement (Hrsg.), *Principles and Practice of Sleep Medicine* (S. 120–134). Elsevier.

Solms, M. (1997). *The neuropsychology of dreams: A clinico-anatomical study.* Hillsdale: Lawrence Erlbaum.

Solms, M. (2000). Dreaming and REM sleep are controlled by different brain mechanisms. *Behavioral and Brain Sciences, 23*(6), 793–1121.

Solms, M. (2014). Unbewusst, das Unbewusste (I). In W. Mertens (Hrsg.), *Handbuch psychoanalytischer Grundbegriffe* (S. 1020–1028). München: Kohlhammer.

Solms, M. & Turnbull, O. (2002). *The Brain and the Inner World.* London: Other Press.

Sopena, C. (2009). The dynamic field of psychoanalysis: A turning point in the theories of the unconscious. In A. Ferro & R. Basile (Hrsg.), *The analytic field* (S. 133–148). London: Karnac.

Sedlak, V. (2009). Discussion. *Int J Psychoanal, 90*(3), 451–455.

Sozialgesetzbuch (2001). 27. Aufl. München: Deutscher Taschenbuch Verlag.

Spitz, R. (1945). Hospitalism. An Inquiry into the Genesis of Psychiatric Conditions in Early Childhood. *Psychoanal Study Child, 1*, 53–74.

Spitz, R. (1946). Hospitalism. A follow-up report. *Psychoanal Study Child, 2*, 113–117.

Spitz, R. (1956). Transference: The Analytic Setting and Its Prototype. *Int J Psa, 37*, 380–385.

Spitz, R. (1965). *The First Year of Life. A Psychoanalytic Study of Normal and Deviant Development of Object Relations.* New York: Int. Univers. Press.

Statistisches Bundesamt. (2015). Gesundheit. Todesursachen in Deutschland. Fachserie 12, Reihe 4.

Steimer-Krause, E. (1996). *Übertragung: Affekt und Beziehung.* Bern: Peter Lang.

Steiner, J. (1998). *Orte des seelischen Rückzugs. Pathologische Organisation bei psychotischen, neurotischen und Borderline-Patienten.* Stuttgart: Klett-Cotta.

Steiner, J. (2006). Interpretative enactments and the analytic setting. *Int J Psychoanal, 87*(2), 315–320.

Sterba, R. (1934). The fate of the ego in analytic therapy. *International Journal of Psycho-Analysis, 15*, 117–126.

Stern, D. (1985a). *Die Lebenserfahrungen des Säuglings.* Stuttgart: Klett-Cotta.

Stern, D. (1985b). *The interpersonal world of the infant: A view from psychoanalysis and developmental psychiatry.* New York: Basic Books.

Stern, D. (2003). *Die Lebenserfahrung des Säugling.* Stuttgart: Klett-Cotta.

Stewart, H. (1993). The experiencing of the dream and the transference. In S. Flanders (Hrsg.), *The dream discourse today* (S. 122–126). London: Routledge.

Stoller, R. (1979). *Perversion, die erotische Form von Hass.* Reinbek: Rowohlt.

Stolorow, R. (1978). Themes in dreams. A brief contribution to therapeutique technique. *Int J Psycho-Anal, 59,* 473–475.

Stolorow, R. & Atwood, G. (1992). *Contexts of being: The intersubjektive foundations of psychological life.* Hillsdale: Analytic Press.

Stolorow, R. & Atwood, G. (1993). Psychoanalytic phenomenology of the dream. In S. Flanders (Hrsg.), *The dream discourse today* (S. 213–228). London: Routledge.

Stolorow, R., Atwood, G. & Ross, J. (1978). The representational world in psychoanalytic therapy. *Int Rev Psychoanal, 5,* 247–256.

Stone, L. (1973). *Die psychoanalytische Situation.* Frankfurt/M.: Fischer Taschenbuch.

Storck, T. (2013). Doing transference. Agieren als Ver-handeln der Übertragungsbeziehung. *Jb Psychoanal, 66,* 81–120.

Storck, T. (2014). Hören mit dem anderen Ohr. Psychoanalyse als negative Hermeneutik. In H. Lang, P. Dybel & G. Pagel (Hrsg.), *Grenzen der Interpretation in Hermeneutik und Psychoanalyse* (S. 73–93). Würzburg: Königshausen und Neumann.

Storck, T. (2016). *Formen des Andersverstehens. Psychoanalytische Teamarbeit in der teilstationären Behandlung bei psychosomatischer Erkrankungen.* Gießen: Psychosozial-Verlag.

Strauch, I., Kaiser, N., Lederbogen, S., Pütz, P. & Traber, Y. (1997). *Die Bedeutung der endogenen Stimulation für das Träumen und die Entwicklung: ein Versuch der Integration und Neuformulierung.* Zürich: Psychologisches Institut der Universität Zürich.

Strauch, I. & Meier, B. (1996). *In search of dreams.* New York: State University of New York Press.

Strauß, B. (2000). Ist die therapeutische Beziehung eine Bindungsbeziehung? *Verhaltensther Verhaltensmed,* 21, 381–397

Strotzka, H. (Hrsg.). (1975). *Psychotherapie: Grundlagen, Verfahren, Indikationen.* München: Urban & Schwarzenberg.

Stuhr, U., Leuzinger-Bohleber, M. & Beutel, M. (Hrsg.). (2001). *Langzeit-Psychotherapie.* Stuttgart: Kohlhammer.

Sullivan, H. S. (1953). *The interpersonal theory in psychiatry.* New York: Norton.

Sunzi (1988). *Die Kunst des Krieges.* München: Droemersche Verlagsanstalt Th. Knaur Nachf.

Swaan, A. de (1979). Zur Soziogenese des psychoanalytischen Settings. In P. Gleichmann, J. Goudsblom & H. Korte (Hrsg.), *Materialien zu Norbert Elias' Zivilisationstheorie* (S. 369–406). Frankfurt/M.: Suhrkamp.

Thomä, H. (1996). Zur Theorie und Praxis von Übertragung und Gegenübertragung im psychoanalytischen Pluralismus. *Psyche- Z Psychoanal, 53*(9/10), 820–872.

Thomä, H. & Kächele, H. (1985). *Lehrbuch der psychoanalytischen Therapie 1.* Berlin: Springer.

Thomä, H. & Kächele, H. (1986). *Lehrbuch der psychoanalytischen Therapie 1. Grundlagen.* 1. korr. Nachdruck. Berlin: Springer.

Tienari, P., Sorri, A., Naarala, M., Lahti, J., Pohjala, J., Bohström, C. & Wahlberg, K.-E. (1985). Die finnische Adoptionsstudie: Kinder schizophrener Mütter, die von anderen Familien adoptiert wurden. In H. Stierlin, L. Wynne & M. Wirsching (Hrsg.), *Psychotherapie und Sozialtherapie der Schizophrenie.* Berlin: Springer.

Tress, W. (1985). Zur Psychoanalyse der Sucht. Eine Studie am objektpsychiologischen Modell. *Forum der Psychoanalyse, 1,* 82–92.

Treurniet, N. (1996). Über eine Ethik der psychoanalytischen Technik. *Psyche – Z Psychoanal, 50*(1), 1–31.

Tronick, E. (2009). The Still Face Experiment. Film von »Zero to three«. URL: https://www.youtube.com/watch?v=apzXGEbZht0 (14.01.2017).

Tuckett, D. (2013). Die Sitzung träumen: Einige Grundelemente der psychoanalytischen Technik. *Psyche – Z Psychoanal, 68*(4), 289–305.

Tyson, P. & Tyson, R. (1997). *Lehrbuch der psychoanalytischen Entwicklungspsychologie.* Stuttgart: Kohlhammer.

Uexküll, T. v. & Köhle, K. (1990). Funktionelle Syndrome in der Inneren Medizin. In T. v. Uexküll (Hrsg.), *Psychosomatische Medizin* (S. 475–491). 4. Aufl. München: Urban & Schwarzenberg.

Uexküll, T. v. & Wesiack, W. (2011). Integrierte Medizin als Gesamtkonzept der Heilkunde: ein bio-psycho-soziales Modell. In R. Adler, W. Herzog, P. Joraschky, K. Köhle, W. Langewitz, W. Söllner & W. Wesiack (Hrsg.), *Psychosomatische Medizin. Theoretische Modelle und klinische Praxis* (S. 3–40). 7. Aufl. München: Elsevier/Urban & Fischer.

Ursano, R., Sonnenberg, S. & Lazar, S. (2001). *Psychodynamic Psychotherapy.* 2. Aufl. Washington: American Psychiatric Press.

Vaillant, G. E. (1971). Theoretical hierarchy of adaptive ego mechanisms. *Archs. Gen. Psychiatry,* 24, 107–118.

Van de Castle, R. (1996). *Our dreaming mind.* New York: Ballantine Books.

Vermeer, J. & van Ijzendoorn, M. (2006). Children's elevated cortisol at day care. A review and meta-analysis. *Early Childhood Research Quarterly, 21,* 390–401.

Vischer, F. (1996). *Auch Einer. Eine Reisebekanntschaft.* Insel Verlag.

Voigtel, R. (1996). Die Überlassung an das unbelebte Objekt. Zur Diagnostik der Sucht. *Psyche, 50*(8), 715–741.

Voigtel, R. (2015). *Sucht.* Gießen: Psychosozial-Verlag.

Volkan, V. (1995). *The infantile self and its fates: Understanding and treating schizophrenics and other difficult patients.* London: Jason Aronson.

Volkan, V. (1999). *Das Versagen der Diplomatie. Zur Psychoanalyse nationaler, ethischer und religiöser Konflikte.* Gießen: Psychosozial-Verlag.

Volkan, V. (2002). Religiöser Fundamentalismus und Gewalt. In A.-M. Schlösser & A. Gerlach (Hrsg.), *Gewalt und Zivilisation* (S. 165–182). Gießen: Psychosozial-Verlag.

Volkan, V. & Ast, G. (1994). *Spektrum des Narzißmus. Eine klinische Studie des gesunden Narzißmus, des narzißtisch-masochistischen Charakters, der narzißtischen Persönlichkeitsorganisation, des malignen Narzißmus und des erfolgreichen Narzißmus.* Göttingen: Vandenhoeck & Ruprecht.

Wegner, P. & Henseler, H. (Hrsg.). (2013) [1993]. *Psychoanalysen, die ihre Zeit brauchen. Zwölf klinische Darstellungen.* 4. Aufl. Frankfurt/M.: Brandes & Apsel.

Weinstein, L. & Ellman, S. (2012). Die Bedeutung der endogenen Stimulation für das Träumen und die Entwicklung: ein Versuch der Integration und Neuformulierung. *Psyche – Z Psychoanal, 66*(9–10), 862–888.

Wiegand, M., von Spreti, F. & Förstl, H. (Hrsg.). (2006). *Schlaf & Traum: Neurobiologie, Psychologie, Therapie.* Stuttgart: Schattauer.

Willi, J. (1975). *Die Zweierbeziehung, Spannungsursachen/Störungsmuster/Klärungsprozesse/Lösungsmodelle.* Reinbek: Rowohlt.

Willi, J. (1991). *Therapie der Zweierbeziehung.* Reinbek: Rowohlt Taschenbuch.

Willi, J. (2004). *Psychologie der Liebe.* 16. Aufl. Reinbek: rororo.

Winnicott, D. (1959). *Von der Kinderheilkunde zur Psychoanalyse.* Frankfurt/M.: Fischer.

Winnicott, D. (1960). Countertransference. *Brit. J. Med. Psychology, 33*(1), 17–21.

Winnicott, D. (1971). *Vom Spiel zur Kreativität.* Stuttgart: Klett-Cotta.

Winnicott, D. (1976). *Von der Kinderheilkunde zur Psychoanalyse.* München: Kindler.

Winnicott, D. (1991). Die Angst vor dem Zusammenbruch. *Psyche – Z Psychoanal, 45*(12), 1116–1126.

Wissenschaftlicher Beirat Psychotherapie (WBP). (2010). *Methodenpapier des Wissenschaftlichen Beirats Psychotherapie nach § 11 PsychThG. Verfahrensregeln zur Beurteilung der wissenschaftlichen Anerkennung von Methoden und Verfahren der Psychotherapie Version 2.8.* URL: https://www.google.de/search?q=Wissenschaftlicher+Beirat+Psychotherapie&ie=utf-8&oe=utf-8&client=firefox-b&gfe_rd=cr&dcr=0&ei=yQ9mWpPQAo-q8wfsw66AAQ (22.01.2018).

Wittchen, H.-U. (Hrsg.). (1999). *Handbuch Psychische Störungen.* Weinheim: Beltz.

Wittmann, L., Anstadt, T., Fischmann, T., Hau, S., Kempe, S., Herot, K. & Binswanger, R. (2017). Ein Traum, zwei Methoden: das Traumseminar nach Morgenthaler und das Zurich Dream Proces Coding System im Vergleich. *Journal für Psychoanalyse, 58,* 99–129.

Wolf, M. & Elzer, M. (2014). The Psychoanalytic Theory of Addiction. In M. Elzer & A. Gerlach (Hrsg.), *Psychoanalytic Psychotherapy – A Handbook* (S. 288–293). London: Karnac.

Wolf, M. & Schultz, H. (2014). Object relations. In M. Elzer & A. Gerlach (Hrsg.), *Psychoanalytic Psychotherapy – A Handbook* (S. 15–26). London: Karnac.

World Health Organisation (WHO). (2004). Global database on body mass index. URL: http.//who.int/bmi/index.jsp (26.08.2012).

World Health Organization (WHO). (2018). Suizidrate nach Ländern. URL: http://apps.who.int/gho/data/node.main.MHSUICIDE?lang=en (19.01.2018).

Wurmser, L. (1978). *The Hidden Dimension: Psychodynamics in Compulsive Drug Abuse.* New York: Jason Aronson.

Xiao, Z. (2008). Anwendungen der psychoanalytischen Therapie bei Chinesen: Kulturspezifische Überlegungen. In G. Schlesinger-Kipp & R.-P. Warsitz (Hrsg.), *»Die neuen Leiden der Seele«. Das (Un)Behagen in der Kultur* (S. 167–171). Franfurt/M.: Congress-Organisation Geber+Reusch.

Zeligs, M. (1957). Acting in. *JAPA, 5,* 685–705.

Zepf, S. (2000). *Allgemeine psychoanalytische Neurosenlehre, Psychosomatik und Sozialpsychologie. Ein kritisches Lehrbuch.* Gießen: Psychosozial-Verlag.

Zepf, S., Zepf, J. & Hartmann, S. (2002). Agieren, Symptom- und Ersatzhandlungen. In S. Zepf, *Psychoanalyse. Aufsätze zu epistemologischen und sozialpsychologischen Fragen sowie zu den theoretischen und therapeutischen Konzepten. Band 2.* (S. 197–221). Gießen: Psychosozial-Verlag.

Zwiebel, R. (2013). *Was macht einen guten Psychoanalytiker aus?* Stuttgart: Klett-Cotta.

Personenregister

E

F

G

H

N

O

P

Q

R

S

T

U

V

W

X

Z

Sachregister

A

B

R

S

T

U

V

W

Z

Autorinnen und Autoren

Matthias Elzer, *1951, Prof. Dr. med., Facharzt für Psychiatrie und Psychotherapeutische Medizin; Psychotherapie, Psychoanalyse (DPV, IPA, DGPT). Gruppenanalytiker, Balint-Gruppenleiter. 1994 bis 2017 Professur für »Sozialpsychiatrie, Psychotherapie, Beratung« an der Hochschule Fulda. 2014/15 Vorsitzender des Frankfurter Psychoanalytischen Instituts (FPI). Niedergelassen in eigener Praxis für Psychoanalyse und Psychotherapie in Hofheim am Taunus. Veröffentlichungen zur Psychoanalyse, Psychotherapie, Balint-Gruppe, Patientenkommunikation. Zuletzt: Elzer, M., Gerlach, A. (Hrsg.): Psychoanalytic Psychotherapy. A Handbook. 2014. London, Karnac.

Ulrich Ertel, Dipl.-Psych., Psychologischer Psychotherapeut, Psychoanalytiker; niedergelassen in freier Praxis; langjährige Tätigkeit an der Psychiatrischen Universitätsklinik in Marburg und an der Abteilung für Psychotherapie und Psychosomatik der Universität Frankfurt; Dozent am Frankfurter Psychoanalytischen Institut, am Psychoanalytischen Institut der DPG Frankfurt, bei der Münchener Weiterbildung in psychoanalytischer Psychosentherapie und am Shanghai Mental Health Center.

Alf Gerlach, *1951, Dr. med. habil. Dipl.-Soz. Facharzt für Psychotherapeutische Medizin-Psychoanalyse. Studium der Soziologie und Humanmedizin in Saarbrücken und Frankfurt/Main. Psychoanalytische Ausbildung am Sigmund-Freud-Institut Frankfurt. Lehranalytiker der DPV und DPG. Habilitation in Psychoanalytischer Psychologie an der Universität Kassel. Vorstandsmitglied der DGPT 1999 bis 2005. Vorsitzender des Saarländischen Instituts für Psychoanalyse und Psychotherapie (SIPP) 2006 bis 2016. Leiter der Ausbildung in psychoanalytisch orientierter Psychotherapie am Shanghai Mental Health Center, Co-Chair des IPA-China-Committee. Niedergelassen in psychoanalytischer Praxis in Saarbrücken. Veröffentlichungen zur klinischen Psychoanalyse, Ethnopsychoanalyse und psychoanalytischen Filmkritik.

Stephan Hau, Prof. Dr. phil., Dipl.-Psych., Psychologischer Psychotherapeut. Psychoanalytiker (SPAF/IPV). Professor für Klinische Psychologie am Fachbereich Psychologie der Universität Stockholm. Von 1991 bis 2005 wissenschaftlicher Mitarbeiter am Sigmund-Freud-Institut, Frankfurt/Main. Forschungsaktivitäten: Experimentelle Traum- und Gedächtnisforschung, Psychotherapie- und Ausbildungsforschung.

Klaus Kocher, Dr. med., Arzt für Psychotherapeutische Medizin, Psychoanalyse (IPV/BvPPF). Niedergelassen in eigener Praxis, Tätigkeitsschwerpunkte: Psychoanalyse, Psychotherapie, Paartherapie, Supervision. Dozent am Frankfurter Psychoanalytischen Institut (FPI).

Reinhard Otte, Dipl.-Psych., Studium der Psychologie in Bremen und Frankfurt. Psychologischer Psychotherapeut. Psychoanalytiker (DPV/IPV/DGPT). Seit 1996 niedergelassen in eigener Praxis. Seit 2002 tätig in verschiedenen Funktionen am Frankfurter Psychoanalytischen Institut (FPI) in der Öffentlichkeitsarbeit, als Leiter der Ambulanz und des Ausbildungsausschusses für tiefenpsychologisch fundierte Psychotherapie, als Dozent und Supervisor und seit 2016 als Leiter des FPI. Veröffentlichungen zu Psychoanalyse und neuen Medien, Ethik der Psychoanalyse, Ausbildung in Psychoanalyse, Berufspolitik.

Hanni Scheid-Gerlach, Dipl.-Psych., Psychoanalytikerin (DGPT/DPG). Studium der Psychologie an der J. W. Goethe-Universität Frankfurt, psychoanalytische Ausbildung am Saarländischen Institut für Psychoanalyse und Psychotherapie (SIPP). Dozentin am SIPP und im Programm Psychoanalytisch orientierte Psychotherapie am Shanghai Mental Health Center. Niedergelassen in eigener Praxis seit 1992. Veröffentlichungen zur Transsexualität und zur psychoanalytischen Entwicklungspsychologie.

Timo Storck, Prof. Dr. phil., Dipl.-Psych., Professor für Klinische Psychologie und Psychotherapie an der Psychologischen Hochschule Berlin und psychologischer Psychotherapeut (AP/TP). Mitherausgeber der Zeitschriften »Forum der Psychoanalyse« und »Psychoanalyse – Texte zur Sozialforschung« sowie der Buchreihe »Im Dialog: Psychoanalyse und Filmtheorie«. Forschungsschwerpunkte: Psychosomatische Erkrankungen, psychoanalytische Konzeptforschung und Methodologie, Fallbesprechungen in der stationären Psychotherapie, Kulturpsychoanalyse.

Wolfgang Mertens

Psychoanalytische Schulen im Gespräch über die Konzepte Wilfred R. Bions

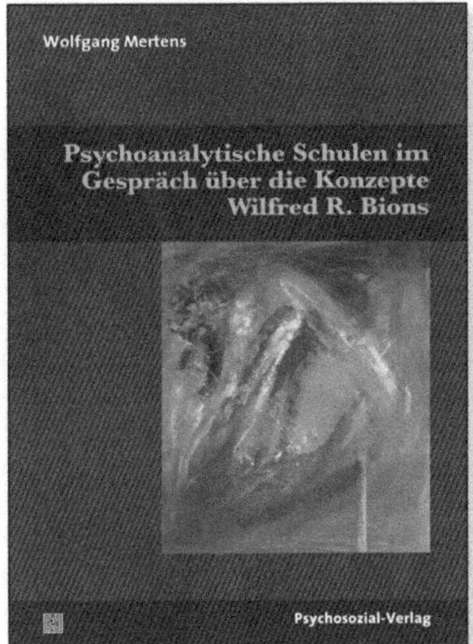

2018 · 393 Seiten · Hardcover
ISBN 978-3-8379-2777-1

Wolfgang Mertens wagt einen weiteren Schritt in Richtung einer komparativen Psychoanalyse, deren gründliche Erarbeitung eine der größten Herausforderungen für die zukünftige Psychoanalyse darstellt.

Wolfgang Mertens demonstriert, warum Wilfred R. Bions Konzepte für die Gegenwart der psychoanalytischen Arbeit relevant und seine Ideen schulenübergreifend bedeutend sind. Der Autor stellt Bion als Wegweiser der Psychoanalyse im 21. Jahrhundert vor: Seine Erkenntnisse korrespondieren in erstaunlich hohem Maße mit vielen gegenwärtigen psychoanalytischen, aber auch interdisziplinären Befunden aus Theorie und Praxis.

In fiktiven Dialogen mit VertreterInnen verschiedener psychoanalytischer Denktraditionen werden Bions Modelle und Hypothesen lebendig diskutiert. Zur Debatte stehen dabei unter anderem Konzepte wie Containing, Reverie, projektive Identifizierung und negative capability. Der Gesprächscharakter des Buches illustriert anschaulich gegenwärtige Diskurse innerhalb der pluralen psychoanalytischen Community und angrenzender Disziplinen. Mertens verknüpft Bions Ideen mit neuesten interdisziplinären Befunden, nimmt Konzeptvergleiche vor und trägt so zu einem fundierten Verständnis für Bions Werk bei.

Walltorstr. 10 · 35390 Gießen · Tel. 0641-969978-18 · Fax 0641-969978-19
bestellung@psychosozial-verlag.de · www.psychosozial-verlag.de